Für den erfolgreichen
Abschluss

Prüfungswissen für Arzthelferinnen

Fünfter Druck
mit aktualisiertem Abrechnungsteil

Das vorliegende Werk wurde verfasst von:

Ellen Bross (Anatomie, Physiologie, Pathologie; Patientenbetreuung; Arzneimittel)
Harald Bunte (Praxisorganisation und Datenverarbeitung; Wirtschafts- und Sozialkunde)
Dr. Sigrun Euler (Anatomie, Physiologie, Pathologie)
Dr. Manfred Friedrichsmeier † (Praxisorganisation und Datenverarbeitung;
                              Wirtschafts- und Sozialkunde)
Klaus Laufkötter (Wirtschafts- und Sozialkunde)
Karl-Hermann Löber (Rechnungswesen)
Monica Nithack (Abrechnungswesen)
Carl-Günther Plutte (Prüfungsvorbereitung; Wirtschafts- und Sozialkunde)
Dr. Mechthild Schreiber (Anatomie, Physiologie, Pathologie)
Elke Zimmermann (Hygiene; Laborkunde; Apparate u. Instrumentenkunde;
                        Sozialgesetzgebung; Abrechnungswesen)

Redaktionelle Bearbeitung: Erich Schmidt-Dransfeld
                                      Ralf Boden
Herstellerische Betreuung: Text & Form, Düsseldorf

1. Auflage   Druck 8 7 6 5   Jahr 06 05 04 03

Druck: Lengericher Handelsdruckerei, Lengerich/Westfalen

ISBN 3-464-49650-3

Bestellnummer: 496503

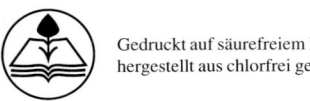

Gedruckt auf säurefreiem Papier, umweltschonend
hergestellt aus chlorfrei gebleichten Faserstoffen.

Inhaltsverzeichnis

Systematischer Aufgaben- und Lösungsteil

Teil A: Medizin

Teil B: Verwaltung

Teil C: Wirtschafts- und Sozialkunde

Hinweise zur Prüfungsvorbereitung

Wie regele ich das mit der Vorbereitung auf die Prüfung am besten?

Wenn Sie jetzt mit hoffentlich noch beruhigendem Abstand vor Ihrer Abschlussprüfung stehen, dann haben Sie mit dem, was Sie bisher gelernt haben, mit Ihren Unterlagen aus dem Unterricht und aus der praktischen Arbeit, mit Ihren Lehrbüchern und natürlich nicht zuletzt mit diesem Buch genügend Materialien zur Hand um gut vorbereitet in die Prüfung zu gehen und sie einigermaßen ruhig, aber vor allem erfolgreich durchzustehen.

Dieses Buch soll Ihnen nicht nur eine inhaltliche Hilfe für die Prüfungsvorbereitung sein. Wir, die Autoren, wollen Ihnen auch helfen sich die Zeit richtig einzuteilen und mit geeigneten Verfahren den vor Ihnen liegenden Berg **Abschlussprüfung** erfolgreich zu erklimmen. Unsere Empfehlungen sind das Ergebnis jahrelanger Erfahrung in der Vorbereitung von Arzthelferinnen und Arzthelfern auf die Prüfung.

Ein ganz wichtiger Gesichtspunkt steht am Anfang: Jede Prüfungsvorbereitung kostet Zeit. Egal, ob Sie jetzt noch ein Jahr oder nur einen Monat an Vorbereitungszeit zur Verfügung haben, Sie müssen sich die Zeit einteilen und einen geeigneten Zeitraum von anderen Beschäftigungen freihalten, damit Sie die verbleibende Zeit ökonomisch zur Vorbereitung nutzen.

Schaffen Sie sich in der verbleibenden Zeit den erforderlichen Freiraum für die Vorbereitung.

Machen Sie sich für die Vorbereitung einen Zeitplan, anhand dessen Sie regelmäßig Ihre Prüfungsvorbereitung koordinieren. Die Stunden, die Sie hierfür festlegen, müssen dann für andere Tätigkeiten gesperrt sein. Ihr Freund oder Ihre Freundin muss dafür Verständnis aufbringen, dass Sie in dieser Zeit nichts gemeinsam unternehmen können. Deshalb kann es hilfreich sein, dass Sie die zeitliche Einteilung zusammen besprechen. Auch Ihre Eltern werden Verständnis dafür aufbringen müssen, dass Sie sich in dieser Zeit nicht unterbrechen

lassen wollen. Nicht zuletzt müssen Sie diesen Zeitplan natürlich mit den Erfordernissen Ihrer Ausbildungspraxis abstimmen, und hier wird Ihr Arbeitgeber sicher Verständnis aufbringen, wenn Sie auch mit ihm Ihren Zeitplan besprechen. Sicher werden sich gerade bei diesen Gesprächen Unterstützungen ergeben, mit denen Sie vorher nicht gerechnet haben.

Wie bekomme ich den ganzen Stoff in meinen Kopf?

Die Einheitlichkeit der Prüfungen im Kammerbezirk bringt es mit sich, dass Sie den gesamten Stoff der drei Ausbildungsjahre für die Prüfung abrufbar bereit halten müssen. Von Ihren Lehrern und Ausbildern wird Ihnen keiner sagen können, welche Teile des Stoffes Sie weglassen können, den **Mut zur Lücke** müssen Sie gegebenenfalls selbst haben und das Risiko tragen Sie alleine.

Den inhaltlichen Umfang der Prüfung bestimmt die Ausbildungsverordnung für ArzthelferInnen. Dort können Sie sich die Einzelheiten anschauen. Sie können aber auch davon ausgehen, dass alle Inhalte in der Zeit Ihrer Ausbildung an Sie herangetragen worden sind, dies zum einen während Ihrer praktischen Ausbildung und zum anderen in der Berufsschule. Nicht zuletzt halten Sie mit diesem Buch eine Fragen- und Aufgabensammlung in der Hand, in der der gesamte Stoff in der relevanten Form aufbereitet ist.

Die stofflichen Inhalte müssen Sie lernen, z.T. ebenso, wie Sie Vokabeln für eine Sprache gelernt haben. Dabei haben Sie sicher die Erfahrung gemacht, dass das Erfolgsrezept die **Wiederholung** ist. Die verschiedenen Inhalte prägen sich uns unterschiedlich leicht ein. Daher werden Sie teilweise mit wenigen Wiederholungen auskommen, bei anderen Teilen werden Sie häufiger wiederholen müssen. Mit der Häufigkeit und der Intensität der Wiederholung steigt der Anteil dessen, was wir behalten, denn das Vergessen ist der ständige Stolperstein des Lernenden.

In einem ersten Schritt sollten Sie sich einen gründlichen inhaltlichen Überblick verschaffen. Sie dürfen dabei die Einzelheiten der verschiedenen Stoffbereiche nicht übergehen, weil in den Prüfungen immer wieder auch nach scheinbar kleinen Details gefragt wird.

In einem zweiten Schritt sollten Sie für sich die Inhalte stofflich gliedern, indem Sie zu den einzelnen Gebieten die wesentlichsten Stichworte herausschreiben bzw. auch das mit aufschreiben, was für Sie besonders schwierig zu lernen ist, was Sie immer wieder vergessen haben.

In dem dritten Schritt sollten Sie dann so weit sein, dass Sie bei der Betrachtung der Überschriften vor Ihrem geistigen Auge einen Überblick über das Gebiet entstehen lassen können, der auch die wesentlichen Einzelheiten berücksichtigt.

Die grundsätzlichen Materialien, die dieser Vorbereitung zugrunde liegen, sind Ihre Lehrbücher und dieses Vorbereitungsbuch. Zur inhaltlichen Vorbereitung können Sie unsere Fragen und Aufgaben schon zu Beginn Ihrer Wiederholung einsetzen um die Zielrichtung möglicher Fragestellungen in die Arbeit mit einzubeziehen. Sie können auch nach der ersten Durchsicht der Gebiete an die Bearbeitung unserer Fragen herangehen, die Sie sicher immer wieder dazu veranlassen werden, einzelne Bereiche noch gründlicher anzugehen. Die beigefügten Lösungsvorschläge sollen Ihnen helfen die Richtigkeit Ihrer eigenen Antworten zu kontrollieren.

Wenn Sie so weit sind, werden Sie ganz gelassen das Problem Prüfung auf sich zukommen lassen können, denn auch die kaum zu vermeidende Prüfungsnervosität wird den sicheren Fundus Ihres Wissens nicht entscheidend angreifen können.

Wie teile ich mir die Zeit ein, die ich bis zur Prüfung noch habe?

In diesem Abschnitt möchten wir Ihnen konkrete Hilfen geben, wie Sie sich die Zeit einteilen können, je nachdem, zu welchem Zeitpunkt Sie die Vorbereitung beginnen.

Unsere Erfahrung hat gezeigt, dass es für Sie sinnvoll ist, zweistufig vorzugehen: Die **erste Stufe** ist die Vorbereitung auf die schrift-liche Prüfung, das ist gewiss die größte Hürde; die **zweite Stufe** ist dann die Vorbereitung auf die praktische und die mündliche Prüfung. Selbst wenn nicht alle von Ihnen in die mündliche Prüfung kommen, bedenken Sie, dass es Sie nicht so sehr viel Mühe, aber einige Kraft kostet, die Spannung bis zur mündlichen Prüfung aufrechtzuerhalten, damit Sie auch diese erfolgreich bestehen.

Wann komme ich denn in die mündliche Prüfung?

Im Kammerbezirk Westfalen-Lippe sieht die Prüfungsordnung zwei Fälle für eine mündliche Prüfung vor:

1. Wenn Sie nach den schriftlichen Prüfungen und den praktischen Prüfungen durchgefallen sind, **müssen** Sie mündlich geprüft werden in dem Bereich, der den Erfolg verhindert hat.

2. Sie **können** sich zur mündlichen Prüfung melden, wenn Sie nach den beiden o.g. Prüfungsteilen in der Gesamtbeurteilung ein Ergebnis erreicht haben, das so dicht an der jeweils besseren Note ist, dass Sie durch die Prüfung in einem Fach die bessere Durchschnittsnote erreichen können. Beispiel: Nehmen Sie an, Ihr Durchschnitt nach der praktischen Prüfung betrüge 2,51, das ergibt die Gesamtnote 3. Wenn es nun so ist, dass Sie in einem Prüfungsfach, z.B. Medizin, eine Punktzahl erreicht haben, von der Sie sagen, „das kann ich eigentlich noch besser", dann können Sie sich für die mündliche Prüfung melden um dort die notwendigen vielleicht fünf oder sechs Punkte zu holen, die das Gesamtergebnis auf 2,49 und damit 2 heben. Wenn Sie dann nicht ins Mündliche gehen, bleibt es bei einer 3, verschlechtern können Sie sich im Normalfall nicht. Wir empfehlen Ihnen also: Retten Sie Ihren Prüfungsschwung über die schriftliche Prüfung hinaus bis zum Mündlichen, rechnen Sie mit einer mündlichen Prüfung, indem Sie sich vorbereiten und darauf einstellen. Wenn Sie nicht ins Mündliche kommen, weil Sie sich entsprechend vorbereitet haben und eine sichere Note erreicht haben, dann hat dies nicht geschadet; wenn Sie die Chance der mündlichen Prüfung haben, dann verschaffen Sie sich durch die von uns vorgeschlagene Vorbereitung den nötigen Atem für diesen Spurt.

Nun zur Einteilung der Vorbereitungszeit:

Wir empfehlen Ihnen, dass Sie mit der Vorbereitung auf die Abschlußprüfung mit dem Start der Oberstufe beginnen. Die Prüfungsverfahren der Vergangenheit haben gezeigt, dass Sie nach den Sommerferien mit Beginn des dritten Ausbildungsjahres noch etwa 35 Wochen Zeit bis zu den Klausuren haben, der Abstand zwischen Klausuren und Praktischer Prüfung/Mündlicher Prüfung beträgt meist fünf oder sechs Wochen, je nach Lage der Feiertage. Wenn Sie diese 35 Wochen zugrunde legen, dann können Sie für die zeitlichen Verhältnisse Ihres Prüfungsschuljahres, das wir ja noch nicht kennen, die Daten in den von uns vorgeschlagenen Zeitplan eintragen und erhalten eine Strukturierung der Prüfungsvorbereitung, die Ihnen die Gewissheit geben soll solide vorbereitet in die spannendste Phase Ihrer Ausbildung zu treten. Wir empfehlen Ihnen, dass Sie pro Woche etwa zwei Stunden für die Prüfungsvorbereitung aufwenden sollten. Im beigefügten Zeitplan haben wir Ihnen einen Vorschlag gemacht, wie Sie die Vorbereitungszeit auf die Prüfungsfächer verteilen und die einzelnen Bereiche ausgewogen berücksichtigen können. Wir haben uns dabei eine in jeder Hinsicht durchschnittliche Schülerin bzw. einen durchschnittlichen Schüler vorgestellt. Individuell werden Sie Ihre Stärken und Schwächen kennen, die sich aus der beruflichen Erfahrung und der Veranlagung ergeben. Wenn Sie in einer Praxis mit eigenem Labor lernen, können Sie natürlich im Fach Laborkunde von kürzeren Arbeitszeiten ausgehen. Diese Zeit können Sie dann verstärkt dort aufwenden, wo Sie Ihre Schwächen haben. Je nach Arbeitsgebiet sollten Sie also Ihre individuellen Zeiten entsprechend umplanen. Falls Sie dieses Buch zu einem Zeitpunkt in die Hand bekommen, der Ihnen keine 31 Wochen mehr zur Vorbereitung lässt, überlassen Sie sich nicht erschrocken einem zufälligen Schicksal, sondern versuchen Sie, so gut es geht, den von uns strukturierten Stoff auf die verbleibenden Wochen zu verteilen, gegebenenfalls unter anteiliger Kürzung der Zeiten.

Je näher Sie der schriftlichen Prüfung kommen umso mehr werden Sie Ihre Defizite erkennen, und es wird Sie belasten, was Sie alles noch nicht gemacht haben. Wenn es so weit ist, sollten Sie den zeitlichen Umfang Ihrer Vorbereitung erhöhen, damit Sie diese Inhalte zusätzlich zu den geplanten aufarbeiten können.

Bei der Lektüre unseres Zeitplanes werden Sie feststellen, dass wir für die letzten Wochen vor der Prüfung keine Stoffangaben gemacht haben. Sie werden sich bis dahin einen vollständigen Überblick über die Prüfungsgebiete verschafft haben und können sich in dieser Zeit noch einmal das anschauen, von dem Sie meinen, dass Sie es am ehesten vergessen haben, oder Sie lassen anhand des Inhaltsverzeichnisses Ihres Lehrbuches oder einer zufälligen Auswahl der Aufgaben in diesem Buch alle Inhalte noch einmal vor Ihrem geistigen Auge vorüberziehen und suchen sich entsprechende Einzelheiten aus. Die letzten Tage vor der Prüfung sollten Sie sich freihalten für die Unterstützung Ihrer körperlichen Fitness.

Noch eine praktische Empfehlung: Sie sollten sich unserem Vorschlag entsprechend für die einzelnen Wochen bestimmte Themengebiete vornehmen. Diese sind so gewählt, dass sie in der vorgeschlagenen Zeit auch bewältigt werden können. Im Einzelfall, also bei Ihnen persönlich, kann das ganz anders sein. Es kann sein, dass wir für ein Rechengebiet eine Stunde vorgesehen haben, die Sie, weil Sie gut rechnen können, überhaupt nicht brauchen. Dann sollten Sie normalerweise nach Bearbeitung des vorgesehenen Stoffes – so Sie kein zeitliches Defizit aufzuholen haben – auch die Arbeit beenden. Sie haben den früheren Schluss verdient. Wenn Sie merken, dass Sie länger als die vorgesehene Zeit brauchen – vielleicht, weil Sie in der Zeit, als dies behandelt wurde, in der Schule gefehlt haben –, dann sollten Sie trotzdem die Arbeit beenden, denn Sie haben genug getan. Gegebenenfalls müssten Sie dann Ihren Zeitplan korrigieren, aber wahrscheinlich gleichen sich Ihre Schwächen mit Ihren Stärken aus, sodass Sie die zusätzliche Zeit auch leicht wieder hereinholen.

Jetzt nehmen Sie sich Ihren Kalender und tragen die Daten Ihres Schuljahres in den nun folgenden Zeitplan, den wir Ihnen vorschlagen, ein.

Zeitplan für die Prüfungsvorbereitung

Woche	Medizin – Anatomie, Physiologie, Pathologie	Min.	Medizin – Anamnese, Untersuchung, Patientenbetreuung	Min.	Medizinische Verwaltung – Sozialgesetzgebung, Gesundheitswesen, Recht	Min.	Kaufmännische Verwaltung – Rechnungswesen	Min.	Wirtschafts- und Sozialkunde – Berufsausbild., Rechte u. Pflicht. d. Auszubildenden	Min.	Summe Min.
1	**Anatomie, Physiologie, Pathologie**		**Anamnese, Untersuchung, Patientenbetreuung**	20	**Sozialgesetzgebung, Gesundheitswesen, Recht**	20	**Rechnungswesen** Rechnen		**Berufsausbild., Rechte u. Pflicht. d. Auszubildenden**	100	140
2	Zelle und Gewebe	60	–				Grundrechenarten, Physikalisches Rechnen, Dreisatzrechnung	60	–		120
3	Allgemeine Pathologie	80	–				"	60	–		140
4	Bewegungsapparat	40	–		**Abrechnungswesen**		Durchschnitts-, Verteilungs- und Mischungsrechnung	80	–		120
5	"	40	–		Grundlagen der vertragsärztlichen Versorgung	20	"	60	–		120
6	–		**Arzneimittel**	40	Sprechstundenbedarf, Bundesversorgungs- und Bundesentschädigungsgesetz, Vordrucke	20	Prozent-, Promille-, Zins-, Währungsrechnung	30	**Wirtschaft und Geld**	30	120
7	Blut und Abwehrsystem	40	–		Unfallversicherung	20	"	30	"	30	120
8	"	40	–		–	20	"	30	"	30	120
9	Gefäße und Kreislauf	30	**Hygiene**	30	–		"	30	"	30	120
10	Herz	30	"	30	Hausärztliche Versorgung	20	"	30	–		110
11	Lunge und Atmungsorgane	30	"	30	Gebührenordnungen Allgemeine Bestimmungen, Grund- und Sonderleistungen	30	"	30	–		120
12	"	30	"	30	Labor, Schutzimpfungen, Pauschalerstattungen	30	"	20	–		110
13	Ernährung und Verdauung	30	**Laborkunde** Chemische Grundlagen	20	–		Zahlungsverkehr	30	**Soziale Sicherung**	30	110
14	"	30	"	20	–		"	30	"	30	110
15	Stoffwechsel	20	Laboreinrichtung	30	–		"	30	"	30	110
16	"	20	Einheiten und Maße	15	–		"	30	"	30	95

Woche	Medizin Min.	Medizin	Medizin Min.	Medizin	Medizinische Verwaltung	Min.	Kaufmännische Verwaltung	Min.	Wirtschafts- und Sozialkunde	Min.	Summe Min.
17		–	60	Labor- und optische Geräte	–		Zahlungsverkehr (Forts.)	20	**Soziale Sicherung** (Forts.)	40	**120**
18	15	Hormonsystem	30	"	–		Buchführung	60	**Vertragswesen, Kaufvertrag, Mahnwesen**	30	**135**
19	15	"	30	Urinuntersuchungen	–		"	60	"	30	**135**
20		–	30	"	–		"	60	"	30	**120**
21	20	Nervensystem	30	"	–		"	60	"	30	**140**
22	20	"	30	Blutuntersuchungen	–		"	60	"	30	**140**
23	20	"	30	"	–		**Praxisorganisation** Einführung	40	"	30	**120**
24	20	"	30	"	–		Kommunikation	60	"	30	**140**
25	30	Sinnesorgane	30	"	–		Korrespondenz und Registratur	60	"	30	**150**
26	30	"	30	**Apparate und Instrumentenkunde**	–		Termin- und Personalplanung	40	"	30	**130**
27	15	Haut	30	"	–		"	40	"	30	**115**
28	30	Harnorgane	20	"	–		Datenverarbeitung	60	"	30	**140**
29	20	Männliches Genitale		–	Abrechnungsfälle	40	"	60	"	30	**150**
30	40	Gynäkologie		–	GOÄ	40	"	60	–		**140**
31	20	Pädiatrie		–	–		"	40	**Privatversicherung, Sparen, Kredit**	80	**140**
32									**Steuern**	40	**40**
Summe Stunden	13 Std. 35 Min.		6 Std. 45 Min.			4 Std. 20 Min.		22 Std. 40 Min.		14 Std. 20 Min.	65 Std. 40 Min.

Teil A: Medizin

1. Anatomie, Physiologie, Pathologie

1.1 Zelle und Gewebe

Aufgabe 1
a) Was ist eine Zelle?
b) Wie benennt man in der medizinischen Fachsprache die Lehre von der Zelle?

Aufgabe 2
Beschreiben Sie den Aufbau der Zelle und die Funktionen der einzelnen Zellorganellen.

Aufgabe 3
Was sind die Kennzeichen des Lebens der Zelle?

Aufgabe 4
Welche zwei verschiedenen Arten von Zellteilungen unterscheidet man und bei welchen Zellen finden sie statt?

Aufgabe 5
Benennen Sie die Phasen der Mitose in der richtigen Reihenfolge.

Aufgabe 6
Was ist der Chromosomensatz und woraus besteht er beim Menschen?

Aufgabe 7
Welches Gebilde ist für die Energielieferung zuständig, welches für den Transport? (Abb. siehe unten)

Aufgabe 8
Ordnen Sie die Phasen der Mitose nach der Reihenfolge ihrer Abläufe.
Anaphase, Interphase, Metaphase, Prophase, Telophase

Aufgabe 9
Wie heißt der Träger der Erbanlagen?
Chromatin, Chromosom, Gen, DNS oder RNS

Aufgabe 10
a) Was ist ein Gewebe?
b) Wie nennt man in der medizinischen Fachsprache die Lehre vom Gewebe?

Aufgabe 11
Welche vier Grundgewebsarten unterscheidet man?

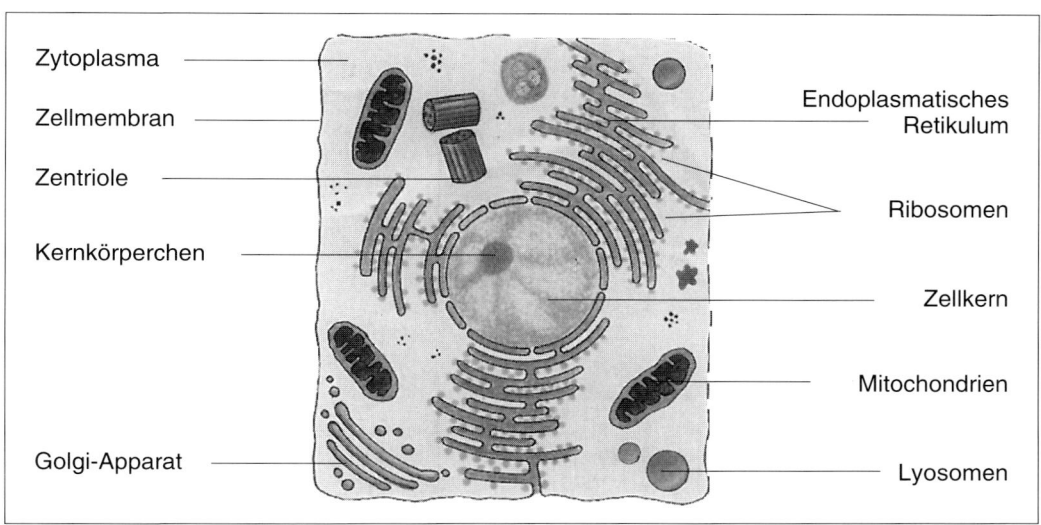

Zytoplasma

Zellmembran

Zentriole

Kernkörperchen

Golgi-Apparat

Endoplasmatisches Retikulum

Ribosomen

Zellkern

Mitochondrien

Lyosomen

Aufgabe 12
Welche drei Arten des Epithelgewebes unterscheidet man nach ihrer Aufgabe?

Aufgabe 13
Benennen Sie die vier Binde- und Stützgewebe mit ihren Hauptaufgaben.

Aufgabe 14
Welche Arten von Muskulatur gibt es?
Wo findet man diese Arten und wie sind sie gesteuert?

Aufgabe 15
Woraus besteht ein Neuron? Welche Aufgabe erfüllen die einzelnen Bestandteile?

Aufgabe 16
Ordnen Sie die dargestellten Ephitelien ihren jeweiligen Vorkommen zu. (Abb. siehe unten)
1) Schleimhäute des Magen-Darm-Traktes
2) Harnkanälchen der Niere
3) Mundschleimhaut
4) Endothel der Gefäße
5) Nierenbecken, Harnleiter

Aufgabe 17
Aus welcher Art des Knorpelgewebes besteht:
1) Gelenkknorpel   a) elastischer
2) Ohrmuschel   Knorpel
3) Zwischenwirbel-   b) Faserknorpel
    scheiben   c) hyaliner
                 Knorpel

Ordnen Sie zu!

Aufgabe 18
Kreuzen Sie an, was zutrifft.

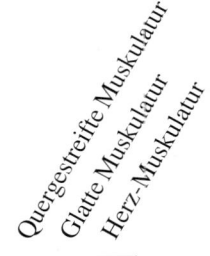

	Quergestreifte Muskulatur	Glatte Muskulatur	Herz-Muskulatur
Querstreifung			
Randständige Kerne			
Zentrale Kerne			
Willkürliche Innervation			
Unwillkürliche Innervation			

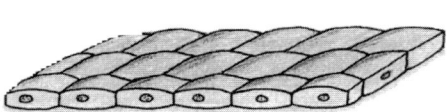

a) einschichtiges Plattenepithel

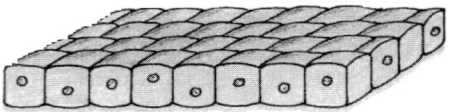

b) einschichtiges kubisches Epithel

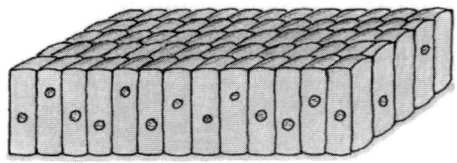

c) einschichtiges Zylinderepithel

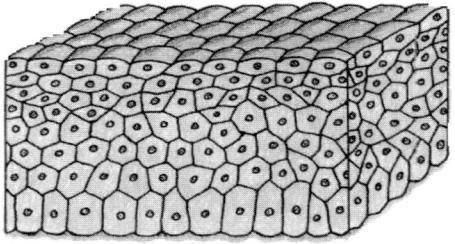

d) unverhorntes mehrschichtiges Plattenephitel

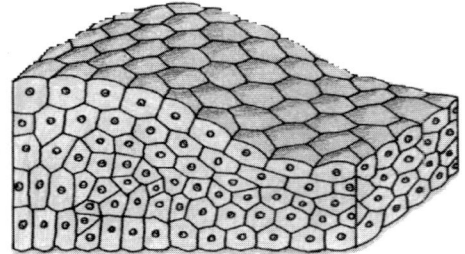

e) Übergangsepithel

Lösung der Aufgabe 1
  a) Die Zelle ist der kleinste selbstständige Baustein eines Organismus.
  b) Zytologie

Lösung der Aufgabe 2
Die Zelle besteht aus:
  – Zellmembran
  – Zellleib (Zytoplasma)
  – Zellkern (Nukleus) mit
    – Kernmembran,
    – Chromatin (DNS)
    – Kernkörperchen (Nukleolus RNS)
Zellorganellen:
    – Zentriol – leitet die Zellteilung ein
    – Mitochondrien – dienen der Energiegewinnung
    – Endoplasmatisches Retikulum – Stofftransport
    – Ribosome – dienen dem Eiweißaufbau
    – Lyosome – enthalten Enzyme, die dem Abbau von zelleigenen und fremden Stoffen dienen
    – Golgi-Apparat – zur Bildung von Sekreten

Lösung der Aufgabe 3
Kennzeichen des Lebens der Zelle sind:
Stoffwechsel (Bau- und Betriebsstoffwechsel)
Wachstum
Reizaufnahme und Verarbeitung
Bewegung
Fortpflanzung

Lösung der Aufgabe 4
Mitose bei den Körperzellen.
Meiose bei der Bildung der Keimzellen (Ei und Samenzelle)

Lösung der Aufgabe 5
Mitosephasen sind:
Interphase (Ruhephase des Kerns)
Prophase (Bildung der Chromosomen aus dem Chromatin, Ausbildung der Spindel)
Metaphase (Muttersternphase)
Anaphase (Tochtersternphase)
Telophase (Abschlussphase)

Lösung der Aufgabe 6
Der Chromosomensatz ist die Anzahl der Chromosomen pro Körperzelle.
Der Mensch hat 46 Chromosomen; 44 Autosome – 22 Paare sind identisch, 2 heterosome Geschlechtschromosome xx oder xy.

Lösung der Aufgabe 7
Energie: Mitochondrien
Transport: Endoplasmatisches Reticulum

Lösung der Aufgabe 8
  1) Interphase
  2) Prophase
  3) Metaphase
  4) Anaphase
  5) Telophase

Lösung der Aufgabe 9
Chromosom

Lösung der Aufgabe 10
  a) Gewebe ist ein Verband gleichartig aufgebauter Zellen mit gleicher Funktion.
  b) Histologie

Lösung der Aufgabe 11
  1) Epithelgewebe
  2) Binde- und Stützgewebe
  3) Muskelgewebe
  4) Nervengewebe

Lösung der Aufgabe 12
  1) Oberflächen- oder Deckepithel (Schutzfunktion: bedeckt die äußeren und inneren Oberflächen)
  2) Drüsenepithel (Sekretbildung: Stoffabgabe erfolgt im Drüsengewebe)
  3) Sinnesepithel (Reizaufnahme: Sinneseindrücke werden aufgenommen – Riech- oder Geschmackszellen)

Lösung der Aufgabe 13
  1) Bindegewebe
  2) Fettgewebe
  3) Knorpelgewebe
  4) Knochengewebe
Binde- und Stützgewebe geben dem Körper Stütze, verbinden die verschiedenen Gewebe-

arten miteinander, haben Stoffwechselfunktion, beeinflussen den Wasserhaushalt, sind an der Wundheilung durch die Bildung von Narbengewebe beteiligt, dienen der körpereigenen Abwehr.

Lösung der Aufgabe 14
- quergestreifte Muskulatur
- Skelettmuskeln
- willkürliche (dem Willen unterworfen)
- glatte Muskulatur
- Eingeweidemuskel
- unwillkürliche (untersteht dem vegetativen Nervensystem)
- Herzmuskulatur
- unwillkürlich (autonomes Reizleistungssystem, beeinflusst vom Vegetativum)

Lösung der Aufgabe 15
Das Neuron besteht aus:
- Zellleib – Stoffwechselzentrum und Reizverarbeitung
- mehreren Dendriten – Reizaufnahme: lei-

ten den Reiz zur Zelle
- ein Neurit – Reizweiterleitung: leitet den Reiz von der Zelle weg

Lösung der Aufgabe 16
1) c), 2) b), 3) d), 4) a), 5) e)

Lösung der Aufgabe 17
1) c), 2) a), 3) b)

Lösung der Aufgabe 18
Quergestreifte Muskulatur:
- Querstreifung
- Randständiger Kern
- Willkürliche Innervation
Glatte Muskulatur:
- Zentraler Kern
- Unwillkürliche Innervation
Herzmuskulatur:
- Querstreifung
- Zentraler Kern
- Unwillkürliche Innervation

1.2 Allgemeine Pathologie

Krankheitsursachen (Ätiologie), Krankheitszeichen (Symptome), Krankheitsverlauf

Aufgabe 1
Was versteht man unter Krankheit? Nehmen Sie die Definition der WHO (Weltgesundheitsorganisation) für Gesundheit und folgern Sie daraus.

Aufgabe 2
Welche zwei Gruppen von Krankheitsursachen gibt es? Geben Sie jeweils Beispiele an.

Aufgabe 3
Welche Krankheitszeichen (Symptome) unterscheidet man? Erläutern Sie durch Beispiele.

Aufgabe 4
Nennen und erklären Sie je drei Möglichkeiten des Krankheitsverlaufs und des Krankheitsendes.

Grundlagen verschiedener Krankheitsformen

Aufgabe 5
Was sind Fehl- und Missbildungen? Wodurch werden sie verursacht?

Aufgabe 6
Wann spricht man von Embryopathien und wann von Fetopathien? Geben Sie je ein Beispiel.

Aufgabe 7
Was ist eine Entzündung? Nennen Sie Ursachen von Entzündungen.

Aufgabe 8
Welches sind die fünf lokalen Symptome einer Entzündung und welches die fünf Allgemeinsymptome?

Aufgabe 9
Welche Formen der Entzündung unterscheidet man nach der Art ihrer Absonderungen?

Aufgabe 10
Wie wird der Name für die Entzündung eines Organs gebildet? Geben Sie ein Beispiel.

Aufgabe 11
Wie entstehen Geschwulste (Tumoren)?

Aufgabe 12
Wodurch werden gutartige (benigne) Tumoren von bösartigen (malignen) Tumoren unterschieden?

Aufgabe 13
Nach welchen Kriterien erfolgt die Einteilung der Tumoren? (Benennung)

Aufgabe 14
Was sind Metastasen? Auf welchen Wegen entstehen sie?

Aufgabe 15
Worum handelt es sich bei Degenerativen Erkrankungen?

Aufgabe 16
Wie nennt man die Verminderung von Gewebe? Wodurch wird sie verursacht?

Aufgabe 17
Was versteht man unter einer Wunde? Nennen Sie fünf verschiedene Wundarten.

Aufgabe 18
Welches Beispiel kommt als äußere Krankheitsursache nicht in Frage?
  a) Trauma
  b) Mutation
  c) Bakterien
  d) Konstitution
  e) Stress

Aufgabe 19
Welche Aussage trifft für die Hypertrophie und welche für die Hyperplasie zu?
  a) Vergrößerung eines Organs durch Vergrößerung der einzelnen Zellen infolge von Mehrbeanspruchung
  b) Vergrößerung eines Organs durch Vermehrung der Zellzahl infolge von verschiedenen Reizen (Hormonmangel, Entzündungen)

Aufgabe 20
Eine Blinddarmoperation (Apendektomie) ist eine
  a) kausale Therapie
  b) symptomatische Therapie
  c) palliative Therapie
  d) chirurgische Therapie
  e) konservative Therapie

Aufgabe 21
Ordnen Sie die Begriffe den beschriebenen eitrigen Entzündungen zu.
Abszess, Empyem, Phlegmone, Panaritium
  a) Eiteransammlung in einer vorgebildeten Körperhöhle
  b) Eiteransammlung in einer nicht vorgebildeten Körperhöhle (umschriebene eitrige Gewebseinschmelzung)
  c) sich flächenhaft ausbreitende Eiteransammlung
  d) eitrige Entzündungen an Fingern oder Zehen

Aufgabe 22
Welche Tumoren sind gutartig und welche bösartig?
Adenom, Neurinom, Fibrom, Karzinom, Glioblastom, Myom, Sarkom

——— **Lösungen** ———

Lösung der Aufgabe 1
Gesundheit ist der Zustand des völligen körperlichen, geistig-seelischen und sozialen Wohlbefindens, somit ist Krankheit eine Störung dieses Zustands durch ein Versagen des Zusammenspiels der Körperfunktionen im körperlichen und geistig-seelischen Bereich.

Lösung der Aufgabe 2
1. Innere Krankheitsursachen (Erbfaktoren):
Veränderungen des Erbguts
  – Down-Syndrom (Mongolismus)
  – Hämophilie (Bluterkrankheit)

Krankheitsbereitschaft (Disposition)
- – Geschlechtsdisposition (Brustkrebs)
- – Altersdisposition (Altersdiabetes)

2. Äußere Krankheitsursachen (Umweltfaktoren):
- – Krankheitserreger (Infektionskrankheiten)
- – Chemische Schadstoffe (Vergiftungen)
- – Mechanische Einwirkungen (Verletzungen)
- – Kälte und Hitze (Erfrierungen, Hitzschlag)
- – Ernährung (Fettsucht, Magersucht)
- – Soziale Spannungen (Stress)

Lösung der Aufgabe 3

Spezifische Symptome (Halbseitenlähmung bei Schlaganfall)

Unspezifische Symptome (Leistungsschwäche, Blässe)

Subjektive Symptome, werden nur vom Kranken empfunden (Schmerzen, Müdigkeit)

Objektive Symptome, sind von jedermann wahrnehmbar (Wunden, Laborbefunde)

Lösung der Aufgabe 4

akut:	plötzlicher Beginn, rascher, heftiger Verlauf
subakut:	relativ rasch einsetzend und weniger heftig verlaufend
chronisch:	schleichender Beginn, langer Verlauf
Heilung:	völlige Wiederherstellung der Gesundheit
Defektheilung:	Mängel nach Abheilung der Krankheit (Narben, Lähmungen nach Polio)
Folgekrankheit:	Eine Krankheit kann in eine andere übergehen (Leberzirrhose nach Hepatitis).
Tod:	klinischer Tod (Herz- und Atemstillstand) biologischer Tod (Aufhören der Körperfunktionen und Zellzerfall)

Lösung der Aufgabe 5

Fehl- und Missbildungen sind Abweichungen vom normalen Körperbau infolge einer vorgeburtlichen Entwicklungsstörung, deren Ursachen genetische Schäden sind (Mongolismus) oder Schädigungen des Ungeborenen durch ionisierende Strahlen (Röntgenstrahlen), Gifte und Medikamente (Alkohol, Contergan) oder Infektionen (Röteln, Toxoplasmose).

Lösung der Aufgabe 6

Embryopathien sind Störungen der Organbildung des Embryos in den ersten drei Schwangerschaftsmonaten.

Rötelnembryopathie führt beim Kind zu Herzfehlern, Blindheit und Taubheit.

Fetopathien sind Störungen der weiteren Entwicklung und des Wachstums der Organe des Fetus.

Toxoplasmenfetopathie führt beim Kind zu Wasserkopf (Hydrocephalus), Krämpfen.

Lösung der Aufgabe 7

Entzündung ist eine Abwehrreaktion des Körpers auf schädigende Reize.

Ursachen können sein:

Krankheitserreger – Bakterien, Viren

Physikalische Faktoren – Verletzungen, Strahlen, Hitze

Chemische Faktoren – Säuren, Laugen

Innere Faktoren – Durchblutungsstörungen, Allergien

Lösung der Aufgabe 8

lokale Symptome:	Allgemeinsymptome:
	der Entzündung
Rötung (Rubor)	Fieber
Wärme (Calor)	Tachykardie (Pulsbe-
Schwellung (Tumor)	schleunigung)
Schmerz (Dolor)	BKS-Beschleunigung
Funktionsein-	Leukozytose (Erhö-
schränkung	hung der Leukozyten-
(Functio Laesa)	zahl)
im Differential-	Linksverschiebung
blutbild	(Vermehrung der Stabkernigen)

Lösung der Aufgabe 9

serös	–	Ausschwitzen von Gewebewasser (Heuschnupfen)
katarrhalisch	–	serös-schleimige Absonderung (Bronchitis)

fibrinös   – Absonderung von Fibrin-
              klebestoffen (Perikarditis)

eitrig   – Absonderung von Eiter
              bestehend aus Bakterien,
              Leukozyten, Gewebe-
              trümmern (Abszess)

Lösung der Aufgabe 10

Der Name für die Enzündung wird durch An-
hängen der Silbe „-itis" an den Namen des Organs gebildet.

Beispiel: Appendix – Appendizitis
              Pankreas – Pankreatitis

Lösung der Aufgabe 11

Geschwülste (Tumoren) entstehen durch autonomes unkontrolliertes Wachstum von Körperzellen.

Lösung der Aufgabe 12

Merkmal	Gutartige Tumoren	Bösartige Tumoren
Wachs-tum	langsames, ver-drängendes Wachstum	schnelles, infiltrie-rendes (ins umlie-gende Gewebe ein-dringendes) Wachstum
Begren-zung	scharf, oft Kapsel	unscharf, immer ohne Kapsel
Zellen	differenzierte, dem Ursprungsgewebe ähnelnde	undifferenzierte, veränderte, dem Ursprungsgewebe atypische
Metasta-sierung	bilden keine Metastasen	bilden Metastasen

Lösung der Aufgabe 13

Die Einteilung der Tumoren erfolgt nach
- dem Ursprungsgewebe (Epithel, Stützgewebe usw.),
- dem Organ (Brustkrebs, Lungen-Ca),
- den Eigenschaften (Gut- oder Bösartig-
  keit).

Lösung der Aufgabe 14

Metastasen entstehen durch Verschleppung
- auf dem Blutweg (hämatogen),
- auf dem Lymphweg (lymphogen),
- durch natürliche Körperkanäle (kanali-
  kulär).

Lösung der Aufgabe 15

Bei den degenerativen Erkrankungen handelt
es sich um Alterungs-, Abnutzungs- und Rück-
bildungsprozesse an den Zellen und der Inter-
zellularsubstanz, dabei wird vollwertiges Gewebe durch minderwertiges ersetzt.

Lösung der Aufgabe 16

Verminderung von Gewebe nennt man Atro-
phie.
Altersatrophie stellt sich normal im Alter ein
und führt zur Verminderung der Organgröße.
Druckatrophie entsteht durch Druck auf die Organe. Verminderte Durchblutung führt zur
Rückbildung.
Inaktivitätsatrophie entsteht durch Ruhigstellung eines Organs, was zur Rückbildung führt.

Lösung der Aufgabe 17

Unter einer Wunde versteht man eine Durchtrennung oder Zerstörung von Körpergewebe
durch äußere Gewalt infolge chemischer, phy-
sikalischer, mechanischer und Strahlungsein-
wirkung.

Schnittwunde: mit glatten Wundrändern und
                  meist starken Blutungen

Stichwunde: mit tiefreichenden Verletzun-
                  gen bei nur kleiner Hautwunde

Platzwunde: mit unregelmäßigen Wund-
                  rändern bei stumpfer Gewalt

Schürfwunde: mit nur oberflächlichen Haut-
                  verletzungen

Bisswunde: mit hoher Infektionsgefahr
                  durch bakterienhaltigen Speichel

Lösung der Aufgabe 18

b), d)

Lösung der Aufgabe 19

Hypertrophie a)
Hyperplasie b)

Lösung der Aufgabe 20

a), d)

Lösung der Aufgabe 21

Abszess b), Empyem a), Phlegmone c), Panaritium d)

Lösung der Aufgabe 22

Gutartig:

Adenom, Neurinom, Fibrom, Myom

Bösartig:

Karzinom, Glioblastom, Sarkom

1.3 Bewegungsapparat

Anatomie und Physiologie

Aufgabe 1

Was zählt man zum aktiven, was zum passiven Bewegungsapparat?

Aufgabe 2

Welche der genannten Lage- und Richtungsbezeichnungen passen zusammen?

anterior, dexter, dorsal, extern, inferior, intern, lateral, medial, posterior, sinister, superior, ventral

Aufgabe 3

Übersetzen Sie folgende Begriffe:

Flexion, Extension, Abduktion, Adduktion, Anteversion, Retroversion, Pronation, Supination, Rotation

Aufgabe 4

In welche Abschnitte lässt sich das Skelett einteilen?

Aufgabe 5

Aus welchen Knochen setzt sich der Schultergürtel zusammen? (dt. und lat. Bezeichnung)

Aufgabe 6

a) Aus welchen Wirbeln setzt sich die Wirbelsäule zusammen? Geben Sie in den einzelnen Bereichen die genaue Zahl an.

b) Welche zwei Wirbel nehmen eine Sonderstellung ein?

Aufgabe 7

Beschriften Sie die nachfolgende Abbildung eines Brustwirbels, indem Sie den Buchstaben die entsprechenden Begriffe zuordnen.

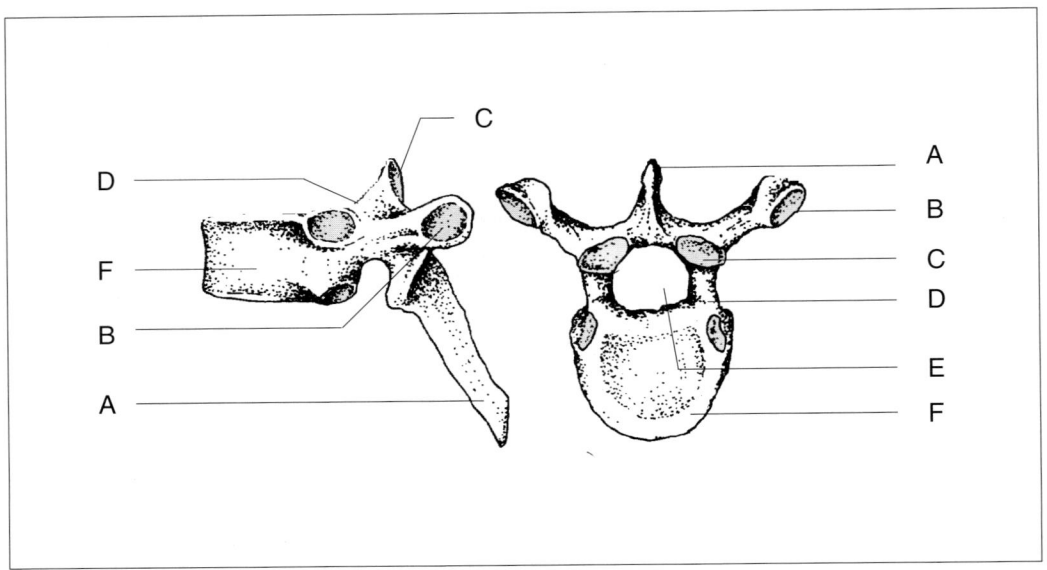

Aufgabe 8
Welche Knochen bilden den Beckengürtel?

Aufgabe 9
Welche Knochen sind zum Hüftbein zusammengewachsen?

Aufgabe 10
Beschriften Sie die nachfolgende Abbildung des Schädels, indem Sie den Buchstaben die entsprechenden Begriffe zuordnen.

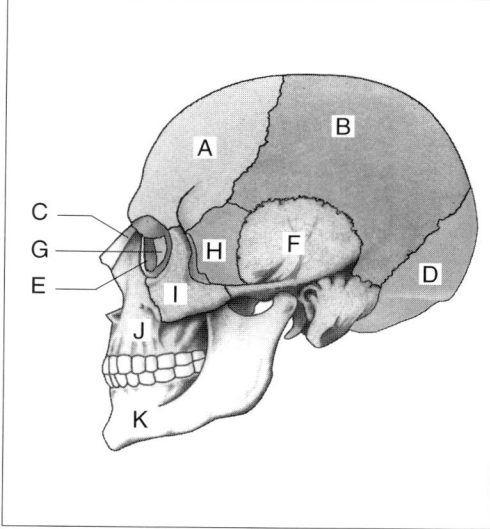

Aufgabe 11
Wie heißen die Nasennebenhöhlen?

Aufgabe 12
Schildern Sie den Aufbau der Bandscheibe, die Lage im Bereich der Wirbelsäule und die Funktion.

Aufgabe 13
Was wird als „Haften" bezeichnet? Welche Arten unterscheidet man? Nennen Sie Beispiele für das Vorkommen.

Aufgabe 14
Beschriften Sie die nachfolgende Darstellung eines typischen Gelenkes, indem Sie den Buchstaben die entsprechenden Begriffe zuordnen.

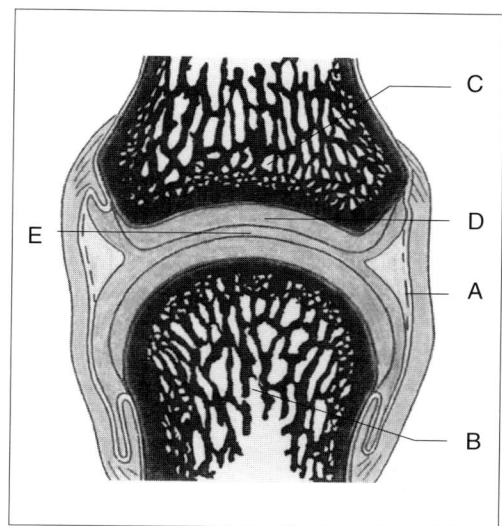

Aufgabe 15
Welche unterschiedlichen Gelenkformen kennen Sie?
Nehmen Sie jeweils Stellung zur Beweglichkeit und nennen Sie ein Beispiel für das Vorkommen.

Aufgabe 16
    a) Wie nennt man Muskeln, die sich in ihrer Wirkung unterstützen, wie bezeichnet man Muskeln, die bei der Kontraktion eine entgegengesetzte Wirkung ausüben?
    b) Geben Sie für jede Gruppe ein typisches Beispiel an.

Aufgabe 17
Welche Muskeln wirken auf das Hüftgelenk? Welche Funktion üben sie dabei aus?

Aufgabe 18
Welche Knochen sind an der Bildung des Ellenbogengelenkes beteiligt, welche Muskeln sind für die Beweglichkeit verantwortlich?

Pathologie

Aufgabe 19
Erklären Sie die Begriffe „Kontusion" und „Distorsion".

Aufgaben / Lösungen

Aufgabe 20
Was versteht man unter „Luxation"?
Welches Gelenk ist aufgrund anatomischer Gegebenheiten besonders gefährdet?

Aufgabe 21
a) Was bedeutet die Diagnose „Fraktur"?
b) Nennen Sie unsichere und sichere Frakturzeichen.

Aufgabe 22
Für eine Verletzung ist es von großer Bedeutung, ob es sich um eine geschlossene oder offene Fraktur handelt. Begründung.

Aufgabe 23
Auf welche Ursache ist das rheumatische Fieber zurückzuführen?

Aufgabe 24
Schildern Sie typische Symptome eines akuten rheumatischen Fiebers.

Aufgabe 25
Schildern Sie die Symptome einer primär chronischen Polyarthritis (PCP).

Aufgabe 26
Welche Erkrankung wird als Arthrosis deformans bezeichnet?

Aufgabe 27
Besonders häufig betroffen bei der Arthrosis deformans sind die großen Gelenke (Schulter, Hüfte, Knie).
Nennen Sie die entsprechenden Krankheitsbezeichnungen.

Aufgabe 28
Was ist die Ursache für einen Bandscheibenvorfall?

Aufgabe 29
Welcher Bereich der Wirbelsäule ist besonders häufig von Bandscheibenvorfällen betroffen?

Aufgabe 30
Schildern Sie Ursachen und Symptome der Osteoporose.

Aufgabe 31
Was bezeichnet man als Weichteilrheumatismus?

Aufgabe 32
Nennen Sie Beispiele für den Weichteilrheumatismus.

Aufgabe 33
Erklären Sie den Unterschied zwischen einer Muskelatrophie und einer Muskeldystrophie.

Lösungen

Lösung der Aufgabe 1
Zum aktiven Bewegungsapparat zählt die gesamte Skelettmuskulatur, zum passiven Bewegungsapparat werden die Knochen, der Knorpel und die Bänder gerechnet.

Lösung der Aufgabe 2
dexter/sinister
lateral/medial
ventral/dorsal
posterior/anterior
superior/inferior
intern/extern

Lösung der Aufgabe 3

Flexion:	Beugung
Extension:	Streckung
Abduktion:	Abspreizen (Seitwärtsführen, z.B. einer Extremität vom Körper)
Adduktion:	Heranführen (z.B. einer Extremität an den Körper)
Anteversion:	Bewegung einer Extremität nach vorn
Retroversion:	Bewegung einer Extremität nach hinten
Pronation:	Drehbewegung, z.B. des Unterarmes, sodass die Handinnenfläche nach unten zeigt
Supination:	Drehbewegung, z.B. des Unterarmes, sodass die Handinnenfläche nach oben zeigt
Rotation:	Drehung um die Längsachse

Lösung der Aufgabe 4

Schädel, Rumpfskelett mit Wirbelsäule, Schultergürtel mit den beiden oberen Extremitäten, Beckengürtel mit den beiden unteren Extremitäten

Lösung der Aufgabe 5

Schlüsselbein	–	clavicula
Schulterblatt	–	scapula
Oberarmknochen	–	humerus
Elle	–	ulna
Speiche	–	radius
Handwurzelknochen	–	carpus
Mittelhandknochen	–	metacarpus
Fingerknochen	–	phalangen

Lösung der Aufgabe 6

a)   7 Halswirbel
      12 Brustwirbel
       5 Lendenwirbel
       5 Kreuzbeinwirbel
          (zusammengewachsen)
   4-5 Steißbeinwirbel

b) die beiden ersten Halswirbel Atlas und Axis

Lösung der Aufgabe 7

A	Dornfortsatz	B	Querfortsatz
C	oberer Gelenkfortsatz	D	Wirbelbogen
E	Wirbelkanal	F	Wirbelkörper

Lösung der Aufgabe 8

Kreuzbein und zwei Hüftbeine

Lösung der Aufgabe 9

Schambein, Sitzbein, Darmbein

Lösung der Aufgabe 10

A	Stirnbein	G	Siebbein
B	Scheitelbein	E	Tränenbein
F	Schläfenbein	C	Nasenbein
D	Hinterhauptsbein	J	Oberkiefer
H	Keilbein	K	Unterkiefer
I	Jochbein		

Lösung der Aufgabe 11

Kieferhöhle, Stirnhöhle, Siebbeinzellen, Keilbeinhöhle

Lösung der Aufgabe 12

Die Bandscheibe, auch Zwischenwirbelscheibe genannt, besteht aus einem gallertigen Kern im Zentrum, der von einem Faserring (Faserknorpel) umgeben ist. Dieser Faserknorpel soll ein Herauspressen der gallertigen Substanz verhindern.

Die Bandscheiben liegen zwischen den Wirbelkörpern und dienen der Beweglichkeit der Wirbelsäule. (Durch ihre Elastizität fangen sie Stöße, die auf den Körper einwirken, ab.) Sie haben die Funktion eines Wasserkissens.

Lösung der Aufgabe 13

Haften sind Knochenverbindungen ohne Gelenkspalt.

Man unterscheidet knöcherne, knorpelige und bindegewebige Haften.

knöcherne Haften: Hüftbein – Verbindung von Darm-, Sitz- und Schambein

knorpelige Haften: Wirbelkörper – Bandscheibe

bindegewebige Haften: Verbindung der einzelnen Schädelknochen

Lösung der Aufgabe 14

C	Gelenkpfanne
B	Gelenkkopf
E	Gelenkspalt mit Gelenkschmiere
D	Gelenkknorpel
A	Gelenkkapsel

Lösung der Aufgabe 15

Kugelgelenk	3-achsig: Schultergelenk Hüftgelenk
Eigelenk	2-achsig: Handgelenk
Sattelgelenk	2-achsig: Daumengrundgelenk
Scharniergelenk	1-achsig: Kniegelenk Fingergelenke Ellenbogengelenk (Oberarm/Elle)
Rad- oder Zapfengelenk	1-achsig: Atlas/Axis Elle/Speiche

Lösung der Aufgabe 16

a) Synergisten unterstützen sich in ihrer Wirkung, Antagonisten wirken als Gegenspieler.

b) Synergisten: m.biceps/m.brachialis
   Antagonisten: m.biceps/m.triceps

Lösung der Aufgabe 17

Hüft-Lenden-Muskel –	Beugung des Ober- schenkels
Gesäßmuskulatur –	Streckung und Ab- duktion des Ober- schenkels
Adduktorengruppe des Oberschenkels –	Adduktion des Oberschenkels

Lösung der Aufgabe 18
distales Ende des Oberarmes, proximales Ende der Elle, Radiusköpfchen

m.biceps	–	Beugung
m.brachialis	–	Beugung
m.triceps	–	Streckung

Lösung der Aufgabe 19

Kontusion:	Quetschung, Prellung durch äußere Gewalteinwirkung
	Folge: Schwellung, Hämatom (Bluterguss)
Distorsion:	Zerrung, Verstauchung, führt zur Überdehnung des Bandapparates
	Folge: Schwellung, Hämatom, Bewegungseinschränkung, Schmerzen

Lösung der Aufgabe 20
Verrenkung, d.h. Fehlstellung der an der Gelenkbildung beteiligten Knochen.
Aufgrund der anatomischen Verhältnisse (überwiegend Bandführung)ist das Schultergelenk besonders gefährdet, im Gegensatz zum Hüftgelenk (der Femurkopf liegt tief in der Pfanne geschützt).

Lösung der Aufgabe 21
a) vollständige Durchtrennung eines Knochens
b) unsicher: Schwellung, Druckschmerz, Funktionseinschränkung
   sicher: Fehlstellung des Knochens, Verkürzung, Verschiebung, Verdrehung, Stufenbildung

abnorme Beweglichkeit
Krepitation (typ. Reibegeräusch)
Röntgenbefund

Lösung der Aufgabe 22
Bei einer geschlossenen Fraktur ist die Haut über der Fraktur unverletzt, während bei einer offenen Fraktur durch Weichteilverletzungen eine Verbindung zwischen Umwelt und Knochen hergestellt ist und somit eine hohe Infektionsgefährdung besteht.

Lösung der Aufgabe 23
Es handelt sich um eine hyperergische Reaktion gegen Streptokokken der Gruppe A, eine Vorerkrankung, durch hämolysierende Streptokokken verursacht, ist anzunehmen (z.B. Otitis media, Angina lacunaris).

Lösung der Aufgabe 24
Krankheit betrifft zumeist Jugendliche, Krankheitsgefühl, hohes Fieber, hohe BSG, erhöhter Antistreptolysintiter;
Hauptmanifestationen:
   – Polyarthritis; Bevorzugung Knie-, Schulter-, Sprunggelenk, typ. Entzündungszeichen wie Rötung, Schwellung, Wärme, Schmerz, Bewegungseinschränkung
   – Endo-, Myo-, Perikarditis

Lösung der Aufgabe 25
mehr Frauen als Männer betroffen; morgendliche Steifigkeit, besonders der Finger- und Zehengelenke, symmetrisches Auftreten der Beschwerden, Versteifung der Gelenke mit Subluxationen und Luxationen, schubweiser Verlauf

Lösung der Aufgabe 26
Eine Arthrosis deformans ist eine degenerative Gelenkerkrankung ohne Entzündungszeichen durch mechanische Fehlbelastung oder Überbeanspruchung des betroffenen Gelenkes, besonders im Alter (Verschleiß, Abnutzungserscheinungen). Durch Verringerung der Knorpelschicht kommt es zu einer Verschmälerung des Gelenkspaltes, Ausbildung von randständigen Knochenwucherungen (beides im Röntgenbild zu erkennen), aber auch Kapselschwel-

lungen, Gelenkergüssen, Schmerzen und Bewegungseinschränkung.

Lösung der Aufgabe 27

Omarthrose	–	Schulterarthrose
Koxarthrose	–	Hüftarthrose
Gonarthrose	–	Kniearthrose

Lösung der Aufgabe 28

Degenerative Veränderungen des Faserringes können bei Belastung der Wirbelsäule den gallertigen Kern nach medial oder lateral hervorquellen lassen, dadurch kann es zu Kompressionen der aus dem Rückenmark austretenden Nervenfasern kommen. Dieses kann zu Schmerzen, Gefühlsstörungen (Parästhesien) und Lähmungen (Paresen) in dem entsprechenden Versorgungsgebiet des Nervs führen.

Lösung der Aufgabe 29

Lendenwirbelsäule, Segment L4/5, L5/S1

Lösung der Aufgabe 30

Bei der Osteoporose handelt es sich um einen Schwund der Knochensubstanz durch Entkalkung. Dieses führt zu einer vermehrten Frakturneigung (z.B. im Bereich der Wirbelkörper und des Oberschenkels).

Ursache ist häufig ein Östrogenmangel im Klimakterium, in der Meno- und Postmenopause sowie mangelnde Bewegung, z.B. bei Arthrosis.

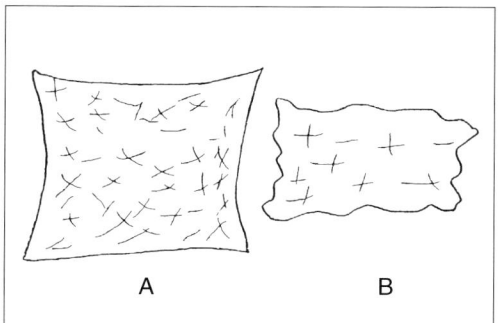

Wirbelkörper:

A   Gut erhaltene Spongiosa (dichte Bälkchenstruktur)

B   Spongiosa bei Osteoporose (Entkalkung)

Lösung der Aufgabe 31

Schmerzhafte Entzündungen der Weichteile (Sehnen, Fascien, Muskeln), die mit einer Funktionseinschränkung einhergehen.

Lösung der Aufgabe 32

Bursitis (Schleimbeutelentzündung)
Tendovaginitis (Sehnenscheidenentzündung)
Epikondylitis (Tennisellenbogen)

Lösung der Aufgabe 33

–   Muskelatrophie: Es liegt eine neurogene Ursache zugrunde, diese führt zu einer Verschmälerung der Muskelzellen und Abnahme der Anzahl der Muskelfasern, z.B. Inaktivitätsatrophie; nach Gipsabnahme ist die bis dahin stillgelegte Muskulatur deutlich dünner und der Tonus geringer.

–   Muskeldystrophie: Der Erkrankungsursprung liegt nicht in der nervalen Versorgung, sondern in der motorischen Endplatte oder in der Muskelzelle, z.B. frühkindliche Muskeldystrophie (Duchenne).
Beginn im ersten Lebensjahr, Knaben betroffen, x-chromosomal
Symptome: Muskelschwäche, Muskelhypotonie, Kopf kann nicht gehalten werden, Ernährungsschwierigkeiten durch Schlucklähmungen, Neigung zu Pneumonien
geringe Lebenserwartung, da Lähmung von Zwerchfell und Interkostalmuskulatur zur Atemlähmung führt

— **Programmierter Teil: Aufgaben** —

Aufgabe 1

Welcher Buchstabe bezeichnet an dem abgebildeten Skelett (Abb. siehe nächste Seite):
Speiche
Sitzbein
Wadenbein
Schlüsselbein
Kreuzbein
Brustbein

Aufgaben

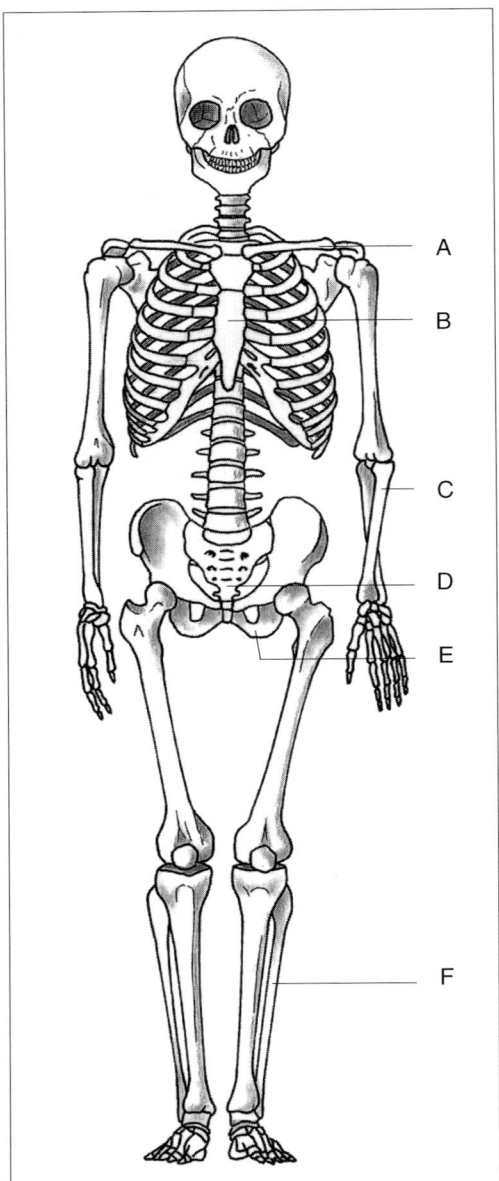

Aufgabe 3

Was ist in dieser Zeichnung dargestellt?

a) Beckenring   c) Schädelbasis

b) Atlas   d) Axis

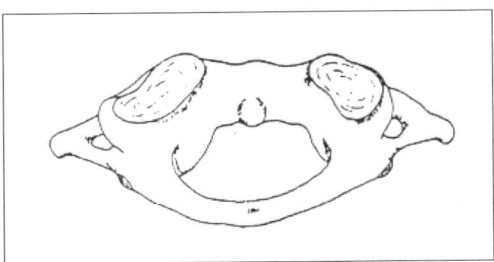

Aufgabe 4

Welcher Buchstabe bezeichnet die Diaphyse des abgebildeten Knochens?

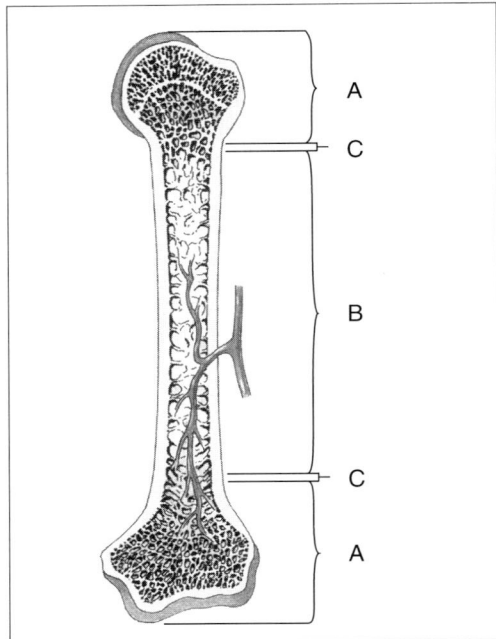

Aufgabe 2

Aus wieviel Wirbeln besteht die Wirbelsäule?

   a) 20

   b) 25

   c) 29

   d) 33

   e) 36

Aufgabe 5

Fontanellen sind

   a) Bakterien

   b) natürliche Knochenlücken im Schädeldach eines Säuglings

   c) Schädelknochen eines Neugeborenen

   d) Oberbegriff für Fußwurzelknochen

Aufgabe 6

Welche Knochen zählen nicht zum Hirnschädel?

   a) Stirnbein
   b) Hinterhauptsbein
   c) Siebbein
   d) Schläfenbein
   e) Keilbein
   f) Pflugscharbein
   g) Scheitelbein

Aufgabe 7

Welche Buchstaben bezeichnen folgende Knochen des abgebildeten Schädels?

Stirnbein _____   Oberkiefer _____

Schläfenbein _____   Unterkiefer _____

Jochbein _____   Scheitelbein _____

Siebbein _____   Nasenbein _____

Keilbein _____

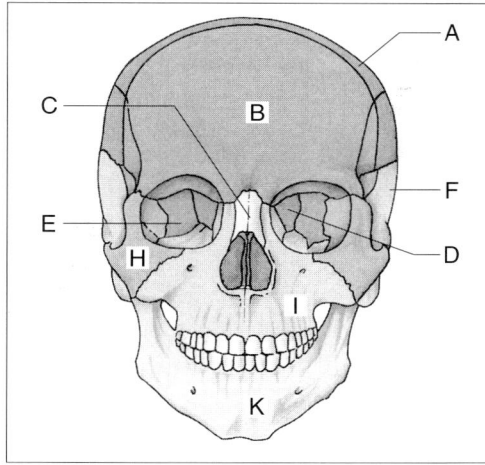

Aufgabe 8

Haften sind

   a) Verankerungen der Sehnen in den Knochen
   b) Knochenverbindungen ohne Gelenkspalt
   c) Bindegewebe zwischen den inneren Organen
   d) Haftmittel zum festen Sitz der Zahnprothesen

Aufgabe 9

Welche Aussagen sind nicht richtig?
Zu einem Gelenk gehören

   a) Pfanne
   b) Kopf
   c) Schmiere
   d) Kapsel
   e) Muskulatur (Beuger/Strecker)
   f) elastischer Knorpel
   g) Spalt

Aufgabe 10

Das Ellenbogengelenk ist ein

   a) Kugelgelenk
   b) Sattelgelenk
   c) Eigelenk
   d) Scharniergelenk

Aufgabe 11

Was wird als „Luxation" bezeichnet?

   a) Knochenbruch
   b) Bänderdehnung
   c) Verstauchung
   d) Verrenkung

Aufgabe 12

Was ist die Ursache für eine Arthrosis deformans?

   a) bakterielle Infektion
   b) Autoimmunerkrankung
   c) Verschleißerscheinungen an Gelenken durch mech. Fehlbelastung oder Überbeanspruchung

Aufgabe 13

Welcher Bereich der Wirbelsäule ist bei einem Bandscheibenvorfall am häufigsten betroffen?

   a) HWS   d) Kreuzbein
   b) BWS   e) Steißbein
   c) LWS

Aufgabe 14

Welche Aussagen treffen nicht zu?
Die Muskelatrophie wird hervorgerufen durch

   a) bakterielle Infektion des Muskelgewebes
   b) eine Schädigung des Nervs, z.B. nach einem Bandscheibenvorfall
   c) Inaktivität der Muskulatur, z.B. durch Stilllegung mittels eines Gipsverbandes
   d) angeborene x-chromosomale Muskelerkrankung

Aufgaben

Aufgabe 15
Mit welchen Kennziffern sind folgende Muskeln bezeichnet?

a) Bizeps
b) Gesäßmuskel
c) breiter Rückenmuskel
d) Trizeps
e) Wadenmuskel
f) großer Brustmuskel
g) vorderer Schienbeinmuskel
h) Deltamuskel
i) Quadrizeps

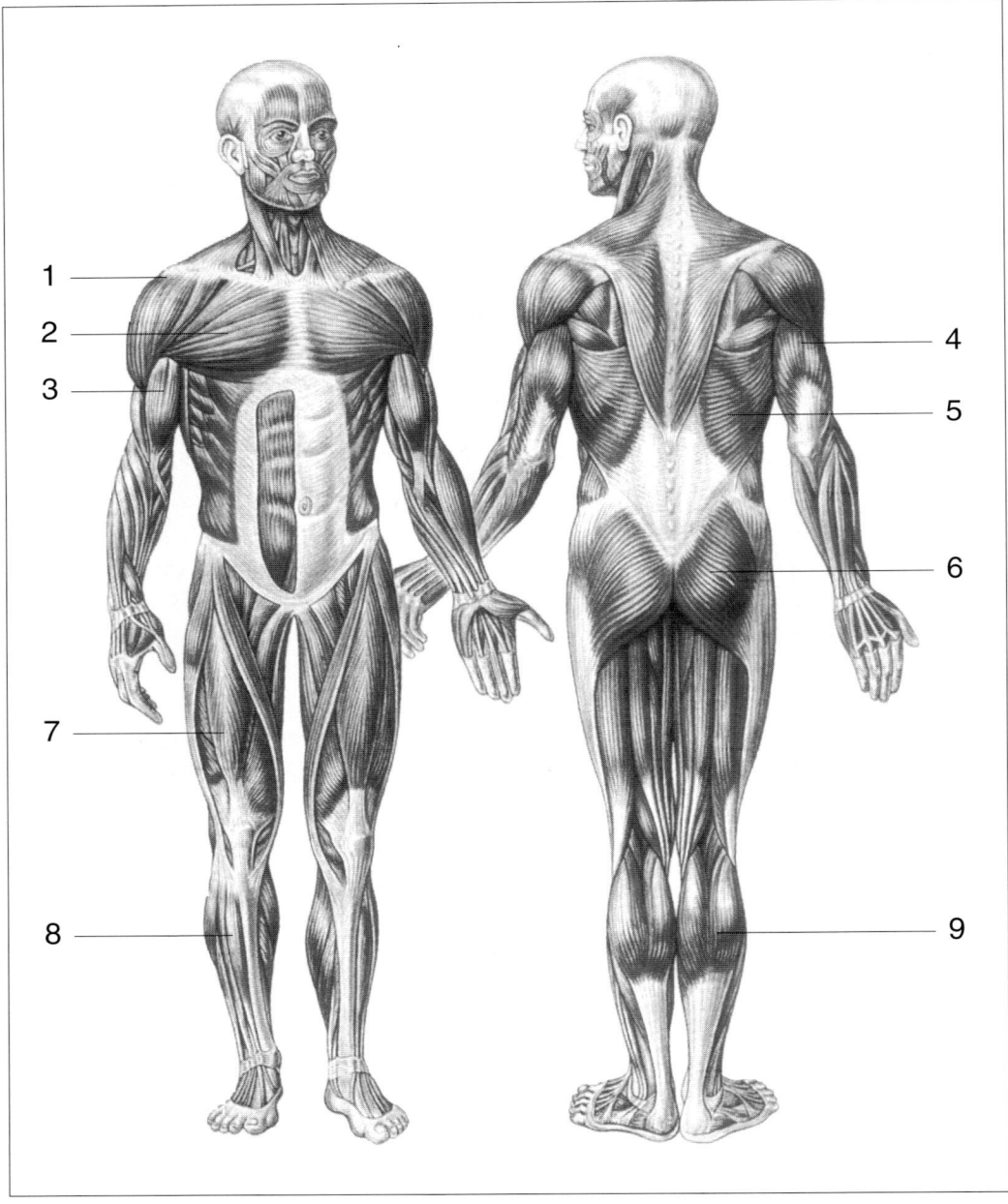

— **Programmierter Teil: Lösungen** —

Lösung der Aufgabe 1

Schlüsselbein	A
Brustbein	B
Speiche	C
Kreuzbein	D
Sitzbein	E
Wadenbein	F

Lösung der Aufgabe 2
d)

Lösung der Aufgabe 3
b)

Lösung der Aufgabe 4
B

Lösung der Aufgabe 5
b)

Lösung der Aufgabe 6
c), f)

Lösung der Aufgabe 7

Stirnbein	B	Oberkiefer	I

Schläfenbein	F	Unterkiefer	K
Jochbein	H	Scheitelbein	A
Siebbein	D	Nasenbein	C
Keilbein	E		

Lösung der Aufgabe 8
b)

Lösung der Aufgabe 9
e), f)

Lösung der Aufgabe 10
d)

Lösung der Aufgabe 11
d)

Lösung der Aufgabe 12
c)

Lösung der Aufgabe 13
c)

Lösung der Aufgabe 14
a), d)

Lösung der Aufgabe 15
a) 3, b) 6, c) 5, d) 4, e) 9, f) 2, g) 8, h) 1, i) 7

1.4 Blut und Abwehrsystem

Grundlagen

Aufgabe 1
Nennen Sie sechs Aufgaben des Blutes.

Aufgabe 2
Nennen Sie die geformten Bestandteile des Blutes und geben Sie die Normalwerte eines gesunden Erwachsenen an.

Aufgabe 3
Erklären Sie die Vorgänge der äußeren und inneren Atmung.

Aufgabe 4
Was besagt das Differentialblutbild?

Aufgabe 5
Geben Sie die Normalwerte der Leukozytenunterarten in ihrer prozentualen Verteilung an.

Aufgabe 6
Was bezeichnet man als physiologische Linksverschiebung?

Aufgabe 7
Welche Zellen sind für die unspezifische Abwehr zuständig? Was versteht man darunter?

Aufgabe 8
Erklären Sie die Begriffe „Antigen" und „Antikörper".

Aufgabe 9
Bei der spezifischen Abwehr wird zwischen zwei Wirkungsmechanismen unterschieden. Wie heißen diese?

Aufgabe 10
Welche Zellen sind für die spezifische Abwehr zuständig und wo werden sie gebildet?

Aufgabe 11
Erklären Sie die Bedeutung der T-Lymphozyten bei der zellulären Abwehr.

Aufgabe 12
Erklären Sie die Vorgänge bei der humoralen Abwehr.

Aufgabe 13
Stellen Sie die Gerinnungsvorgänge schematisch dar.

Aufgabe 14
Wie ist die prozentuale Verteilung der Blutgruppen in Mitteleuropa?

Aufgabe 15
Was ist kennzeichnend für das Rh-System?

Aufgabe 16
Kann ein Kind der Blutgruppe 0 einen Vater der Blutgruppe A und eine Mutter der Blutgruppe B haben?

Pathologie

Aufgabe 17
Was beinhaltet der Begriff „Anämie"? Welche Symptome kennen Sie?

Aufgabe 18
Nennen Sie Ursachen für das Auftreten einer Anämie.

Aufgabe 19
An welchem Laborwert kann man die einzelnen Anämieformen voneinander unterscheiden?

Aufgabe 20
Erläutern Sie die Begriffe „Polyzythämie" und „Polyglobulie".

Aufgabe 21
Erklären Sie die Begriffe „Leukopenie" und „Leukozytose".
Nennen Sie Beispiele des Vorkommens.

Aufgabe 22
Welche Faktoren können eine Agranulozytose verursachen?

Aufgabe 23
Was versteht man unter einer Leukämie?
Welche wesentlichen Formen werden unterschieden?

Aufgabe 24
Die Gerinnungsstörungen werden in drei Gruppen eingeteilt.
Wie heißen diese? Nennen Sie für jede Form ein Beispiel.

Aufgabe 25
Bei welcher Rh-Konstellation kann es in der Schwangerschaft zu Komplikationen kommen (Erythroblastose)? Erklären Sie stichwortartig die Ursachen.

Aufgabe 26
Was beinhaltet die Anti-D-Prophylaxe? Wann ist sie erforderlich?

Aufgabe 27
Was sind Allergien?

Aufgabe 28
Nennen Sie die Unterschiede zwischen den Allergien vom Soforttyp und denen vom Spättyp.

Aufgabe 29
Was bezeichnet man als Autoimmunerkrankung (Autoaggressionserkrankung)?

Aufgabe 30
Nennen Sie Beispiele für Autoimmunerkrankungen.

Lösung der Aufgabe 1
a) Nährstofftransport
   – Eiweiß (Proteine)
   – Kohlehydrate
   – Fette (Triglyzeride)
   – Cholesterin
   – Vitamine
   – Hormone
   – Mineralstoffe (Ca, P, Na usw.)
b) Transport von Abbauprodukten des Stoffwechsels
   – Kreatinin (Muskelstoffwechsel)
   – Harnstoff (Eiweißstoffwechsel)
   – Harnsäure (Nukleinsäurestoffwechsel)
   – Bilirubin (Hb-Abbau)
c) Regulierung des Basen-Säure-Haushaltes und des osmotischen Druckes (Konstanthaltung des pH-Wertes Fähigkeit der Albumine, Wasser im Kapillarbereich zu binden)
d) Wärmeausgleich
   zwischen Körperoberfläche und Körperinnerem durch unterschiedliche Durchblutung (Regulierung durch die Kontraktion der Muskelschicht der Arteriolen)
e) Blutgerinnung
   Die in der Leber gebildeten Eiweißstoffe Fibrinogen und Prothrombin nehmen zusammen mit den anderen Gerinnungsfaktoren an der Blutgerinnung teil.
f) CO_2 und O_2-Transport durch Bindung an das Hämoglobin der Erythrozyten

Lösung der Aufgabe 2
Erys: 4,5-5 Mill/µl, Leukos: 4000-9000/µl, Thrombos: 150000-300000/µl

Lösung der Aufgabe 3
Äußere Atmung:
Gasaustausch zwischen Alveolen und Blutkapillaren (Ery)
CO_2-Abgabe von Erys an Alveole,
O_2-Aufnahme aus Atemluft an Erys nach Diffusionsgesetzen
Innere Atmung:
Gasaustausch zwischen Erys und Zelle (O_2-Aufnahme in Zelle, CO_2-Aufnahme von Ery)

Lösung der Aufgabe 4
prozentuale Verteilung der einzelnen Leukozytenunterarten

Lösung der Aufgabe 5

neutrophile stabkernige Granulozyten	3 – 5 %
neutrophile segmentkernige Granulozyten	50 – 70 %
eosinophile Granulozyten	2 – 4 %
basophile Granulozyten	0 – 1 %
Monozyten	2 – 8 %
Lymphozyten	25 – 40 %

Lösung der Aufgabe 6
vermehrtes Auftreten jugendlicher Granulozyten im peripheren Blutbild als normale Abwehrreaktion des Organismus auf eingedrungene Erreger

Lösung der Aufgabe 7
neutrophile Granulozyten, Monozyten
Durch Formveränderung können diese Zellen die Blutbahn im Kapillarbereich verlassen, in den Interzellularbereich eindringen und dort durch Phagozytose Eindringlinge wie Bakterien und Viren vernichten.

Lösung der Aufgabe 8
Antigene: Stoffe, die in einem Organismus eine spezifische Abwehrreaktion hervorrufen können.
Antikörper: Reaktionsprodukte der Zellen, die diese nach einem Kontakt mit einem Antigen bilden.
Die Antikörper reagieren mit dem Antigen und werden durch diese Antigen-Antikörper-Reaktion unschädlich gemacht.

Lösung der Aufgabe 9
zelluläre Abwehr
humorale Abwehr

Lösung der Aufgabe 10
Im Knochenmark werden die Knochenmarksstammzellen gebildet, sie wandern mit dem Blut in den Thymus und werden dort zu T-Lymphozyten bzw. wandern in das Bursa–Äquivalent (Darmschleimhaut, Appendix,

Tonsillen, Lymphknoten) und werden dort zu B-Lymphozyten geprägt.

Lösung der Aufgabe 11

Zelluläre Abwehr durch die T-Lymphozyten:
Die T-Lymphozyten spielen eine große Rolle in der Abwehr der intrazellulären Parasiten (Mycobac. tuberculosis, Salmonella thyphii, Protozoen wie Malaria, Toxoplasmen, Trypanosomen, Candida albicans, Virusinfektionen; Abwehr gegen Tumoren, Transplantations-Unverträglichkeit).

Die T-Lymphozyten haben individuell verschiedene T-Zell-Rezeptoren, die in der Lage sind antigene Strukturen zu erkennen und in einer Zell-Zell-Interaktion diese zu vernichten.

Die T-Lymphozyten reagieren zytotoxisch (T-Killer-Zellen), indem sie Proteine produzieren, die mit der Membran der antigenen Zelle reagieren und so eine Zerstörung bewirken.

Eine besondere Form sind die sogenannten T-Helferzellen, die die Verbindung zwischen der humoralen und zellulären Abwehr schaffen.

Die T-Helferzellen produzieren Lymphokine (Interleukin), die die B-Lymphozyten schneller heranwachsen lassen und somit das ganze Immunsystem in Alarmbereitschaft versetzen.

Auch bei den T-Lymphozyten formen sich einige zu Gedächtniszellen um, um so eine schnellere Abwehr ermöglichen zu können.

Lösung der Aufgabe 12

Humorale Abwehr durch die B-Lymphozyten:
Diese Zellen haben unterschiedliche membrangebundene AK, sie haben also spezifische Bindungseigenschaften für ein fiktives AG. Dringt nun ein spezif. AG in einen Organismus ein, kommt es zur Bindung an den Lymphozyten, zu dessen AK die AG-Struktur am besten paßt.

Dieser Lymphozyt ragt nun aus der Masse der anderen Lymphozyten hervor und wird zur AK-Produktion angeregt. Aus dem B-Lymphozyt ist die Plasmazelle geworden.

Im Plasma ist die AK-Bildung als Anstieg der IgM-Fraktion nachzuweisen (Primärantwort).

Bei einer erneuten Invasion des AG reagiert der Organismus viel schneller mit AK-Bildung, da einige der B-Lymphozyten in Gedächtniszellen umgewandelt worden sind. Die Sekundärantwort im Plasma ist durch Anstieg der IgG erkennbar.

Die AG-AK-Reaktion findet im Plasma statt.

Lösung der Aufgabe 13

– Verletzung eines Gefäßes
– Kontraktion der Gefäßmuskulatur
– Ausbildung eines lockeren Blutpfropfens durch Anlagerung der Thrombozyten
– Aktivierung der Gewebsfaktoren sowie Gerinnungsfaktoren (I – XIII)
– Freisetzung von Thromboplastin (Thrombokinase)

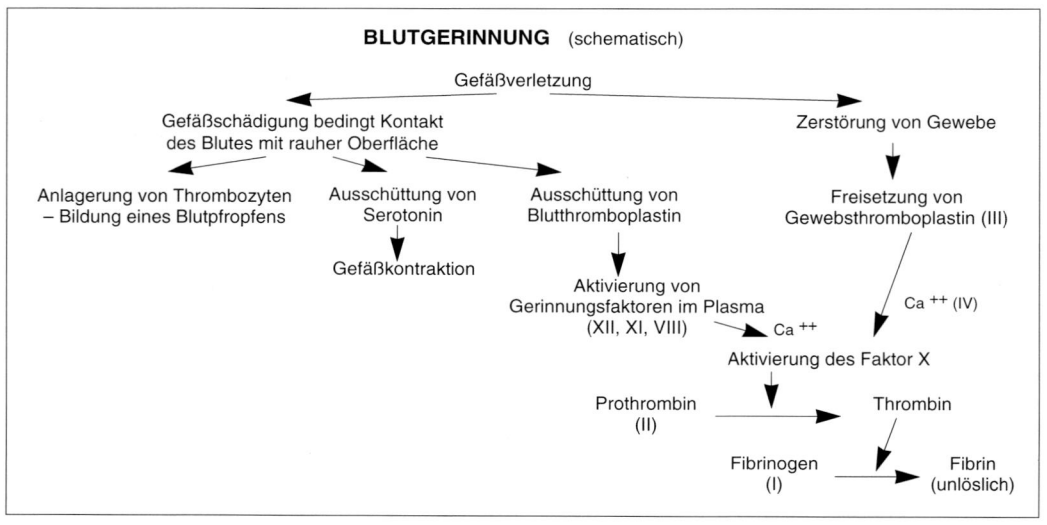

BLUTGERINNUNG (schematisch)

– Unter Mitwirkung von Ca und Vit. K Bildung von Thrombin aus Prothrombin
– Thrombin wandelt Fibrinogen in Fibrin um.

Lösung der Aufgabe 14

0 – 43%
A – 42%
B – 11%
AB – 4%

Lösung der Aufgabe 15

Bei Vorhandensein eines bestimmten dominant vererbten Faktors (D) an der Erythrozytenoberfläche spricht man von Rh-pos. (D+) Blut, fehlt der Faktor D, wird das Blut als rh-neg. (d-) bezeichnet.
Rh-pos.: 85% der Bevölkerung
rh-neg.: 15% der Bevölkerung
Antikörper gegen einen Rh-Faktor sind immer erworben, im Gegensatz zum AB0-System, in dem die entsprechenden Antikörper ererbt sind.

Lösung der Aufgabe 16

Ja, wenn die Mutter die Blutgruppe B0 und der Vater die Blutgruppe A0 hat – wie in der Zeichnung veranschaulicht.

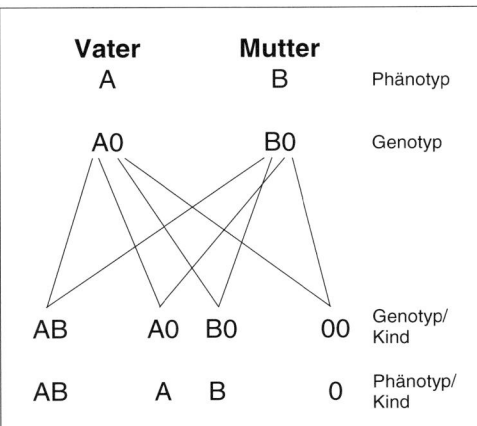

Vater	Mutter	
A	B	Phänotyp
A0	B0	Genotyp

| AB | A0 B0 | 00 | Genotyp/Kind |
| AB | A B | 0 | Phänotyp/Kind |

Ein Vater mit der Blutgruppe A und eine Mutter mit der Blutgruppe B können Kinder Blutgruppe AB, A, B und 0 bekommen.

Lösung der Aufgabe 17

Definition: Verminderung der Erythrozytenzahl sowie Verminderung des Hämoglobingehaltes

Symptome: Hautblässe, Müdigkeit, Abnahme der körperlichen Leistungsfähigkeit, bei ausgeprägter Anämie Atemnot, Neigung zu Ohnmachtsanfällen

Lösung der Aufgabe 18

Störungen im Bereich der Hämoglobin-Bildung
Eisenmangelanämien (hypochrome Anämien)
– unzureichender Fe-Gehalt in der Nahrung
– Störung der Fe-Resorption im Darm
– erhöhter Fe-Bedarf in der Schwangerschaft, während des Wachstums
– chron. Blutverluste
– große Blutverluste

Störung der Erythrozytenbildung
– Störung der Ausreifung der Erythrozyten, z.B. bedingt durch Vitamin-B12-Mangel (perniciosa), Auftreten von Megaloblasten, hyperchrome Anämie, Spätfolgen: Nervenschädigungen mit Lähmungen und Gefühlsstörungen
– toxische Einwirkungen auf das Knochenmark
Medikamente (Analgetika, Zytostatika) radioaktive Bestrahlung

Hämolytische Anämien
normochrome Anämien
bei stark verminderter Lebensdauer der Erys durch vorzeitigen Abbau
– angeboren:
Defekt in der Hb-Bildung (Thalassämie)
Erythrozytenstoffwechselstörung (Kugelzellanämie)
– erworben:
Medikamente
Antikörper gegen eigene Erythrozyten (Erys können durch Medikamente an der Membran so verändert werden, dass der Organismus sie als Fremdstoffe registriert)
– Symptome:
u.a. Ikterus, da durch vermehrten Abbau von Hb verstärkt indir. Bilirubin gebildet wird, welches nicht über die Nie-

re ausgeschieden, sondern in der Haut abgelagert wird

Lösung der Aufgabe 19

$$MCH = \frac{\text{Hb-Gehalt x 10}}{\text{Zahl der Erys in Mill}}$$

Normalwert: 28 – 32 pg/Ery

Normochrome Anämie: 28 – 32 pg/Ery (akute Blutung, hämolytische Anämie)
Hypochrome: < 28 pg/Ery (Eisenmangelanämie)
Hyperchrome Anämie: > 32 pg/Ery (Anämia perniciosa)

Lösung der Aufgabe 20

Polyglobulie
    Vermehrung der Erythrozyten als Antwort auf ein vermindertes Sauerstoffangebot (erwünscht)
    z.B. Leben in großen Höhen
    Störungen des Gasaustausches bei Lungenerkrankungen (Lungenfibrose, Herzerkrankungen)
Polyzythämie
    krankhafte Vermehrung der Erythrozyten
    dabei Gefahr der Thrombose und Embolie durch erhöhte Viskose des Blutes.
    Symptome: Zyanose, Vergrößerung der Milz bei einer malignen Entartung der Erythropoese
    Thrombozytopenie mit Gefahr von Hirnblutungen

Lösung der Aufgabe 21

Leukopenie: Verminderung der Leukozyten (Virusinfekte)
Leukozytose: Vermehrung der Leukos (bakt. Infekte)

Lösung der Aufgabe 22

medikam. Schädigung des Knochenmarkes (Sulfonamide, Butazolidin etc.)
Bestrahlungen, Zytostatika

Lösung der Aufgabe 23

– malignes (bösartiges) Neoplasma (Neubildung) der hämatopoetischen Zellen (Blutkrebs)

– myeloische Leukämie (Neoplasma vom Knochenmark ausgehend)
– lymphatische Leukämie (Neoplasma vom lymphatischen Gewebe ausgehend)

Lösung der Aufgabe 24

a) Thrombopenien
(krit. Wert < 30 000 mm^3)
Verminderung der Thrombozyten durch Hemmung der Neubildung aus den Megakaryozyten des KM (Medikamente, Bestrahlungen, Zytostatika)
Symptome: Blutungen nach Zahnextraktion, Nasenbluten, petichiale Hautblutungen

b) Koagulopathien
durch Störung der Blutgerinnung
– angeboren:
Hämophilie A (Mangel an Faktor VIII)
Hämophilie B (Mangel an Faktor IX)
– erworben:
schwere Leberschädigung (Mangel an Fibrinogen Faktor I und Prothrombin - Faktor II), Vit. K-Mangel
Dicumarol-Therapie (Marcumar)
Verbrauchskoagulopathie: z.B. bei Sepsis, Abort, Schockzuständen wie atonische Nachblutungen

c) Vaskuläres Blutungsübel
vermehrte Gefäßdurchlässigkeit bei an sich intakter Gerinnungsfähigkeit des Blutes (Masern, Scharlach, endotoxinbedingte Gefäßschäden)

Lösung der Aufgabe 25

Mutter rh-neg.
Kind Rh-pos.
Vgl. die 1. Darstellung auf Seite 33.

Lösung der Aufgabe 26

In der 28.-30. SSW wird der rh-neg. Mutter ein Anti-D gespritzt, damit evtl. in den mütterlichen Kreislauf übertretende kindliche Rh-pos. Erythrozyten in den letzten Wochen der Schwangerschaft oder besonders unter der Geburt die Mutter nicht zur eigenen Antikörperbildung anregen, sondern sofort unschädlich gemacht werden. Die 2. Darstellung zeigt schematisch das Wirkungsprinzip.

SCHEMATISCHE DARSTELLUNG (zur Lösung der Aufgabe 25)

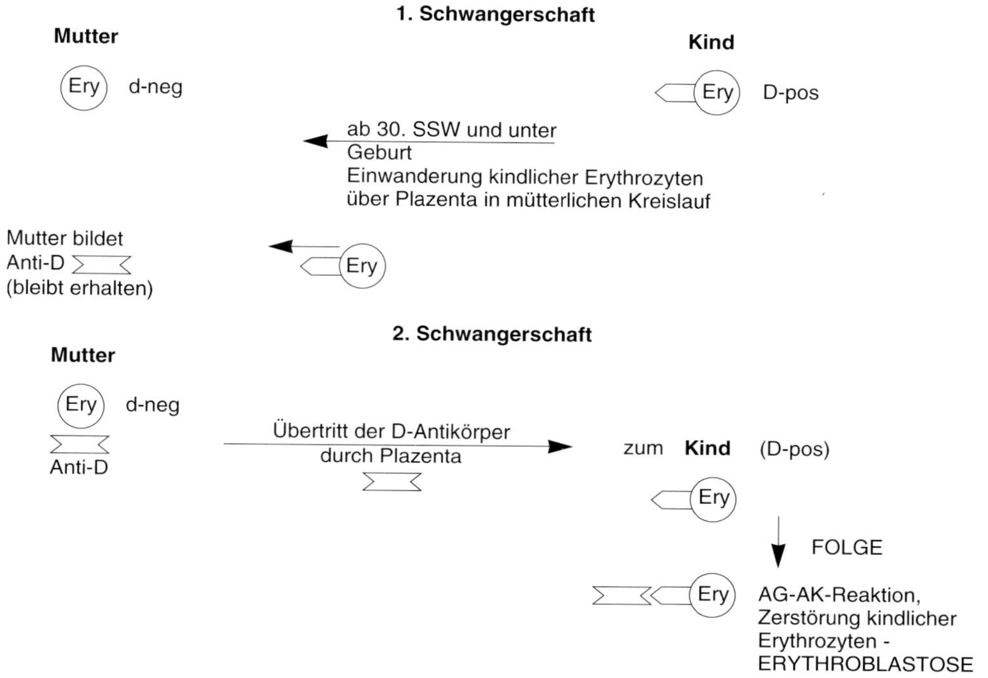

1. Schwangerschaft

Mutter

(Ery) d-neg

Kind

(Ery) D-pos

ab 30. SSW und unter
Geburt
Einwanderung kindlicher Erythrozyten
über Plazenta in mütterlichen Kreislauf

Mutter bildet
Anti-D
(bleibt erhalten)

(Ery)

2. Schwangerschaft

Mutter

(Ery) d-neg

Anti-D

Übertritt der D-Antikörper
durch Plazenta

zum **Kind** (D-pos)

(Ery)

FOLGE

(Ery) AG-AK-Reaktion,
Zerstörung kindlicher
Erythrozyten -
ERYTHROBLASTOSE

SCHEMATISCHE DARSTELLUNG (zur Lösung der Aufgabe 26)

Die Anti-D-Prophylaxe wird immer um die 30. SSW bei einer d-neg (rh-) Schwangeren durchgeführt.

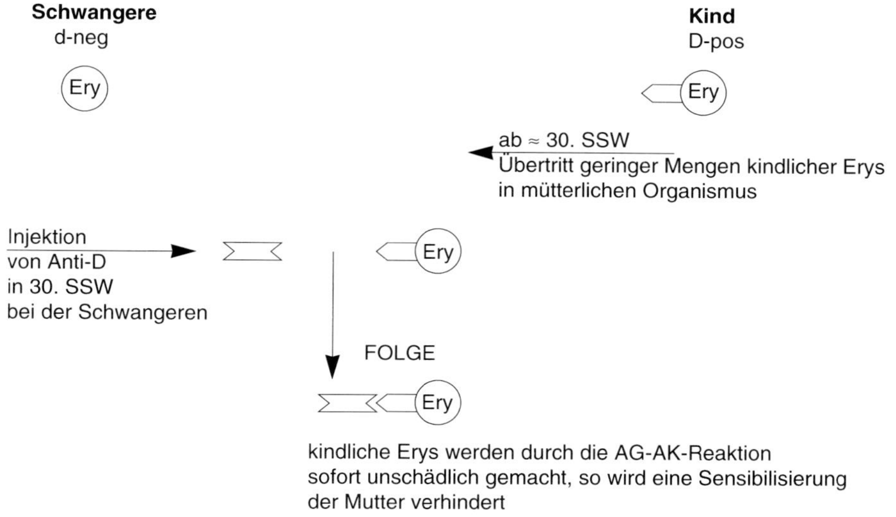

Schwangere
d-neg

(Ery)

Kind
D-pos

(Ery)

ab ≈ 30. SSW
Übertritt geringer Mengen kindlicher Erys
in mütterlichen Organismus

Injektion
von Anti-D
in 30. SSW
bei der Schwangeren

(Ery)

FOLGE

(Ery)

kindliche Erys werden durch die AG-AK-Reaktion
sofort unschädlich gemacht, so wird eine Sensibilisierung
der Mutter verhindert

Lösung der Aufgabe 27

Als Allergie bezeichnet man eine erworbene gestörte immunologische Auseinandersetzung des Körpers in Form einer Überempfindlichkeit gegenüber körperfremden Substanzen. Sie schaden dem Organismus im Gegensatz zu Immunreaktionen, wie sie bei Infektionen bzw. bei Schutzimpfungen auftreten.
Die meisten Allergien spielen sich an der Haut bzw. an den Schleimhäuten ab.

Lösung der Aufgabe 28

Allergien vom Soforttyp: werden hervorgerufen durch zirkulierende Antikörper, die Reaktion tritt innerhalb von Sekunden, Minuten oder Stunden ein. Es kommt zur Histaminausschüttung, die Folge sind Gefäßerweiterungen (Erythem), erhöhte Gefäßdurchlässigkeit (Quinke-Ödem, Urtikaria), Juckreiz, Hypersekretion der Schleimhäute (Rhinitis, Heuschnupfen), Kontraktion der glatten Muskulatur (Bronchospasmus), Gefahr des anaphylaktischen Schocks.

Ursachen: Medikamente
Nahrungsmittel
Pollen, Milben, Tierhaare
Insektengifte

Allergien vom Spättyp: Hierbei handelt es sich um eine zellvermittelte Spätreaktion durch sensibilisierte T-Lymphozyten, Auftreten der Reaktion erst nach 24-48h nach Allergenkontakt.

Ursachen: Nickel, Chrom, Quecksilber, Konservierungsstoffe, Salbengrundlagen, Krankheitsbild Kontaktekzem

Symptome: akut: Rötung, Schwellung, Bläschen, Nässen
chron.: Rötung, Schuppung, Papeln, Rhagaden

Lösung der Aufgabe 29

Der Organismus hat die Fähigkeit zwischen körpereigenen und körperfremden Zellen zu unterscheiden verloren. So kann es zur Bildung von Antikörpern kommen, die gegen körpereigene Zellen gerichtet sind.

Lösung der Aufgabe 30

PCP, Hashimoto-Thyreoiditis, hämolytische Anämien, Glomerulonephritis nach Streptokokkeninfekten

— **Programmierter Teil: Aufgaben** —

Aufgabe 1

Das Blut hat bestimmte Aufgaben.
1) Transport von Sauerstoff
2) Transport von Nährstoffen
3) Produktion von Hormonen
4) Abwehr von Krankheitserregern

Welche Aussagenkombinationen sind richtig?
a) 1), 2) und 3)
b) 1), 2) und 4)
c) 2), 3) und 4)
d) 1), 2), 3) und 4)

Aufgabe 2

Die Erythrozyten werden gebildet
a) in der Leber
b) im roten Knochenmark
c) in der Milz
d) in den Lymphknoten

Aufgabe 3

Die Normalwerte der Erythrozyten beim gesunden Erwachsenen sind:
a) 3 – 4 Mill./µl
b) 4,5 – 5 Mill./µl
c) 6 – 7 Mill./µl
d) 150 000 – 300 000/µl

Aufgabe 4

Welche Aussage ist falsch?
a) Die Erythrozyten sind für den Sauerstofftransport verantwortlich.
b) Die Erythrozyten sind für den Kohlendioxydtransport verantwortlich.
c) Die Erythrozyten sind für die Bekämpfung der Krankheitserreger zuständig.
d) Die Lebensdauer der Erythrozyten beträgt etwa 120 Tage.
e) Die Erythrozyten werden in der Milz abgebaut.

Aufgabe 5

Die Antikörper gegen eine fremde Blutgruppe im Serum sind

  a) erworben
  b) ererbt
  c) durch Kontakt mit artfremdem Blut entstanden

Aufgabe 6

Welche Antikörper befinden sich im Serum der Blutgruppe 0?

  a) Anti-A
  b) Anti-B
  c) Anti-A und Anti-B
  d) Anti-0
  e) keine Antikörper

Aufgabe 7

Welche Blutkörperchen weisen an ihrer Oberfläche das Merkmal für die Blutgruppe B auf?

  a) Erys der Blutgruppe A
  b) Erys der Blutgruppe B
  c) Leukos der Blutgruppe A
  d) Leukos der Blutgruppe B

Aufgabe 8

Die Normalwerte der Leukozyten eines gesunden Erwachsenen sind

  a) 5 Mill./µl
  b) 4000 - 9 000/µl
  c) 1000/µl
  d) 200 000/µl

Aufgabe 9

Woran kann man die Leukozyten voneinander unterscheiden?

  a) an unterschiedlichen Kernformen
  b) Leukozyten haben keinen Kern
  c) an ihrer unterschiedlichen Lebensdauer
  d) an ihrem unterschiedlichen Abbau

Aufgabe 10

Wie kann man die Granulozyten voneinander unterscheiden?

  a) nach ihren unterschiedlichen Prägungsarten
  b) nach der unterschiedlichen Reaktion gegenüber den Krankheitserregern
  c) an der unterschiedlichen Anfärbbarkeit

der Körnchen im Zellplasma mit verschiedenen Farbstoffen

Aufgabe 11

Was bezeichnet man als eine Agglutination?

  a) Erhöhung der Blutsenkungsgeschwindigkeit (BSG)
  b) Anfärbung der Granulozyten
  c) eine unspezifische Abwehrreaktion des Körpers
  d) eine Antigen-Antikörper-Reaktion, die sich als Verklumpung der Erythrozyten zeigt

Aufgabe 12

Wann können in der Schwangerschaft bezüglich des Rh-Systems Unverträglichkeitsprobleme auftreten?

  a) Mutter rh-neg   Kind rh-neg
  b) Mutter Rh-pos   Kind rh-neg
  c) Mutter Rh-pos   Kind Rh-pos
  d) Mutter rh-neg   Kind Rh-pos

Aufgabe 13

Welcher Begriff gehört nicht zur spez. Körperabwehr?

  a) B-Lymphozyten
  b) T-Lymphozyten
  c) Antikörper
  d) Gedächtniszellen
  e) Monozyten

Aufgabe 14

Als Plasma wird bezeichnet:

  a) Blutflüssigkeit ohne Fibrinogen
  b) Blutflüssigkeit ohne Erythrozyten
  c) Blutflüssigkeit ohne Blutzellen

Aufgabe 15

Als Serum bezeichnet man:

  a) Blutflüssigkeit mit Blutzellen
  b) Blutflüssigkeit ohne Blutzellen
  c) Blutflüssigkeit ohne Fibrinogen

Aufgabe 16

Welche Aussage über die Zusammensetzung des Blutes ist nicht richtig?

  a) Die festen Bestandteile betragen etwa 45 %.

b) Die festen Bestandteile sind Erythrozyten, Lymphozyten, Monozyten, Granulozyten und Thrombozyten.

c) Der flüssige Anteil des Plasmas besteht zum größten Teil aus Wasser.

d) Im Plasma sind von Geburt an die Antikörper gegen artfremde Blutgruppen und den Rh-Faktor vorhanden.

Aufgabe 17

Welche Aussage über die Erythrozyten trifft nicht zu?

a) Sie sind kernlos.

b) Sie sind kreisrunde, im Zentrum etwas eingedellte, scheibenförmige Zellen.

c) Sie können die Blutbahn verlassen.

d) Sie enthalten den Blutfarbstoff Hämoglobin.

e) Die Membranen der Erys sind Träger der Blutgruppeneigenschaften.

Aufgabe 18

Die Elektrophorese ist eine Methode

a) zur Bestimmung der Blutzellenzahl

b) zur Bestimmung der Durchblutung (bes. der Beine)

c) zur Messung von Herzströmen

d) zur Bestimmung der einzelnen Eiweiß-Anteile im Plasma

Aufgabe 19

Die Normalzahl der Thrombozyten eines gesunden Erwachsenen beträgt:

a) 1000/µl

b) 10 000/µl

c) 100 000–150 000/µl

d) 150 000– 300 000/µl

Aufgabe 20

Für den Gerinnungsprozess sind nicht mitverantwortlich

a) Ca

b) Thrombozyten

c) Hämoglobin

d) Fibrinogen

e) Thrombokinase

f) Prothrombin

— **Programmierter Teil: Lösungen** —

Lösung der Aufgabe 1
b)

Lösung der Aufgabe 2
b)

Lösung der Aufgabe 3
b)

Lösung der Aufgabe 4
c)

Lösung der Aufgabe 5
b)

Lösung der Aufgabe 6
c)

Lösung der Aufgabe 7
b)

Lösung der Aufgabe 8
b)

Lösung der Aufgabe 9
a)

Lösung der Aufgabe 10
c)

Lösung der Aufgabe 11
d)

Lösung der Aufgabe 12
d)

Lösung der Aufgabe 13
e)

Lösung der Aufgabe 14
c)

Lösung der Aufgabe 15
c)

Lösung der Aufgabe 16
d)

Lösung der Aufgabe 17
c)

Lösung der Aufgabe 18
d)

Lösung der Aufgabe 19
d)

Lösung der Aufgabe 20
c)

1.5   Gefäße – Kreislauf

Anatomie und Physiologie

Aufgabe 1
Definieren Sie den Begriff „Arterie".

Aufgabe 2
Definieren Sie den Begriff „Vene".

Aufgabe 3
Schildern Sie den Wandaufbau einer Arterie (von innen nach außen).

Aufgabe 4
Welche Aufgaben haben die Arteriolen?

Aufgabe 5
Schildern Sie stichwortartig die für den Stoffwechsel wichtigen Vorgänge im Bereich der Kapillaren.

Aufgabe 6
Durch welche Mechanismen kann das Blut aus den unteren Extremitäten herzwärts entgegen der Schwerkraft fließen?

Aufgabe 7
Benennen Sie die einzelnen Abschnitte des Körperkreislaufes.
Beginnen Sie mit der Aufzählung in der linken Herzkammer.

Aufgabe 8
Benennen Sie die einzelnen Bereiche des Lungenkreislaufes.

Aufgabe 9
Welche Bedeutung kommt dem Pfortadersystem zu?

Aufgabe 10
Was wird als „Puls" bezeichnet?

Aufgabe 11
Nennen Sie die für die Pulsmessung bevorzugten Gefäße und die entsprechenden Palpationspunkte.

Aufgabe 12
Erklären Sie die bei der RR-Messung festgestellten Werte.

Aufgabe 13
Was bezeichnet man als Blutdruckamplitude?

Aufgabe 14
Welche Werte bezeichnet man beim Erwachsenen als normal/verdächtig/pathologisch? (lt. WHO)

Pathologie

Aufgabe 15
Schildern Sie die Vorgänge, die zum Entstehen der Arteriosklerose führen.

Aufgabe 16
Welche Risikofaktoren begünstigen das Auftreten einer Arteriosklerose?

Aufgabe 17
Nennen Sie mindestens drei Manifestationen dieser Gefäßerkrankung und mögliche Komplikationen.

Aufgabe 18
Welcher Unterschied besteht zwischen einer Thrombophlebitis und einer Phlebothrombose? Bei welcher der Erkrankungen muss man mit einer gefährlichen Komplikation rechnen?

Aufgabe 19
Nennen Sie die Ursachen und Symptome der Varikosis.

Aufgabe 20
Was sind Hämorrhoiden?

Aufgabe 21
Erklären Sie die Entstehung einer Lungenembolie.

Aufgabe 22
Welche Symptome können auf eine Lungenembolie hindeuten?

Aufgabe 23
Woran erkennen Sie einen akuten arteriellen Verschluss einer Unterschenkelarterie? Was könnte die Ursache für dieses akute Ereignis sein?

Aufgabe 24
Welcher Unterschied besteht zwischen einer primären und einer sekundären Hypertonie?

Aufgabe 25
Welche Symptome können auf eine Hypertonie hindeuten?

Aufgabe 26
Welche Erkrankungen können zu einer sek. Hypertonie führen?

Aufgabe 27
Welche Komplikationen können bei einer Hypertonie auftreten?

Aufgabe 28
Wann spricht man von dem Vorliegen einer Hypotonie?

Aufgabe 29
Welche Symptome treten bei einer Hypotonie auf?

Aufgabe 30
Welche Ursachen können zu einer Kreislaufinsuffizienz führen?

Aufgabe 31
Was versteht man unter einem Schock?

Aufgabe 32
Welche Ursachen des Schocks kennen Sie?

Aufgabe 33
Durch welche Untersuchungsmethoden kann man die Tiefe eines Schocks sehr leicht beurteilen?

───── **Lösungen** ─────

Lösung der Aufgabe 1
Arterien sind Blutgefäße, die das Blut vom Herzen fort transportieren.

Lösung der Aufgabe 2
Venen sind Blutgefäße, die das Blut zum Herzen hin transportieren.

Lösung der Aufgabe 3

Endothel	– einschichtig mit Basalmembran
Media	– Muskelschicht
	– herznahe Arterien mit hohem Anteil an elastischen Fasern
Adventitia	– bindegewebige Umhüllung mit Nerven und kleinen, die Gefäßwand ernährenden Gefäßen

Lösung der Aufgabe 4
Aufgrund ihrer ausgeprägten Muskelschicht sorgen sie für die Verteilung des Blutes zum Ort des größten Bedarfs (z.B. beim 1000-m-Lauf verstärkte Durchblutung der Wadenmuskulatur durch Weiterstellung des Arteriolendurchmessers).

Lösung der Aufgabe 5
O_2-Abgabe vom Hb der Erythrozyten an die Zelle, CO_2-Aufnahme aus der Zelle an Hämoglobin der Erythrozyten;

Abgabe von Nährstoffen aus dem Blutplasma an die Zelle;
Aufnahme von Stoffwechselendprodukten, entstanden aus dem Zellstoffwechsel an das Plasma.

Lösung der Aufgabe 6
Der Transport des Blutes erfolgt entgegen der Schwerkraft durch verschiedene Mechanismen:
- Muskelpumpe: Durch Kontraktion und damit verbundene Ausdehnung der Muskulatur kommt es zum Zusammenpressen der Venen; dadurch Weitertransport des Blutes Richtung Herz.
- Venenklappen: verhindern den Rückstrom des Blutes
- Pulswelle der Arterien: Arterien und Venen liegen benachbart, durch Übertragen der Pulswelle der Arterie auf die dünnere Venenwand verstärkter Weitertransport des Blutes.
- Verlagerung der Ventilebene: Während der Systole wird die Ventilebene herzspitzenwärts verlagert, dadurch wird aus der Vena cava das Blut in die Vorhöfe gesaugt.

Lösung der Aufgabe 7
linke Kammer – Aorta – Arterien – Arteriolen – Kapillaren – Venolen – Venen – obere/untere Hohlvene – rechter Vorhof – rechte Kammer

Lösung der Aufgabe 8
rechte Kammer – Lungenarterien – Kapillaren – Lungenvenen – linker Vorhof – linke Kammer

Lösung der Aufgabe 9
Das mit Nährstoffen angereicherte venöse Blut aus Magen, Darm und Milz wird über die Pfortader zur Leber geleitet um dort verarbeitet zu werden (Auf- und Umbau in körpereigene Substanzen, Abbau, z.B. von Bilirubin); Weiterleitung des venösen Blutes über die Lebervenen in die untere Hohlvene.

Lösung der Aufgabe 10
eine durch die Systole des Herzens entstehende Druckwelle in den Arterien

Lösung der Aufgabe 11
Art. radialis: an der radialen Beugeseite des Handgelenkes
Art. carotis communis (Halsschlagader):
bds. unterhalb des Kiefergaumenwinkels vor den Kopfwendern
Art. femoralis (Oberschenkelarterie):
in beiden Leistenbeugen
Art. dorsalis pedis (Fußrückenarterie):
auf dem Fußrücken zwischen erster und zweiter Zehe
Art. tibialis posterior:
hinter dem Innenknöchel

Lösung der Aufgabe 12
Der höchste Wert wird als der systolische RR bezeichnet, er ist der während der Systole herrschende Blutdruck in den Gefäßen; der niedrigste Wert ist der diastolische RR, er ist der während der Diastole in den Gefäßen herrschende Druck.

Lösung der Aufgabe 13
Differenz zwischen systolischem und diastolischem RR

Lösung der Aufgabe 14
normal: RR syst 110 – 140 mmHg
RR diast 60 – 90 mmHg
verdächtig: RR syst 140 – 160 mmHg
RR diast 90 – 95 mmHg
pathologisch: RR syst > 160 mmHg
RR diast > 95 mmHg

Lösung der Aufgabe 15
a) Pathophysiologie: Durch Umbauprozesse der Arterien kommt es zur Verengung der Gefäße und damit zu Durchblutungsstörungen.
b) Ursachen dieser Umbauprozesse:
- mit zunehmendem Alter Schädigung der Intima
- Eindringen gewebefeindlicher Substanzen in die Wand der Arterien und Ablagerung. Eine bes. Bedeutung kommt dabei dem Cholesterin zu. Bildung von fettartigen „Nestern" (Atherom) – somit sind die Cholesterinverbindungen „Schrittmacher" der Arteriosklerose.

– Durch Intimaschädigung erfolgt eine Anlagerung von Blutplättchen und Fibrin (Gerinnsel); siehe auch Blutgerinnung.
– Diese Gerinnselauflagen wirken als Reiz auf die Muskulatur. Es kommt zur Einwanderung von Muskelzellen in die fettartigen Ablagerungen, Verfestigung ist die Folge.
– Dadurch Gefäßverengung, dieses führt zu Durchblutungsstörungen.
– Versuch des Organismus RR zu steigern führt aber zu weiterer Wandbelastung.

Lösung der Aufgabe 16
Hypercholesterinämie
Nikotinabusus
Diabetes mellitus
Gicht
Hypertonus
Übergewicht
Stress

Lösung der Aufgabe 17
– Herzkranzgefäße
  KHK, Angina pectoris, Herzinfarkt
– Hirnarterien
  zunächst intaktes Langzeitgedächtnis, schlechtes Kurzzeitgedächtnis, Abflachung der Persönlichkeit, mangelnde Kritikfähigkeit, Distanzlosigkeit, Stimmungslabilität, in schweren Fällen weder örtlich, zeitlich noch zur Person orientiert
  Komplikation: Hirninfarkt
                   Hirnblutung
– Nierenarterien
  Mangeldurchblutung der Niere, Freisetzung von Renin (Angiotensin)
  Folge: RR-Erhöhung
  Mangeldurchblutung der Niere kann zur Niereninsuffizienz führen.
– art. Durchblutungsstörungen der unteren Extremitäten
  Stadium I: fehlende Fußpulse,
                 keine Beschwerden
  Stadium II: Schmerzen bei Belastung
                 (Claudicatio intermittens,
                 Schaufensterkrankheit)
  Stadium III: Schmerzen in Ruhe, bes.
                 nachts

Stadium IV: Nekrosen, Gangrän

Lösung der Aufgabe 18
Thrombophlebitis
Entzündung oberflächlicher Venen
a) Ursachen: Varicosis
               lokale Entzündung (z.B. nach Injektionen oder länger liegenden Infusionen);
               häufig Ursache nicht erkennbar
b) Symptome: Rötung, schmerzhafter harter Strang tastbar, Schmerzen sind von Bewegung unabhängig
c) Therapie: Alkohol-Umschläge, heparinhaltiger Salbenverband, Kompressionsverband
Phlebothrombose
Thrombose der tiefen Venen, Gefahr der Lungenembolie
a) Ursachen: Varicosis
               langes Liegen (verlangsamter Blutstrom) nach OP
               Überernährung
               Bewegungsmangel
b) Symptome: Schmerzen in der Wadenmitte
               Druckschmerz der Fußsohle
               teigiges Ödem
               bei Druckschmerz an der Innenseite des Oberschenkels Gefahr der aufsteigenden Thrombosierung

Lösung der Aufgabe 19
a) Ursache: angeborene Schwäche der Venenwand oder Zustand nach Venenentzündung, Abflussstauung durch Bildung eines Kollateralkreislaufes (begünstigend wirkt längeres Stehen, auch Schwangerschaft)
b) Symptome: Ausweitung der oberflächlichen Venen
               Folge: Klappen werden schlussunfähig, Blut stagniert oder fließt sogar rückwärts, Schmerzen und Ödeme können die Folgen sein.
c) Therapie: Kompressionsverbände
               Verödung

Lösung der Aufgabe 20
Hämorrhoiden sind Varizenbildungen im Analbereich.

Lösung der Aufgabe 21
Thrombose der Beckenvenen oder der unteren Extremitäten, durch Loslösung des Thrombus (nun Embolus genannt); Wanderung durch große Venen, rechter Vorhof, rechte Kammer, Lungenarterie, dort Verschluss des Gefäßes, Lungenstrombahn wird deutlich enger, dieses führt zu einem enormen pulmonalen Hochdruck, Kreislaufverhältnisse werden stark gestört, u.a Rechtsherzinsuffizienz, bei ausgedehnter Lungenembolie Tod

Lösung der Aufgabe 22
starke Schmerzen bei Atmung, Dyspnoe, Blässe, Zyanose, blutiges Sputum, Gefahr der Infektion durch mangelnde Belüftung
(Symptome treten häufig nach OP bzw. längerem Liegen auf)

Lösung der Aufgabe 23
Ursachen: zumeist Thromboembolien, in 90% aus dem linken Herzen kommend (Vitium wie Mitralstenose mit Vorhofflimmern, Herzinfarkt, Endokarditis)
Symptome: plötzlich einsetzende, einseitige Schmerzen in der betreffenden Extremität, Kälte- und Taubheitsgefühl, Blässe, fehlende Fußpulse

Lösung der Aufgabe 24
primäre (essentielle) Hypertonie; 90% der Fälle! Ursache unbekannt, familiäre Häufung
begünstigende Faktoren sind: fettreiche Ernährung, Übergewicht, NaCl-reiche Kost, Alkoholgenuß, Stress
sekundäre Hypertonie: manche Organerkrankungen führen zum Bluthochdruck (Beispiele siehe Lösung der Aufgabe 26)

Lösung der Aufgabe 25
uncharakteristisch, symptomenarm
Kopfschmerz, Schwindel, gerötetes Gesicht, verminderte Belastbarkeit

Lösung der Aufgabe 26
- Nierenerkrankungen (Folge einer Glomerulonephritis, Pyelonephritis, Harnabflussbehinderung, Hydronephrose) durch Einengung eines Nierengefäßes Ausschüttung von Renin, das in Angiotensin umgebaut wird; Folge: RR-Erhöhung
- Nebennierenerkrankungen: Phäochromozytom (NNM) Symptome: anfallsartige RR-Erhöhung, Schweißausbrüche, Herzschmerz Operation: Morbus Cushing (NNR), Symptome: Vollmondgesicht, Adipositas, Striae, genitale Unterfunktion (=AGS-Syndrom) Operation
- Arteriosklerose
- Hyperthyreose
- EPH-Gestose: RR-Erhöhung, Ödeme, Proteinurie in der Schwangerschaft
- Hellp-Syndrom: RR-Erhöhung, erhöhte Transaminasen, Thrombozytenmangel in der Schwangerschaft

Lösung der Aufgabe 27
Arteriosklerose
Herzinsuffizienz
Hirnblutung
Nephrosklerose

Lösung der Aufgabe 28
Definition:
<100 mm Hg syst, <60 mm Hg diast

Lösung der Aufgabe 29
rasche Ermüdbarkeit
Herzklopfen
Schwindelgefühle
Neigung zu Ohnmachtsanfällen nach längerem Stehen

Lösung der Aufgabe 30
a) Reflektorisch durch vermehrten Vagotonus; führt zu plötzlich auftretender Erweiterung der Gefäße, z.B. Schreck, Ekel (Blut sehen), Angst
b) Schocksyndrom

Lösung der Aufgabe 31

Missverhältnis zwischen Blutbedarf und der tatsächlichen Blutzufuhr;
nur geringe Durchblutung von Niere und Peripherie, während die Lunge, das Herz und Gehirn noch ausreichend durchblutet sind (Zentralisation des Kreislaufes)

Lösung der Aufgabe 32

  a) großer Blutverlust
  b) kardiogen (z.B. Herzinfarkt)
  c) allergisch (z.B. Penizillin-Allergie, Reaktion vom Soforttyp)
  d) septisch
     Versagen der Vasomotorik

Lösung der Aufgabe 33

Bestimmung von RR und Frequenz, d.h. Bestimmung des Schockindex
Schockindex: Verhältnis von Herzfrequenz pro min/RR syst mm Hg
Normalwert: 0,5   (60/120)
schwerer Schock: Index 1,5

— **Programmierter Teil: Aufgaben** —

Aufgabe 1

In welchen der genannten Organe fließt sauerstoffhaltiges Blut?
  a) Lungenarterie
  b) Milzarterie
  c) Aorta
  d) Lungenvene
  e) rechter Vorhof
  f) linke Kammer

Aufgabe 2

Wie nennt man die Gefäße, die das Blut zum Herzen hin führen?
  a) Arteriolen
  b) Arterien
  c) Aorta
  d) Venen
  e) Lymphgefäße
  f) Kapillargefäße

Aufgabe 3

Wohin fließt das Blut aus der oberen Hohlvene?
  a) Lungenarterie
  b) Lungenvene
  c) rechter Vorhof
  d) linker Vorhof
  e) linke Kammer
  f) Aorta

Aufgabe 4

Wohin gelangt das Blut aus dem rechten Ventrikel während der Austreibungsphase der Systole?
  a) Aorta
  b) Lungenvene
  c) Lungenarterie
  d) Vena cava

Aufgabe 5

Wohin fließt das Blut aus der linken Kammer?
  a) rechter Vorhof
  b) Pfortader
  c) linker Vorhof
  d) Aorta
  e) rechte Kammer
  f) Lungenarterie

Aufgabe 6

In welchem Gefäßabschnitt findet der Kohlendioxyd-Sauerstoff-Austausch statt?
  a) Herzkranzgefäße
  b) Pfortader
  c) Leber
  d) Kapillaren
  e) Venolen
  f) Arteriolen

Aufgabe 7

Welche Blutgefäße entspringen aus der Aorta nach ihrem Abgang aus der linken Kammer als erste?
  a) Lungenvenen
  b) Lungenarterien
  c) Koronargefäße
  d) Carotis

Aufgabe 8

Die richtige Reihenfolge, in der das Blut von

der unteren Hohlvene zur Aorta fließt, ist zu bestimmen.

   a) untere Hohlvene, re. Vorhof, re. Kammer, Lungenvene, Kapillargebiet, Lungenarterie, li. Vorhof, li. Kammer, Aorta

   b) untere Hohlvene, li. Vorhof, li. Kammer, Lungenarterie, Kapillargebiet, Lungenvene, re. Vorhof, re. Kammer, Aorta

   c) untere Hohlvene, re. Vorhof, re. Kammer, Lungenarterie, Kapillargebiet, Lungenvene, li. Vorhof, li. Kammer, Aorta

— **Programmierter Teil: Lösungen** —

Lösung der Aufgabe 1
b), c), d), f)

Lösung der Aufgabe 2
d)

Lösung der Aufgabe 3
c)

Lösung der Aufgabe 4
c)

Lösung der Aufgabe 5
d)

Lösung der Aufgabe 6
d)

Lösung der Aufgabe 7
c)

Lösung der Aufgabe 8
c)

1.6   Herz

Anatomie und Physiologie

Aufgabe 1
Beschreiben Sie die Lage des Herzens.

Aufgabe 2
Welche Funktion hat das Herz?

Aufgabe 3
Welche Funktion hat der Herzbeutel?

Aufgabe 4
Nennen Sie die Schichten des Herzens von innen nach außen.

Aufgabe 5
Welche Venen münden in den rechten (linken) Vorhof?

Aufgabe 6
Welches Blutgefäß geht vom rechten (linken) Ventrikel aus?

Aufgabe 7
Wie heißen die einzelnen Herzaktionen? In welche Phasen werden sie unterteilt?

Aufgabe 8
Wie entstehen die Herztöne?

Aufgabe 9
Welche Funktion haben die Herzkranzgefäße?

Aufgabe 10
Welche Venen führen sauerstoffreiches Blut?

Aufgabe 11
Welche Arterien führen sauerstoffarmes Blut?

Aufgabe 12
Was bedeutet der Begriff Autonomie des Herzens?

Aufgabe 13
Welche besonderen Strukturen des Herzens sind zur Erregungsbildung (Erregungsleitung) befähigt?

Aufgabe 14
Durch welches Nervensystem kann das Herz beeinflusst werden?

Aufgabe 15
Wie passt sich das Herz einem erhöhten Blutbedarf (z.B. bei körperlicher Belastung) an?

Aufabe 16
Wie heißen die Segelklappen des Herzens?
  a) In welche Teile wird jede Herzhälfte durch die Segelklappen unterteilt?
  b) In welcher Phase der Herzaktion sind sie geschlossen?

Aufgabe 17
Wo befinden sich die Taschenklappen?
Welche Funktion haben sie?

Aufgabe 18
Was ist das Schlagvolumen?

Aufgabe 19
Wie hoch ist die Herzfrequenz
  a) bei einem Erwachsenen?
  b) bei einem Säugling?

Pathologie

Aufgabe 20
Nennen Sie den deutschen Ausdruck für
  a) Herzinsuffizienz
  b) Koronarsklerose
  c) Ischämie
  d) Myokarditis
  e) Vitium cordis

Aufgabe 21
Welche Risikofaktoren erhöhen die Wahrscheinlichkeit einer Koronarsklerose?

Aufgabe 22
Wie heißt das typische Symptom für den Sauerstoffmangel am Herzen?
Wie ist es gekennzeichnet?

Aufgabe 23
Wie entsteht ein Herzinfarkt?

Aufgabe 24
Wie kann die Diagnose gesichert werden?

Aufgabe 25
Welche Komplikationen können auftreten?

Aufgabe 26
Welche Herzfrequenz erwarten Sie bei
  a) Tachykardie
  b) Bradykardie
  c) Herzflattern

Aufgabe 27
Nennen Sie den deutschen Ausdruck für
  a) Arrhythmie
  b) Extrasystolie

Aufgabe 28
Was ist ein AV-Block?
  a) 1. Grades
  b) 2. Grades
  c) 3. Grades

Aufgabe 29
Was ist das typische Symptom beim Auftreten eines totalen AV-Blocks?

Aufgabe 30
Durch welchen Klappenfehler kann es zum Vorhofflimmern kommen?

Aufgabe 31
Ergänzen Sie die Lücken.
Die Strömungsveränderungen im linken Vorhof beim Vorhofflimmern führen zur .... , die Ausgangspunkt für .... in peripheren Organen wie Niere, Milz und Gehirn sein kann.

Aufgabe 32
Wie kann ein kardiogener Schock entstehen?

Aufgabe 33
Welche Symptome kennzeichnen die Linksherzinsuffizienz (Rechtsherzinsuffizienz)?

Aufgabe 34
Nennen Sie zwei Ursachen einer Endokarditis.

Aufgabe 35
Welche Folgeschäden können durch eine Endokarditis entstehen?

Aufgabe 36
Wie kann man die Diagnose Endokarditis sichern?

Aufgabe 37
Bei welchen bakteriellen Erkrankungen kann es zur Myokarditis kommen?

Aufgabe 38
Welcher Virus ruft häufig eine Myokarditis hervor?

Aufgabe 39
Welche Symptome kennzeichnen eine Myokarditis?

Aufgabe 40
Ergänzen Sie die Lücken.
Es gibt zwei Formen einer Perikarditis:
   a) .... Perikarditis
   b) .... Perikarditis
Das typische Symptom einer .... Perikarditis ist ....
Bei der chronischen Perikarditis wird Kalk im Narbengewebe eingelagert. Man spricht von einem ....

Aufgabe 41
Nennen Sie vier angeborene Herzfehler.

Aufgabe 42
Was versteht man unter einem Shunt?

Aufgabe 43
Was ist ein Systolikum (Diastolikum)?

Aufgabe 44
Was ist der häufigste erworbene Herzklappenfehler?

Aufgabe 45
Welches gerinnungshemmende Medikament gibt man um embolischen Komplikationen vorzubeugen?

Aufgabe 46
Was verstehen Sie unter einem kombinierten Herzklappenfehler?

Aufgabe 47
Was bezeichnet man als einen Mehrklappenfehler?

Aufgabe 48
Was bezeichnet man als globale Herzinsuffizienz?

Aufgabe 49
Was verstehen Sie unter dem Asthma cardiale?

Aufgabe 50
Wie kommt es zu einer sogenannten Stauungsbronchitis?

Aufgabe 51
Erläutern Sie folgende Begriffe:
   a)   Orthopnoe
   b)   Ruhedipnoe
   c)   Lungenödem

Aufgabe 52
Was kann einen Angina-pectoris-Anfall auslösen?

Aufgabe 53
Durch welche patho-physiologischen Veränderungen kann es zum Herzinfarkt kommen?

Aufgabe 54
Welche Untersuchungsmethode gibt Aufschluss über den Schweregrad der Koronarsklerose?

Aufgabe 55
Welche diagnostischen Verfahren stehen dem Arzt bei der Untersuchung einer Herzerkrankung zur Verfügung?

——— **Lösungen** ———

Lösung der Aufgabe 1
Das Herz liegt im vorderen Mediastinum asymmetrisch zur Mittellinie auf dem Zwerchfell auf. Zwei Drittel des Herzens liegen in der linken und ein Drittel in der rechten Thorax-

hälfte. Der Herzspitzenstoß stößt im 5. ICR direkt an die Thoraxwand an.

Lösung der Aufgabe 2
Das Herz treibt als Druckpumpe das Blut durch das Gefäßsystem.

Lösung der Aufgabe 3
Der Herzbeutel ermöglicht eine reibungslose Bewegung des Herzens und verhindert eine Überdehnung der Herzwand.

Lösung der Aufgabe 4
Endokard
Myokard
Epikard
flüssigkeitsgefüllter Spaltraum
Herzbeutel
Perikard

Lösung der Aufgabe 5
In den rechten Vorhof münden die Vena cava inferior (untere Hohlvene) und die Vena cava superior (obere Hohlvene).
In den linken Vorhof münden die vier Lungenvenen.

Lösung der Aufgabe 6
Vom rechten Ventrikel geht die Arteria pulmonalis zur Lunge.
Vom linken Ventrikel geht die Aorta aus und versorgt den gesamten Körper mit sauerstoffreichem Blut.

Lösung der Aufgabe 7
Die einzelnen Herzaktionen heißen Systole und Diastole.
Die Systole wird unterteilt in die Anspannungsphase und die Austreibungsphase. Die Diastole wird unterteilt in die Erschlaffungsphase und die Füllungsphase.

Lösung der Aufgabe 8
Der 1. Herzton zu Beginn der Systole ensteht hauptsächlich durch die rasche Anspannung der Kammermuskulatur.
Der 2. Herzton kennzeichnet den Beginn der Diastole und kommt durch das Zuschlagen der Taschenklappen zustande.

Lösung der Aufgabe 9
Die Herzkranzgefäße (Koronararterien) versorgen das Myokard mit sauerstoffreichem Blut.

Lösung der Aufgabe 10
Die Lungenvenen führen sauerstoffreiches Blut.

Lösung der Aufgabe 11
Die Pulmonalarterie und die Nabelschnurarterie führen kein sauerstoffreiches Blut.

Lösung der Aufgabe 12
Die Erregungsbildung und Erregungsleitung erfolgt über besondere Herzmuskelzellen, die als spezifisches Reizbildungssystem und Erregungsleitungssystem des Herzens bezeichnet werden.

Lösung der Aufgabe 13
Die Erregungsbildung erfolgt im Sinusknoten, der in der Muskelwand des rechten Vorhofs liegt und als Schrittmacher dient. Fällt der Sinusknoten aus, kann die Schrittmacherfunktion vom AV-Knoten übernommen werden.
Die Erregungsleitung breitet sich über die Vorhofmuskulatur zum AV-Knoten aus. Von dort laufen die Erregungen zum sogenannten His-Bündel, verzweigen sich in die Tawara-Schenkel und enden schließlich in den Purkinje-Fasern.

Lösung der Aufgabe 14
Durch das vegetative Nervensystem kann das Herz beeinflusst werden.

Lösung der Aufgabe 15
Das Herz passt sich einem erhöhten Blutbedarf durch Steigerung der Herzfrequenz und des Schlagvolumens an.

Lösung der Aufgabe 16
Die linke Segelklappe heißt Mitralis.
Die rechte Segelklappe heißt Trikuspidalis.
    a) Die Segelklappen teilen das Herz in einen Vorhof (Atrium) und eine Kammer (Ventrikel).
    b) Die Segelklappen sind in der Systole geschlossen.

Lösung der Aufgabe 17
Die Taschenklappen sind an der Aorta und der Arteria pulmonalis. Sie haben Ventilfunktion.

Lösung der Aufgabe 18
Das Schlagvolumen ist die Blutmenge, die das Herz mit jeder Systole auswirft.

Lösung der Aufgabe 19
Die Herzfrequenz beträgt
  a) beim Erwachsenen 60-80/min
  b) beim Säugling 100-120/min

Lösung der Aufgabe 20
  a) Herzleistungsschwäche
  b) Arteriosklerose der Herzkranzarterien
  c) Blutleere des Gewebes
  d) Entzündung des Herzmuskels
  e) Herzfehler

Lösung der Aufgabe 21
Risikofaktoren, die die Wahrscheinlichkeit einer Koronarsklerose erhöhen:
  – Zigarettenrauchen
  – Erhöhung der Blutcholesterinwerte
  – arterieller Hochdruck
  – Zuckerkrankheit
  – Erhöhung der Blutharnsäurewerte
  – Übergewicht

Lösung der Aufgabe 22
Angina pectoris
Stechender Schmerz im Brustbereich, der in den linken Arm und in die Halsregion ausstrahlt, verbunden mit einem Engegefühl in der Brust.

Lösung der Aufgabe 23
Der Herzinfarkt entsteht meist durch den thrombotischen Verschluss einer arteriosklerotisch veränderten Arterie.

Lösung der Aufgabe 24
Die Diagnose wird durch die typischen Veränderungen im EKG und durch die Bestimmung der muskelzelltypischen Enzyme (CK, LDH, Got) im Blut gesichert.

Lösung der Aufgabe 25
Komplikationen nach dem Herzinfarkt:
akute Herzinsuffizienz bis zum kardiogenen Schock;
Rhythmusstörungen/Kammerflimmern/Herztod;
Spätkomplikation Herzwandaneurysma

Lösung der Aufgabe 26
  a) Tachykardie > 100/min
  b) Bradykardie < 60/min
  c) Herzflattern > 300/min

Lösung der Aufgabe 27
  a) Arrhythmie ist die unregelmäßige Schlagfolge des Herzens.
  b) Extrasystolen sind Kontraktionen des Herzens außerhalb des normalen Herzrhythmus.

Lösung der Aufgabe 28
Ein AV-Block ist eine Erregungsleitungsstörung vom Vorhof zur Kammer.
  a) Ein AV-Block 1. Grades ist eine reine Leitungsverlangsamung.
  b) 2. Grades: Jede 2. bzw. 3. Erregung des Vorhofes wird nicht auf die Kammer übertragen.
  c) 3. Grades: Es besteht eine totale Blockierung vom Vorhof auf die Kammer.

Lösung der Aufgabe 29
Das typische Symptom beim Auftreten eines totalen AV-Blocks sind Adams-Stokes-Anfälle.

Lösung der Aufgabe 30
Durch die Mitralstenose kommt es zur Überdehnung des linken Vorhofs, was ein Vorhofflimmern auslöst.

Lösung der Aufgabe 31
Die Strömungsveränderungen im linken Vorhof beim Vorhofflimmern führen zur Thrombenbildung, die Ausgangspunkt für Embolien in peripheren Organen wie Niere, Milz und Gehirn sein kann.

Lösung der Aufgabe 32
Beim Kammerflimmern ist die Pumpleistung des Herzens durch die verkürzte Füllungszeit

des Ventrikels und die verminderte Kontraktionszeit des Myokards vollkommen ungenügend.

Lösung der Aufgabe 33
Symptome der Linksherzinsuffizienz:
- Belastungsdyspnoe
- Stauungsbronchitis
- Asthma cardiale
- Lungenödem
- Zyanose

Symptome der Rechtsherzinsuffizienz:
- Stauungsleber
- Stauungsgastritis
- Ödeme in den abhängigen Partien (Unterschenkelbereich), bei bettlägerigen Patienten in der Gesäß und Rückengegend

Lösung der Aufgabe 34
Ursache einer Endokarditis kann sein
a) rheumatisches Fieber
b) ein bakterieller Infekt

Lösung der Aufgabe 35
Als Folge der Endokarditis kann ein Herzklappenfehler entstehen.

Lösung der Aufgabe 36
Die Diagnose Endokarditis wird gesichert durch
- den direkten Nachweis der Erreger im Blut,
- EKG-Veränderungen,
- neu auftretende Herzgeräusche,
- durch Zeichen der Herzinsuffizienz.

Lösung der Aufgabe 37
Bei Typhus, Scharlach und Diphtherie kann es zu einer Myokarditis kommen.

Lösung der Aufgabe 38
Der Coxsackie-Virus ruft häufig eine Myokarditis hervor.

Lösung der Aufgabe 39
Symptome einer Myokarditis:
- Die Kraft der Kontraktion des Herzens nimmt ab.

- Zeichen einer Herzinsuffizienz treten auf.
- Herzrhythmusstörungen treten auf.

Lösung der Aufgabe 40
Es gibt zwei Formen einer Perikarditis:
a) die fibrinöse Perikarditis
b) die exsudative Perikarditis

Das typische Symptom einer fibrinösen Perikarditis ist das Reibegeräusch. Bei der chronischen Perikarditis wird Kalk im Narbengewebe eingelagert. Man spricht von einem Panzerherz.

Lösung der Aufgabe 41
Angeborene Herzfehler:
- Vorhofseptumdefekt
- offenes Foramen ovale
- Ventrikelseptumdefekt
- offener Ductus Botalli

Lösung der Aufgabe 42
Ein Shunt ist eine Kurzschlussverbindung, z.B. zwischen rechter und linker Herzhälfte.

Lösung der Aufgabe 43
Durch veränderte Strömungsverhältnisse entstehen Geräusche, die als Systolikum bezeichnet werden, wenn sie während der Systole entstehen, und als Diastolikum, wenn sie während der Diastole auftreten.

Lösung der Aufgabe 44
Der häufigste erworbene Klappenfehler ist die Mitralstenose.

Lösung der Aufgabe 45
Thromboembolischen Komplikationen versucht man durch Gabe gerinnungshemmender Medikamente vorzubeugen.

Lösung der Aufgabe 46
Man spricht von einem kombinierten Herzfehler, wenn an einer Klappe sowohl eine Stenose wie auch eine Insuffizienz vorliegt.

Lösung der Aufgabe 47
Ein Mehrklappenfehler ist eine Störung mehrerer Klappen.

Lösung der Aufgabe 48
Eine globale Herzinsuffizienz ist eine kombinierte Links-rechts-Insuffizienz.

Lösung der Aufgabe 49
Meist nächtlich auftretende starke Atemnot, bedingt durch einen Blutstau in der Lunge.

Lösung der Aufgabe 50
Eine Stauungsbronchitis ist eine Reizung der Bronchialschleimhaut, bedingt durch einen Blutstau in der Lunge.

Lösung der Aufgabe 51
a) Orthopnoe ist eine Atemnot, die bei Flachlagerung auftritt.
b) Ruhedyspnoe ist Atemnot auch in körperlicher Ruhe.
c) Lungenödem ist der Ausstritt von Flüssigkeit in die Alveolen mit schwerster Behinderung des Gasaustausches.

Lösung der Aufgabe 52
Auslösende Situationen für einen Angina-pectoris-Anfall sind:
- körperliche Belastung
- psychische Belastung
- Kälteeinwirkung
- reichlich Nahrungszufuhr

Lösung der Aufgabe 53
Zum Herzinfarkt kommt es meist durch einen thrombotischen Verschluss einer arteriosklerotisch veränderten Arterie.

Lösung der Aufgabe 54
Die Koronarangiographie gibt Auskunft über den Schweregrad und den Ort der Stenose.

Lösung der Aufgabe 55
Herzdiagnostik:
- Perkursion
- Röntgen: Herzgröße
- Auskultation: Veränderungen der hämodynamischen Strömungen
- Phonokardiographie: Diagnostik von Herzfehlern
- Ultraschall: Herzklappenfehler, Herzmuskel- und Herzbeutelerkrankung
- EKG: Herzrhythmusstörungen, Herzmuskelschädigung
- Herzkatheteruntersuchung: Bestimmung der Druckwerte und Druckabläufe in Herzkammern und Gefäßen

1.7 Lunge und Atmungsorgane

Lunge: Anatomie und Physiologie

Aufgabe 1
Ergänzen Sie die Lücken.
Die Lunge besteht aus zwei ....
Der rechte .... ist unterteilt in einen
.... und ....
Der linke .... hat nur einen
.... und ....

Aufgabe 2
Welchen Raum bezeichnet man als Mediastinum?
a) Was liegt im vorderen Mediastinum?
b) Was liegt im hinteren Mediastinum?

Aufgabe 3
Was verstehen Sie unter dem Lungenhilus?

Aufgabe 4
Ergänzen Sie die Lücken.
Die .... ist ein seröser Hautsack, der die Lunge umgibt.
Das innere .... überzieht die ....
Das äußere .... ist mit der ....
.... verwachsen.
Die .... erlaubt ein reibungsfreies Gleiten bei der Atembewegung.

Aufgabe 5
Wo gibt es Flimmerepithel?

Aufgabe 6
Welches Nervensystem beeinflusst das Lumen der Bronchien?

Aufgabe 7
Wo findet der Gasaustausch in der Lunge statt?

Aufgabe 8
Auf Grund welchen physikalischen Gesetzes kommt es zum Gasaustausch?

Aufgabe 9
In welchem Abschnitt des Gehirns wird die Atmung gesteuert?

Aufgabe 10
Wie hoch ist die Atemfrequenz bei einem Erwachsenen (einem Kind)?

Aufgabe 11
Wie hoch ist das Atemzugvolumen bei einem Erwachsenen?

Aufgabe 12
Wie hoch ist das inspiratorische Reservevolumen?

Aufgabe 13
Wie hoch ist das exspiratorische Reservevolumen?

Aufgabe 14
Was verstehen Sie unter der Vitalkapazität?

Aufgabe 15
Was ist der wichtigste Atemmuskel?

Aufgabe 16
Auf welche Weise wird bei der Inspiration ein Unterdruck erzeugt?
    a) bei der Brustatmung
    b) bei der Bauchatmung

Aufgabe 17
Wie kommt es zur Exspiration?
    a) bei der Brustatmung
    b) bei der Bauchatmung

Aufgabe 18
Wie kann ein Pneumothorax entstehen?

Aufgabe 19
Wie heißt das Gerät, das die Vitalkapazität misst?

Aufgabe 20
Übersetzen Sie folgende Begriffe:
    a) Eupnoe
    b) Dyspnoe
    c) Apnoe
    d) Asphyxie
    e) Hyperventilation

Atmungsorgane: Anatomie und Physiologie

Aufgabe 21
Was versteht man unter der inneren und was unter der äußeren Atmung?

Aufgabe 22
    a) Welche zwei Gase bilden den Hauptanteil der Atemluft?
    b) Wie hoch ist ihr prozentualer Anteil?

Aufgabe 23
Warum ist der Körper auf eine ständige Sauerstoffzufuhr angewiesen?

Aufgabe 24
Beschreiben Sie den Weg der Atemluft von außen bis in die Alveolen.

Aufgabe 25
Welche Aufgaben haben die zuführenden Atemwege?

Aufgabe 26
Welche Teile unterscheidet man an der äußeren Nase?

Aufgabe 27
Der Nasenrücken ist der Fortsatz welchen Schädelknochens?

Aufgabe 28
Ergänzen Sie die Lücken.
Die innere Nase wird durch das ....
in zwei Haupthöhlen unterteilt.
Die seitlichen Nasenwände werden durch die
.... gebildet.

Aufgabe 29
Wo befinden sich die Riechzellen?

Aufgabe 30
Nennen Sie die Nasennebenhöhlen.

Aufgabe 31
Wo beginnt der Pharynx und wo endet er?

Aufgabe 32
Wie ist der Pharynx gegliedert?

Aufgabe 33
In welchen Bereich des Pharynx münden die Ohrtrompeten?

Aufgabe 34
Welches lymphatische Organ bewirkt durch Hypertrophie im Kindesalter eine verminderte Belüftung des Mittelohres?

Aufgabe 35
Wie verhindert der Körper beim Schlucken, dass die Nahrung in die Nase bzw. in die Luftröhre gelangt?

Aufgabe 36
Aus welchen Teilen besteht das Kehlkopfgerüst?

Aufgabe 37
Welche Funktion hat der Kehlkopf?

Aufgabe 38
Wie entsteht ein Ton?

Aufgabe 39
Wovon hängt die Tonhöhe einer Stimme ab?

Aufgabe 40
Was bedingt die Klangfarbe einer Stimme?

Aufgabe 41
Was versteht man unter dem sogenannten Stimmbruch?

Pathologie

Aufgabe 42
Nennen Sie zwei Ursachen einer Rhinitis.

Aufgabe 43
Welche Maßnahmen führen meist zur Stillung des Nasenblutens?

Aufgabe 44
Auf welche Verletzung deuten Monokel- oder Brillenhämatome hin?

Aufgabe 45
Welches subjektive Symptom deutet auf eine Nasennebenhöhlenentzündung hin? Wie kann der Arzt sie diagnostizieren?

Aufgabe 46
Nennen Sie die beiden Formen einer chronischen Nebenhöhlenentzündung.

Aufgabe 47
Wodurch ist eine akute Pharyngitis meist verursacht?

Aufgabe 48
Welche Symptome hat der Patient bei einer Pharyngitis?

Aufgabe 49
Durch welche Bakterien wird meist eine akute Tonsilitis hervorgerufen?

Aufgabe 50
Nennen Sie zwei Infektionskrankheiten, die mit einer akuten Entzündung der Gaumenmandeln verbunden sind.

Aufgabe 51
Wann kann eine Tonsillektomie notwendig werden?

Aufgabe 52
Nennen Sie die drei häufigsten Symptome bei Atemwegserkrankungen.

Aufgabe 53
Wann spricht man von einer chronischen Bronchitis?

Aufgabe 54
Welche Faktoren können eine chronische Bronchitis verursachen?

Aufgabe 55
Zu welchen Erkrankungen kann es bei lange bestehender chronischer Bronchitis kommen?

Aufgabe 56
Was versteht man unter dem Asthma bronchiale?

Aufgabe 57
Was sind die Ursachen des Asthma bronchiale?

Aufgabe 58
Wie behandelt man einen Patienten mit einem Asthmaanfall?

Aufgabe 59
Durch welche Untersuchungen kann man Allergene als Ursache des Asthmas erkennen und ausschalten?

Aufgabe 60
Welche Spätkomplikationen können beim Asthma bronchiale und bei der chronischen Bronchitis auftreten?

Aufgabe 61
Was versteht man unter einem Status asthmaticus?

Aufgabe 62
Bei welchen Erkrankungen kann es zum Auftreten von Bronchiektasien kommen?

Aufgabe 63
Was ist die Hauptursache des Bronchialkarzinoms?

Aufgabe 64
Welche Veränderungen der Lunge bezeichnet man als Lungenemphysem?

Aufgabe 65
Nennen Sie die Symptome eines Lungenemphysems.

Aufgabe 66
Welche Formen eines Lungenemphysems kennen Sie?

Aufgabe 67
Erläutern Sie die Begriffe primäre Pneumonie und sekundäre Pneumonie und nennen Sie jeweils zwei Beispiele.

Aufgabe 68
Was ist der Unterschied zwischen einer Lobärpneumonie und einer Bronchopneumonie?

Aufgabe 69
Welche Krankheitserreger kommen bei einer Pneumonie in Frage?

Aufgabe 70
Wie kann der Arzt eine Pneumonie diagnostizieren?

Aufgabe 71
Wie kann man die Erreger einer Pneumonie nachweisen?

Aufgabe 72
Wie kann es zu einer chronischen Bronchitis kommen?

Aufgabe 73
Die Silikose ist eine entschädigungspflichtige Berufskrankheit.
Welche Arbeiter sind besonders gefährdet?

Aufgabe 74
Was ist ausschlaggebend für die Diagnose?

Aufgabe 75
Welche Spätkomplikation kann bei der Silikose auftreten?

Aufgabe 76
Nennen Sie die häufigsten Ursachen eines Lungenödems.

Aufgabe 77
Wie kann es zu einer Lungenembolie kommen?

Aufgabe 78
Welche Ursachen liegen meist einer Pleuritis zugrunde?

Aufgabe 79
Was versteht man unter einem Spontanpneumothorax?

Lösung der Aufgabe 1

Die Lunge besteht aus zwei Lungenflügeln. Der rechte Lungenflügel ist unterteilt in einen Ober-, Mittel- und Unterlappen. Der linke Lungenflügel hat nur einen Ober- und Unterlappen.

Lösung der Aufgabe 2

Der Raum zwischen beiden Lungenflügeln heißt Mediastinum.

  a) Im vorderen Mediastinum liegen das Herz und die Thymusdrüse.
  b) Im hinteren Mediastinum verlaufen die Speiseröhre, die großen Gefäße und die Nerven.

Lösung der Aufgabe 3

Der Lungenhilus ist die Eintrittsstelle der Bronchien, Gefäße und Nerven. Dort befinden sich zahlreiche Lymphknoten.

Lösung der Aufgabe 4

Die Pleura ist ein seröser Hautsack, der die Lunge umgibt. Das innere Pleurablatt überzieht die Lungenoberfläche. Das äußere Pleurablatt ist mit der inneren Thoraxwand verwachsen. Die Pleurahöhle erlaubt ein reibungsfreies Gleiten bei der Atembewegung.

Lösung der Aufgabe 5

Flimmerepithel gibt es in den Atemwegen und in den Tuben.

Lösung der Aufgabe 6

Das vegetative Nervensystem beeinflusst das Lumen der Bronchien.

Lösung der Aufgabe 7

Der Gasaustausch findet in den Alveolen statt.

Lösung der Aufgabe 8

Aufgrund des Diffusionsgesetzes kommt es zum Gasaustausch.

Lösung der Aufgabe 9

In der Medulla oblongata wird die Atmung gesteuert.

Lösung der Aufgabe 10

Ein Erwachsener atmet unter Ruhebedingungen 10–18mal pro Minute.
Ein Kind atmet 20–25mal pro Minute.

Lösung der Aufgabe 11

Das Atemzugvolumen eines Erwachsenen beträgt unter Ruhebedingungen 500 ml.

Lösung der Aufgabe 12

Das inspiratorische Reservevolumen beträgt 2000 ml.

Lösung der Aufgabe 13

Das exspiratorische Reservevolumen beträgt 2000 ml.

Lösung der Aufgabe 14

Die Vitalkapazität besteht aus der Einatmungsreserve, dem Atemzugsvolumen und der Ausatmungsreserve:

Totalkapazität = Vitalkapazität + Restluft.

Lösung der Aufgabe 15

Der wichtigste Atemmuskel ist das Zwerchfell.

Lösung der Aufgabe 16

Bei der Inspiration erweitert sich der Brustkorb. Es ensteht ein Unterdruck der die Außenluft über die Luftwege in die Lunge strömen lässt.

  a) Durch Kontraktion der Zwischenrippenmuskeln werden die Rippen angehoben, der Thorax erweitert sich.
  b) Bei der Bauchatmung senkt sich das Zwerchfell. Der Thorax erweitert sich.

Lösung der Aufgabe 17

Bei der Ausatmung verkleinert sich der Brustkorb und die eingeatmete Luft wird ausgestoßen.

  a) Aufgrund der Erschlaffung der Atemmuskulatur zieht sich die Lunge zusammen.
  b) Das Zwerchfell wird in den Thorax hineingezogen.

Lösung der Aufgabe 18

Bei einer Verletzung kann es zur Eröffnung der Pleurahöhle kommen. Der Unterdruck verschwindet. Die Lunge zieht sich hiluswärts zusammen. Sie wird nicht mehr beatmet.

Lösungen

Lösung der Aufgabe 19
Die Vitalkapazität wird mit dem Spirometer gemessen.

Lösung der Aufgabe 20

Eupnoe:	Atmung unter Ruhebedingungen
Dyspnoe:	erschwerte Atmung
Apnoe:	Atemstillstand durch fehlende Atemreize
Asphyxie:	Atemstillstand durch Lähmung des Atemzentrums.
Hyperventilation:	beschleunigte Atmung, weit über die Stoffwechselbedürfnisse des Körpers hinaus gesteigert

Lösung der Aufgabe 21
Die Sauerstoffaufnahme und Kohlendioxydabgabe der Zellen stellen die innere Atmung dar. Die äußere Atmung ist der Gasaustausch zwischen der eingeatmeten Luft in den Alveolen und den sie umgebenden Kapillaren. CO_2 wird aus den Kapillaren abgegeben und O_2 wird aus der eingeatmeten Luft aufgenommen.

Lösung der Aufgabe 22
a) Stickstoff (N) und Sauerstoff (O) bilden den Hauptanteil der Atmungsluft
b) Stickstoff 78% und Sauerstoff 21%

Lösung der Aufgabe 23
Die Zellen sind zur Energiegewinnung auf die ständige Zufuhr von Sauerstoff angewiesen.

Lösung der Aufgabe 24
Nase – Pharynx – Larynx – Trachea – Bronchien – Alveolen

Lösung der Aufgabe 25
Die Atemluft wird auf dem Weg zur Lunge angefeuchtet, gereinigt und erwärmt.
Die Nase hat eine weitere Aufgabe, nämlich die der Geruchswahrnehmung, und der Larynx dient der Stimmbildung.

Lösung der Aufgabe 26
Die äußere Nase besteht aus Nasenwurzel, Nasenrücken, Nasenflügeln und Nasenspitze.

Lösung der Aufgabe 27
Das Nasenbein wird aus einem Fortsatz des Oberkieferknochens gebildet.

Lösung der Aufgabe 28
Die innere Nase wird durch das Nasenseptum in zwei Haupthöhlen unterteilt.
Die seitlichen Nasenwände werden durch die Nasenmuscheln gebildet.

Lösung der Aufgabe 29
Die Riechzellen befinden sich im oberen Nasengang.

Lösung der Aufgabe 30
Kieferhöhle, Siebbeinzellen, Stirnhöhlen und Keilbeinhöhle.

Lösung der Aufgabe 31
Der Pharynx beginnt an der Schädelbasis und reicht bis zum Eingang der Speiseröhre.

Lösung der Aufgabe 32
Der Pharynx ist gegliedert in den Nasenrachenraum, einen mittleren Rachenabschnitt und einen unteren Rachenabschnitt.

Lösung der Aufgabe 33
Die Ohrtrompeten (Tuba auditiva) münden in den Nasenrachenraum.

Lösung der Aufgabe 34
Die Hypertrophie der Rachenmandel kann im Kindesalter eine verminderte Belüftung des Mittelohres bedingen.

Lösung der Aufgabe 35
Beim Schlucken hebt sich das Gaumensegel und verschließt so den Nasenrachenraum. Gleichzeitig wird der Kehlkopf auf den sich hebenden Kehlkopfeingang gedrückt.

Lösung der Aufgabe 36
Das Kehlkopfgerüst besteht aus einem Ringknorpel, einem Schildknorpel, zwei Stellknorpeln und dem Kehldeckel.

Lösung der Aufgabe 37
Der Kehlkopf schützt die unteren Luftwege, in-

dem er reflektorisch beim Schlucken die Atemwege verschließt und dadurch das Eindringen der Speisen in die Luftröhre verhindert.
Der Kehlkopf öffnet beim Ein- und Ausatmen reflektorisch die Stimmritze.
Der Kehlkopf dient zum Sprechen und Singen.

Lösung der Aufgabe 38
Beim Ausatmen werden durch den Luftstrom die Stimmbänder in Schwingungen versetzt und erzeugen so die Töne.

Lösung der Aufgabe 39
Die Höhe der Töne hängt von der Spannung der Stimmbänder ab.

Lösung der Aufgabe 40
Die Klangfarbe ist abhängig von den Resonanzverhältnissen im Nasen-, Rachen- und Mundbereich.

Lösung der Aufgabe 41
Das Wachsen der Stimmbänder in der Pubertät bedingt ein Tiefertreten der Stimme, was man als sogenannten Stimmbruch bezeichnet.

Lösung der Aufgabe 42
Ursache einer Rhinitis kann ein Virusinfekt sein, der zu einer Entzündung der Nasenschleimhaut führt, oder eine Allergie, z.B. Heuschnupfen.

Lösung der Aufgabe 43
Bei Nasenbluten sollte man den Kopf nach vorne beugen, kalte Kompressen in den Nacken legen und einen leichten Druck auf die Nasenflügel auslösen.

Lösung der Aufgabe 44
Monokel- und Brillenhämatome weisen auf eine Verletzung der knöchernen Schädelbasis hin.

Lösung der Aufgabe 45
Meist besteht ein dumpfer, bohrender Schmerz über der Nasenwurzel und um die Augen.
Der Arzt sieht im Röntgenbild eine Verschattung oder eine Spiegelbildung der betreffenden Nasennebenhöhle.

Lösung der Aufgabe 46
Bei der chronischen Nebenhöhlenentzündung unterscheidet man eine eitrige Form und eine polypöse Form.

Lösung der Aufgabe 47
Eine akute Pharyngitis tritt meist im Rahmen einer Virusinfektion auf.

Lösung der Aufgabe 48
Der Patient hat bei einer Pharyngitis eine Rötung der Halsschleimhaut, eine Schwellung des lymphatischen Gewebes und dadurch bedingt Schluckbeschwerden.

Lösung der Aufgabe 49
Eine akute Tonsillitis wird meist durch Streptokokken, seltener durch Staphylokokken hervorgerufen.

Lösung der Aufgabe 50
Bei Scharlach und Diphtherie kommt es immer zu einer Entzündung der Gaumenmandeln.

Lösung der Aufgabe 51
Eine chronische Tonsillitis kann ein ständiger Entzündungsherd sein, der Erkrankungen an anderen Organen hervorruft. In dem Fall ist eine Tonsillektomie erforderlich.

Lösung der Aufgabe 52
Die häufigsten Symptome bei Atemwegserkrankungen sind Husten, Auswurf und Atemnot.

Lösung der Aufgabe 53
Eine chronische Bronchitis besteht, wenn die Erkrankung wenigstens drei Monate im Jahr und mindestens in zwei aufeinander folgenden Jahren auftritt.

Lösung der Aufgabe 54
Auslösende Faktoren für eine chronische Bronchitis sind in erster Linie das Zigarettenrauchen, klimatische Einflüsse, Luftverschmutzung, berufliche Belastung mit Stäuben, Dämpfen und Gasen.

Lösung der Aufgabe 55
Bei fortschreitender Erkrankung treten Dyspnoe, Zyanose und Rechtsherzinsuffizienz auf.

Lösung der Aufgabe 56
Das Asthma bronchiale ist eine anfallsweise auftretende Atemnot mit erschwerter Ausatmung, bedingt durch einen Spasmus der Bronchialmuskulatur.

Lösung der Aufgabe 57
Als Ursachen für das Asthma kommen in erster Linie Allergien in Frage. Aber auch psychische Faktoren, Infekte und chemische Substanzen können einen Asthmaanfall auslösen.

Lösung der Aufgabe 58
Beim Asthmaanfall werden Medikamente verabreicht, die zur Erweiterung der Bronchien führen (inhalatorisch, oral oder parenteral).

Lösung der Aufgabe 59
Zum Ausschluss einer Allergie führt man in der Regel einen Prick-Test durch. Sollte dieser positiv ausfallen, kann man einen Provokationstest anschließen um die Diagnose zu sichern.

Lösung der Aufgabe 60
Eine Spätkomplikation des Asthma bronchiale und der chronischen Bronchitis ist das Lungenemphysem.

Lösung der Aufgabe 61
Wenn eine schwere Atemnot mit Zyanose, Tachykardie und pfeifendem Atemgeräusch über Stunden trotz therapeutischer Bemühungen bestehen bleibt, spricht man vom Status asthmaticus.

Lösung der Aufgabe 62
Bronchiektasien können bei einer chronischen Bronchitis, einer Tuberkulose, bei Tumoren sowie bei einer zystischen Fibrose entstehen.

Lösung der Aufgabe 63
Die Hauptursache eines Bronchialkarzinoms ist das Zigarettenrauchen.

Lösung der Aufgabe 64
Beim Lungenemphysem besteht eine Erweiterung der Alveolen durch Abbau und Verlust von Alveolarsepten.

Lösung der Aufgabe 65
Die Symptome eines Lungenemphysems sind Dyspnoe, Zyanose, faßförmiger Thorax, wenig verschiebbares Zwerchfell.

Lösung der Aufgabe 66
Das primäre Lungenemphysem und das sekundäre Lungenemphysem.

Lösung der Aufgabe 67
Primäre Pneumonien entstehen durch Mikroorganismen bei bislang intakter Lunge.
Sekundäre Pneumonien sind Entzündungen der Lunge, die sich auf dem Boden einer bestehenden Erkrankung entwickeln.

Lösung der Aufgabe 68
Bei der Lobärpneumonie ist die Entzündung auf einen Lungenbezirk lokalisiert.
Bei der Bronchopneumonie verbreitet sich die Entzündung, von den kleinsten Bronchien auf die Alveolen übergreifend, diffus über die ganze Lunge.

Lösung der Aufgabe 69
Als Krankheitserreger einer Pneumonie kommen Bakterien, Viren, Mykoplasmen und Pilze in Frage.

Lösung der Aufgabe 70
Bei der Pneumonie zeigt das Röntgenbild eine Verschattung, bei der Auskultation hört man Rasselgeräusche und der Klopfschall ist gedämpft.

Lösung der Aufgabe 71
Die Erreger einer Pneumonie lassen sich in Sputumkulturen nachweisen.

Lösung der Aufgabe 72
Auslösende Faktoren einer chronischen Bronchitis sind in erster Linie das Zigarettenrauchen, klimatische Einflüsse, Luftverschmutzung, berufliche Belastungen mit Stäuben, Dämpfen und Gasen.

Lösung der Aufgabe 73
Silikose können alle Arbeiter bekommen, die quarzhaltigen Feinstäuben ausgesetzt sind, z.B.

Arbeiter im Erz- und Kohlebergbau, in der Sandstein- und Granitverarbeitung, in Porzellan- und Steingutfabriken und in der Putzmittelindustrie.

Lösung der Aufgabe 74
Ausschlaggebend für die Diagnose Silikose sind das Röntgenbild und die Anamnese.

Lösung der Aufgabe 75
Eine häufige Komplikation der Silikose ist die Rechtsherzinsuffizienz.

Lösung der Aufgabe 76
Die häufigste Ursache eines Lungenödems ist das akute Linksherzversagen mit Rückstau des Blutes in die Lunge.

Lösung der Aufgabe 77
Bei einer Lungenembolie wird ein Blutgerinnsel aus dem venösen System in die arterielle Strombahn der Lunge gespült.

Lösung der Aufgabe 78
Eine Pleuritis entsteht meist bei einer Pneumonie, bei einem Lungeninfarkt oder bei Tumorleiden in der Lunge.

Lösung der Aufgabe 79
Als Spontanpneumothorax bezeichnet man das Eindringen von Luft in den Pleuraspalt über das Bronchialsystem ohne äußere Verletzung, z.B. durch das Einreißen einer pleuranahen Emphysemblase.

1.8 Ernährung und Verdauungsorgane

Anatomie und Physiologie

Aufgabe 1
Benennen Sie drei Nährstoffe und geben Sie Beispiele für ihr Vorkommen.

Aufgabe 2
Welche Bedeutung haben Vitamine für den Stoffwechsel?

Aufgabe 3
Welche Vitamine gehören zu den wasser-, welche zu den fettlöslichen Vitaminen?

Aufgabe 4
Wie wirkt Vitamin D im Organismus?

Aufgabe 5
In welchen Nahrungsmitteln kommt Vitamin D vor?

Aufgabe 6
Nennen Sie Beispiele für das Vorkommen von Vitamin C.

Aufgabe 7
Nennen Sie Mineralstoffe und ihre Bedeutung für den Organismus.

Aufgabe 8
Was versteht man unter dem Begriff „Grundumsatz"?

Aufgabe 9
Welche Faktoren können den Grundumsatz beeinflussen?

Aufgabe 10
Wieviele Kilokalorien enthalten je 1g Eiweiß, 1g Kohlehydrate und 1g Fett?

Aufgabe 11
Erklären Sie die Begriffe Sekretion, Resorption und Peristaltik.

Aufgabe 12
In welchem Bereich des Verdauungstraktes beginnt die Kohlehydratverdauung? Welches Enzym ist an der Aufspaltung an diesem Ort beteiligt?

Aufgabe 13
Wie wirken Enzyme?

Aufgabe 14
Zählen Sie die Aufgaben des Magens auf.

Aufgabe 15
Warum kommt es beim Gesunden bei der Anwesenheit von Salzsäure im Magen nicht zur Schädigung der Magenschleimhaut?

Aufgabe 16
Welche Enzyme bildet die Bauchspeicheldrüse und wie wirken diese?

Aufgabe 17
In welche Bestandteile müssen EW, KH und Fette aufgespalten werden, damit sie resorbiert werden können?

Aufgabe 18
Was bedeutet der Begriff „essentielle" Aminosäuren bzw. „essentielle" Fettsäuren?

Aufgabe 19
Welche Stoffwechselvorgänge spielen sich im Colon ab?

Aufgabe 20
Welche Bedeutung hat die Leber für den Kohlehydrat-, Eiweiß- Fett- und Cholesterinstoffwechsel?

Aufgabe 21
Welche Bedeutung hat die Leber für das Blut?

Aufgabe 22
Welche Rolle spielt die Leber bei der Verdauung der Fette?

Aufgabe 23
Welche Röntgenuntersuchungen des Magen-Darm-Traktes kennen Sie?

Aufgabe 24
Nennen Sie vier mögliche endoskopische Untersuchungen des Magen-Darm-Traktes sowie des Gallen- und Pankreasganges. Welche Vorteile bieten diese Untersuchungen gegenüber den Röntgendarstellungen?

Aufgabe 25
Übersetzen Sie folgende Begriffe:
Gaster, Hepar, Pylorus, Duodenum, Ileum, Ikterus, Ileus.

Pathologie

Aufgabe 26
Welche Ursachen können eine akute Gastritis auslösen?

Aufgabe 27
Unterschiedliche Faktoren können die Entstehung eines Magengeschwüres fördern. Erläutern Sie dieses in wenigen Worten.

Aufgabe 28
Anhand welcher Symptome könnte man anamnestisch ein Ulcus ventriculi vom Ulcus duodeni unterscheiden?

Aufgabe 29
Welche Komplikationen können beim Ulcus ventriculi entstehen?

Aufgabe 30
Welche Erkrankungen sind unter dem Begriff „Salmonellosen" zusammengefasst?

Aufgabe 31
Schildern Sie die Typhuserkrankung.

Aufgabe 32
Welche chronischen entzündlichen Erkrankungen des Darmes kennen Sie?
Schildern Sie die wichtigsten Symptome.

Aufgabe 33
Welche Symptome deuten auf das Vorliegen eines Colon-Ca hin?

Aufgabe 34
Durch welche Untersuchungen kann die Verdachtsdiagnose „Colon-Ca" erhärtet werden?

Aufgabe 35
Nennen Sie mögliche Ursachen einer Pankreatitis.

Aufgabe 36
Wie wird eine akute Pankreatitis diagnostiziert?

Aufgabe 37
Welche Unterschiede bestehen zwischen einer Hepatitis A, B und C?

Aufgabe 38

Wie kann man sich wirksam gegen eine Hepatitis B-Infektion schützen?

Aufgabe 39

Was versteht man unter der Erkrankung „Leberzirrhose"?

Aufgabe 40

Welche Faktoren können eine Leberzirrhose hervorrufen?

Aufgabe 41

Mit welchen Komplikationen muss man bei einer Leberzirrhose rechnen?

Aufgabe 42

Schildern Sie stichwortartig die Symptome einer Cholezystitis.

Aufgabe 43

Wie kommt es zu einer Cholelithiasis? Welche Komplikationen können entstehen?

Aufgabe 44

Nennen Sie Ursachen, die zum Auftreten einer Gelbsucht führen können.

——— **Lösungen** ———

Lösung der Aufgabe 1

EW: Fleisch, Fisch, Ei, Milch, Hülsenfrüchte, Getreide

KH: Muskel, Leber (Glycogen), Kartoffeln, Gemüse, Obst, Getreide

Fette: Fleisch, Fisch, Milch, Eier, Pflanzensamen

Lösung der Aufgabe 2

Vitamine sind Substanzen, die keine Energie liefern, aber als wesentliche Bestandteile von Enzymen Stoffwechselreaktionen beschleunigen.

Lösung der Aufgabe 3

wasserlösliche Vit.:   Vitamine der B-Gruppe, Vit. C

fettlösliche Vitamine: Vitamin A, D, E, K und P

Lösung der Aufgabe 4

Vitamin D bewirkt die Resorption des Kalziums aus dem Darm und den Einbau in die Knochen.

Lösung der Aufgabe 5

Fisch, Leber, Öl, in geringeren Mengen auch in Milch und Butter

Vitamin D wird aus seinen Vorformen unter UV-Bestrahlung in die wirksame Form (das eigentliche Vit. D) umgewandelt.

Lösung der Aufgabe 6

frisches Obst, Zitronen, Apfelsinen, Hagebutten, Paprika, Kartoffeln

Lösung der Aufgabe 7

Natrium (Na):   außerhalb der Zellen, großes Wasserbindungsvermögen, damit wichtige Rolle im Wasserhaushalt

Kalium (Ka):   innerhalb der Zellen, Bedeutung im Wasserhaushalt

Na und Ka beeinflussen die Zellmembran und spielen somit eine große Rolle bei der Übertragung von Erregungen von einer Zelle zur anderen.

Chlor (Cl):   Salzsäurebildung im Magen (HCl), Kochsalzbildung (NaCl)

Kalzium (Ca):   Bestandteil von Knochen und Zähnen, Bedeutung für die Blutgerinnung

spielt eine Rolle bei der Erregungsübertragung von Nervenimpulsen und bei Muskelkontraktionen;

bei Mangel Tetanie

Lösung der Aufgabe 8

Grundumsatz ist der Energieumsatz eines nüchternen Menschen innerhalb von 24 h in völliger Ruhe bei Zimmertemperatur.

Lösung der Aufgabe 9

Körpergewicht und Körpergröße, er unterliegt der hormonellen Regelung.

Lösung der Aufgabe 10

Eiweiß:	4,1 kcal/g
Kohlehydrate:	4,1 kcal/g
Fett:	9,3 kcal/g

Lösungen

Lösung der Aufgabe 11

Sekretion   – Stoffabsonderung
Resorption   – Stoffaufnahme
Peristaltik   – wellenförmig fortschreitende
                      Kontraktion der glatten
                      Muskulatur

Lösung der Aufgabe 12

Mundhöhle, Ptyalin

Lösung der Aufgabe 13

Enzyme sind Eiweißstoffe, die die bei den Stoffwechselvorgängen ablaufenden chemischen Reaktionen beschleunigen.

Lösung der Aufgabe 14

Sammlung unregelmäßig aufgenommener Nahrung, portionsweise Abgabe an den Darm, Verflüssigung der Nahrung durch den Magensaft
Durchmischung der Nahrung durch Muskulatur der Magenwand
Keimabtötung durch HCl
Beginn der EW-Verdauung durch Pepsin
Förderung der Vit. B12-Resorption im Dünndarm durch Bildung des intrisic factor

Lösung der Aufgabe 15

Die Magenschleimhaut wird durch den von den Nebenzellen gebildeten Schleim (basisch) geschützt.

Lösung der Aufgabe 16

Trypsin, Chymotrypsin – EW-Aufspaltung
Amylase, Maltase   – KH-Aufspaltung
Lipase   – Fettaufspaltung
Nukleasen   – Aufspaltung von
                           Nukleinsäuren

Lösung der Aufgabe 17

EW   – Aminosäuren
KH   – Monosaccharide
Fette – Glyzerin und Fettsäuren

Lösung der Aufgabe 18

Beide können nicht vom Organismus hergestellt, sondern müssen mit der Nahrung zugeführt werden.

Lösung der Aufgabe 19

Rückresorption des Wassers, Eindickung des Darminhaltes zu Kot, Darmbakterien sind für Fäulnisprozesse verantwortlich und für Vit. K- und Vit. B-Bildung

Lösung der Aufgabe 20

Aufbau, Umbau und Abbau von Glycogen
Aufbau von körpereigenem Eiweiß
Abbau von Eiweiß zu Harnstoff
Aufbau von Fettverbindungen
Koppelung des Cholesterin an Protein (LDL)
Abbau von HDL

Lösung der Aufgabe 21

Bildung der Gerinnungsstoffe Prothrombin und Fibrinogen
Abbau des Hämoglobin bzw. Umwandlung des indirekten in direktes Bilirubin und Ausscheidung mit der Galle in das Duodenum
Fe-Speicherung

Lösung der Aufgabe 22

Bildung von Gallensäuren für Emulgierung der Fette (Voraussetzung der Fettverdauung)

Lösung der Aufgabe 23

MDP (Magen-Darm-Passage), Colonkontrasteinlauf

Lösung der Aufgabe 24

Gastroskopie: Magenspiegelung
ERCP: endoskopische retrograde Cholangiopankreaticographie
Coloskopie: Spiegelung des Colon
Rektoskopie: Spiegelung des Rektums
unmittelbare Betrachtung der Schleimhautverhältnisse möglich,
Möglichkeit der Biopsie, keine Strahlenbelastung des Patienten

Lösung der Aufgabe 25

Gaster   – Magen
Hepar   – Leber
Pylorus   – Magenpförtner
Duodenum – Zwölffingerdarm
Ileum   – Krummdarm
Ikterus   – Gelbsucht
Ileus   – Darmverschluß

Lösung der Aufgabe 26
Alkoholgenuss, Toxine aus Nahrung, Virusinfekte, Stress, Medikamente

Lösung der Aufgabe 27
aggressive Faktoren: zuviel HCl, Reflux des Duodenalinhaltes (Gallensäuren, erhöhte Pepsinogenproduktion)
protektive Faktoren: verminderte Schleimsekretion, Verminderung der Bicarbonatsekretion, verminderte Schleimhautdurchblutung
weitere
auslösende Faktoren: Besiedlung mit Helicobacter pylori im Antrumbereich

Lösung der Aufgabe 28
Allgemeine Symptomatik:
Oberbauchbeschwerden, Schmerzen im mittleren Oberbauch, Übelkeit, seltener Appetitlosigkeit und Erbrechen;
beim Ulc. ventriculi Verstärkung der Beschwerden bei Nahrungsaufnahme,
beim Ulc. duodeni Nüchternschmerz Besserung durch Nahrungsaufnahme, Nachtschmerz (Patienten haben Milch oder Zwieback am Bett);
bei beiden Formen Neigung zu Rezidiven

Lösung der Aufgabe 29
Magenbluten (Teerstühle, kaffeesatzartiges Erbrechen)
Magenperforation (Peritonitis, paralytischer Ileus)
karzinomatöse Entartung

Lösung der Aufgabe 30
Erkrankungen, die durch Salmonellen hervorgerufen werden. Dazu zählen Thyphus abdominalis, Paratyphus, Salmonellen-Enteritis (Lebensmittelvergiftung).

Lösung der Aufgabe 31
Erreger: Salmonella thyphi
Übertragung: oral durch Nahrungsmittel (z.B. infiziertes Eigelb)
verschmutztes Wasser
Schmierinfektion (Stuhl)
Inkubationszeit: 7 – 14 Tage
Symptome: 1. Stadium (1.Woche): stufenförmiges Ansteigen des Fiebers, Krankheitsgefühl, Bronchitis
2. Stadium (2. Woche): Fieber bleibt hoch (Kontinua) Milzvergrößerung
Hauterscheinungen (Roseolen): kleine blaßrosa Flecken an Bauch und Brust, erbssuppenartige Durchfälle
3. Stadium (3. Woche): Auftreten von Darmblutungen, Gefahr der Perforation, Abblassen der Roseolen, noch immer hohes Fieber
4. Stadium (4.Woche): allmählicher Temperaturabfall, langsame Besserung des Allgemeinbefindens
Besonderheit: Meldepflicht bei Verdacht, Erkrankung, Todesfall, Dauerausscheider

Lösung der Aufgabe 32
Colitis ulcerosa: chron. Entzündung der Dickdarmschleimhaut mit Geschwürbildung
Auftreten zwischen dem 20. und 40. Lebensjahr
Symptome: blutig-schleimige Durchfälle, schmerzhafte Koliken
Komplikationen: Darmblutungen, Anämie, Perforation von Geschwüren, Polypenbildung, Gefahr von Colon-Ca, Strikturbildungen mit nachfolgendem Ileus

Morbus Crohn (Ileitis terminalis): Entzündung des gesamten Verdauungstraktes,
Entzündung betrifft alle Wandschichten, nicht nur Schleimhaut wie bei Colitis ulcerosa
Symptome: blutige Durchfälle, Fieber, Schmerzen, Gefahr der Fistelbildung zu Nachbarorganen
Komplikationen: Anämie, Arthritis, Stenosierungen im Darmbereich, Perforation, Fisteln, Abszessbildung (Colon, Blase, Nachbarschlinge)

Lösung der Aufgabe 33

Blutbeimengungen im Stuhl (pos. Hemofec!)
zunehmende Obstipation, unterbrochen von
Durchfällen
kolikartige Schmerzen bei Darmentleerung
Gewichtabnahme
Anämie

Lösung der Aufgabe 34

Coloskopie, Biopsie, Laparaskopie

Lösung der Aufgabe 35

Gallenwegserkrankungen (Steinleiden)
Alkoholabusus
Obstruktionen der Pap. Vateri
Infektionen
ERCP

Lösung der Aufgabe 36

Diagnose: stark erhöhte Amylasen und Lipasen
im Serum und Urin, im Ultraschall: ödematöse
Schwellung des Pankreas

Lösung der Aufgabe 37

	Hepatitis A	Hepatitis B/C
Erreger:	Hep. Vir. A	Hep. Vir. B/C
Inkubationszeit:	15 – 50 Tage	50 – 180 Tage
Symptome:	kein wesentlicher Unterschied	

Übelkeit, Appetitlosigkeit, Erbrechen, deutliche Leistungsminderung,
Ikterus (Gelbsucht), dunkel gefärbter Urin durch dir. Bilirubinausscheidung
helle Stühle

Diagnose: erhöhte Transaminasen (SGOT, SGPT);
dir. und ind. Bilirubin im Serum erhöht;
Antikörper-Nachweis im Serum

Therapie: keine ursächliche Th. bekannt, Bettruhe, leichte Kost (gekochtes Obst, nichts Gebratenes, absolutes Alkoholverbot)

Prognose: Ausheilung nach ca. 12 Wochen (Hepatitis A); Gefahr der Chronizität mit Übergang zur Leberzirrhose (Hepatitis B, C)

Lösung der Aufgabe 38

Prophylaxe: Gen H-B-Vax: aktive Immunisierung gegen eine Infektion mit Hepatitis B-Virus (gentechnologisch gewonnen). Je eine Dosis im Abstand von 4 Wochen, eine dritte Booster-Dosis 6 Monate nach der ersten Injektion.
H-B-Vax: aktive Immunisierung wie bei Gen H-B-Vax
Hevac B Pasteur: AK, gereinigt und inaktiviert aus Humanplasma, drei Injektionen in einmonatigem Abstand, vierte Injektion nach 1 Jahr

Kontrolle der Impfwirksamkeit wird empfohlen durch Titerkontrolle vier Wochen nach Abschluss der Grundimmunisierung (Anti-HBs-AG): Wiederimpfung alle fünf Jahre

Lösung der Aufgabe 39

durch chron. Leberentzündungen ist Lebergewebe durch Bindegewebe ersetzt worden, Folge ist die Verminderung des funktionstüchtigen Lebergewebes

Lösung der Aufgabe 40

chron. Entzündungen wie Hepatitis B und C,
chron. Alkoholabusus
angeborene Stoffwechselerkrankungen, gelegentlich kann Ursache nicht gefunden werden

Lösung der Aufgabe 41

Pfortaderstauung: Durch Umbauvorgänge in der Leber kommt es zur Verödung zahlreicher Blutgefäße und damit zur Einengung der Blutbahn in ihrem Gesamtquerschnitt. Zur Entlastung des Pfortaderkreislaufes in der Leber werden venöse Kollateralbahnen an den Stellen geschaffen, an denen Venen zwischen dem Pfortaderkreislauf und dem Stromgebiet der oberen und unteren Hohlvene bestehen. Folgen sind:
Oesophagusvarizen
Caput medusae: Venenerweiterungen im Bereich des Nabels
Hämorrhoiden: Venenerweiterungen im Bereich des Anus
Ascites: Wasseransammlung im Bauchraum, klar, eiweißarm

Enzephalopathie: zunehmende zerebrale Leistungsminderung,
erkennbar an Konzentrationsschwäche, Veränderung der Schrift
Koma hepaticum: durch Ausfall der Entgiftungsfunktion,
Erhöhung von Ammoniak NH_3 – Bewusstlosigkeit – Tod

Lösung der Aufgabe 42
Völlegefühl, Druck im rechten Oberbauch, schlechte Verträglichkeit von Hülsenfrüchten, Kohl, Gebratenem, Sahne, Butter
subfebrile Temperatur, aber auch plötzlicher Temperaturanstieg, BSG-Erhöhung, Leukozytose

Lösung der Aufgabe 43
Durch Stauung und Entzündungen kommt es zur Auskristallisierung von Cholesterin, es entstehen Steine sehr unterschiedlicher Größe; kommt es zu Einklemmungserscheinungen in den Gallengängen, sprechen wir von Gallenkoliken, Gefahr der Kolik, je nach Ort Ausbildung eines posthepatischen Ikterus oder Pankreatitis.

Lösung der Aufgabe 44
praehepatischer Ikterus: hämolytische Anämien
intrahepatischer Ikterus: Hepatitis, Leberzirrhose
posthepatischer Ikterus: Konkremente in den Gallengängen

— Programmierter Teil: Aufgaben —

Aufgabe 1
Ordnen Sie den einzelnen Nahrungsbestandteilen die entsprechenden Brennwerte zu:
   a) Eiweiß
   b) Kohlehydrate
   c) Fette

   1) 4,1 kcal/g
   2) 5,6 kcal/g
   3) 7,1 kcal/g
   4) 9,3 kcal/g

Aufgabe 2
Welche Aussagen sind richtig?
   1) Grundumsatz ist die Energiemenge, die in 24 h notwendig ist um unter Ruhebedingungen alle Organfunktionen aufrechtzuerhalten.
   2) Die Höhe des Grundumsatzes ist abhängig von Alter, Geschlecht, Körperbau.
   3) Körperliche Arbeit steigert den Grundumsatz.
   4) Bei niedrigen Außentemperaturen muß der Körper vermehrt Energie zur Erhaltung der Körpertemperatur einsetzen, sodass der Grundumsatz steigt.

Welche Aussagenkombination ist richtig?
   a) 1), 2) und 4)
   b) 1), 3) und 4)
   c) 1) und 2)

Aufgabe 3
Welche Aussagen über Vitamine treffen nicht zu?
   1) Vitamine sind lebensnotwendige Stoffe, die mit der Nahrung zugeführt werden müssen.
   2) Vitamine sind nur in frischem Gemüse, Salat und Obst enthalten.
   3) Alle Vitamine werden vom Körper aus Vorstufen (Provitaminen) aufgebaut.
   4) Viele Vitamine sind Bestandteile von Enzymen.
   5) Vitamine sind Wirkstoffe, die keine Energie liefern, aber in kleinen Mengen einen einwandfreien Ablauf des Stoffwechsels gewährleisten.

Welche Aussagenkombination ist richtig?
   a) 1), 4) und 5)
   b) 2) und 3)

Aufgabe 4
Als Resorption bezeichnet man
   a) Zerkleinerung der Nahrung
   b) Verflüssigung der Nahrung
   c) Aufnahme der Nahrungsbestandteile ins Blut
   d) Keine der Aussagen ist richtig.

Aufgabe 5
In der Magenschleimhaut findet man Zellen unterschiedlicher Funktion.
Ordnen Sie bitte den Funktionen die entsprechenden Zellen zu:
1) Nebenzellen
2) Hauptzellen
3) Belegzellen

a) Schleimbildung
b) Salzsäurebildung
c) Pepsinogenbildung

Aufgabe 6
Welche Aussagen treffen auf den Magen nicht zu?
a) Der Magen liegt unmittelbar auf dem Zwerchfell.
b) Im Magen beginnt die Eiweißverdauung.
c) Die Anwesenheit von Salzsäure im Magen ist krankhaft und führt zur Entstehung von Magengeschwüren.
d) Im Magen wird die Kohlehydratverdauung, die im Mund begonnen hat, fortgesetzt.
e) Durch Bildung des Intrinsic-factors wird die Vit.B12-Resorption im Dünndarm gefördert.

Aufgabe 7
Welche Bedeutung hat die Leber für das Blut?
a) Ausreifung der Erythrozyten
b) Bildung der Thrombozyten
c) Bildung der Gerinnungsfaktoren Prothrombin und Fibrinogen
d) Abbau des Hämoglobins und Speicherung des Eisens

Aufgabe 8
Welche Substanz ist für die Dunkelfärbung des Stuhls verantwortlich?
a) indirektes Bilirubin
b) direktes Bilirubin
c) Gallensäuren
d) Stercobilin

Aufgabe 9
Die Bauchspeicheldrüse bildet mehrere Enzyme für die Eiweiß-, Fett- und Kohlehydratverdauung. Ordnen Sie bitte den Enzymen die entsprechenden Funktionen zu:
1) Eiweißaufspaltung
2) Fettaufspaltung
3) Kohlehydrataufspaltung

a) Amylase
b) Lipase
c) Maltase
d) Trypsin
e) Chymotrypsin

Aufgabe 10
Wie heißen die jeweiligen resorptionsfähigen Endprodukte der Eiweiß-, Kohlehydrat- und Fettverdauung? Ordnen Sie einander zu:
1) Eiweiß
2) Fett
3) Kohlehydrate

a) Glyzerin
b) Aminosäuren
c) Monosaccharide
d) Fettsäuren

Aufgabe 11
Welche der folgenden Aussagen ist nicht richtig?
a) Kohlehydrataufspaltende Enzyme sind Ptyalin, Maltase, Amylase.
b) Die Kohlehydratverdauung beginnt im Magen.
c) Die dünndarmgängige Form der Kohlehydrate heißt Monosaccharid.
d) Die tierische Speicherform der Kohlehydrate ist Glycogen.
e) Die pflanzliche Speicherform der Kohlehydrate ist Stärke.

Aufgabe 12
Welche der folgenden Aussagen sind richtig?
1) Die Fettverdauung beginnt im Duodenum.
2) Die Gallensäuren bewirken eine Emulgierung der Fette.
3) Die Gallensäuren beschleunigen die Fettresorption.
4) Das fettspaltende Enzym ist die Lipase.

5) Die Lipase ist Bestandteil des Gallen-
   farbstoffes.
6) Der Hauptanteil der Fettsäuren wird über
   dem Lymphweg dem Blut zugeführt.

Welche der Aussagenkombinationen ist richtig?
   a) 1), 2), 4) und 6)
   b) 2), 4), 5) und 6)
   c) 1), 3), 4) und 6)
   d) Alle Aussagen sind richtig.

Aufgabe 13
Als Ikterus bezeichnet man
   a) einen Darmabschnitt
   b) eine Darmlähmung
   c) Gelbverfärbung der Haut
   d) Keine der Bezeichnungen ist richtig.

Aufgabe 14
Welche Ursachen können für die Entstehung
einer Leberzirrhose verantwortlich sein?
   a) Virusinfekt
   b) chronischer Alkoholabusus
   c) angeborene Stoffwechselerkrankung
   d) Alle angegebenen Ursachen sind richtig.
   e) Keine Ursache trifft zu.

— **Programmierter Teil: Lösungen** —

Lösung der Aufgabe 1
a) 1), b) 1), c) 4)

Lösung der Aufgabe 2
c)

Lösung der Aufgabe 3
b)

Lösung der Aufgabe 4
c)

Lösung der Aufgabe 5
a) 1), b) 3), c) 2)

Lösung der Aufgabe 6
a), c), d)

Lösung der Aufgabe 7
c), d)

Lösung der Aufgabe 8
d)

Lösung der Aufgabe 9
a) 3), b) 2), c) 3), d) 1), e) 1)

Lösung der Aufgabe 10
1) b), 2) a), d), 3) c)

Lösung der Aufgabe 11
b)

Lösung der Aufgabe 12
a)

Lösung der Aufgabe 13
c)

Lösung der Aufgabe 14
d)

1.9   Stoffwechsel

Aufgabe 1
Insulin
Wo wird es gebildet, wie wirkt es, welche An-
tagonisten kennen Sie?

Aufgabe 2
Erklären Sie die Bedeutung des Glukosetole-
ranztestes.

Aufgabe 3
Welche unterschiedlichen Ursachen liegen
dem Diabetes mellitus Typ I und Typ II zugrunde?

Aufgabe 4
Welche Symptome deuten auf einen Diabetes
hin?

Aufgabe 5
Welche Ursachen einer Hyperglykämie kennen Sie?

Aufgabe 6
Welche Symptome deuten auf eine Hypoglykämie hin?

Aufgabe 7
Welche Spätfolgen können bei einem Diabetes mellitus auftreten?

Aufgabe 8
Nach welchen Grundsätzen wird ein Diätplan für einen Diabetiker aufgestellt?

Aufgabe 9
Geben Sie die prozentuale Verteilung von KH, EW und Fetten bei der Erstellung eines Diätplanes für einen Diabetiker an.

Aufgabe 10
Nach welchen Einheiten erfolgt die Berechnung von KH, EW und Fetten in der diabet. Diät?

Aufgabe 11
Geben Sie Beispiele für empfohlene und ungeeignete Nahrungsmittel.

Aufgabe 12
Welche Nahrungsmittel muss der Diabetiker nicht berechnen, d.h., welche kann er ohne Mengenberechnung zu sich nehmen?

Aufgabe 13
Was beinhaltet der Begriff „KH-Austauschtabelle"?

Aufgabe 14
Welche therapeutischen Maßnahmen, die er selbstständig durchführen kann, würden Sie einem Diabetiker Typ IIb empfehlen?

Aufgabe 15
Welche Selbstkontrollen kann ein Diabetiker durchführen?

Aufgabe 16
Was bedeutet das Auftreten von Ketonkörpern im Urin? Was empfehlen Sie dem Patienten?

Aufgabe 17
Welche Risikofaktoren sollte ein Diabetiker meiden?

Aufgabe 18
Welche bevorzugten Insulinareale zur Injektion kennen Sie?

Aufgabe 19
Warum kann Insulin nicht in Tablettenform (per os) verabreicht werden?

Aufgabe 20
Warum wird einem Diabetiker dringend empfohlen, besonders auf die Pflege seiner Füße zu achten?

Aufgabe 21
Welche Stoffwechselstörung liegt der Gicht zugrunde?

Aufgabe 22
Welcher Laborwert wird bei Verdacht auf das Vorliegen einer Gicht kontrolliert?

Aufgabe 23
An welchen Organen manifestiert sich hauptsächlich die Gicht?

Aufgabe 24
Welche Faktoren können einen Gichtanfall auslösen?

Aufgabe 25
Schildern Sie stichwortartig die Ursachen und Symptome eines Gichtanfalles.

Aufgabe 26
Welche diätetischen Maßnahmen sollte ein Gichtpatient einhalten? Geben Sie Beispiele von erlaubten und verbotenen Nahrungsmitteln.

Aufgabe 27
Warum sollte der pH-Wert des Urin bei einem Gichtkranken kontrolliert werden?

Lösung der Aufgabe 1
Bildung in den B-Zellen des Pankreas, senkt den Blutzuckerspiegel durch Förderung des Glukosetransportes in die Zelle, Antagonisten: Glukagon, Adrenalin, Hydrocortison

Lösung der Aufgabe 2
BZ-Normalwert:
nüchtern: 60 - 100 mg/dl, nach Glucosebelastung (60 min) < 160 mg/dl
kontrollbedürftig:
nüchtern: 100 - 130 mg/dl, nach Glucosebelastung (60 min) 160 - 220 mg/dl
pathologisch:
nüchtern: > 130 mg/dl, nach Glucosebelastung (60 min) > 220 mg/dl

Lösung der Aufgabe 3
Typ I: Insulinmangel durch Zerstörung der B-Zellen im Pankreas, betroffen zumeist Jugendliche

mögliche Ursachen: Virusinfekt, Autoimmunerkrankungen (Antikörper gegen B-Zellen oder eigenes Insulin) Insulin muss immer zugeführt werden.

Typ II: reduzierte Zahl von Insulinrezeptoren an der Zellmembran der Erfolgsorgane (Leber, Muskel, Fettgewebe) Ursache: bei Überernährung – Überangebot des Zuckers im Blut – erhöhte Insulinausschüttung
bei Adipositas: Verminderung der Insulinrezeptoren an der Zellmembran. Glukose kann nicht in ausreichender Menge in die Zellen eingeschleust werden, obwohl genügend Insulin vorhanden ist – Insulinresistenz

IIa: bei Normalgewicht – zu geringe oder inadäquate Insulinproduktion, therapeutisch aber durch Sulfonylharnstoffpräparate günstig zu beeinflussen

IIb: Übergewicht, etwa 80% der Diabetiker

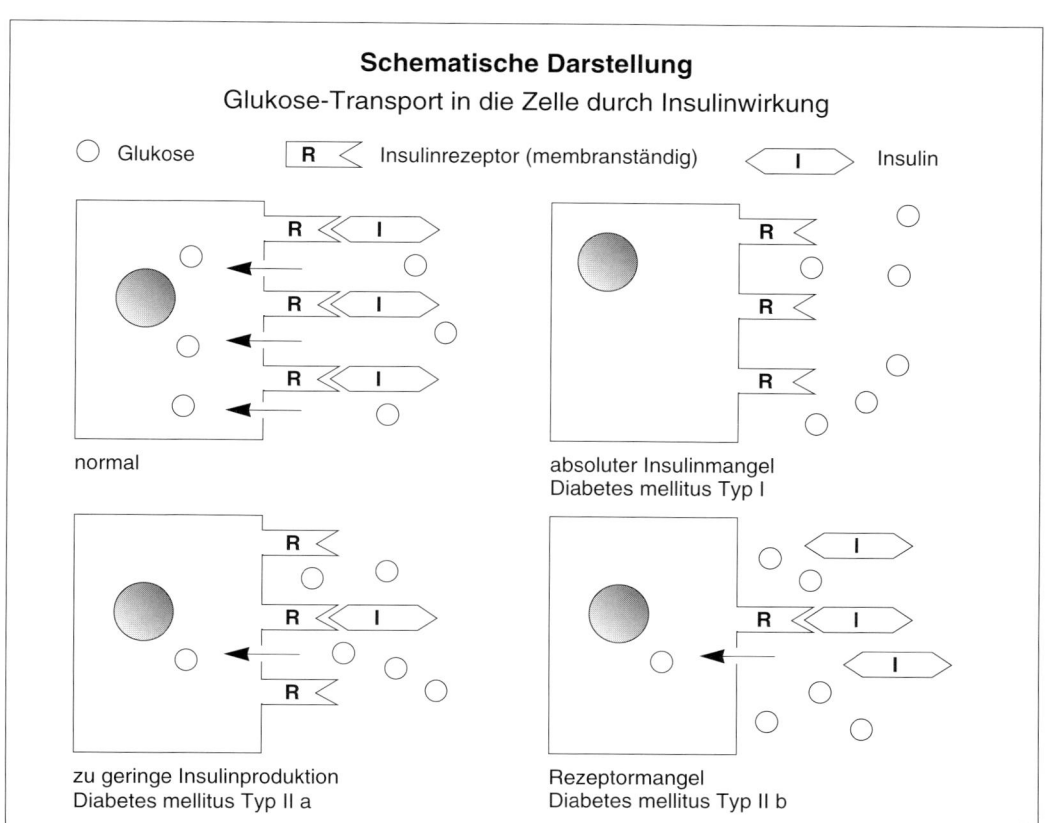

Schematische Darstellung
Glukose-Transport in die Zelle durch Insulinwirkung

○ Glukose   R < Insulinrezeptor (membranständig)   < I > Insulin

normal

absoluter Insulinmangel
Diabetes mellitus Typ I

zu geringe Insulinproduktion
Diabetes mellitus Typ II a

Rezeptormangel
Diabetes mellitus Typ II b

Lösungen

Lösung der Aufgabe 4

Polyurie
Durst
Gewichtsverlust
allgemeine Schwäche
Müdigkeit
Leistungsabfall
Neigung zu Hautinfektionen
schlecht heilende Wunden

Lösung der Aufgabe 5

Unterdosierung von Insulin
Diätsünden
Begleiterkrankungen (Virusinfekte)
Medikamente (Adrenalinabkömmlinge, Cortisonpräp.)

Lösung der Aufgabe 6

Schwitzen
Zittern
Konzentrationsmangel
Sprachstörungen
blasses Aussehen
Heißhunger

Lösung der Aufgabe 7

Manifestation an den Gefäßen (Mikroangiopathien)
Förderung der Entstehung einer Arteriosklerose mit entsprechenden Komplikationen für:
- Herz: Angina pectoris, Herzinfarkt
- Gehirn: Zerebralsklerose
- Niere: Nephropathie
- Retina: diab. Retinopathie
- Nerven: diab. Neuropathie (Sensibilitätsstörungen besonders im Bereich der unteren Extremitäten)
- untere Extremitäten: Claudicatio intermittens
- Füße: Gangrän
               bes. Maßnahmen zur Prävention:
               Übergewicht reduzieren
               weite Schuhe
               Vorsicht beim Schneiden der Fußnägel
               konsequente Therapie der Nagelmykose
               Füße regelmäßig baden, gut abtrocknen
               Fußgymnastik, Gehtraining

Lösung der Aufgabe 8

qualitativ vollwertige Ernährung:
- bedarfsgerechte Kalorienzufuhr
- Normalisierung des Stoffwechsels und damit Reduktion des Risikos von Spätschäden

Erstellung eines Diätplanes aus den Grundnährstoffen:
- KH, EW, Fett
- Festlegung des Kalorienbedarfs (abhängig von Geschlecht, Alter, Größe und körperl. Betätigung)

Lösung der Aufgabe 9

KH – 50% der Kal. – 900kcal – 250g KH – 21 BE
Fett – 35% der Kal. – 630kcal – 70g Fett
EW – 15% der Kal. – 270kcal – 65g EW

Lösung der Aufgabe 10

KH – BE (12g)
EW – g
Fett – g

Lösung der Aufgabe 11

Geeignet: Gemüse, Tomaten, fettarmer Quark, Saccharin, Cyclamat Brot, mageres Fleisch, Obst (müssen berechnet werden)
Ungeeignet: Süßigkeiten, Sahne, Honig, Marmelade, Eis, Fruchtsäfte etc.

Lösung der Aufgabe 12

Paprika, Chicorée, Radieschen, Tomaten, Salate

Lösung der Aufgabe 13

Bei einem Diabetiker erfolgt die Berechnung der erlaubten KH-Menge in Broteinheiten (BE). Um nicht bei der KH-Diät von 20 BE 20 Scheiben Brot essen zu müssen können andere Nahrungsmittel mit gleichem KH-Gehalt ausgewählt werden.
In einer KH-Austauschtabelle werden einzelne Nahrungsmittel in den Mengen angegeben, die 1 BE = 12 g KH = 1 Scheibe Brot (25 g) entsprechen.
Beispiele:
1 BE =   1/2 Brötchen (20 g)
          50 g Reis (gekocht)

50 g Nudeln
65 g Kartoffeln
15 g Mehl

Lösung der Aufgabe 14

Gewichtsreduzierung bis zum Normalgewicht
körperliche Betätigung
Einhalten der Diät

Lösung der Aufgabe 15

Urinuntersuchungen auf Zucker und Keton
(Teststreifen)
Blutzuckerkontrollen, z.B. mit Reflolux S,
Accutrend

Lösung der Aufgabe 16

Anzeichen eines schlecht eingestellten Diabetes;
Patient sollte Arzt aufsuchen

Lösung der Aufgabe 17

Übergewicht
Rauchen
Alkohol
Diätsünden
Bewegungsmangel
Medikamenteneinnahme ohne Wissen des
Arztes
unregelmäßige Tabletten- bzw. Insulinzufuhr

Lösung der Aufgabe 18

Oberschenkel, Bauchhaut, Oberarme, Gesäß

Lösung der Aufgabe 19

Insulin ist ein Eiweißmolekül, das im Verdauungstrakt durch Enzyme gespalten würde und
damit seine Wirksamkeit im Organismus verloren hätte.

Lösung der Aufgabe 20

Wegen schlechter Durchblutung bei kleinsten
Wunden (Verletzungen, Schnittwunden bei
Nagelpflege, Mycose) schlechte Heilungstendenz, Gefahr der Gangrän.

Lösung der Aufgabe 21

a) Überproduktion von Harnsäure
b) Störung der tubulären Harnsäureausscheidung durch angeb. Enzymdefekte.
   Bei Überernährung kommt es dann zu

Harnsäureerhöhung als Endprodukt aus
dem Purinstoffwechsel (Zellkernstoffwechsel – Nukleinsäuren).
Ausscheidung erfolgt zu 75 – 80% über
die Niere, Rest über Darm und Speichel.

Lösung der Aufgabe 22

Harnsäure ist im menschlichen Serum bei 37
Grad Celsius bis zu 6,4 mg/dl löslich.
Ab 6,5 mg/dl steigt die Gefahr der Ablagerung
von Harnsäure.
Normalwerte: Frauen: 2,5 – 5,7 mg/dl
Männer: 2,5 – 7,0 mg/dl

Lösung der Aufgabe 23

Arterien
Niere
harnableitende Wege
Gelenke (bes. Großzehengrundgelenk)

Lösung der Aufgabe 24

alimentäre Exzesse (Weihnachtsgans, Rotwein)
Alkoholabusus
stoffwechselbedingte Ausscheidungshemmung (Ketonurie)
Stress (erhöhte Adrenalinausschüttung)
vermehrter endogen bedingter Zellzerfall
medikamentöse Einflüsse (Zytostatika durch
erhöhten Zellzerfall)

Lösung der Aufgabe 25

Starke Rötung und Schwellung bes. des Großzehengrundgelenkes, betroffen sind aber auch
andere Gelenke.
Die Arthritis urica wird hervorgerufen durch
Ablagerung von Uratkristallen (articulär, peri-
und extraarticulär), Bildung sog. Gichttophi
(Knötchen).

Lösung der Aufgabe 26

Vermeidung von purinreichen Lebensmitteln
(Leber, Hirn, Herz, Lunge, Ölsardinen, Fleischextrakte)
Bevorzugung purinarmer Lebensmittel
(Milch, Obst, Eier, Frischgemüse, Kartoffeln,
Vollkornbrot, Mineralwasser, Kaffee, Tee,
Gemüsesäfte)
reichlich trinken (1 1/2 – 2,0 l/die)

Verzicht auf Alkohol (hemmt Harnsäureausscheidung über Nierentubuli)
Normalisierung des Körpergewichtes

Lösung der Aufgabe 27
Gefahr der Auskristallisierung der Harnsäure bei einem pH-Wert < 5,4

1.10   Hormonsystem

Aufgabe 1
Was sind Hormone? Welche Aufgaben haben sie?

Aufgabe 2
Welches ist die Zentralstelle der hormonalen Regelung?

Aufgabe 3
Nennen Sie die Hormone des Hypophysenvorderlappens mit ihren Aufgaben.

Aufgabe 4
Welche Hormone, die im Zwischenhirn gebildet werden, werden im Hinterlappen gespeichert?

Aufgabe 5
Wie arbeiten Parathormon und Calcitonin als Antagonisten?

Aufgabe 6
Welche Hormone werden in der Nebennierenrinde und welche im Mark gebildet?

Aufgabe 7
Inwiefern ist das Pankreas eine Drüse mit innerer und äußerer Sekretion?

Aufgabe 8
Welcher Unterschied besteht zwischen hypophysärem Riesenwuchs (Gigantismus) und Akromegalie?

Aufgabe 9
Welche Erkrankung liegt bei Morbus Basedow vor und welche Symptome treten auf?

Aufgabe 10
Welche Ursachen hat das Cushing-Syndrom?

Aufgabe 11
Ordnen Sie den endogenen Drüsen die von ihnen gebildeten Hormone zu.

1) Hypophyse	a) Insulin und Glukagon
2) Schilddrüse	
3) Nebenschilddrüse	b) TSH threoidea-stimulierendes Hormon
4) Langerhans'sche Insel	
5) Nebenniere	
	c) Calcitonin
	d) Adiuretin
	e) Parathormon

Aufgabe 12
Unterscheiden Sie Diabetes insipidus und Diabetes mellitus.

Aufgabe 13
Welche Aussagen sind richtig?
Struma, die Vergrößerung der Schilddrüse ist
a) bei Überfunktion der Schilddrüse (Hyperthyreose)
b) bei Unterfunktion der Schilddrüse (Hypothyreose)
c) bei normaler (euthyreoter) Schilddrüsenfunktion
vorhanden.

Aufgabe 14
Nennen Sie die gonadotropen Hormone (Geschlechtshormone) mit Bildungsort.

Aufgabe 15
Tetanie äußert sich in einer erhöhten Muskelerregbarkeit, schmerzhaften Muskelkrämpfen und Pfötchenstellung der Hände. Welche möglichen Ursachen stimmen?
a) Kalziummangel
b) Infektion mit Bakterien
c) Mangel an Parathormon
d) Vitaminmangel

Lösung der Aufgabe 1

Hormone sind chemische Wirkstoffe, die von Drüsen gebildet und direkt ins Blut abgegeben werden.

Hormone regeln bereits in geringen Mengen den Stoffwechsel und die Organtätigkeit.

Lösung der Aufgabe 2

Von der Hypophyse werden alle anderen hormonalen Organe beeinflusst und gesteuert. An sie gehen auch die Rückmeldungen der kontrollierten Organe.

Lösung der Aufgabe 3

- STH somatotropes Hormon: fördert den Stoffumsatz und das Wachstum
- TSH thyreoidea-stimulierendes Hormon: regt die Schilddrüse zur Hormonbildung an
- ACTH adrenocorticotropes Hormon: regt die Nebennierenrinde zur Hormonbildung an
- FSH follikelstimulierendes Hormon: bewirkt die Follikelreifung und führt zur Östrogenbildung; fördert beim Mann die Samenbildung im Hoden
- LH luteinisierendes Hormon: bewirkt die Umwandlung des Follikels zum Gelbkörper und regelt die Hormonproduktion des Gelbkörpers; regelt beim Mann die Hormonproduktion in den Zwischenzellen des Hodens
- LTH luteotropes Hormon (Prolaktin): regt die Milchbildung in den Brustdrüsen an

Lösung der Aufgabe 4

Oxytozin wirkt am Ende der Schwangerschaft Wehen auslösend.

Adiuretin bewirkt die Rückresorption von Wasser in den Nierenkanälchen.

Lösung der Aufgabe 5

Parathormon	Calcitonin
Erhöhung des Blutkalziumspiegels	Senkung des Blutkalziumspiegels
Kalziumfreisetzung aus dem Knochen	Kalziumeinbau in den Knochen
Hemmung der Kalzium-Ausscheidung durch die Niere vermehrte Kalziumresorption im Darm	Steigerung der Kalzium-Ausscheidung durch die Niere

Lösung der Aufgabe 6

Nebennierenrinde: Glukokortikoide, Mineralkortikoide und Androgene

Nebennierenmark: Adrenalin und Noradrenalin (Stresshormone)

Lösung der Aufgabe 7

Als Drüse mit äußerer Sekretion bildet das Pankreas den enzymreichen Bauchspeichel und leitet diesen über einen Ausführungsgang ins Duodenum.

Als Drüse mit innerer Sekretion bildet es in den Langerhans'schen Inseln in den B-Zellen das Insulin, das den Blutzuckerspiegel senkt, in den A-Zellen das Glukagon, das den Blutzuckerspiegel erhöht.

Lösung der Aufgabe 8

Beide werden durch Überproduktion des Wachstumshormons Somatotropin ausgelöst, jedoch

- beim Gigantismus tritt dies während der Wachstumsperiode auf und es kommt zu übermäßigem Längenwachstum;
- bei der Akromegalie tritt dies nach Abschluss des Knochenwachstums auf und es kommt zu übermäßigem Wachstum von Nase, Ohren, Kinn, Händen und Füßen (Akren).

Lösung der Aufgabe 9

Es liegt eine Hyperthyreose (Schilddrüsenüberfunktion) vor.

Symptome: Struma (Schilddrüsenvergrößerung)

Exophtalmus (Hervortreten der Augäpfel, Glotz- und Glanzauge)

Tachykardie (Herzjagen)

Lösung der Aufgabe 10

Vermehrte Bildung des Nebennierenrindenhormons Kortisol durch tumoröse Erkrankung der Rinde oder Überproduktion des Hypophysenhormons ACTH, das die Ausschüttung von Kortisol anregt, oder überdosierte Einnahme von ACTH oder Glukokortison.

Lösung der Aufgabe 11
1) b) und d), 2) c), 3) e), 4) a), 5) -

Lösung der Aufgabe 12
Diabetes insipidus – vermehrte Urinausscheidung durch Mangel an Adiuretin
Diabetes mellitus – zu hohe Konzentration von Glukose im Blut durch Mangel an Insulin

Lösung der Aufgabe 13
Alle Aussagen stimmen.

Lösung der Aufgabe 14
männliche Hormone:
Androgene (wichtigstes ist Testosteron)
Bildungsort im Hoden vor den Leydig'schen Zwischenzellen
weibliche Hormone:
Östrogene (Follikelhormon)
Gestagene (Gelbkörperhormon), wichtigstes ist Progesteron
Bildungsort in den Eierstöcken (Ovarien)

Lösung der Aufgabe 15
Ursachen sind: a), c)

1.11 Nervensystem

Anatomie und Physiologie

Aufgabe 1
Welche Aufgabe hat das Nervensystem?

Aufgabe 2
Wie ist das Nervensystem gegliedert?

Aufgabe 3
Welche Aufgaben haben die einzelnen Glieder des Nervensystems?

Aufgabe 4
Wie ist ein Rückenmarksnerv aufgebaut?

Aufgabe 5
Nennen Sie die Hirnhäute von außen nach innen.

Aufgabe 6
Zwischen welchen Hirnhäuten befindet sich der Liquor?

Aufgabe 7
Wo kann man gefahrlos eine Liquorpunktion vornehmen?

Aufgabe 8
Welche Funktion hat das Rückenmark?

Aufgabe 9
Was ist ein Reflex?

Aufgabe 10
Was verstehen Sie unter der grauen Substanz (weißen Substanz)?

Aufgabe 11
Wo ist die graue Substanz im Rückenmark (Gehirn)?

Aufgabe 12
Wieviel Rückenmarksnerven gibt es?

Aufgabe 13
Wieviel Hirnnerven gibt es?

Aufgabe 14
Was ist ein Reflexbogen?

Aufgabe 15
Nennen Sie drei verschiedene Reflexe.

Aufgabe 16
Welche Organe versorgt der 10. Hirnnerv?

Aufgabe 17
Auf welchen Nerv muss man bei einer intramuskulären Injektion besonders achten?

Aufgabe 18
Wie ist das Gehirn gegliedert?

Aufgabe 19
Welche Hirnabschnitte werden unter dem Oberbegriff Stammhirn zusammengefasst?

Aufgabe 20
Was sind Stammhirnkerne?

Aufgabe 21
Welche Aufgabe hat das Zwischenhirn?

Aufgabe 22
Wo ist das Atem- und Kreislaufzentrum?

Aufgabe 23
Wie tritt der Tod bei Erhängen ein?

Aufgabe 24
Hat die Großhirnrinde mehr Funktionen beim Menschen oder beim Elefanten?

Aufgabe 25
Wodurch wird die Oberfläche des Großhirns vergrößert?

Aufgabe 26
Nennen Sie jeweils eine Funktion des Hirnrindenbezirks:
   Stirnlappen
   Schläfenlappen
   Hinterhauptslappen

Aufgabe 27
Woher bekommen die Wahrnehmungsfelder ihre Information?

Aufgabe 28
Welche Bedeutung haben die Erinnerungsfelder?

Aufgabe 29
Welche Aufgaben haben das Kleinhirn, der Balken und die Brücke?

Aufgabe 30
Nennen Sie die beiden Gegenspieler des autonomen Nervensystems.

Aufgabe 31
Welche Faktoren beeinflussen das autonome Nervensystem?

Aufgabe 32
Ordnen Sie die vier Begriffe einander richtig zu.
1) Sympathikus   a) Aufbau der Leistungs-
2) Parasympathikus   reserven
                 b) Zustand erhöhter
                   Leistungsbereitschaft

Aufgabe 33
Wie wirkt der Sympathikus (Parasympathikus)
    a) am Herzen
    b) an den Bronchien
    c) am Darm
    d) an den Pupillen

Aufgabe 34
Benennen Sie die Teile des Rückenmarks.

Pathologie

Aufgabe 35
Nennen Sie fünf Symptome, die auf eine Erkrankung des Nervensystems hinweisen.

Aufgabe 36
Nennen Sie fünf technische Untersuchungsmethoden, die zur Diagnostik des Zentralnervensystems eingesetzt werden.

Aufgabe 37
    a) Welches Symptom ist typisch für eine Meningitis?
    b) Wie kann der Arzt die Diagnose sichern?
    c) Nennen Sie drei Bakterien, die häufig als Ursache einer Meningitis gefunden werden.

Aufgabe 38
Im Rahmen welcher Viruserkrankungen kann es zu einer Enzephalitis kommen?

Aufgabe 39
Nennen Sie drei Allgemeinsymptome und drei lokale Symptome, die auf einen Hirntumor hinweisen.

Aufgabe 40
Wie kann ein Schlaganfall (Apoplexie) entstehen?

Aufgabe 41
Was ist das typische Symptom eines Schlaganfalls?

Aufgabe 42
Was verstehen Sie unter einer Epilepsie?

Aufgabe 43
Beschreiben Sie mit wenigen Worten einen typischen großen Krampfanfall (Grand mal).

Aufgabe 44
Was müssen Sie tun, wenn Sie einen Patienten sehen, der einen Grand-mal-Anfall hat?

Aufgabe 45
Durch welche drei Hauptsymptome ist die Parkinson-Krankheit gekennzeichnet?

Aufgabe 46
Wie verläuft eine Multiple Sklerose?

Aufgabe 47
Welche Ursachen können einem Hydrozephalus zugrunde liegen?

Aufgabe 48
Wie erreicht man operativ eine Druckentlastung beim Hydrozephalus?

Aufgabe 49
Welches Syndrom kennzeichnet ein Schädel-Hirn-Trauma (SHT) Grad 1 Commotio cerebri?

Aufgabe 50
Erläutern Sie folgende Begriffe und nennen Sie jeweils zwei Beispiele:
    a) Neurose
    b) Psychose
    c) psychosomatische Krankheiten

Aufgabe 51
Welche Aussage beschreibt keine Folge der Commotio cerebri?
    a) Schädel-Hirn-Trauma mit nachweisbarer Gewebeschädigung des Gehirns
    b) kurzdauernde Bewusstlosigkeit
    c) retrograde Amnesie
    d) Übelkeit mit evtl. Erbrechen

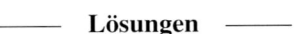

——— **Lösungen** ———

Lösung der Aufgabe 1
Das Nervensystem hat die Aufgabe alle Lebensvorgänge des Körpers zu steuern und sinnvoll aufeinander abzustimmen.

Lösung der Aufgabe 2
Das Nervensystem ist gegliedert in ein willkürliches Nervensystem und in ein unwillkürliches Nervensystem (= vegetatives Nervensystem = autonomes Nervensystem).

Lösung der Aufgabe 3
    a) Das periphere Nervensystem stellt die Verbindung zwischen Körperperipherie und dem Zentralnervensystem her und ermöglicht so dem Körper in richtiger Weise auf seine Umwelt zu reagieren.
    b) Im Zentralnervensystem werden die ankommenden Erregungen verarbeitet.
    c) Das autonome Nervensystem regelt die Körperfunktionen (Atmung, Verdauung, Stoffwechsel und Wasserhaushalt).

Lösung der Aufgabe 4
Ein Rückenmarksnerv (Spinalnerv) ist ein gemischter Nerv. Er führt sensible Fasern und motorische Fasern. Das Spinalganglion, die Ursprungszelle der sensiblen Fasern, ist Teil des Rückenmarksnerven, während die motorischen Fasern ihren Ursprung direkt in den vorderen Wurzeln des Rückenmarks haben.

Lösung der Aufgabe 5
Die Hirnhäute von außen nach innen sind:
    – die harte Hirnhaut (Dura marter)

– die Spinnwebenhaut (Arachnoidea)
– die weiche Hirnhaut (Pia mater)

Lösung der Aufgabe 6
Der Liquor befindet sich zwischen der Spinnwebenhaut und der weichen Hirnhaut.

Lösung der Aufgabe 7
Im Bereich der Lendenwirbelsäule kann man gefahrlos eine Liquorpunktion (Lumbalpunktion) vornehmen.

Lösung der Aufgabe 8
Das Rückenmark ist Leitungsorgan und Reflexorgan.

Lösung der Aufgabe 9
Ein Reflex ist eine unwillkürliche Antwort auf einen Reiz.

Lösung der Aufgabe 10
Die graue Substanz enthält die Nervenzellen. Die weiße Substanz wird von den Nervenfasern gebildet.

Lösung der Aufgabe 11
Die graue Substanz liegt schmetterlingsförmig im Innern des Rückenmarks. Im Gehirn bildet die graue Substanz die Rinde.

Lösung der Aufgabe 12
Es gibt 31-32 paarige Rückenmarksnerven.

Lösung der Aufgabe 13
Es gibt 12 Hirnnerven, die mit römischen Zahlen bezeichnet werden.

Lösung der Aufgabe 14
Ein Reflexbogen setzt sich zusammen aus:
– Empfindungsorgan,
– sensiblen Nerven,
– Schaltstation (Synapse),
– motorischen Nerven,
– Erfolgsorgan.

Lösung der Aufgabe 15
Saugbewegung des Säuglings bei Berührung der Wange
Lidschluss bei Berührung der Hornhaut

Hochschnellen des Unterschenkels bei Schlag auf die Patellarsehne

Lösung der Aufgabe 16
Der 10. Hirnnerv (Vagus) beeinflusst die Eingeweide von Brust- und Bauchraum.

Lösung der Aufgabe 17
Auf den Ischiasnerv muss man bei intramuskulären Injektionen besonders achtgeben.

Lösung der Aufgabe 18
Das Gehirn ist gegliedert in
Endhirn,
Zwischenhirn,
Mittelhirn,
Hinterhirn,
Nachhirn.

Lösung der Aufgabe 19
Das Stammhirn umfasst das
Rautenhirn,
Zwischenhirn,
Mittelhirn.

Lösung der Aufgabe 20
Die Stammhirnkerne übernehmen eine dem Rückenmark übergeordnete Funktion und unterliegen der Kontrolle der Großhirnrinde.

Lösung der Aufgabe 21
Das Zwischenhirn ist Zentrum des vegetativen Nervensystems. Es steuert viele Lebensfunktionen und beeinflusst das Hormonsystem.

Lösung der Aufgabe 22
Das Atem- und Kreislaufzentrum liegt im verlängerten Mark (Medulla oblongata).

Lösung der Aufgabe 23
Beim Erhängen reißt das Band zwischen Dens axis und Medulla oblongata. Der Dens axis zerstört das Kreislaufzentrum in der Medulla oblongata und es tritt der sofortige Tod ein.

Lösung der Aufgabe 24
Je höher ein Lebewesen entwickelt ist, desto mehr Funktionen übernimmt die Großhirnrinde und desto stärker ist sie ausgebildet. Die

Großhirnrinde des Menschen hat daher mehr Funktionen als die des Elefanten.

Lösung der Aufgabe 25
Die Oberfläche des Gehirns wird durch Furchen und Windungen vergrößert.

Lösung der Aufgabe 26
Riechzentrum   –   Stirnlappen
Hörzentrum   –   Schläfenlappen
Sehzentrum   –   Hinterhauptslappen

Lösung der Aufgabe 27
Die Wahrnehmungsfelder bekommen ihre Informationen von den Sinnesorganen.

Lösung der Aufgabe 28
Die Erinnerungsfelder ermöglichen die Wiedererkennung der Information.

Lösung der Aufgabe 29
Kleinhirn   –   Kontrollzentrum der Muskeltätigkeiten, sorgt für die Erhaltung des Gleichgewichts
Balken   –   verbindet beide Hemisphären
Brücke   –   Verbindung zwischen Großhirn und Kleinhirn

Lösung der Aufgabe 30
Die Gegenspieler des autonomen Nervensystems sind der Sympathikus und der Parasympathikus.

Lösung der Aufgabe 31
Das vegetative Nervensystem wird stark durch die Psyche beeinflusst (Freude, Stress, Angst, Schmerz).

Lösung der Aufgabe 32
Der Sympathikus setzt den Körper in einen Zustand erhöhter Leistungsbereitschaft.
Der Parasympathikus baut neue Leistungsreserven auf.

Lösung der Aufgabe 33
Sympathikus:
a) am Herzen   – Beschleunigung
b) an den Bronchien   – Erweiterung
c) am Darm   – Hemmung
d) an den Pupillen   – Erweiterung
Parasympathikus:
a) am Herzen   – Hemmung
b) an den Bronchien   – Verengung
c) am Darm   – Beschleunigung
d) an den Pupillen   – Verengung

Lösung der Aufgabe 34
Graue Substanz
Weiße Substanz
Rückenmarksnerv-Spinalnerv
Grenzstrang-Sympathikus
Hintere (sensible) Wurzel
Vordere (motorische) Wurzel
Spinalganglion

Lösung der Aufgabe 35
Folgende Symptome weisen auf eine Erkrankung des Nervensystems hin:
1) Sensibilitätsstörungen
2) Störungen der Motorik
3) verändertes Reflexverhalten
4) Sprachstörungen
5) Gedächtnisverlust

Lösung der Aufgabe 36
Technische Untersuchungsmethoden, die zur Diagnostik des Zentralnervensystems eingesetzt werden:
1) Computertomographie
2) Elektroenzephalographie (EEG)
3) Elektromyographie (EMG)
4) Röntgenuntersuchung des Schädels
5) Ultraschalluntersuchung

Lösung der Aufgabe 37
a) Das typische Symptom der Meningitis ist die Nackensteifheit (Meningismus).
b) Der Arzt sichert die Diagnose durch eine Lumbalpunktion.
c) Die häufigsten Erreger der Meningitis sind:
– Meningokokken
– Pneumokokken
– Staphylokokken

Lösung der Aufgabe 38
Eine Enzephalitis kann im Rahmen einer Masern- und einer Mumpserkrankung auftreten.

Lösung der Aufgabe 39

Allgemeinsymptome, die auf einen Hirntumor hinweisen, sind :
- Kopfschmerzen
- Krampfanfälle
- Erbrechen und Übelkeit

Lokale Symptome, die auf einen Hirntumor hinweisen, sind:
- Hirnnervenausfälle (z.B. Seh- und Sprachstörungen)
- Lähmungen
- Sensibilitätsstörungen

Lösung der Aufgabe 40

a) Ein Apoplex kann durch einen Hirninfarkt entstehen. Arteriosklerotisch veränderte Gefäße werden durch einen Thrombus verschlossen. Es entsteht in einem umschriebenen Hirnbezirk eine Blutleere, die zur Gewebsnekrose führt.

b) Ein Apoplex kann auch durch eine Hirnblutung entstehen. Bei einem Hochdruckpatienten können arteriosklerotisch veränderte Gefäße platzen und es kommt zur Schädigung des Hirngewebes.

Lösung der Aufgabe 41

Das typische Symptom eines Schlaganfalls ist die Halbseitenlähmung.

Lösung der Aufgabe 42

Unter dem Begriff Epilepsie fasst man eine Gruppe von Krankheiten zusammen, bei denen es wiederholt zu Krampfanfällen kommt. Die EEG-Kurve ist in typischer Weise verändert.

Lösung der Aufgabe 43

Der Grand-mal-Anfall beginnt in typischer Weise mit einer Aura, d.h. mit einer veränderten Wahrnehmung der Umwelt. Der Patient fällt in einem tonischen Krampf zu Boden. Das Gesicht wird zyanotisch aufgrund einer Unterbrechung der Atmung. Dann beginnen rhythmische Zuckungen, bis der Patient in einen Tiefschlaf fällt.

Lösung der Aufgabe 44

Wichtige Maßnahmen, die beim Grand-mal-Anfall zu beachten sind :

a) Den Patienten schützen, damit er sich selbst nicht verletzt. Alle Gegenstände aus seiner Nähe entfernen.

b) Zungenbiss verhindern, indem man ihm einen Knebel in den Mund steckt.

c) Arzt rufen.

Lösung der Aufgabe 45

Die Parkinson-Krankheit ist gekennzeichnet durch:

a) Tremor, Zittern in Ruhe, bei Bewegung wird es geringer

b) Rigor, Muskelstarre

c) mangelnde Mimik

Lösung der Aufgabe 46

Die Multiple Sklerose verläuft in Schüben mit wechselnder Symptomatik. Im Endstadium kommt es zu ausgedehnten Lähmungen, die zum Tode führen.

Lösung der Aufgabe 47

Ursachen eines Hydrozephalus:
- Blutungen im Gehirn während der Geburt
- Entzündungen
- Tumoren
- Missbildungen

Lösung der Aufgabe 48

Die Druckentlastung erreicht man, indem man den Liquor über einen Ventilkatheter in den Blutkreislauf leitet.

Lösung der Aufgabe 49

Ein Schädel-Hirn-Trauma Grad 1 ist gekennzeichnet durch:
- Übelkeit/Erbrechen,
- Bewusstseinstrübung,
- Amnesie.

Lösung der Aufgabe 50

a) Unter Neurose versteht man ein nicht normales Verhalten und Erleben ohne körperliche Ursache, z.B. Platzangst, Flugangst, Waschzwang.

b) Zur Gruppe der Psychosen zählt man alle Geistes- oder Nervenkrankheiten mit erheblichen seelischen Störungen. z.B. Schizophrenie.

c) Psychosomatische Erkrankungen werden körperliche Erkrankungen genannt, die durch seelische Störungen verursacht werden.

Lösung der Aufgabe 51
a)

1.12 Sinnesorgane

Auge

Aufgabe 1
Erklären Sie den Aufbau des Augapfels.

Aufgabe 2
Welches sind die optischen Medien des Auges und welche ihrer Krankheiten kennen Sie?

Aufgabe 3
Was versteht man unter dem gelben und dem blinden Fleck der Netzhaut?

Aufgabe 4
Was versteht man unter Strabismus (Schielen)?

Aufgabe 5
Welche Formen der Fehlsichtigkeit gibt es, was sind ihre Ursachen, wie werden sie ausgeglichen?

Aufgabe 6
Was bedeuten Adaptation und Akkomodation des Auges?

Aufgabe 7
Was zählt zu den Hilfsapparaten des Auges?

Aufgabe 8
Benennen Sie die dargestellten Einzelheiten des Auges. (siehe Abb. rechts oben)

Aufgabe 9
Welche Aussagen sind richtig?
Der Lichteinfall des Auges wird geregelt
1) vom Ciliarkörper
2) von der Iris
3) vom Vegetativen Nervensystem

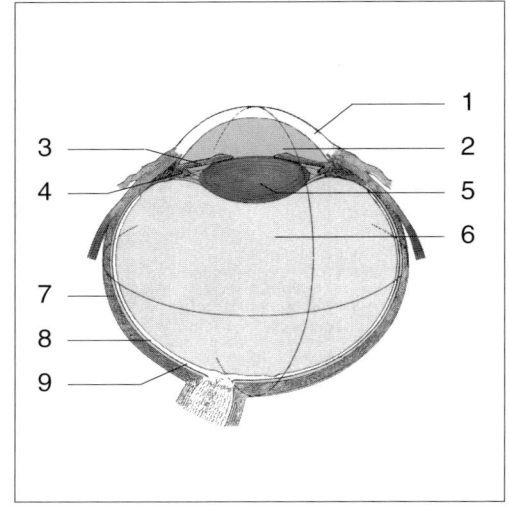

Aufgabe 10
Welche Erkrankungen des Auges beruhen auf Brechungsfehlern?
1) Mydriasis
2) Myopie
3) Astigmatismus
4) Glaukom
5) Presbyopie
6) Strabismus
7) Hyperopie

Ohr

Aufgabe 11
Worin gliedert sich das Hör- und Gleichgewichtsorgan?

Aufgabe 12
Beschreiben Sie den Hörvorgang.

Aufgabe 13
Woraus besteht das Gleichgewichtsorgan?

Aufgabe 14
Welche Funktionen haben die Vorhofsäckchen und welche die Bogengänge?

Aufgabe 15
Wodurch kann Schwerhörigkeit entstehen? Geben Sie je ein Beispiel.

Aufgabe 16
Benennen Sie in der Abbildung (siehe unten) die Organe des Mittelohres.

Aufgabe 17
Welche Aussagen sind zutreffend?
Das Hörorgan liegt:
  1) im Labyrinth
  2) im Schneckengang
  3) in der Ohrtrompete
  4) auf der Basilarmembran
  5) in den Vorhofsäckchen

Aufgabe 18
Ständiger Discolärm kann führen zu:
  1) Hörsturz
  2) Otitis media
  3) Otosklerose
  4) Innenohrschwerhörigkeit
  5) Degeneration des Corti'schen Organs

Geschmacks- und Geruchsorgane

Aufgabe 19
Welche vier Geschmacksqualitäten nehmen die Geschmacksknospen wahr?
Wo erfolgt die Erkennung dieser Geschmacksqualitäten?

Aufgabe 20
Bezeichnen Sie die Verteilung der Geschmacksempfindungen auf der Zunge. (siehe Abb.)

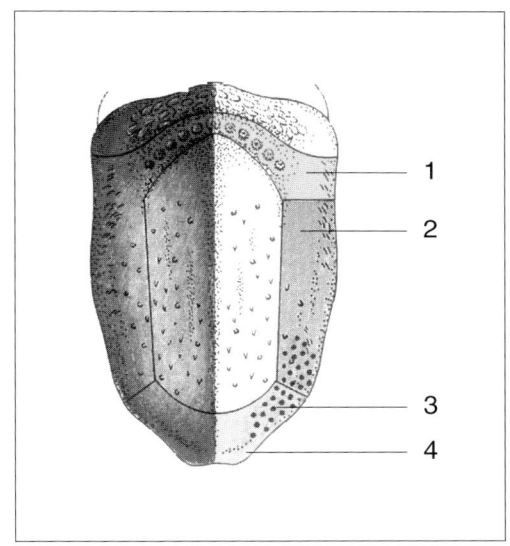

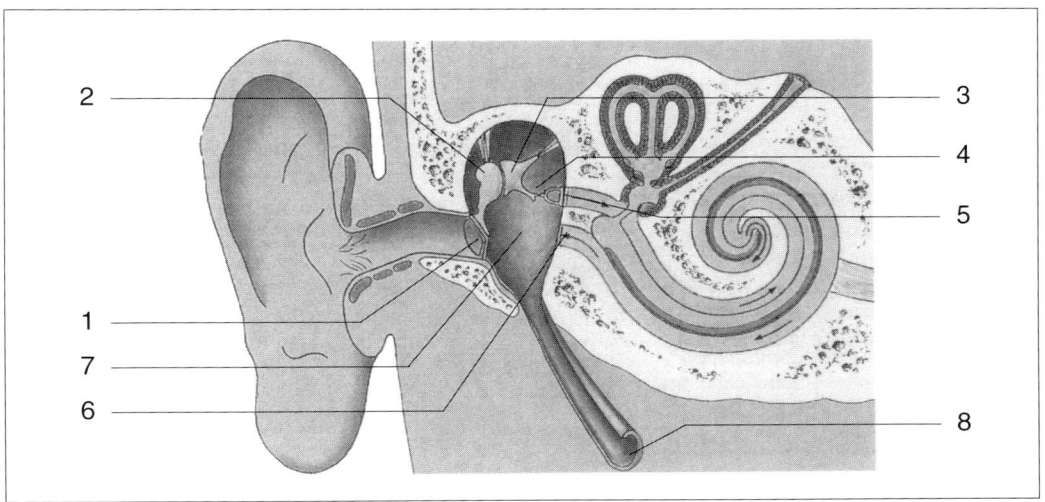

Aufgabe 21
Wo liegt das Riechorgan (Riechfelder)?

Aufgabe 22
Wie bezeichnet man den Riechnerv, der wie-vielte Hirnnerv ist er?

——— **Lösungen** ———

Lösung der Aufgabe 1
Der Augapfel besteht aus drei Wandschich-ten:
– äußere Schicht:
  Lederhaut (Sklera)
  Hornhaut (Cornea)
– mittlere Schicht:
  Aderhaut (Chorioidea)
  Ziliarkörper
  Regenbogenhaut (Iris)
– innere Schicht:
  Netzhaut (Retina)
  Pigmentschicht
  Sinneszellen (Stäbchen, Zapfen)
Der Inhalt des Auges ist durchsichtig: Augen-kammern mit Kammerwasser, Linse; dahinter der Glaskörper, der den gesamten Raum aus-füllt.

Lösung der Aufgabe 2

Optische Medien sind:	Ihre Krankheiten:
Hornhaut	Astigmatismus – un-gleiche Krümmung der Hornhaut
Augenkammern mit Kammerwasser	Glaukom – erhöhter Augeninnendruck
Linse	Katarakt – Linsen-trübung
Glaskörper	

Lösung der Aufgabe 3
Der gelbe Fleck liegt genau in der Sehachse, hier ist die Stelle des schärfsten Sehens, weil sie besonders reich an Zapfenzellen ist.
Der blinde Fleck ist die Austrittsstelle des Seh-nervs aus dem Augapfel, er enthält keine Sin-neszellen.

Lösung der Aufgabe 4
Strabismus ist die krankhafte Abweichung der Augachse von der Parallelstellung.
Man unterscheidet:
– Strabismus convergens = Einwärts-schielen
– Strabismus divergens = Auswärtsschielen

Lösung der Aufgabe 5
Myopie (Kurzsichtigkeit)
– Ursache ist meist ein zu langer Augapfel.
– Korrektur druch Zerstreuungslinsen (Minusgläser).
Hyperopie (Weitsichtigkeit)
– Ursache ist meist ein zu kurzer Augapfel.
– Korrektur durch Sammellinsen (Plus-gläser).
Presbyopie (Altersweitsichtigkeit)
– Ursache ist ein Elastizitätsverlust der Linse; Akkomodationsschwäche beim Nahsehen.
– Korrektur durch Sammellinsen (Lese-brille).
Astigmatismus (Stabsichtigkeit).
– Ursache ist eine walzenförmige Krüm-mung der Hornhaut.
– Korrektur durch ein Zylinderglas.

Lösung der Aufgabe 6
Adaptation ist die Anpassung des Auges an wechselnde Lichtverhältnisse.
Akkomodation ist die Anpassung der Linsen-krümmung beim Nahsehen und Fernsehen.

Lösung der Aufgabe 7
– Halte- und Bewegungsapparat
  Dazu gehören vier gerade und zwei schräge Augenmuskeln.
– Schutzapparat
  Dazu dienen die fettgepolsterte Augen-höhle, die Augenlider und der Binde-hautsack sowie die Bindehaut.
– Berieselungsapparat
  Dazu gehört die Tränendrüse mit den Tränenkanälchen und dem Tränen-Na-sengang.

Lösung der Aufgabe 8
1) Hornhaut (Cornea)
2) vordere Augenkammer
3) Regenbogenhaut (Iris)
4) Ziliarkörper
5) Linse
6) Glaskörper
7) Lederhaut
8) Aderhaut
9) Netzhaut

Lösung der Aufgabe 9
2), 3)

Lösung der Aufgabe 10
2), 3), 5), 7)

Lösung der Aufgabe 11
äußeres Ohr mit Ohrmuschel und Gehörgang, getrennt durch das Trommelfell
Mittelohr mit Gehörknöchelchen, Paukenhöhle und den luftgefüllten Räumen des Warzenfortsatzes
Innenohr = Labyrinth mit Schnecke (Hörorgan) und zwei Vorhofsäckchen und drei Bogengänge (Gleichgewichtsorgan)

Lösung der Aufgabe 12
Schallwellen sind Druckwellen, sie versetzen das Trommelfell in Schwingungen. Dieses überträgt die Schwingungen auf die Gehörknöchelchen (Hammer, Amboss und Steigbügel). Der Steigbügel leitet die Schwingungen am ovalen Fenster auf die Perilymphe in der Vorhoftreppe weiter, wo sie sich bis zur Schneckenspitze fortpflanzen, wo die Vorhoftreppe in die Paukentreppe übergeht. Die Schwingungen kommen durch die Paukentreppe wiederum zurück und erschüttern dabei die Basilarmembran des Schneckenganges, wobei es zur Erregung der Hörzellen kommt, die über den Hörnerv zum Gehirn weitergeleitet wird.

Lösung der Aufgabe 13
Aus den beiden Vorhofsäckchen (Sacculus und Utrikulus) und den drei Bogengängen, die wie die Wände eines Raumes jeweils im rechten Winkel zueinander stehen.

Lösung der Aufgabe 14
Die Vorhofsäckchen leisten über die Lage des Kopfes eine Orientierung im Raum und bei geradlinigen Beschleunigungen. Die Bogengänge registrieren Drehbeschleunigungen.

Lösung der Aufgabe 15
Störung der Schallleitung (Ceruminalpfropf, Otitis media, Otosklerose)
Störung der Schallempfindung (Chronisches Lärmtrauma, Hörsturz)
Störung der Schallwahrnehmung (gestörte Wahrnehmung im Gehirn)

Lösung der Aufgabe 16
1) Trommelfell
2) Hammer
3) Amboss
4) Steigbügel
5) ovales Fenster
6) rundes Fenster
7) Paukenhöhle
8) Ohrtrompete

Lösung der Aufgabe 17
1), 2), 4)

Lösung der Aufgabe 18
4), 5)

Lösung der Aufgabe 19
bitter: Zungengrund
sauer: Zungenränder
salzig: seitliche Zungenspitze
süß: vordere Zungenspitze

Lösung der Aufgabe 20
von Zungengrund nach Zungenspitze:
1) bitter
2) sauer
3) salzig
4) süß

Lösung der Aufgabe 21
im oberen Nasenbereich

Lösung der Aufgabe 22
Nervus olfaktorius; I. Hirnnerv

Aufgaben

1.13   Haut

Anatomie und Physiologie

Aufgabe 1
Wie heißen die drei Schichten der Haut (dt. und lat. Bezeichnung)?

Aufgabe 2
Wie ist die Oberhaut aufgebaut?

Aufgabe 3
Beschreiben Sie den Aufbau der Lederhaut.

Aufgabe4
Weshalb ist die Haut ein Sinnesorgan?

Aufgabe 5
Erklären Sie den Aufbau eines Haares anhand der nachfolgenden Abbildung, indem Sie den Buchstaben die entsprechenden Begriffe zuordnen.

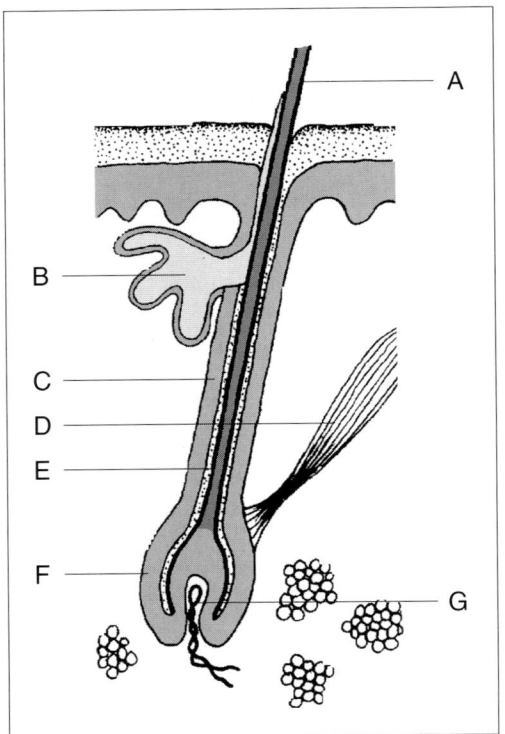

Aufgabe 6
Was zählt zu den Hautanhangsgebilden?

Aufgabe 7
Nennen Sie die Aufgaben der Haut.

Aufgabe 8
Welche Funktion hat die Haut nicht?
  1) Schutz vor äußeren Einflüssen
  2) Atmung
  3) Wärmeregulation
  4) Immunabwehr
  5) Wahrnehmung
  6) Vitaminbildung

Pathologie

Aufgabe 9
Was sind Effloreszenzen? Nennen Sie fünf mit ihrer Bedeutung.

Aufgabe 10
Welche Ursachen von Hauterkrankungen gibt es?

Aufgabe 11
Jugendliche in der Pubertät leiden häufig an einer Akne. Worum handelt sich?

Aufgabe 12
Was versteht man unter einem „Basaliom"?

Aufgabe 13
Was bedeutet die Diagnose „Melanom"?

Aufgabe 14
Welche Ekzemgruppen sind Ihnen bekannt?

Aufgabe 15
Welche der fünf Hautentzündungen werden von Staphylokokken hervorgerufen?
  1) Abszess
  2) Phlegmone
  3) Furunkel
  4) Karbunkel
  5) Erysipel (Wundrose)

Lösung zu Aufgabe 1

Die Haut besteht aus Oberhaut (Epidermis) und Lederhaut (Corium), die auch als Cutis bezeichnet werden; darunter befindet sich das Unterhautfettgewebe (Subcutis).

Lösung zu Aufgabe 2

Angaben von außen nach innen:

Stratum corneum – enthält verhornte abgestorbene Zellen

Stratum granulosum – Keratinkügelcheneinlagerungen

Stratum spinosum – Stachelzellschicht

Stratum basale Melanocyten – dort findet die Melaninbildung statt unter Einwirkung der UV-Bestrahlung

Basalmembran – Ort der Zellteilung, ragt zapfenförmig in die Lederhaut hinein, Ernährung der Zellschichten erfolgt durch Diffusion, da die Epidermis keine Gefäße führt (Keimschicht)

Lösung der Aufgabe 3

Die Lederhaut ist dicker als die Oberhaut, sie besteht überwiegend aus Bindegewebsfasern, in der Jugend ist der Anteil an elastischen Fasern sehr hoch, sie enthält sensible Nervenfasern für Kälte, Wärme, Schmerz, Tasten, Vibration, Druck. Die Haare sind mit ihren Haarwurzeln in der Lederhaut verankert, Schweiß- und Talgdrüsen findet man ebenfalls in der Lederhaut. (Abb.)

Lösung der Aufgabe 4

In der Haut befinden sich verschiedene Sinnesempfänger:

Freie Nervenendungen – Schmerzempfindung

Meissner-Tastkörperchen – Berührungsempfindung

Kälte- und Wärmekörperchen – Temperaturempfindung

Vater-Pacini-Körperchen – Druck- und Vibrationsempfindung

Lösung der Aufgabe 5

  A Haarschaft
  B Haarbalgdrüse
  C Haarbalg
  D Haarbalgmuskel
  E Haarwurzel
  F Haarzwiebel
  G Haarpapille

Lösung der Aufgabe 6

Haare, Nägel, Schweißdrüsen, Talgdrüsen (Handteller und Fußsohlen weisen keine Haare und keine Talgdrüsen auf)

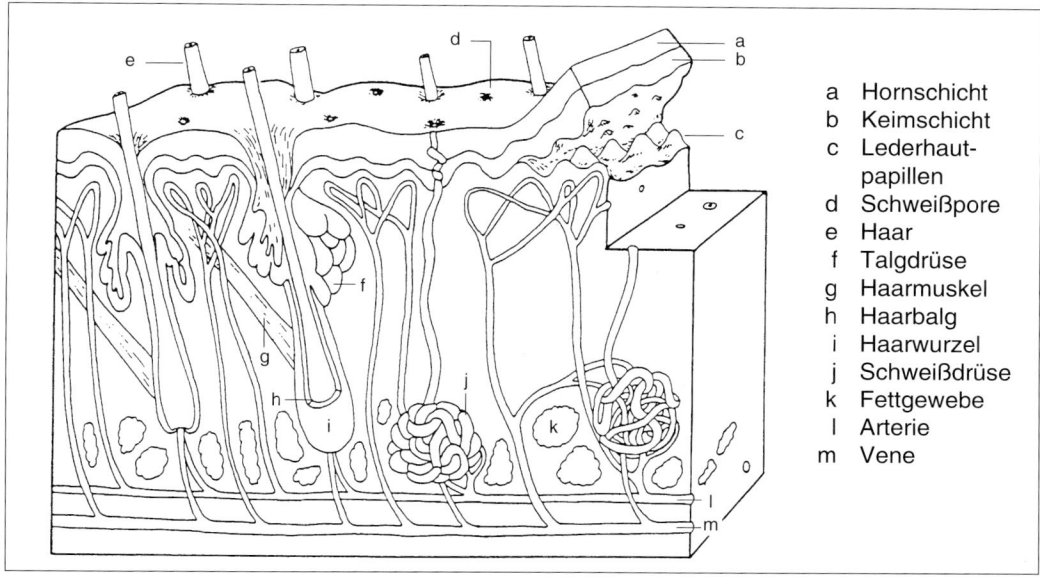

a Hornschicht
b Keimschicht
c Lederhautpapillen
d Schweißpore
e Haar
f Talgdrüse
g Haarmuskel
h Haarbalg
i Haarwurzel
j Schweißdrüse
k Fettgewebe
l Arterie
m Vene

Lösungen / Aufgaben

Lösung der Aufgabe 7
Schutzfunktion: vor äußeren Einflüssen wie Wärme, Kälte, Strahlung, Austrocknung, Bakterien, Viren, Pilzen
Wärmeregulierung: Regulierung der Körpertemperatur durch Schweißabsonderung und Änderung der Hautdurchblutung
Ausscheidung: Wasser, Salze
Sinnesorgan: Wahrnehmung von Druck, Berührung, Schmerz, Temperatur
Resorption: für äußerlich angewandte Medikamente (Östrogen-Pflaster, heparinhaltige Salben usw.)

Lösung der Aufgabe 8
4) Immunabwehr

Lösung der Aufgabe 9
Effloreszenzen sind krankhafte Hautveränderungen.
Beispiele:
 — Fleck (Macula): nicht erhabene Hautverfärbung
 — Knötchen (Papel): fest und erhaben, bis Erbsgröße
 — Blase (Bulla): über Erbsgröße, mit Flüssigkeit gefüllt
 — Geschwür (Ulcus): bis unter die Oberhaut oder Schleimhaut reichender Defekt des Gewebes
 — Schrunde (Rhagade): spaltförmiger kleiner Einriss in die Oberhaut und Lederhaut

Lösung der Aufgabe 10
Extreme Temperatureinwirkungen (Verbrennungen, Erfrierungen)
Parasiten (Flöhe, Mücken, Stechfliegen, Wespen, Krätzmilben, Läuse, Zecken)
Pilze (Dermatophyten-Fadenpilze, Hefen, Schimmelpilze)
Bakterien (Staphylokokken, Streptokokken)
Viren (Windpocken, Herpes simplex, Herpes zoster, Warzen)
Allergien

Lösung der Aufgabe 11
Akne ist eine Erkrankung talgdrüsenreicher Hautregionen mit Komedonen und daraus entstehenden Papeln und Pusteln.

Lösung der Aufgabe 12
Ein Basaliom ist ein von den Basalzellen der Epidermis ausgehender Tumor, er wächst langsam, destruierend, bildet keine Metastasen, gute Prognose.

Lösung der Aufgabe 13
Hochgradig maligner Tumor der Melanozyten, sehr früh hämatogen und lymphogen metastasierend.

Lösung der Aufgabe 14
Kontaktekzem: allergische Entzündungsreaktion der Haut auf Substanzen, die von außen einwirken
Endogenes Ekzem (Neurodermitis atopica): angeborene, erblich bedingte Überempfindlichkeit der Haut, relativ häufig in Kombination mit Heuschnupfen und Asthma bronchiale

Lösung der Aufgabe 15
1) Abszess
3) Furunkel
4) Karbunkel

1.14 Harnorgane

Anatomie und Physiologie

Aufgabe 1
Nennen Sie der Reihe nach die Harnorgane mit dem deutschen und dem lateinischen Ausdruck.

Aufgabe 2
Welche Aufgabe haben die Harnorgane?

Aufgabe 3
Wo liegen die Nieren?

Aufgabe 4
Was ist der Nierenhilus?

Aufgabe 5
Nennen Sie die beiden Kapseln, die die Niere schützend umgeben.

Aufgabe 6
Bei einem Längsschnitt durch die Nieren erkennt man verschiedene Schichten. Nennen Sie diese Schichten von außen nach innen.

Aufgabe 7
Was ist ein Nephron?

Aufgabe 8
Erläutern Sie den Aufbau eines Nierenkörperchens (Glomerulus).

Aufgabe 9
Weisen Sie den einzelnen Bestandteilen der Niere ihre entsprechende Region zu:
    a) Mark
    b) Rinde

    1) Glomerulus
    2) proximaler Tubulus
    3) distaler Tubulus
    4) Sammelrohre
    5) Henle'sche Schleife

Aufgabe 10
Was ist die Funktion der Glomeruli?

Aufgabe 11
Wieviel Liter Primärharn bildet der Mensch am Tag?

Aufgabe 12
Was versteht man unter extrazellulärer Flüssigkeit?

Aufgabe 13
Wieviel Liter Endharn scheidet der Mensch pro Tag aus?

Aufgabe 14
Welche Aufgabe haben die Tubuli?

Aufgabe 15
Wodurch wird die Arbeit der Tubuli beeinflusst?

Aufgabe 16
Nennen Sie die physiologischen Bestandteile des Urins.

Aufgabe 17
Wo beginnen die Harn ableitenden Wege?

Aufgabe 18
Wie wird der Urin vom Nierenbecken in die Harnblase transportiert?

Aufgabe 19
Wie hoch steht die Harnblase im gefüllten Zustand?

Aufgabe 20
Welche Bedeutung hat der Sphinkter internus (externus) der Blase?

Aufgabe 21
Wann entsteht Harndrang?

Aufgabe 22
Warum erkranken Frauen häufiger an Harnwegsinfekten als Männer?

Pathologie

Aufgabe 23
Wie entsteht eine Glomerulonephritis?

Aufgabe 24
Durch welche Symptome ist eine akute Glomerulonephritis gekennzeichnet?

Aufgabe 25
Welchen Urinbefund erwarten Sie bei einer Glomerulonephritis?

Aufgabe 26
Mit welcher Komplikation muss man bei einer chronischen Glomerulonephritis rechnen?

Aufgabe 27
Nennen Sie die drei häufigsten Erreger einer Pyelonephritis.

Aufgabe 28
Welche Fehlbildungen sind häufig Ursache einer Pyelonephritis?

Aufgabe 29
Welche Veränderungen zeigt der Urin bei einer Pyelonephritis?

Aufgabe 30
Wann solte man eine Urinkultur anlegen?

Aufgabe 31
Welche Therapiemöglichkeiten stehen heute einem Arzt bei Funktionsverlust der Nieren zur Verfügung?

Aufgabe 32
Nennen Sie die beiden häufigsten Tumoren im Bereich der Nieren.

Aufgabe 33
Warum ist das Hypernephrom so gefährlich?

Aufgabe 34
Wie kann man die Diagnose eines Nierentumors sichern?

Aufgabe 35
Nennen Sie vier Missbildungen an den Nieren.

Aufgabe 36
Zu welchen Veränderungen kommt es bei der Urämie?

Aufgabe 37
Welche Ursachen können einem akuten Nierenversagen zugrunde liegen?

Aufgabe 38
Erläutern Sie folgende Begriffe:
– Polyurie
– Oligourie
– Anurie
– Pollakisurie

Aufgabe 39
Welche anatomischen Veränderungen begünstigen eine Entzündung der unteren ableitenden Harnwege?

Aufgabe 40
Wie ist die Prognose für eine Zystitis ohne Abflussbehinderung?

Aufgabe 41
Wann treten Nierenkoliken auf?

Aufgabe 42
Welche Faktoren können ein Steinleiden begünstigen?

Aufgabe 43
Was ist eine Hydronephrose ?

Aufgabe 44
Was muss man bei einer schmerzloser. Makrohämaturie ausschließen?

——————— **Lösungen** ———————

Lösung der Aufgabe 1

Niere	Ren	(2)
Harnleiter	Ureter	(2)
Harnblase	Vesica urinaria	(1)
Harnröhre	Urethra	(1)

Lösung der Aufgabe 2
Die Harnorgane dienen der Ausscheidung von Stoffwechselabbauprodukten, Wasser, Salzen, giftigen Substanzen, Medikamenten und deren Abbauprodukten.

Lösung der Aufgabe 3
Die Nieren liegen beiderseits der Wirbelsäule an der Hinterwand der Bauchhöhle (retroperitoneal). Sie reichen von der 11/12 Rippe bis zum 3/4 Lendenwirbel. Die rechte Niere liegt wegen der Leber 2 cm tiefer.

Lösung der Aufgabe 4
Am Nierenhilus treten die Gefäße, Nerven und der Harnleiter in die Niere ein bzw. aus.

Lösung der Aufgabe 5
Die Nieren werden von einer je nach Ernährungszustand unterschiedlich ausgeprägten Fettkapsel und von einer kräftigen Bindegewebskapsel umgeben.

Lösung der Aufgabe 6

Die äußerste Randschicht ist die körnige Nierenrinde (Corticalis).

Dann folgt die feingestreifte Markzone (Medulla). Sie weist 12–19 pyramidenförmige Lappen als Markkegel oder Papillen auf, die in die Nierenkelche münden.

Lösung der Aufgabe 7

Ein Nephron ist die kleinste Funktionseinheit der Niere. Es besteht aus Nierenkörperchen (Glomerulus) und Nierenkanälchen (Tubuli).

Lösung der Aufgabe 8

Ein Glomerulus wird aus einem Knäuel von Kapillarschlingen gebildet, das aus einer Arteriole abgeht und wieder in eine Arteriole mündet. Umgeben ist es von einer doppelwandigen Kapsel, der Bowmann'schen Kapsel. Am Boden dieser Kapsel entspringt das Harnkanälchen.

Lösung der Aufgabe 9

- a) Mark:
  - 4) Sammelrohre
  - 5) Henle'sche Schleife
- b) Rinde:
  - 1) Glomerulus
  - 2) proximaler Tubulus
  - 3) distaler Tubulus

Lösung der Aufgabe 10

Die Glomeruli filtrieren in Abhängigkeit vom Blutdruck aus dem Blut ein Ultrafiltrat, den sogenannten Primärharn.

Lösung der Aufgabe 11

Der Mensch bildet 180 Liter Primärharn am Tag.

Lösung der Aufgabe 12

Die extrazelluläre Flüssigkeit setzt sich zusammen aus dem Blutplasma und der interstitiellen Flüssigkeit.

Lösung der Aufgabe 13

Der Mensch scheidet am Tag 1–2 Liter Endharn aus.

Lösung der Aufgabe 14

Die Tubuli bilden den Endharn durch Rückresorption von Wasser, Glukose, Aminosäuren und Elektrolyten. Es laufen aktive und passive Resorptions- und Sekretionsmechanismen ab.

Lösung der Aufgabe 15

Beeinflusst wird die Arbeit der Tubuli hormonell (Adiuretin) und nervös (vegetatives Nervensystem).

Lösung der Aufgabe 16

Die physiologischen Bestandteile des Urins sind:

- organische Stoffe: Harnstoff, Harnsäure, Kreatinin
- anorganische Stoffe: Salze
- Wasser (95 %)

Lösung der Aufgabe 17

Die harnableitenden Wege beginnen bei den Sammelrohren, die den Endharn ins Nierenbecken leiten.

Lösung der Aufgabe 18

Der Urin wird vom Nierenbecken durch peristaltische Bewegung schubweise und unabhängig von der Körperhaltung über die Harnleiter in die Harnblase transportiert.

Lösung der Aufgabe 19

Die Harnblase kann im gefüllten Zustand bis zum Nabel reichen.

Lösung der Aufgabe 20

Der Sphinkter externus gewährleistet die Urinkontinenz.

Der Sphinkter internus dichtet beim Mann während des Samenergusses die hintere Harnröhre zur Blase hin ab und ermöglicht damit eine antegrade Ejakulation.

Lösung der Aufgabe 21

Harndrang ist abhängig vom Füllungszustand der Blase. Die Harnblase fasst etwa 250-500 ml. Sie ist aber auch vom Spannungszustand abhängig, d.h., schon bei geringen Harnmengen kann durch Nervosität, Angst oder Entzündung der Schleimhaut Harndrang ausgelöst werden.

Lösungen

Lösung der Aufgabe 22
Frauen zwischen 15 und 45 Jahren erkranken häufiger an Harnwegsinfekten, weil die Harnröhre der Frau kürzer ist und die Keime deshalb leichter in die Harnblase eindringen können.

Lösung der Aufgabe 23
Eine Glomerulonephritis kann nach einem Streptokokkeninfekt entstehen durch allergische oder autoimmunisierende Vorgänge am Nierengewebe.

Lösung der Aufgabe 24
Eine Glomerulonephritis beginnt mit Kopfschmerzen, Lidödemen, erhöhtem Blutdruck und Schmerzen in der Lendengegend.

Lösung der Aufgabe 25
Im Urin findet man bei der Glomerulonephritis
– Makrohämaturie (Mikrohämaturie),
– Proteinurie,
– Eiweißzylinder und Erythrozytenzylinder.

Lösung der Aufgabe 26
Eine chronische Glomerulonephritis kann im Laufe der Erkrankung zu einer Niereninsuffizienz führen.

Lösung der Aufgabe 27
Die häufigsten Erreger einer Pyelonephritis sind:
– E. coli
– Proteus
– Pseudomonas

Lösung der Aufgabe 28
Fehlbildungen, die als Ursache einer Pyelonephritis in Frage kommen, sind:
– vesiko-renaler Reflux
– Harnröhrenstenosen
– Steine
– neurogene Störungen im Harntrakt

Lösung der Aufgabe 29
Der typische Urinbefund bei einer Pyelonephritis:
– reichlich Leukozyten
– Bakterien
– Erythrozyten
– Rundepithelien
– Leukozytenzylinder

Lösung der Aufgabe 30
Bei Verdacht auf eine Pyelonephritis und bei Verdacht auf eine Entzündung in den unteren ableitenden Harnwegen.

Lösung der Aufgabe 31
Bei Funktionsverlust der Nieren wird der Arzt eine Dialysebehandlung einleiten (Hämodialyse oder Peritonealdialyse) und wenn möglich eine Nierentransplantation durchführen.

Lösung der Aufgabe 32
Die häufigsten Tumoren der Niere sind das Hypernephrom (hypernephroides Karzinom) und das embryonale Adenomyosarkom (Wilms-Tumor).

Lösung der Aufgabe 33
Das Hypernephron macht erst im fortgeschrittenen Stadium Symptome. Es kommt aber frühzeitig zur hämatogenen Metastasierung in Skelett, Lunge, Gehirn und Leber.

Lösung der Aufgabe 34
Die Diagnose eines Nierentumors wird gesichert durch:
– körperliche Untersuchung
– Urinuntersuchung
– laborchemische Parameter
– Sonographie
– Ausscheidungsurographie
– Computertomographie
– Nierenangiographie
– Cavographie

Lösung der Aufgabe 35
Häufige Missbildungen an den Nieren sind:
– Hufeisennieren
– Doppelnieren
– solitäre zystische Veränderungen
– polyzystische Nierendegeneration

Lösung der Aufgabe 36
Bei einer Funktionsstörung der Nieren (Urämie) kommt es zur Anhäufung von harnpflichtigen Substanzen und zur Verschiebung des Wasser- und Elektrolythaushalts.

Lösung der Aufgabe 37

Ein akutes Nierenversagen kann auftreten bei:
- Vergiftungen
- Schock
- einem Tranfusionszwischenfall
- einem Polytrauma

Lösung der Aufgabe 38

Polyurie > 2,5 l/Tag
Oligourie < 0,4 l/Tag
Anurie < 0,1 l/Tag
Pollakisurie ist häufiges Wasserlassen in kleinen Urinportionen.

Lösung der Aufgabe 39

Abflussbehinderungen der Blase
Prostatageschwülste
Sphinktersklerose
Harnröhrenstenosen (sie begünstigen Entzündungen in den unteren ableitenden Harnwegen)

Lösung der Aufgabe 40

Eine Zystitis ohne Abflussbehinderung heilt in der Regel in wenigen Tagen ab.

Lösung der Aufgabe 41

Nierenkoliken treten auf, wenn ein Stein den Harnabfluss akut behindert. Die Schmerzen, die ein Stein verursacht, sind nicht von der Größe des Steins, sondern vom Grad der Abflussbehinderung des Urins abhängig.

Lösung der Aufgabe 42

Steinleiden werden begünstigt durch
Nebenschilddrüsenüberfunktion,
Ernährungsgewohnheiten,
Bewegungsarmut,
Disposition,
obstruktive Erkrankungen im Harntrakt.

Lösung der Aufgabe 43

Bei chronischem Harnstau kann es zur Ausbildung einer Wassersackniere (Hydronephrose) kommen.

Lösung der Aufgabe 44

Bei einer schmerzlosen Makrohämaturie müssen ein Tumor oder eine Tuberkulose im Bereich des Harntraktes ausgeschlossen werden.

1.15   Männliches Genitale

Anatomie und Physiologie

Aufgabe 1
Was rechnet man bei einem Mann zum inneren Genitale (äußeren Genitale)?

Aufgabe 2
Was verstehen Sie unter dem Descensus Testis?

Aufgabe 3
Wie heißen die Bindegewebshüllen, die das Hodengewebe umgeben?

Aufgabe 4
Ergänzen Sie folgende Lücken:
Der Hoden wird durch bindegewebige Septen in ungefähr 250 . . . . unterteilt.
Jedes . . . . enthält 1 – 4 . . . .,
die sich am Hodenhilus vereinigen und in den Nebenhodenkopf münden.

Aufgabe 5
Welche unterschiedlichen Zellen enthält das Hodengewebe?

Aufgabe 6
Übersetzen Sie folgende lateinische Begriffe:
Penis
Prostata
Ductus deferens
Epididymis
Skrotum
Pollutionen
Androgene
Testitis

Aufgabe 7
Welcher Hirnabschnitt (welche Drüse) steuert die Pubertät?

Aufgabe 8
Wie beginnt die Pubertät bei einem Jungen?

Aufgabe 9
Welche Aufgabe haben die Nebenhoden?

Aufgabe 10
Was enthält ein Samenstrang?

Aufgabe 11
Wo mündet der Samenleiter in die Harnröhre?

Aufgabe 12
Welche Drüsen sind an der Bildung des Ejakulats beteiligt?

Aufgabe 13
   a) Wie heißt das männliche Keimdrüsenhormon?
   b) Wo wird es gebildet?

Aufgabe 14
Wie ist eine Samenzelle aufgebaut?

Aufgabe 15
Welches ist die wichtigste Voraussetzung für die Befruchtungsfähigkeit einer Samenzelle?

Aufgabe 16
Welche Funktionen haben die einzelnen Teile einer Samenzelle?

Aufgabe 17
Welchen Weg nimmt die Samenzelle bei der Ejakulation?

Aufgabe 18
Wie kann man sich erklären, dass Arbeiter, die hohen Temperaturen ausgesetzt sind, häufiger infertil sind?

Aufgabe 19
Wo liegt die Prostata?

Aufgabe 20
Wie groß ist sie ungefähr?

Aufgabe 21
Übersetzen Sie folgende Begriffe:

Erektion
Praeputium

Aufgabe 22
Wie heißen die beiden Schwellkörper des Penis?

Aufgabe 23
Wie kommt es zur Erektion?

Aufgabe 24
Wie führt der Arzt eine Sterilisation bei einem Mann durch?

Aufgabe 25
   a) Was ist eine Kastration?
   b) Nennen Sie eine Indikation zur Kastration.

Pathologie

Aufgabe 26
Bei welcher Infektionskrankheit kann es zu einer Orchitis kommen?

Aufgabe 27
Was verstehen Sie unter einer Balanitis?

Aufgabe 28
Welche Symptome sind typisch für eine akute Prostatitis?

Aufgabe 29
An welche Erkrankungen sollte man bei einer schmerzlosen Hodenschwellung denken?

Aufgabe 30
In welchem Alter kommt es bei 70–80 % der Männer zur Prostatahyperphasie?

Aufgabe 31
Was ist die Ursache der Prostatahyperphasie?

Aufgabe 32
Was ist das typische Symptom einer Prostatahyperphasie?

Aufgabe 33
Wie kann der Arzt bei einer Prostatahyperpha-

sie eine problemlose Blasenentleerung dauerhaft wiederherstellen?

Aufgabe 34

Wie kann sich ein Mann vor den Folgen eines Prostatakarzinoms schützen?

Aufgabe 35

Warum erkranken Moslems und Juden seltener am Peniskarzinom?

Aufgabe 36

Erläutern Sie folgende Begriffe:
Hypospadie
Epispadie
Phimose
Kryptorchismus

Aufgabe 37

An welche Erkrankung muss man denken bei einem akuten heftigen Schmerz im Bereich des Hodens bei einem kleinen Jungen bzw. bei einem jungen Mann?

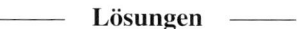

—— **Lösungen** ——

Lösung der Aufgabe 1

Zum inneren Genitale des Mannes rechnet man:
    die Hoden
    die Nebenhoden
    die Samenleiter
    die Vorsteherdrüse
Zum äußeren Genitale des Mannes rechnet man:
    das männliche Glied
    den Hodensack

Lösung der Aufgabe 2

In der Embryonalzeit liegen beide Hoden im Retroperitonealraum. Am Ende der Schwangerschaft wandern sie in das Skrotum. Es kommt dabei zu einer Ausstülpung des Peritoneums in den Hodensack.

Lösung der Aufgabe 3

Die Bindegewebshüllen, die das Hodengewebe umgeben, heißen Tunica albuginea testis.

Lösung der Aufgabe 4

Der Hoden wird durch bindegewebige Septen in ungefähr 250 Hodenläppchen unterteilt. Jedes Hodenläppchen enthält 1-4 Samenkanälchen, die sich am Hodenhilus vereinigen und in den Nebenhodenkopf münden.

Lösung der Aufgabe 5

Das Hodengewebe enthält:
das spermienbildende Keimepithel
Stützzellen
Zwischenzellen

Lösung der Aufgabe 6

Penis	– männliches Glied
Prostata	– Vorsteherdrüse
Ductus deferens	– Samenleiter
Epididymis	– Nebenhoden
Skrotum	– Hodensack
Pollutionen	– nächtliche Samenergüsse
Androgene	– männliche Hormone
Testis	– Hoden

Lösung der Aufgabe 7

Die Pubertät wird vom Zwischenhirn (Hypothalamus) über die Hirnanhangsdrüse (Hypophyse) gesteuert.

Lösung der Aufgabe 8

Die Pubertät beginnt, indem zuerst die Hoden wachsen und mit der Produktion der männlichen Hormone (z.B. Testosteron) beginnen. Gleichzeitig bildet der Körper aber auch Östrogene. Dadurch wachsen Penis und Prostata und es bilden sich die sekundären Geschlechtsmerkmale aus (Achsel-, Scham- und Bartbehaarung); der Stimmbruch erfolgt.

Lösung der Aufgabe 9

In den Nebenhoden werden die Samen gespeichert und kommen zur Reife.

Lösung der Aufgabe 10

Der Samenstrang enthält:
den Samenleiter
A. testicularis und A. ductus deferentis
Plexus pampiniformis
Lymphgefäße
Nerven

Lösung der Aufgabe 11
Der Samenleiter mündet in der Prostata in die Harnröhre.

Lösung der Aufgabe 12
Das Ejakulat wird gebildet von
der Prostata,
den Samenbläschen
und den Cowper'schen Drüsen.

Lösung der Aufgabe 13
a) Das männliche Keimdrüsenhormon heißt Testosteron.
b) Es wird in den Leydig'schen Zwischenzellen gebildet.

Lösung der Aufgabe 14
Eine Samenzelle besteht aus Kopf, Mittelteil und Schwanz.

Lösung der Aufgabe 15
Die wichtigste Voraussetzung für die Befruchtungsfähigkeit einer Samenzelle ist ihre Beweglichkeit.

Lösung der Aufgabe 16
Der Kopf der Samenzelle enthält die Erbmasse. Das Mittelstück ist das energieliefernde Zentrum. Durch die lebhafte Bewegung des Schwanzes ist die Eigenbewegung der Spermien möglich.

Lösung der Aufgabe 17
Die Spermien gelangen vom Nebenhoden in den Samenleiter, vermischen sich mit dem Sekret der Samenbläschen, der Prostata und der Cowper'schen Drüsen und fließen über die Harnröhre nach außen.

Lösung der Aufgabe 18
Die Samenzellen sind sehr empfindlich gegenüber Wärme. Bei hohen Außentemperaturen, aber auch bei Fieber nimmt die Fertilität ab.

Lösung der Aufgabe 19
Die Prostata liegt zwischen dem äußeren Blasenschließmuskel und dem inneren Blasenschließmuskel und umfasst die hintere Harnröhre.

Lösung der Aufgabe 20
Die Prostata ist ungefähr so groß wie eine Kastanie.

Lösung der Aufgabe 21
Erektion   – Aufrichtung des Penis
Praeputium   – Vorhaut

Lösung der Aufgabe 22
Die Schwellkörper des Penis heißen Corpora cavernosa und Corpus spongiosum.

Lösung der Aufgabe 23
Bei sexueller Eregung kommt es zur Erektion durch Drosselung des Blutabflusses in den Venen. Dadurch wird das Blut in den Schwellkörpern gestaut und der Penis richtet sich auf.

Lösung der Aufgabe 24
Es werden die Samenleiter durchtrennt. Diesen Eingriff bezeichnet man als Sterilisation.

Lösung der Aufgabe 25
Bei der Kastration werden die Hoden entfernt. Es entsteht nicht nur eine Unfruchtbarkeit, sondern es kommt auch zu einer Veränderung der sekundären Geschlechtsmerkmale durch den Wegfall der männlichen Hormone.
Indikation: Prostatakrebs.

Lösung der Aufgabe 26
Im Rahmen einer Mumpserkrankung kann es zu einer Orchitis kommen, die zur Unfruchtbarkeit führen kann.

Lösung der Aufgabe 27
Eine Balanitis ist eine Entzündung der Vorhaut und der Eichel (Glans).

Lösung der Aufgabe 28
Eine akute Prostatitis ist gekennzeichnet durch eine ausgeprägte Dysuriesymptomatik.
Es bestehen Schmerzen in der Dammregion, die in die Hoden ziehen. Die Blasenentleerung und auch die Entleerung des Dickdarms sind mit starken Schmerzen verbunden.

Lösung der Aufgabe 29
Eine schmerzlose Größenzunahme des Skrotums kann sein:
eine Hydrozele (Flüssigkeitsansammlung im Skrotum)
ein Hodentumor

Spermatozelen (zystische Geschwülste im Bereich des Nebenhodens)

Lösung der Aufgabe 30
Zwischen 40 und 50 beginnt bei den Männern die Prostatahyperphasie.

Lösung der Aufgabe 31
Die Verschiebung des Hormongleichgewichts zugunsten der Östrogene ist Ursache der Prostatahyperphasie.

Lösung der Aufgabe 32
Das typische Symptom der Prostatahyperphasie ist die Dysurie. Im fortgeschrittenen Stadium kommt es zur Überlaufsymptomatik mit Inkontinenz.

Lösung der Aufgabe 33
Die Therapie der Prostatahypertrophie besteht in einer transurethralen Elektroresektion.

Lösung der Aufgabe 34
Eine regelmäßige Vorsorgeuntersuchung dient der Früherkennung des Prostatakarzinoms.

Lösung der Aufgabe 35
Ein Peniskarzinom entsteht durch häufige Entzündungen der Vorhaut und der Eichel.
Durch die Beschneidung werden die Entzündung wie auch das Karzinom weitgehend verhindert.

Lösung der Aufgabe 36

Hypospadie	–	Harnröhrenmündung liegt zwischen Penisspitze und Damm
Epispadie	–	Harnröhrenmündung liegt auf der dorsalen Seite des Penis
Phimose	–	Vorhautverengung
Kryptorchismus	–	Nichttastbarkeit des Hodens

Lösung der Aufgabe 37
Eine Hodentorsion verursacht einen heftigen Schmerz im Bereich des Hodens. Eine komplette Torsion kann, wenn nicht rechtzeitig (innerhalb von sechs Stunden) eine Operation erfolgt, zum Untergang des Organs führen.

1.16   Gynäkologie

Anatomie und Physiologie

Aufgabe 1
Was zählt zu den weiblichen Geschlechtsorganen? (dt. und lat. Bezeichnung)

Aufgabe 2
Welche Aufgaben haben die weiblichen Keimdrüsen zu erfüllen?

Aufgabe 3
Was wird als „Adnexe" bezeichnet?

Aufgabe 4
Was bezeichnet man als „Menstruation"?

Aufgabe 5
Erklären Sie die Vorgänge beim Menstruationszyklus.

Aufgabe 6
Was bedeutet der Begriff „Pearl-Index"?

Aufgabe 7
Nennen Sie unterschiedliche Methoden der Kontrazeption.

Aufgabe 8
Erklären Sie den Wirkungsmechanismus der „Pille".

Aufgabe 9
Nennen Sie sichere und unsichere Schwangerschaftszeichen.

Aufgabe 10
Eine Schwangere gibt als ersten Tag der letzten Periode bei einem regelmäßigen Zyklus von 28 Tagen den 20.04.94 an. Wie kann man den erwarteten Geburtstermin errechnen?

Aufgabe 11
Welche Aufgaben erfüllt die Plazenta?

Aufgabe 12
Was ist eine Amnioskopie? Welchem Zweck dient sie?

Aufgabe 13
In welche Phasen wird eine Geburt unterteilt?

Aufgabe 14
Welchen Zustand bezeichnet man als „Wochenbett"?

Aufgabe 15
Erklären sie die Begriffe Menarche, Menopause, Klimakterium, Gravidität.

Pathologie

Aufgabe 16
Was bedeutet der Begriff „Geschlechtskrankheiten"?

Aufgabe 17
Was bezeichnet man als „Zyklusstörungen"? Geben Sie Beispiele.

Aufgabe 18
Nennen Sie gut- und bösartige Tumoren des weiblichen Genitale.

Aufgabe 19
Welche Altersgruppe ist am häufigsten vom Ovarial-Ca betroffen?

Aufgabe 20
Welche Frauen sind am häufigsten vom Corpus-Ca betroffen?

Aufgabe 21
Welcher Genitalkrebs spielt bes. bei der Krebs-früherkennungsuntersuchung eine bedeutende Rolle?

Aufgabe 22
Was bedeutet der bei einer Krebsfrüherkennung erhobene zytologische Befund „Carcinoma in situ"?

Aufgabe 23
Mamma-Ca: Welche Frauen zählen zu den Risikopatientinnen?

Aufgabe 24
Welche Symptome können auf das Vorliegen eines Mamma-Ca hinweisen?

Aufgabe 25
Welche Infektionskrankeiten der Mutter können zu einer Schädigung des Kindes führen?

Aufgabe 26
Unter welchem Begriff werden die Erkrankungen des Ungeborenen in den ersten drei Schwangerschaftsmonaten zusammengefasst? Wie lautet die Bezeichnung der Schädigung des Ungeborenen im weiteren Schwangerschaftsverlauf?

Aufgabe 27
Warum kommt es gerade in der genannten Zeit zu schweren Schädigungen des Kindes?

Aufgabe 28
Welche typischen Symptome treten bei der Extrauteringravidität auf?

Aufgabe 29
Bei welcher Rh-Konstellation von Mutter und Kind ist die Gefahr einer Erythroblastose gegeben?

Aufgabe 30
Durch welchen Mechanismus kann es zu einer Sensibilisierung der Mutter kommen?

Aufgabe 31
Was versteht man unter Anti-D-Prophylaxe?

Aufgabe 32
Welche Symptomentrias tritt bei der Gestose (Präeklampsie) auf?

Lösung der Aufgabe 1

Eierstöcke   –   Ovarien
Eileiter   –   Tuben
Gebärmutter –   Uterus
Scheide   –   Vagina
Schamlippen –   Vulva

Lösung der Aufgabe 2

Heranreifung des Eis vom Primär- bis zum Graaf'schen Follikel mit anschließendem Eisprung und Umbildung des Follikelrestes in den Gelbkörper (Corpus luteum)
Bildung des Östrogens (Graafscher Follikel)
Bildung der Gestagene (Progesteron Gelbkörper)

Lösung der Aufgabe 3

Eileiter und Eierstock

Lösung der Aufgabe 4

monatliche Regelblutung der geschlechtsreifen Frau

Lösung der Aufgabe 5

Das in dem Follikel gebildete Östrogen baut die Uterusschleimhaut auf (Proliferationsphase), das im Gelbkörper produzierte Progesteron ist für die Umwandlung der Schleimhaut in der zweiten Zyklushälfte verantwortlich (Sekretionsphase). Der gegen Ende des Zyklus hohe Gehalt an Sexualhormonen im Blut hemmt die Hypophyse, daraufhin produziert diese weniger FSH und LH (Feed-back-Mechanismus), der Reiz auf den Gelbkörper lässt nach, sodass dieser auch weniger Progesteron bildet. Die Schleimhaut kann in ihrer Stärke (Dicke) nicht mehr aufrechterhalten werden, da der Schutz des Progesteron fehlt, und blutet ab. Durch das Absinken der Sexualhormone im Blut wird die Hemmung der Hypophyse wieder aufgehoben und die Eierstöcke produzieren vermehrt Östrogene, sodass der Zyklus von neuem beginnt.

Lösung der Aufgabe 6

Der Pearl-Index gibt die Zahl der ungewollten Schwangerschaften an, die auftreten, wenn 100 Frauen dieselbe Methode 12 Monate lang zur Schwangerschaftsverhütung anwenden.

Lösung der Aufgabe 7

Coitus interruptus (PI 15 – 20!)
Messung der Basaltemperatur (zu viele Fehlerquellen)
chem. Methoden (Schaumovula)
physikalische Methoden wie Kondom, IUP (Intrauterinpessar)
hormonelle Methoden: „Pille"
    monophasische Präparate: in allen 21 Tabletten ist die gleiche Zusammensetzung enthalten
    biphasische Präp.: 1. Phase – Östrogene, 2. Phase – Kombination von Östrogen/Gestagen
Sterilisation: operative Unterbindung der Eileiter (Frau)
Unterbindung des Samenleiters (Mann)

Lösung der Aufgabe 8

Von außen zugeführte Östrogen-/Gestagengaben hemmen die Hypophyse. Damit kommt es zu einer verminderten FSH- und LH-Ausschüttung, die Eireifung im Ovar wird verhindert (Ovulationshemmer), somit kann eine Konzeption nicht stattfinden.

Lösung der Aufgabe 9

Unsichere Zeichen: Amenorrhoe, Übelkeit, morgendliches Erbrechen, Spannung in den Brüsten
Sichere Zeichen: pos. Schwangerschaftstest, Kindsbewegungen, Nachweis kindlicher Strukturen im Ultraschall, kindliche Herztöne

Lösung der Aufgabe 10

+ 7 Tage, – 3 Monate, + 1 Jahr, in diesem Fall: 27.01.95

Lösung der Aufgabe 11

Austausch von Sauerstoff und Kohlendioxyd zwischen kindlichem und mütterlichen Blut, ohne dass es zur Vermischung des Blutes von Kind und Mutter kommt
Aufnahme von Nährstoffen in das kindliche Blut
Abgabe von nicht mehr benötigten Stoffwechselprodukten an das mütterliche Blut
Hormonproduktion (Progesteron) zur Aufrechterhaltung der Schwangerschaft

Lösung der Aufgabe 12
Fruchtwasserpunktion zur Gewinnung kindlicher Zellen sowie Bestimmung von Alpha-Fetoproteinen (AFP) um bestimmte Erkrankungen des Ungeborenen festzustellen (Trisomie 21, Neuralrohrdefekt)

Lösung der Aufgabe 13
Eröffnungsperiode: Beginn regelmäßiger Wehen bis zur vollständigen Eröffnung des Muttermundes, Vorwölbung der Fruchtblase, Platzen der Fruchtblase. Die Wehen, die die Veränderungen am Muttermund verursachen, heißen Eröffnungswehen.
Austreibungsphase: Zeit von der vollständigen Eröffnung des Muttermundes bis zur Austreibung des Kindes durch kräftige Wehen (Austreibungswehen).
Nachgeburtsperiode: Zeit von der Geburt des Kindes bis zum Ausstoßen der Nachgeburt (Plazenta).

Lösung der Aufgabe 14
Die Zeit nach der Geburt bis 6–8 Wochen danach. In dieser Zeitspanne bilden sich die Veränderungen an den Genitalorganen zurück.

Lösung der Aufgabe 15
Menarche: Auftreten der ersten Regelblutung
Menopause: Zeitpunkt der letzten vom Ovar gesteuerten Menstruationsblutung
Klimakterium: Übergangszeitraum von den regelmäßigen Zyklen zur dauerhaften Amenorrhoe
Gravidität: Schwangerschaft

Lösung der Aufgabe 16
Bei den Geschlechtskrankheiten (venerischen Infektionen) handelt es sich um ansteckende Erkrankungen, die überwiegend durch den Geschlechtsverkehr übertragen werden: Lues, Gonorrhoe, Ulcus molle, Lymphopathia venerea. Diese Erkrankungen sind meldepflichtig an das Gesundheitsamt (anonym). Im weiteren Sinne als venerisch übertragbare Erkrankungen (sexual transmitted disease = STD) gelten auch Trichomoniasis, Candidosis albicans, Chlamydieninfektion, Herpes genitalis, AIDS.

Lösung der Aufgabe 17
Amenorrhoe: fehlende Regelblutung
Hypermenorrhoe: zu starke Blutung
Polymenorrhoe: zu häufige Blutung – Zyklus kürzer als 25 Tage
Hypomenorrhoe: zu geringe Blutung
Oligomenorrhoe: Zyklus länger als 35 Tage
Zwischenblutungen: kurze Blutungen zwischen den eigentlichen Regelblutungen, zumeist zum Zeitpunkt der Ovulation

Lösung der Aufgabe 18
Myom – gutartige Geschwulst, von der Muskulatur ausgehend
bösartig: – Corpus-Ca
– Collum-Ca
– Vulva-Ca
– Ovarial-Ca

Lösung der Aufgabe 19
76 % aller Frauen mit Ovarial-Karzinom sind älter als 45 Jahre.

Lösung der Aufgabe 20
Frauen in der Postmenopause, bei denen neben einem Hypertonus ein Diabetes mellitus Typ II mit Adipositas vorliegt.

Lösung der Aufgabe 21
Cervix-Ca, da er bereits durch die Kolposkopie in einem sehr frühen Stadium erkannt werden kann.

Lösung der Aufgabe 22
Karzinom Stadium 0: karzinomatöse Zellen haben die Basalmembran noch nicht durchbrochen, es ist also ein noch nicht invasiv wachsendes Karzinom. Heilbar durch Konisation bzw. bei älteren Patientinnen ohne Kinderwunsch durch Uterusexstirpation.

Lösung der Aufgabe 23
- Frauen mit hoher familiärer Belastung
- Frauen, die bereits ein Mamma-Ca auf der einen Seite hatten
- Frauen mit einer gesicherten atypisch proliferierenden Mastopathie
- Frauen mit großen, schweren Mammae

Lösung der Aufgabe 24
- Inspektion (Hautveränderungen, Einziehungen von Haut oder Mamille)
- Palpation (derber Knoten)
- Mammographie (Verkalkungsstrukturen, Verdichtungsbezirke mit unscharfer Randbegrenzung)

Lösung der Aufgabe 25
Röteln, Ringelröteln, Zytomegalie, Toxoplasmose, Varizellen

Lösung der Aufgabe 26
Embryopathien, Schäden ab 4. Schwangerschaftsmonat: Fetopathien

Lösung der Aufgabe 27
In den ersten drei Schwangerschaftsmonaten werden die Organe angelegt. Infektionen in diesem Zeitraum verursachen weitreichende Schäden.

Lösung der Aufgabe 28
Anamnese: letzte Periode vor 6–8 Wochen

Auftreten von Schmierblutungen
Schmerzen im Unterleib

Lösung der Aufgabe 29
Mutter rh-neg., Kind Rh-pos.

Lösung der Aufgabe 30
Rh-pos. Erys treten bereits in den letzten Wochen der Schwangerschaft und bei der Geburt in das mütterliche Blut über. Die Mutter bildet gegen die kindlichen D-pos. Erys Antikörper (Anti-D), die bei einer zweiten Schwangerschaft durch die Plazenta in das kindliche Blut gelangen und dort die D-pos. Erys des Kindes schädigen (Erythroblastose), siehe auch schematische Abb. S. 33.

Lösung der Aufgabe 31
Gabe von Anti-D in der 28.–30. SSW und unmittelbar nach der Geburt an rh-neg. Mutter um die durch fetomaternale Transfusion mögliche Sensibilisierung der Mutter zu verhindern, da das Anti-D die kindlichen Erys zerstört, bevor die Mutter eigene Antikörper bilden kann (siehe auch Abb. S. 33).

Lösung der Aufgabe 32
Hypertonus
Proteinurie
Ödeme

1.17 Pädiatrie

Aufgabe 1
Die Neugeborenenuntersuchung wird nach dem APGAR-Schema durchgeführt. Erläutern Sie dieses Schema.

Aufgabe 2
Welche Stoffwechselerkrankungen werden bei der U2 ausgeschlossen?

Aufgabe 3
Welche Impfung wird im Anschluss an die U2 durchgeführt?

Aufgabe 4
Nennen Sie drei Allgemeinsymptome und fünf Skelettsymptome, die auf eine Rachitis hinweisen.

Aufgabe 5
Wie kann der Arzt die Diagnose Rachitis sichern?

Aufgabe 6
Wie kann man einen Säugling vor der Rachitis schützen?

Aufgabe 7
Welche Organe sind bei der Mukoviszidose erkrankt?

Aufgabe 8
Welche Symptome weisen auf eine Mukoviszidose hin?

Aufgabe 9
Wie wird die Diagnose Mukoviszidose gesichert?

Aufgabe 10
Wie sieht ein Kleinkind mit einer unbehandelten angeborenen Hypothyreose aus?

Aufgabe 11
Was ist die gefürchteste Komplikation nach einer Maserninfektion?

Aufgabe 12
Warum impft man gegen Röteln?

Aufgabe 13
Mit welchen katarrhalischen Symptomen beginnt eine Maserninfektion?

Aufgabe 14
Warum erkranken junge Säuglinge in der Regel nicht an Masern?

Aufgabe 15
Wie sieht das Exanthem bei einer Windpockeninfektion aus?

Aufgabe 16
Welche Komplikationen können nach einer Mumpsinfektion auftreten?

Aufgabe 17
Wie ist der Infektionsweg bei Poliomyelitis, Masern und Windpocken?

Aufgabe 18
Welches ist die gefährlichste Form der lokalisierten Diphtherie?

Aufgabe 19
Nennen Sie drei Krankheiten, die nach einer Scharlachinfektion auftreten können.

Aufgabe 20
Wie entwickelt sich ein Säugling? Ordnen Sie zu:

a) 2.	Lebensmonat	1) Laufen
b) 3.	Lebensmonat	2) Sitzen
c) 7. – 8 .	Lebensmonat	3) Greifen
d) 12.	Lebensmonat	4) Sprechen (einzelne Worte)
e) 10.–18.	Lebensmonat	5) Lächeln

Aufgabe 21
Wie lange dauert die Neugeborenperiode?

Aufgabe 22
Wann spricht man von einem Frühgeborenen?

Aufgabe 23
Wann spricht man von einem „übertragenen" Kind?

Aufgabe 24
Wann spricht man von einer intrauterinen Dystrophie?

Aufgabe 25
Worauf war das gehäufte Auftreten von Dysmelien (missgebildete Extremitäten) zwischen 1958 und 1962 zurückzuführen?

Aufgabe 26
Was verstehen Sie unter dem Begriff Asphyxie?

Aufgabe 27
Nennen Sie mindestens vier Kennzeichen eines Frühgeborenen.

Aufgabe 28
Nennen Sie zwei absolute und zwei relative Stillhindernisse.

Aufgabe 29
Wie unterscheidet sich Frauenmilch von Kuhmilch?

Aufgabe 30
Was verstehen Sie unter dem Begriff Dystrophie?

Aufgabe 31
Nennen Sie die beiden Formen des Morbus

haemolyticus neonatorum (Neugeborenen-Erythroblastose).

Aufgabe 32

Wie verhindert man die drohende Sensibilisierung einer rh– Mutter bei der Geburt ihres RH+ Kindes?

Aufgabe 33

Nennen Sie vier Vorteile der Brustnahrung.

Aufgabe 34

Wie kann man feststellen, ob ein Säugling genügend Nahrung bekommt?

Aufgabe 35

Wie lange sollte eine Frau ihr Kind stillen?

Aufgabe 36

Welche Ursachen können Durchfallerkrankungen im Säuglingsalter haben?

Aufgabe 37

Was ist das wichtigste Ziel bei der Therapie der Durchfallerkrankungen?

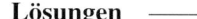 **Lösungen**

Lösung der Aufgabe 1

APGAR-Schema:
A – Atmung
P – Puls
G – Grundtonus
A – Aussehen
R – Reflexe
höchste Bewertung = 10 Punkte = maximale Vitalität

Lösung der Aufgabe 2

Bei der U2 werden drei Stoffwechselerkankungen ausgeschlossen :
   a) Phenylketonurie
   b) Hypothyreose
   c) Mukoviszidose (zystische Pankreasfibrose)

Lösung der Aufgabe 3

Im Anschluss an die U2 erfolgt die Schutzimpfung gegen Tuberkulose (BCG-Impfung).

Lösung der Aufgabe 4

Allgemeinsymptome, die auf eine Rachitis hinweisen, sind:
Unruhe, Kopfschweiß
Muskelhypotonie, Schlafstörungen
Skelettsymptome, die auf eine Rachitis hinweisen, sind:
Kraniotabes – rachitischer Rosenkranz
Caput quadratum – Glockenthorax
Kartenherzbecken – Hühnerbrust
lumbale Sitzkyphose
Die metaphysären Wachstumszonen der Röhrenknochen sind aufgetrieben.

Lösung der Aufgabe 5

Die Diagnose Rachitis wird durch das Röntgenbild und die Laborbefunde gesichert.
Die Metaphysengrenzen der langen Röhrenknochen und der Rippen zeigen Becherform.

Lösung der Aufgabe 6

Bei einem Säugling sollte ab der 2. Lebenswoche eine Rachitisprophylaxe durchgeführt werden. Er sollte täglich 400–1000 IE Vitamin D bekommen.

Lösung der Aufgabe 7

Bei der Mukoviszidose kommt es zu einer abnormen Zusammensetzung exokriner Drüsen. Betroffen sind vor allem das Pankreas und die Bronchialdrüsen.

Lösung der Aufgabe 8

Rezidivierende Bronchitiden; quälender Husten; übel riechende fettglänzende Stühle; vorgewölbtes Abdomen; Abmagerung.

Lösung der Aufgabe 9

Die Diagnose Mukoviszidose wird gesichert durch die Bestimmung der Verdauungsfermente im Duodenalsaft (vermindert) und die Bestimmung des Chloridwertes im Schweiß (erhöht).

Lösung der Aufgabe 10

Ein Kleinkind mit einer unbehandelten Hypothyreose zeigt folgende Symptome:
stumpfer Gesichtsausdruck – Haarwuchs spärlich – Haut kühl und trocken – Bauch groß und schlaff – Nase breit und flach – Schädelnähte klaffen – große Fontanelle weit offen – Obstipation – die vergrößerte und verdickte Zunge ragt aus dem Mund

Lösung der Aufgabe 11

Die gefürchtetste Komplikation nach einer Maserninfektion ist die Enzephalitis.

Lösung der Aufgabe 12

Röteln können in der Schwangerschaft zu einer Rötelembryopathie führen. Die Infektion der Mutter kann auf den Embryo übergehen. Es kann zum Abort kommen oder zu Missbildungen. Typisch ist die Kombination Herzfehler, Blindheit und Taubheit.

Lösung der Aufgabe 13

Eine Maserninfektion beginnt mit folgenden katarrhalischen Symptomen:
Rhinitis (Schnupfen),
Bronchitis (Husten),
Konjunktivitis (Bindehautentzündung).

Lösung der Aufgabe 14

Bis zum 5. Monat erkranken Säuglinge normalerweise nicht an Masern, da sie über eine diaplazentar erworbene Immunität verfügen.

Lösung der Aufgabe 15

Das Exanthem bei einer Windpockeninfektion besteht aus streichholzkopfgroßen Bläschen, die heftig jucken und von einem roten Saum umgeben sind. Nebeneinander bestehen frische Bläschen, rote Knötchen und mit Krusten bedeckte Effloreszenzen (Sternkarte).

Lösung der Aufgabe 16

Bei einer Mumpsinfektion kann es zu einer Meningo-Enzephalitis mit nachfolgender Taubheit kommen.

Lösung der Aufgabe 17

Masern und Windpocken werden durch Tröpfcheninfektion übertragen. Poliomyelitis wird meist von Mensch zu Mensch durch Schmierinfektion übertragen (Stuhl).

Lösung der Aufgabe 18

Die gefährlichste Form der lokalisierten Diphtherie ist die primäre Kehlkopfdiphtherie.

Lösung der Aufgabe 19

Nach einer Scharlachinfektion kann es zu einer Glomerulonephritis, zum rheumatischen Fieber und zur Myokarditis kommen.

Lösung der Aufgabe 20

Die Entwicklung des Säuglings :
a) 2. Monat   5) Lächeln
b) 3. Monat   3) Greifen
c) 7. - 8. Monat   2) Sitzen
d) 10.-18. Monat   1) Laufen
e) 12. Monat   4) Sprechen
                   (einzelne Worte)

Lösung der Aufgabe 21

Die Neugeborenperiode dauert 4 Wochen.

Lösung der Aufgabe 22

Als Frühgeburt wird ein Neugeborenes unabhängig von der Tragezeit bezeichnet, wenn es 2500 g oder weniger wiegt.

Lösung der Aufgabe 23

Ein Neugeborenes wird als „übertragen" bezeichnet, wenn die Schwangerschaft länger als 42 Wochen gedauert hat.

Lösung der Aufgabe 24

Man spricht von einer intrauterinen Dystrophie, wenn das Kind mit einem Gewicht geboren wird, das für die Tragezeit zu gering ist.

Lösung der Aufgabe 25

Die Dysmelie-Welle 1958–1962 ist auf eine Thalidomideinnahme der Mütter in der 6.–7. Schwangerschaftswoche zurückzuführen.

Lösung der Aufgabe 26

Asphyxie (wörtlich: Pulslosigkeit) ist ein Zustand von Apnoe, der zur Sauerstoffverarmung und Kohlensäureüberladung führt. Sekundär kommt es zur Beeinträchtigung von Herz- und Kreislauffunktionen.

Lösung der Aufgabe 27
Frühgeburt:
geringes Gewicht < 2500 g
verminderte Körperlänge
greisenhafter Gesichtsausdruck
Haut rot, dünn und faltig
Fingernägel überragen nicht die Fingerkuppen
Genitale unreif
Körperoberfläche mit Lanugohaaren bedeckt

Lösung der Aufgabe 28
absolute Stillhindernisse:
  – Tbc, Lues
relative Stillhindernisse:
  – Flachwarzen, Hohlwarzen
  – Rhagaden, Mastitis

Lösung der Aufgabe 29
Frauenmilch ist im Vergleich zur Kuhmilch eiweißärmer, kaseinärmer, salzärmer und kohlehydratreicher.

Lösung der Aufgabe 30
Dystrophie nennt man eine langsam fortschreitende Fehlentwicklung des Säuglings mit mangelhafter Gewichtszunahme, Abmagerung und Resistenzverminderung gegenüber Infektionen.

Lösung der Aufgabe 31
Die beiden Formen des Morbus haemolyticus neonatorum sind:
  1) Die RH- Erythroblastose: Mutter rh-, Kind RH+
  2) Die AB0-Erythroblastose: Mutter 0, Kind A oder B

Lösung der Aufgabe 32
Man verhindert die Sensibilisierung der Mutter bei der Geburt durch eine Injektion von hepatitisfreien Anti-D-Gammaglobulinen, die die RH+ Erythrozyten zerstören.

Lösung der Aufgabe 33
Vorteile der Brustnahrung:
  a) Keimfreiheit der Milch
  b) kürzere Magenverweildauer
  c) feinere Gerinnung in Folge der Kaseinarmut
  d) günstigere Versorgung mit lebenswichtigen Aminosäuren
  e) höhere Resistenz gegenüber Infekten der oberen Luftwege und des Magen- und Darm-Traktes

Lösung der Aufgabe 34
Ein Kind bekommt genügend Nahrung, wenn es wöchentlich im ersten Halbjahr 200 g und im zweiten Halbjahr 100 g zunimmt.

Lösung der Aufgabe 35
Eine Frau sollte ihr Kind wenn möglich bis zum 6. Monat stillen.

Lösung der Aufgabe 36
Ursachen der Durchfallerkrankungen im Säuglingsalter sind:
enterale Schmierinfektionen
  im Rahmen eines Infektes der oberen Luftwege (sekundär)
  durch Diätfehler (Überfütterung oder falsche Nahrung)

Lösung der Aufgabe 37
Das Ziel der Therapie von Durchfallerkrankungen ist es, den Wasser- und Elektrolytverlust auszugleichen.

2. Anamnese, Untersuchung, Patientenbetreuung

Aufgabe 1
Welche Elemente bilden zusammen die Grundlage jeder Diagnostik?

Aufgabe 2
Worin gliedert sich die Anamnese?

Aufgabe 3
Welche grundlegenden Untersuchungen gibt es? Geben Sie Beispiele.

Aufgabe 4
Welche vorbereitenden Untersuchungen werden von der Arzthelferin bei der Allgemeinuntersuchung durchgeführt?

Aufgabe 5
Wo kann der Puls gemessen werden? Geben Sie mindestens drei Beispiele.

Aufgabe 6
Was versteht man unter einer Punktion? Geben Sie drei Beispiele mit ihrer Bedeutung.

Aufgabe 7
Welche Regeln sind bei der Injektionstechnik zu beachten?

Aufgabe 8
Welche beiden Formen der Anästhesie unterscheidet man, wie wird die Schmerzfreiheit jeweils herbeigeführt?

Aufgabe 9
Welche Grundformen von Verbänden unterscheidet man und welchen Zweck erfüllen sie?

Aufgabe 10
Wie verhalten Sie sich, wenn ein Patient in der Praxis plötzlich kollabiert?

Aufgabe 11
Welche Anzeichen deuten auf einen Schock, wie können Sie als Arzthelferin helfen?

Aufgabe 12
Welche Rollenerwartungen werden an die Arzthelferin gestellt (von Arzt, Kolleginnen, Patienten)?

Aufgabe 13
Welche Grundregeln im Umgang mit Patienten sind beachtenswert?

Aufgabe 14
Auf welche nicht-sprachlichen Ausdrucksmöglichkeiten des Patienten sollten Sie achten, um Aufschluss über seine Befindlichkeit und Persönlichkeit zu erhalten?

Aufgabe 15
Welche Fehler in der Gesprächsführung sollten Sie vermeiden?

Aufgabe 16
Wie hoch ist die Körpertemperatur rektal gemessen bei:
    a) Untertemperatur
    b) Normaltemperatur
    c) subfebriler Temperatur
    d) mäßigem Fieber
    e) hohem Fieber

Aufgabe 17
Ordnen Sie die Schritte des Blutdruckmessens der Reihenfolge nach.
    a) Luft wird in die Manschette gepumpt bis 180–200 mm Hg.
    b) Beim Hören des Korotkow-Geräuschs wird der systolische Blutdruckwert abgelesen.
    c) Luft wird durch Öffnen einer Ventilschraube langsam abgelassen.
    d) Die Manschette wird eng um den Oberarm des Patienten gelegt.
    e) Beim letzten hörbaren Korotkow-Geräusch wird der diastolische Wert abgelesen.

Aufgabe 18
Welche Aussage über einen Katheter ist zutreffend?
    a) wird zur Gewinnung von Urin benutzt
    b) pultähnliches Möbelstück
    c) hat an der Spitze einen Ballon zum Aufblasen
    d) wird zur Dilatation von Gefäßen benutzt

Aufgabe 19
Wie verhalten Sie sich in Konfliktsituationen?
    a) Sie verteidigen sich.
    b) Sie gehen dem Ärger aus dem Weg.
    c) Sie fühlen sich gleich schuldig.
    d) Sie suchen ein ruhiges und sachliches Gespräch mit dem Konfliktpartner.

Lösung der Aufgabe 1

Anamnese und Befund bilden zusammen die Grundlage jeder Diagnostik.

Lösung der Aufgabe 2

- Familienanamnese:
  soll Aufschluss geben über Erb- und Stoffwechselkrankheiten in der Verwandtschaft des Patienten.
- Persönliche Anamnese:
  soll Aufschluss geben über frühere Erkrankungen (Kinderkrankheiten, Unfälle, Operationen, Krankenhausaufenthalte, allergische Reaktionen) und über die Lebensumstände des Patienten (berufliche Belastungen, familiäre Verhältnisse, Zigaretten-, Alkohol-, Medikamentenkonsum) und über wichtige Körperfunktionen (Appetit, Durst, Stuhlgang, Wasserlassen, Schlaf und bei Frauen Regelblutungen und Schwangerschaften).
- Jetzige Anamnese:
  soll Aufschluss geben über den Beginn und die Art der jetzigen Beschwerden.

Lösung der Aufgabe 3

- Inspektion (Anschauen): genaue Betrachtung des gesamten Patienten oder der erkrankten Stelle.
- Palpation (Betasten): Betasten des Bauches, dient der Beurteilung von Lage, Größe, Festigkeit und Schmerzhaftigkeit der Bauchorgane.
- Perkussion (Beklopfen): Beklopfen des Brust- und Bauchraumes, ermöglicht die Lagebeurteilung und Ausdehnung einzelner Organe.
- Auskultation (Abhorchen): Mit Hilfe eines Stethoskopes werden charakteristische Töne und Geräusche von Herz, Lunge und Darm abgehört.

Lösung der Aufgabe 4

Von der Arzthelferin können schon vor der ärztlichen Untersuchung festgestellt werden:
Körpergröße: die Länge des Patienten vom Scheitel bis zur Sohle
Körpergewicht: Der Patient wird barfuß mit Hose gewogen. Normalgewicht in kg = Körpergröße in cm – 100
Umfangmessungen: bei Säuglingen der Kopfumfang, sonst je nach Anordnung Messung des Hals-, Brust-, Bauch- oder Extremitätenumfangs

Lösung der Aufgabe 5

Der Puls kann dort gemessen werden, wo eine Arterie oberflächlich verläuft und durch Druck der Fingerkuppe gegen eine Unterlage gefühlt werden kann.
Beispiele:
Speichenschlagader (Arteria radialis)
Schläfenschlagader (A. temporalis)
Halsschlagader (A. carotis)
Leistenschlagader (A. femoralis)
Fußrückenschlagader (A. dorsalis pedis)

Lösung der Aufgabe 6

Punktion ist ein Einstich ins Körperinnere zur Entnahme von Körperflüssigkeit oder Gewebe.
- Venenpunktion:
  Entnahme von Blut aus einer Vene
- Lumbalpunktion:
  Entnahme von Hirn-Rückenmarkswasser aus dem Spinalkanal
- Sternalpunktion:
  Entnahme von Knochenmark aus dem Brustbein (Sternum)
- Harnblasenpunktion:
  Entnahme von sterilem Harn aus der Harnblase

Lösung der Aufgabe 7

Beachtung aseptischer Voraussetzungen
Wahl eines geeigneten Einstichortes
Wahl der richtigen Größe für Spritze und Kanüle
vor der Injektion eine Kontrollaspiration
langsame Injektion des Medikaments unter Beobachtung des Patienten
sofortiger Abbruch bei Auftreten heftiger Schmerzen und lokalen Hautveränderungen
regelmäßiger Wechsel des Injektionsortes bei Injektionsserien

Lösung der Aufgabe 8

1) Narkose:
   Darunter versteht man einen künstlich herbeigeführten Schlaf mit Schmerzfreiheit und

Ausschaltung des Bewusstseins. Das Narkosemittel wird durch i.v. Injektion (Injektionsnarkose) als Kurznarkose oder durch Einatmung (Inhalationsnarkose) verabreicht. Die Kombination von i.v. Injektion und Inhalation ist eine Kombinationsnarkose.

2) Lokalanästhesie:
Darunter versteht man die Ausschaltung der Schmerzempfindung am Ort des Eingriffs bei vollem Bewusstsein. Durch Aufträufeln, Aufsprühen oder Aufpinseln eines Lokalanästhetikums erfolgt die Oberflächenanästhesie. Durch Umspritzen oder Infiltrieren eines Operationsgebietes mit dem Anästhetikum erfolgt die Infiltrationsanästhesie. Durch die Umspritzung von sensiblen Nerven mit einem Anästhetikum erfolgt die Leitungsanästhesie.

Lösung der Aufgabe 9

Man unterscheidet:
- Wundverband zum Schutz der Wunde und Aufbringen von Salben
- Kompressionsverband zur Blutstillung und Varizenbehandlung
- Stützverband zur Ruhigstellung und Entlastung

Lösung der Aufgabe 10

Patient ist flach auf dem Rücken zu lagern, wobei die Beine hochgelegt werden.
Puls und Blutdruck sind zu kontrollieren.
Ein Arzt ist zu verständigen, der auch später die Ursache der Ohnmacht abklären sollte.

Lösung der Aufgabe 11

Symptome des Schocks sind:
kalte, blasse bis bläuliche Haut
kalter Schweiß
beschleunigter, sehr schwacher bis fehlender Puls
Blutdruckabfall
beschleunigte Atmung
ängstlicher, unruhiger, häufig auch bewusstseinsgetrübter Patient
Maßnahmen als Arzthelferin:
Patienten flach, Kopf tief, Beine hoch lagern
Patienten warm halten
soweit möglich, Sauerstoff über Nasensonde
Medikamente und Infusion von Volumenersatzmitteln vorbereiten

falls Arzt nicht unverzüglich erreichbar, Notarzt rufen!

Lösung der Aufgabe 12

Der Arzt erwartet:
fachliches Können, gewissenhafte Arbeit, Einordnung in das Team und Freundlichkeit gegenüber den Patienten.
Die Kolleginnen erwarten:
gegenseitige Unterstützung, Hilfsbereitschaft sowie Geselligkeit.
Der Patient erwartet:
ein besonderes Interesse für seine persönlichen Angelegenheiten, Mitgefühl und eine individuelle Betreuung sowie Ruhe und Ausgeglichenheit.

Lösung der Aufgabe 13

- Begrüßen Sie jeden Patienten höflich und freundlich, sprechen Sie ihn mit Namen an.
- Sprechen Sie immer deutlich und langsam, benutzen Sie keine Fremdwörter, dafür häufiger die Worte „bitte" und „danke".
- Wenden Sie sich jedem Patienten zu und hören Sie konzentriert zu.
- Zeigen Sie Taktgefühl und Einfühlungsvermögen im Umgang mit dem kranken Menschen.
- Haben Sie vor allem Geduld mit Kindern und älteren Menschen.
- Informieren Sie jeden Patienten umfassend über die Durchführung von diagnostischen und therapeutischen Verfahren.
- Achten Sie auf ein gepflegtes Äußeres.
- Halten Sie Ordnung am Arbeitsplatz, und seien Sie pünktlich.

Lösung der Aufgabe 14

Mimik:	Ausdruck für Schmerz, Angst, Depression und Unsicherheit
Körperhaltung:	Ausdruck für Krankheiten wie Ischiasbeschwerden, psychische Belastung
Gestik:	Ausdruck für seelisch-geistige Verfassungen wie Erregtheit, Gelassenheit, Rastlosigkeit, Gehemmtsein

Redeweise:	Lautstärke, Sprechtempo, Tonfall können Ausdruck der Gemütsbewegung sein.
Kleidung:	Moderne, aggressive oder auffällige Kleidung kann Ausdruck der sozialen und geistigen Einstellung sein.

Lösung der Aufgabe 15
– Einseitigkeit;
  z.B. Ausführungen über die Probleme des Patienten ohne diesen zu Wort kommen zu lassen.
– Gleichgültigkeit;
  z.B. kleine andere Arbeiten während eines Gesprächs zu verrichten, innerlich abzuschalten.
– Rechthaberei;
  negative Äußerungen und lange Debatten, in denen der eigene Standpunkt rechthaberisch vertreten wird.

– Moralisierung;
  „erhobenen Zeigefinger" zu benutzen, Moral zu verkünden.
– Bagatellisierung;
  Beschwerden und Krankheiten der Patienten herunterspielen.

Lösung der Aufgabe 16
a) unter 36°   d) bis 39°
b) bis 37°   e) bis 40°
c) bis 38°

Lösung der Aufgabe 17
d), a), c), b), e)

Lösung der Aufgabe 18
a), c), d)

Lösung der Aufgabe 19
d)

3.   Arzneimittel

Aufgabe 1
Was sind Arzneimittel? Wie heißt die Lehre von den Arzneimitteln und ihren Wirkungen?

Aufgabe 2
Welche Angaben müssen auf dem Beipackzettel gemacht werden? In welchem Gesetz ist das geregelt?

Aufgabe 3
Welche Arten von Arzneimitteln gibt es? Geben Sie Beispiele.

Aufgabe 4
Welche Formen der Arzneimittelapplikation gibt es?

Aufgabe 5
Definieren Sie den Begriff Dosis. Was versteht man unter therapeutischer Breite?

Aufgabe 6
Welche Wirkungsarten kann ein Arzneimittel haben? Geben Sie jeweils drei Beispiele.

Aufgabe 7
Was ist bei der Aufbewahrung von Arzneimitteln zu beachten?

Aufgabe 8
Wie werden verfallene Arzneimittel entsorgt?

Aufgabe 9
Nach welchen Gesetzen ist der Umgang mit Betäubungsmitteln geregelt? Was ist darin geregelt?

Aufgabe 10
Welche Aussage trifft für Arzneimittel, für Heilmittel oder für Hilfsmittel zu?
a) Mittel sollen eine körperliche Behinderung ausgleichen und den Erfolg einer Behandlung sichern.
b) Mittel dienen zur äußerlichen Behandlung einer Krankheit oder sind auf den

Körper und die Psyche wirkende Behandlungsverfahren.

c) Mittel als Wirkstoffe zur Erkennung, Verhütung, Linderung und Behandlung von Krankheiten und Beschwerden.

Aufgabe 11

Ordnen Sie den Applikationsarten die entsprechenden Arzneimittelformen zu.

lokal	a) Ampullen
oral	b) Suppositorien
rektal	c) Dragees
lingual	d) Zerbeißkapseln
per inhaltionem	e) Aerosole
i.v. Injektion	f) Salben

Aufgabe 12

Bei welcher Applikationsart erfolgt der Wirkungseintritt des Arzneimittels am schnellsten? i.v. Injektion, Tropfen oral, i.m. Injektion, Inhalation

Aufgabe 13

Einer 60-jährigen Frau mit behandlungsbedürftigem Hochdruck und infektiösem Durchfall werden ein Blutdruckmittel und ein Mittel gegen den Durchfall verordnet. Welche Packungsgröße schreiben Sie jeweils auf? N1, N2, N3

Aufgabe 14

Ordnen Sie die deutschen Begriffe den entsprechenden Arzneimittelgruppen zu:

1) Analgetika	a) Abführmittel
2) Antihypertonika	b) Schlafmittel
3) Antipyretika	c) Schmerzmittel
4) Antiphlogistika	d) fiebersenkende Mittel
5) Sedativa	e) blutdrucksenkende Mittel
6) Hypnotika	
7) Kardiaka	f) Beruhigungsmittel
8) Diuretika	g) harntreibende Mittel
9) Laxantia	h) entzündungshemmende Mittel
10) Zytostatika	i) Herzmittel
	j) zellwachstumshemmende Mittel

Lösungen

Lösung der Aufgabe 1

Arzneimittel sind Stoffe zur Erkennung, Verhütung, Linderung und Behandlung von Krankheiten und Beschwerden.
Ihre Lehre heißt Pharmakologie.

Lösung der Aufgabe 2

Das Arzneimittelgesetz (AMG) regelt die gesetzlichen Vorschriften. Unter anderem wird vorgeschrieben, dass den Fertigarzneimitteln ein Beipackzettel beiliegen muss mit Angaben über

– Zusammensetzung,
– Anwendungsgebiete (Indikation),
– Gegenanzeigen (Kontraindikation),
– Nebenwirkungen und Wechselwirkungen mit anderen Mitteln,
– Dosieranleitungen sowie Gefahrenhinweisen für Kinder.

Lösung der Aufgabe 3

feste Arzneimittel (Pulver, Tabletten, Dragees, Kapseln, Suppositorien)
streichfähige Arzneimittel (Salbe, Creme, Paste, Gel)
flüssige Arzneimittel (Lösungen, Tinkturen, Suspensionen, Emulsionen, Mixturen)
gasförmige Arzneimittel (Gase, Aerosole, Spray)

Lösung der Aufgabe 4

Lokale Verabreichung:
– mit örtlicher Wirkung
– über Pflaster resorbiert mit Gesamtkörperwirkung
Enterale Verabreichung:
– oral über den Mund
– lingual über die Zungenschleimhaut
– rektal über den Mastdarm
Parenterale Verabreichung:
– Injektion unter Umgehung des Verdauungstraktes
  intravenös (i.v.)
  intramuskulär (i.m.)
  intracutan (i.c.), subcutan (s.c.)
– Infusion

Inhalationsverabreichung:
- Einatmung von gasförmigen oder verdampften Arzneimitteln

Lösung der Aufgabe 5

Dosis ist die Menge, in der ein Medikament verabfolgt wird. Dabei unterscheidet man die Einzeldosis und die Tagesdosis (Einzeldosis z.B. 2 Kapseln; Tagesdosis z.B. 3 x 2 Kapseln). Therapeutische Breite ist der optimale Wirkungsbereich, der nicht unterschritten (Unwirksamkeit) und überschritten (Vergiftung) werden darf.

Lösung der Aufgabe 6

1. Hauptwirkung ist die zur Besserung eines Krankheitsbildes gewünschte Wirkung.
   - bei Analgetika schmerzstillende Wirkung
   - bei Betarezeptorenblockern Senkung der Herzfrequenz und des Blutdruckes
   - bei Diuretika harntreibende Wirkung

   Im Allgemeinen sind Arzneimittelgruppen nach ihrer Hauptwirkung benannt.
2. Nebenwirkungen sind die bei richtigem Gebrauch eines Arzneimittels auftretenden unerwünschten Begleiterscheinungen.
   - Magenschleimhautreizung bei Antirheumatika
   - Müdigkeit bei Antihistaminika
   - Haarausfall und Erbrechen bei Zytostatika

   Im Allgemeinen gibt es kein wirksames Medikament ohne Nebenwirkung.

Lösung der Aufgabe 7

Arzneimittel müssen in einem verschließbaren Schrank aufbewahrt werden. Im Schrank sind sie nach Alphabet oder Arzneimittelgruppen zu ordnen. Sie sollen vor Hitze, Kälte und vor direktem Sonnenlicht geschützt werden. Einmal im Monat sollen verfallene Arzneimittel aussortiert (Sondermüll) werden. Betäubungsmittel müssen gesondert verschlossen aufbewahrt werden. Impfstoffe sind im Kühlschrank bei 4° C zu lagern, beim Transport ist die „geschlossene Kühlkette" zu wahren. Insulin und andere eiweißhaltige Hormonpräparate müssen im Kühlschrank aufbewahrt werden.

Lösung der Aufgabe 8

Verfallene Arzneimittel sind Sondermüll und als solcher direkt von der Praxis an Spezialfirmen oder an die Apotheken zurückzugeben.

Lösung der Aufgabe 9

Das Betäubungsmittelgesetz (BtMG) und die Betäubungsmittel-Verschreibungsverordnung (BtMVV) regeln,
- welche Betäubungsmittel verschreibungsfähig sind,
- dass die BtM unter Verschluss zu lagern sind,
- dass ein Buch über den Bestand geführt werden muß, worin Ein- und Abgänge mit Namen der Patienten und Mengenangaben zu verzeichnen sind,
- dass es Höchstverschreibungen gibt,
- dass BtM nur auf den dreiteiligen BtM-Rezepten der Bundesopiumstelle verordnet werden dürfen,
- dass Teil 1 und 2 der Apotheke innerhalb von 7 Tagen vorgelegt werden müssen,
- dass Teil 3 vom verschreibenden Arzt drei Jahre lang aufgehoben werden muß.

Lösung der Aufgabe 10

Arzneimittel c)
Heilmittel b)
Hilfsmittel a)

Lösung der Aufgabe 11

lokal f)
oral c)
rektal b)
lingual d)
per inhalationem e)
i.v. Injektion a)

Lösung der Aufgabe 12

Bei der i.v. Injektion erfolgt die Wirkung unmittelbar.

Lösung der Aufgabe 13

Blutdruckmittel: N3
Durchfallmittel: N1

Lösung der Aufgabe 14

1) c), 2) e), 3) d), 4) h), 5) f), 6) b), 7) i), 8) g), 9) a), 10) j)

Aufgaben

4. Hygiene

Aufgabe 1
Erklären Sie den Begriff Hygiene.

Aufgabe 2
Nennen Sie einige Störfaktoren unserer Gesundheit, bezogen auf unsere Wohlstandsgesellschaft.

Aufgabe 3
Definieren Sie den Begriff „Gesundheit".

Aufgabe 4
Unter Psychohygiene versteht man die Gesundheit der Seele. Welche bewussten oder unbewussten Ängste können zu Störungen führen?

Aufgabe 5
Welche Erkrankungen können auf Störungen der Psychohygiene zurückzuführen sein?

Aufgabe 6
Was versteht man unter dem Begriff „Sozialhygiene"?

Aufgabe 7
Nennen Sie einige Faktoren, die im Bereich der Sozialhygiene Störungen nach sich ziehen können.

Aufgabe 8
Nennen Sie Probleme im Bereich der Umwelthygiene.

Aufgabe 9
Was kann jeder Bürger für eine bessere Umwelt tun?

Aufgabe 10
Welche Möglichkeiten hat jeder Einzelne – unter Berücksichtigung seiner Lebenssituation – für sein körperliches Wohlbefinden und seine Gesundheit zu sorgen?

Aufgabe 11
Welche Ernährungsfehler können von jedem Einzelnen zum Wohle seiner Gesundheit vermieden werden?

Aufgabe 12
Für Arzthelferinnen besteht durch den Beruf eine erhöhte Gefahr für die Gesundheit. Wer gibt die Vorschriften für richtiges Verhalten einschließlich der Unfallverhütungsvorschriften heraus?
1) die Ärztekammer
2) die Gesundheitsämter
3) das Bundesgesundheitsministerium
4) die Berufsgenossenschaft für Gesundheitsdienst und Wohlfahrtspflege
5) die Kassenärztlichen Vereinigungen

Aufgabe 13
Welche Aussagen zum Hygieneplan sind richtig?
1) Der Hygieneplan wird vom Gesundheitsamt für den Umgang mit tuberkulösen Patienten erstellt.
2) Der Hygieneplan wird von der Bundesärztekammer für jede Praxis herausgegeben.
3) Der Hygieneplan, in dem Maßnahmen zur Desinfektion, Reinigung und Entsorgung festgelegt werden, wird von jedem Arzt schriftlich für seine Praxis erstellt.
4) Der Hygieneplan findet wegen der häufig auftretenden Kinderkrankheiten nur in der Kinderpraxis Anwendung.
5) Der Hygieneplan wird von der KV herausgegeben und betrifft den Umgang mit infektiösem Material.

Aufgabe 14
Was bedeutet Primäre Prävention? (2A)
1) Rehabilitation
2) Umschulung eines Kranken auf eine neue Tätigkeit
3) Frühzeitige Behandlung von Krankheiten
4) Ausschaltung von Risikofaktoren bei gesunden Patienten
5) Gesundheitsaufklärung, z.B. durch Krankenkassen

6) Aufenthalt in Sanatorien nach Genesung von einer Krankheit

Aufgabe 15

Asepsis bedeutet
1) Bakterienbekämpfung durch chemische Maßnahmen
2) Vernichtung aller Keime in der Praxis
3) die Verhütung von Infektionen durch Benutzung von sterilen Instrumenten, Verbandmaterial, Kleidung usw.
4) das Sterilisieren von gebrauchten Instrumenten
5) das Verhindern von Seuchen durch hygienische Maßnahmen

Aufgabe 16

Welche der folgenden Maßnahmen schreiben die Unfallverhütungsvorschriften vor? (2A)
1) Nur infektiöses Blut darf nicht mit dem Mund pipettiert werden.
2) Gebrauchte Instrumente müssen vor der Reinigung desinfiziert werden.
3) Gebrauchte Kanülen müssen vor der endgültigen Entsorgung in die Hülle zurückgesteckt werden.
4) Flüssigkeiten dürfen generell nicht mit dem Mund pipettiert werden.
5) Spitze Gegenstände gehören in den Sondermüll.

Aufgabe 17

Welche Krankheitserreger kennen Sie?

Aufgabe 18

Welche der untenstehenden Bakterien gehören zu den kugelförmigen Bakterien?
1) Plasmoiden
2) Streptokokken
3) Klebsiellen
4) Kolibakterien
5) Parasiten

Aufgabe 19

Welche Aussage zu anaerob wachsenden Bakterien sind richtig?
1) Sie benötigen Sauerstoff um zu leben.
2) Sie kommen nur im Darm vor.
3) Sie können ohne Sauerstoff leben.

4) Sie sind die Erreger des Thyphus.
5) Sie können sowohl mit als auch ohne Sauerstoff leben.

Aufgabe 20

Welches sind die kleinsten Mikroorganismen?
1) Viren
2) Klebsiellen
3) Gonokokken
4) Pilze
5) Meningokokken

Aufgabe 21

Welche Krankheiten werden durch Viren hervorgerufen? (2A)
1) Cholera
2) Hepatitis
3) Mumps
4) Tuberkulose
5) Malaria
6) Tetanus

Aufgabe 22

Welche der folgenden Eigenschaften haben Bakterien? (2A)
1) Sie lassen sich nur im Elektronenmikroskop nachweisen.
2) Bei einem Kontakt mit Menschen lösen sie immer eine Krankheit aus.
3) Bakterien lassen sich nicht anfärben.
4) Bakterien lassen sich anfärben.
5) Sie haben unterschiedliche Formen.
6) Bakterien sind immer kugelförmig.

Aufgabe 23

Welche Bakterienart ist der Erreger des Wundstarrkrampfes?
1) Clostridien
2) Klebsiellen
3) Streptokokken
4) Diplokokken
5) Staphylokokken

Aufgabe 24

Nennen Sie die Erreger von
1) Gonorrhoe
2) Meningitis
3) Scharlach

Aufgabe 25
Ordnen Sie die Kennziffern der Erreger den entsprechenden Gruppen zu.
1) Rötelnerreger   a) Pilze
2) Candida albicans   b) Viren
3) Streptokokken   c) Protozoen
4) Trichomonaden
5) Oxyuren

Aufgabe 26
Welche der folgenden Aussagen treffen auf
    a) Bakterien und welche auf
    b) Viren zu?
Ordnen Sie entsprechend zu.

1) Sie sind nur Elektronenmikroskop sichtbar.
2) Sie sind in der Regel im Lichtmikroskop sichtbar.
3) Sie besitzen keinen eigenen Stoffwechsel.
4) Sie sind zwischen 8 und 300 nm groß.
5) Sie besitzen einen eigenen Stoffwechsel.
6) Sie vermehren sich durch Teilung.

Aufgabe 27
Welche Bakterien gehören zu den grampositiven und welche zu den gramnegativen Kokken?

Aufgabe 28
Zu den Sporenbildnern gehören
1) Salmonellen
2) Spirillen
3) Streptokokken
4) Clostridien
5) Staphylokokken

Aufgabe 29
Welche der unten abgebildeten Kokken sind Staphylokokken?

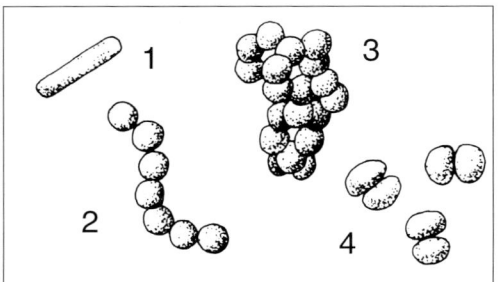

Aufgabe 30
Wie heißen die Erreger von Typhus und Paratyphus?

Aufgabe 31
Welche der untenstehenden Mikroorganismen gehören zu den Protozoen?
1) Trichomonaden
2) Viren
3) Staphylokokken
4) Clostridien
5) Candida albicans

Aufgabe 32
Welche Reihenfolge ist richtig für die Handhabung gebrauchter Instrumente?
1) Reinigung, Desinfektion, Sterilisation
2) Desinfektion, Reinigung, Sterilisation
3) Reinigung und Sterilisation
4) Desinfektion und Sterilisation
5) Sterilisation genügt, ohne Desinfektion

Aufgabe 33
Wann muss eine hygienische Händedesinfektion durchgeführt werden?
1) nach dem Ordnen von Karteikarten
2) vor dem Kontakt mit infektiösem Material
3) nach dem Kontakt mit infektiösem Material
4) nach der Durchführung einer Kurzwellenbestrahlung
5) nach Laborarbeiten
6) nach der Reinigung von Instrumenten

Aufgabe 34
Auf Ihrem Desinfektionsmittel steht „bakterizid und fungizid". Welche Keime werden damit abgetötet? (2A)
1) alle üblichen Keime in der Praxis
2) Viren
3) Bakterien
4) Hepatitis- und AIDS-Viren
5) Pilze
6) nur nitritbildende Keime

Aufgabe 35
Welche Aussagen über die „chirurgische" Händedesinfektion sind richtig?

1) Nach mehrmaliger Desinfektion erfolgt die gründliche Reinigung der Hände mittels einer Bürste.
2) Es werden alle vorhandenen Keime dadurch vernichtet.
3) Nach der gründlichen Reinigung der Hände und der Unterarme erfolgt die Desinfektion.
4) Die pathogenen Keime werden weitgehend vernichtet.
5) Nach der Desinfektion sollten die Hände sorgfältig abgetrocknet werden.
6) Moderne Desinfektionsmittel machen die gründliche Reinigung überflüssig.

Aufgabe 36
Welche Stoffe haben desinfizierende Wirkung? (2A)
1) Seifenlauge
2) Physiologische Kochsalzlösungen
3) Jod
4) Alkohole
5) Natriumcitratlösung
6) Essigsäure

Aufgabe 37
Wodurch erreicht man eine vollständige Abtötung aller Keime? (2A)
1) Reinigung und Desinfektion der Haut
2) Flächendesinfektion mit einem Desinfektionsmittel
3) Abreiben der Haut mit Alkohol (z.B. vor der Blutentnahme)
4) Heißluftsterilisation
5) Dampfsterilisation
6) Einsprühen der Haut mit einem Desinfektionsmittel

Aufgabe 38
Bei welchem Mischungsverhältnis erhält man eine 10%ige Desinfektionslösung?
1) 100 ml Wasser und 900 ml Konzentrat
2) 10 ml Wasser und 990 ml Konzentrat
3) 100 ml Konzentrat und 900 ml Wasser
4) 10 ml Konzentrat und 990 ml Wasser
5) 1000 ml Wasser und 100 ml Konzentrat

Aufgabe 39
Nach welchen Kriterien wird eine Desinfektionslösung in der Praxis hergestellt?
1) nach der Pathogenität der Keime
2) nach einer Empfehlung der Gesundheitsämter
3) nach der Gebrauchsanweisung der Hersteller
4) 100 ml Konzentrat auf 1 l Wasser
5) nach dem Hygieneplan

Aufgabe 40
Welche Aussagen zur Abfallbeseitigung sind richtig? (2A)
1) Bakterienkulturen gehören in den Sondermüll.
2) Bakterienkulturen müssen vor der Entsorgung desinfiziert werden.
3) Gebrauchte Kanülen sind vor der endgültigen Entsorgung in die Hülle zurückzustecken.
4) Spitze und zerbrechliche Gegenstände sind vor der endgültigen Entsorgung in einen bruchsicheren Behälter zu legen.
5) Alle Materialien aus der ärztlichen Praxis können in den normalen Müll gegeben werden, wenn sie in einem verschlossenen Behälter sind.
6) Ärztliche Formulare können ohne weiteres in den Papiercontainer gegeben werden.

Aufgabe 41
Welche der untenstehenden Aussagen treffen auf das Verschicken von infektiösem Material wichtig? (2A)
1) Infektiöses Material muss immer direkt im untersuchenden Labor abgegeben werden.
2) Infektiöses Material muss per Eilboten verschickt werden.
3) Infektiöses Material muss immer deutlich auf der Verpackung gekennzeichnet sein.
4) Infektiöses Material muss direkt am Postschalter abgegeben werden.
5) Infektiöses Material kann nicht auf normalem Postweg verschickt werden.

Aufgabe 42

Wovon hängt die Bakterien tötende Wirkung eines Desinfektionsmittels ab?

1) von der Temperatur des Wassers
2) von der Konzentration
3) von der chemischen Zusammensetzung des Desinfektionsmittels
4) von der Reinheit des Wassers
5) von der Einwirkzeit
6) von dem Verschmutzungsgrad der Instrumente

Welche Aussagenkombination ist richtig?

a) 1), 2), 4) und 6)
b) 2), 3) und 5)
c) 2), 3), 5) und 6)
d) 1), 3), 4) und 6)
e) 1), 2) und 5)

Aufgabe 43

Nennen Sie je ein Beispiel für

1) Patientendesinfektion
2) Flächendesinfektion
3) Wäschedesinfektion

Aufgabe 44

Welche Infektionsquellen kennen Sie? Nennen Sie mindestens drei.

Aufgabe 45

Was versteht man unter Inkubationszeit?

1) die Zeit bis zur Ansteckung
2) die Zeit zwischen Ansteckung und Ausbruch der Krankheit
3) die Zeit zwischen Ausbruch der Krankheit und Heilung
4) die Zeit zwischen Ansteckung und vollständiger Heilung einer Krankheit
5) die Eintrittzeit der Krankheitskeime

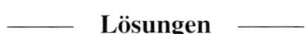

——— **Lösungen** ———

Lösung der Aufgabe 1

Unter Hygiene kann man durchaus „Gesundheitslehre" verstehen. Hygiene bezieht sich nicht nur auf Sauberkeit, sondern umfaßt alle Bereiche, die zu einem gesunden Leben gehören, wie z.B. Ernährung, Umwelt, Ausschalten von Risikofaktoren usw. Hygiene bedeutet das Erkennen von Gefahren und Ergreifen vorbeugender Maßnahmen. Hygiene bedeutet für die Erhaltung der Gesundheit zu sorgen.

Lösung der Aufgabe 2

– Lärm, Wasser- und Luftverschmutzung
– Lebensmittelskandale (Medikamenten-, Hormonmissbrauch, Genmanipulation)
– Krankheiten (z.B. AIDS)
– Arbeitslosigkeit

Lösung der Aufgabe 3

Gesundheit ist der Zustand des vollkommenen körperlichen, seelischen und sozialen Wohlbefindens, also nicht nur das „Fehlen von Krankheiten".

Lösung der Aufgabe 4

Angst vor

– Konflikten in der Partnerschaft, Familie usw.
– Arbeitslosigkeit
– unheilbaren Krankheiten
– Umweltkatastrophen
– Versagen in Familie und Beruf

Lösung der Aufgabe 5

Beispiele:

– Ulcus ventriculi
– Migräne
– Neurodermitis
– Psychosen

Lösung der Aufgabe 6

Sozialhygiene umfasst unser komplettes soziales Umfeld von der Geburt bis zum Tod. Zur Sozialhygiene gehören also Bereiche wie Familie, soziale Schichtung, Schule, Schulbildung, Beruf, Umgang mit anderen Menschen usw.

Lösung der Aufgabe 7

– Mangel an Ausbildungs- und Studienplätzen
– Verlust des Arbeitsplatzes – damit ver-

bundener eventueller sozialer Abstieg
- Verlust von Wohnraum
- Abhängigkeit von Alkohol, Medikamenten, Drogen
- falsche Vorstellungen von „Idealer Welt", z.B. Video, Auto, Reisen
- Vermarktung der Freizeit, z.B. Computerspiele, Kabelfernsehen usw.

Lösung der Aufgabe 8
- Schadstoffe im Wasser, z.B. durch Industrie, Toxide in der Schädlingsbekämpfung
- drastische Zunahme der Müllberge
- Luftverschmutzung durch Autoabgase, Industrieabgase, aber auch Gefahr durch Unfälle in Kernkraftwerken usw.
- chemische Behandlung von Nahrungsmitteln

Lösung der Aufgabe 9
- verantwortungsvolles Umgehen mit Wassser
- Vermeidung von Müllbergen, z.B. durch Kompostieren
- Wegwerfartikel vermeiden
- Verpackungsmaterial weitgehend vermindern
- Recyclingartikel bevorzugen
- bewusster Umgang mit natürlichen Ressourcen

Lösung der Aufgabe 10
- Körperpflege
- Zahnpflege (Pflege und Kontrolle)
- Vermeidung von Abhängigkeiten und Süchten
- ein ausgewogenes Freizeitprogramm (Sport)
- ausgeglichenes soziales Umfeld, z.B. Familie, Freunde
- auf gesunde, ausgewogene Ernährung achten
- angebotene Vorsorgeuntersuchungen in Anspruch nehmen
- zu starke Sonnenbestrahlung vermeiden – Gefahr von Hautkrebs

Lösung der Aufgabe 11
- keine einseitige Ernährung, z.B. nur Kohlehydrate und Fette
- keine verderblichen Waren essen
- rohe Eier und rohes Fleisch vermeiden
- auf einseitige Fast-Food-Ernährung verzichten
- besonders in südlichen Ländern Vorsicht im Umgang mit Wasser und ungeschältem Obst

Lösung der Aufgabe 12
4)

Lösung der Aufgabe 13
3)

Lösung der Aufgabe 14
4), 5)

Lösung der Aufgabe 15
3)

Lösung der Aufgabe 16
2), 4)

Lösung der Aufgabe 17
- Viren
- Bakterien
- Pilze
- Protozoen

Lösung der Aufgabe 18
2)

Lösung der Aufgabe 19
3)

Lösung der Aufgabe 20
1)

Lösung der Aufgabe 21
2), 3)

Lösung der Aufgabe 22
4), 5)

Lösung der Aufgabe 23
1)

Lösungen

Lösung der Aufgabe 24
1) Gonokokken
2) Meningokokken
3) Streptokokken

Lösung der Aufgabe 25
a) 2)
b) 1)
c) 4)

Lösung der Aufgabe 26
1) b)
2) a)
3) b)
4) b)
5) a)
6) a)

Lösung der Aufgabe 27
grampositive Kokken: Staphylokokken
Streptokokken
gramnegative Kokken: Gonokokken
Meningokokken

Lösung der Aufgabe 28
4)

Lösung der Aufgabe 29
3)

Lösung der Aufgabe 30
Salmonellen

Lösung der Aufgabe 31
1)

Lösung der Aufgabe 32
2)

Lösung der Aufgabe 33
2)

Lösung der Aufgabe 34
3), 5)

Lösung der Aufgabe 35
3), 4)

Lösung der Aufgabe 36
3), 4)

Lösung der Aufgabe 37
4), 5)

Lösung der Aufgabe 38
3)

Lösung der Aufgabe 39
3)

Lösung der Aufgabe 40
2), 4)

Lösung der Aufgabe 41
3), 4)

Lösung der Aufgabe 42
b)

Lösung der Aufgabe 43
1) z.B. Abreiben der Ellenbeuge mit Alkohol vor einer venösen Blutentnahme, Desinfizieren mit einem Spray vor einer intramuskulären Injektion
2) Desinfektion von großen Flächen, wie z.B. Fußböden, Schränke, Tische
3) beschmutzte Wäsche vor dem Waschen mit einem geeigneten Desinfektionsmittel desinfizieren

Lösung der Aufgabe 44
1) Schmierinfektion,
z.B. durch Sputum, Urin, Blut, infektiöses Essgeschirr
2) Staubinfektion:
Aufwirbelung von infiziertem Staub
3) Tröpfcheninfektion,
z.B. Husten, Niesen
4) Kontaktinfektion,
z.B. durch Berühren von Haut und Schleimhäuten

Lösung der Aufgabe 45
2)

5. Laborkunde

5.1 Chemische Grundlagen

Aufgabe 1
Erklären Sie die Begriffe
1) Analyse
2) Synthese

Aufgabe 2
Erklären Sie die Begriffe
1) Element
2) Gemisch
3) Verbindung

Aufgabe 3
Welche Aussagen zu Stoffen sind richtig? (2A)
1) Stoffe bestehen nur aus festen Bestandteilen.
2) Stoffe lassen sich durch physikalische oder chemische Verfahren in ihre Elemente zerlegen.
3) Stoffe bestehen zu gleichen Teilen aus flüssigen und festen Elementen.
4) Elemente sind Grundstoffe, die mit einfachen Mitteln der Chemie nicht mehr zerlegt werden können.
5) Nur die Zusammensetzung von verschiedenen Verbindungen nennt man Stoffe.
6) Stoffe können ausschließlich mit Hilfe von Elektrizität zerlegt werden.

Aufgabe 4
Nennen Sie die chemischen Symbole für folgende Elemente:

1) Wasserstoff
2) Sauerstoff
3) Eisen
4) Natrium
5) Calcium
6) Kalium
7) Magnesium
8) Gold
9) Fluor
10) Jod
11) Chlor
12) Kohlenstoff
13) Quecksilber
14) Mangan

Aufgabe 5
Erklären Sie die Begriffe
1) Molekül
2) Atom

Aufgabe 6
Wie ist die Zusammensetzung eines Wasserstoffmoleküls?

Aufgabe 7
Als Reinstoffe bezeichnet man auch (2A)
1) Elemente
2) Gemische
3) Verbindungen
4) Emulsionen
5) homogene Gemische

Aufgabe 8
Was versteht man unter Lösungen?

Aufgabe 9
Was sagt die Konzentration einer Lösung aus?

Aufgabe 10
Was sagt die Löslichkeit einer Lösung aus?

Aufgabe 11
Erklären Sie den Begriff Osmose.

Aufgabe 12
Wie lassen sich
1) Verbindungen und
2) Gemische trennen?

Aufgabe 13
Was ist der Unterschied zwischen
1) Sedimentieren und
2) Zentrifugieren?

Aufgabe 14
Unter Dekantieren versteht man
1) das Filtrieren von flüssigen Stoffen
2) das Abkochen von Stoffen
3) das Abgießen nach dem Sedimentieren zur Trennung von festen und flüssigen Teilen

Aufgaben / Lösungen

4) den Vorgang zur Gewinnung von destilliertem Wasser
5) den Vorgang zur Plasmagewinnung

Aufgabe 15
Erläutern Sie die Begriffe
1) Säuren
2) Basen
3) Salze

Aufgabe 16
Was sagt der pH-Wert einer Lösung aus?

Aufgabe 17
Tragen Sie in untenstehende pH-Skala die Bereiche für saure Reaktion (S), alkalische (basische) Reaktion (A) und neutrale Reaktion (N) ein.

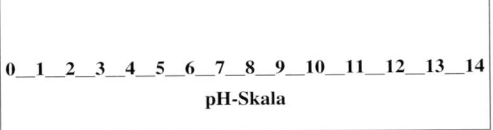

0 1 2 3 4 5 6 7 8 9 10 11 12 13 14
pH-Skala

———— Lösungen ————

Lösung der Aufgabe 1
1) Eine chemische Reaktion, bei der ein zusammengesetzter Stoff in seine einfachen Bestandteile zerlegt wird, z.B. im Labor Urin- und Blutuntersuchungen.
2) Eine chemische Reaktion, bei der aus einfachen Stoffen ein zusammengesetzter Stoff entsteht, z.B. Arzneimittelherstellung.

Lösung der Aufgabe 2
1) Ein Grundstoff, der mit einfachen Mitteln der Chemie nicht mehr in andere Stoffe zerlegt werden kann.
2) Zusammensetzung zwischen Elementen und Verbindungen nach veränderten Mengenverhältnissen.
3) Zusammensetzung von mehreren Elementen nach ganz bestimmten Mengenverhältnissen.

Lösung der Aufgabe 3
2), 4)

Lösung der Aufgabe 4
1) H
2) O
3) Fe
4) Na
5) Ca
6) Ka
7) Mg
8) Au
9) F
10) J
11) Cl
12) C
13) Hg
14) Mn

Lösung der Aufgabe 5
1) Bei der Zerlegung eines Stoffes gelangt man zuerst an die Moleküle, die weiter in Atome zerlegt werden können.
2) Ein Atom ist das chemisch kleinste Teilchen eines Stoffes. Atomzusammensetzungen bilden ein Molekül, Atome bleiben bei chemischen Vorgängen unverändert.

Lösung der Aufgabe 6
Ein Wasserstoffmolekül ist die Verbindung von zwei Wasserstoffatomen und einem Sauerstoffatom: H_2O

Lösung der Aufgabe 7
1), 3)

Lösung der Aufgabe 8
Lösungen sind aus zwei oder mehreren Stoffen bestehende Gemische, die sich aus Lösungsmittel und gelöstem Stoff zusammensetzen.
Es gibt verschiedene Arten von Lösungen, z.B. echte Lösungen, Emulsionen, Suspensionen.

Lösung der Aufgabe 9
Sie gibt die Menge eines gelösten Stoffes in einer bestimmten Menge Lösungsmittel an.

Lösung der Aufgabe 10
Sie gibt die maximale Konzentration eines gelösten Stoffes in einem Lösungsmittel an.

Lösung der Aufgabe 11
Übergang des Lösungsmittels einer Lösung in eine stärker konzentrierte Lösung durch eine semipermeable (feinporige) Membran. Die

Membran ist für das Lösungsmittel durchlässig, nicht für den gelösten Stoff.

Lösung der Aufgabe 12
1) nur durch chemische Reaktionen
2) nur durch physikalische Trennverfahren

Lösung der Aufgabe 13
1) Durch Stehenlassen eines Gemisches, z.B. Blut, setzen sich nach einiger Zeit, bedingt durch die unterschiedliche Dichte und Wichte, die festen Bestandteile am Boden des Lösungsmittels ab.
2) Durch das Benutzen einer Zentrifuge wird der Vorgang der Trennung von festen und flüssigen Bestandteilen beschleunigt.

Lösung der Aufgabe 14
3)

Lösung der Aufgabe 15
1) Säuren sind Wasserstoffverbindungen, bei denen die H-Atome ionogen (Ionen bildend) gebunden und durch Metallatome ersetzbar sind. Wasserlösliche Säuren geben in wässriger Lösung H-Ionen ab und zeigen daher in wässriger Lösung saure Reaktion, d.h., sie färben blaues Lackmuspapier rot.
2) Basen sind Hydroxidverbindungen, wobei die Hydroxid-Gruppe (OH-Gruppe) charakteristisch ist. In wässrigen Lösungen dissoziieren sie in Metallionen und OH-Ionen.
3) Salze sind Verbindungen, die aus der Reaktion von Säuren und Basen unter Wasserabspaltung aus dem H-Atom der Säuren und den OH-Gruppen der Basen entstehen. Diese Reaktion nennt man Neutralisation. Salze können auch Verbindungen aus Metallatomen und Säureresten sein. Es gibt verschiedene Salze, z.B.:
   - einfache Salze: bestehen nur aus einer Säure und einer Base, z.B. NaSo, CaCl
   - saure Salze: bestehen aus Salzen mehrwertiger Säuren, die noch ersetzbare H-Atome haben, z.B. NaH-Co

Lösung der Aufgabe 16
Der pH-Wert ist der negative Zehnerlogarithmus der Wasserstoffionenkonzentration, d.h., er gibt die Konzentration der H^+-Ionen in einer wässrigen Lösung an.

Lösung der Aufgabe 17

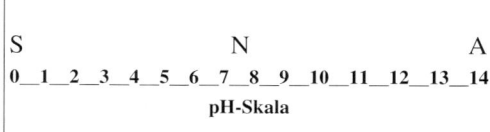

5.2 Laboreinrichtung, Unfallverhütung, Vorschriften

Aufgabe 1
Welche Aussagen über die Arbeitsplätze in der Praxis treffen zu?
1) Der Photometer sollte möglichst dicht an einem Fenster stehen.
2) Die Zentrifuge sollte neben dem Mikroskop stehen, da beide oft für eine Laboruntersuchung benötigt werden.
3) Die Zentrifuge sollte nicht neben dem Photometer stehen.
4) Der BSG-Ständer sollte nicht auf der Heizung stehen.
5) Die Zentrifuge benötigt einen festen, sicheren Standort.
6) Der Photometer kann am selben Arbeitstisch wie das Mikroskop stehen.

Welche Aussagenkombination ist richtig?
   a) 1), 2), 4), 5) und 6)
   b) 2), 3), 4) und 6)

c) 1), 3), 4) und 5)
d) 3), 4), 5) und 6)
e) 2), 3), 4), 5) und 6)

Aufgabe 2

Für das Aufbewahren im Kühlschrank gelten folgende Bestimmungen:

1) Medikamente und Untersuchungsmaterial dürfen nicht im selben Kühlschrank aufbewahrt werden.
2) Lebensmittel dürfen nur gut gekennzeichnet in einem extra Behälter, z.B. im Gemüsefach, aufbewahrt werden.
3) Lebensmittel dürfen nicht im Praxiskühlschrank aufbewahrt werden.
4) Ampullen sollten eingefroren werden.
5) Kühlschränke unterliegen der Eichpflicht.

Aufgabe 3

Wer erstellt die Unfallverhütungsvorschriften für die Arztpraxen?

1) die Ärztekammer
2) das Gesundheitsamt
3) der Berufsverband der Arzt-, Zahnarzt- und Tierarzthelferinnen
4) die BG für Gesundheitsdienst und Wohlfahrtspflege
5) die Kassenärztliche Vereinigung

Aufgabe 4

Welche der aufgeführten Maßnahmen sind in den Unfallverhütungsvorschriften enthalten? (2A)

1) Beim Umgang mit infektiösem Blut müssen Schutzbrillen getragen werden.
2) Benutzte Kanülen müssen vor der Entsorgung wieder in die Schutzhülle zurückgesteckt werden.
3) Nicht ätzende Flüssigkeiten können mit dem Mund pipettiert werden.
4) Flüssigkeiten dürfen nicht mit dem Mund pipettiert werden.
5) Mit Untersuchungsmaterial benutzte Scheren müssen vor der Reinigung desinfiziert werden.

Aufgabe 5

Welche der untenstehenden Untersuchungsmaterialien sind als infektiös zu betrachten und sollten nicht direkt berührt werden?

1) Eiter
2) Urin
3) Blut
4) Blut eines Aids-Patienten
5) Gewebekulturen
6) Stuhl
7) Jedes menschliche Untersuchungsmaterial ist als infektiös zu betrachten.

Welche Aussagenkombination ist richtig?

a) 1), 4), 5), 6)
b) 1), 2), 5), 7)
c) 1), 3), 4), 5)
d) 2), 3), 5), 6)
e) Alle Antworten sind richtig.

Aufgabe 6

Neben den Unfallverhütungsvorschriften der BG gibt es noch weitere Verordnungen zur Sicherheit in der Praxis. Nennen Sie einige Beispiele.

Aufgabe 7

Erklären Sie die Bedeutung untenstehender Gefahrensymbole bzw. Sicherheitszeichen.

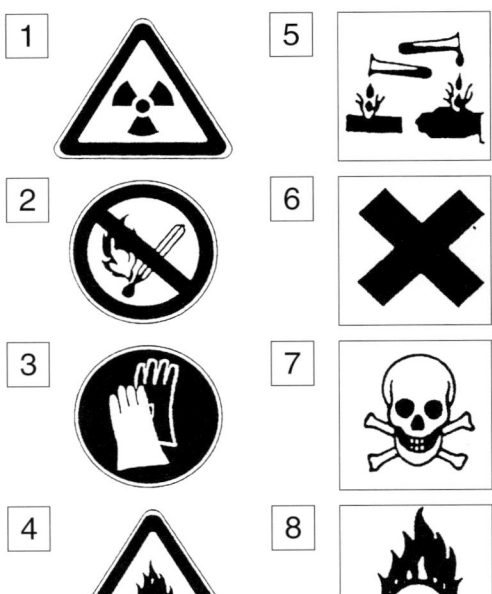

Aufgabe 8

Die Berufsgenossenschaften schreiben für Arzthelferinnen, die am Bildschirm arbeiten, Folgendes vor:
1) Die Arbeitszeit darf täglich 6 Stunden nicht überschreiten.
2) Der Abstand von einem Meter zum Bildschirm muss gewahrt werden.
3) Die Qualifikation durch einen EDV-Kurs wird verlangt.
4) eine Augenkontrolle durch den Augenarzt
5) regelmäßige Kontrolle durch einen Orthopäden

Aufgabe 9

Für Arzthelferinnen besteht in Arztpraxen und Laboratorien ein erhöhtes Infektionsrisiko. Welche der untengenannten Risiken gehören dazu? (2A)
1) Tetanus
2) Cholera
3) Thyphus
4) Aids
5) Hepatitis B
6) Hepatitis A

Aufgabe 10

Welche Vorkehrungen müssen vor der endgültigen Entsorgung von bewachsenen Pilzkulturen getroffen werden?

Aufgabe 11

Welche Vorkehrungen müssen Sie treffen, wenn Schleimhäute mit Untersuchungsmaterial in Berührung kommen?

Aufgabe 12

Welche Vorkehrungen müssen Sie bei Verbrennungen treffen? (2A)
1) Sofort auf die betreffenden Stellen Brandgel auftragen.
2) Lockere Kleidung über Brandwunden entfernen.
3) Sofort die betroffenen Stellen mit kaltem Wasser kühlen.
4) Sofort einen Verband mit kühlender, schmerzstillender Salbe anlegen.
5) Sofort eine Injektion mit einem Antibiotikum verabreichen um eine Infektion zu vermeiden.

Aufgabe 13

Welche Maßnahmen müssen bei Unfällen mit elektrischem Strom getroffen werden?

—— **Lösungen** ——

Lösung der Aufgabe 1

c)

Lösung der Aufgabe 2

3)

Lösung der Aufgabe 3

4)

Lösung der Aufgabe 4

4) und 5)

Lösung der Aufgabe 5

e)

Lösung der Aufgabe 6

Hygieneplan, Röntgenverordnung, Strahlenschutzverordnung

Lösung der Aufgabe 7
1) Warnung vor radioaktiven Stoffen
2) Feuer, Rauchen und offenes Licht verboten
3) Schutzhandschuhe sind zu tragen
4) Warnung vor feuergefährlichen Stoffen
5) ätzend
6) reizend, mindergiftig
7) giftig
8) brandfördernd

Lösung der Aufgabe 8

4)

Lösung der Aufgabe 9

4) und 5)

Lösung der Aufgabe 10

Pilzkulturen müssen vor der endgültigen Entsorgung desinfiziert werden.

Lösung der Aufgabe 11

Der Arzt muss immer verständigt werden, da prinzipiell von einer erfolgten Infektion ausgegangen werden muss. Er entscheidet über den weiteren Ablauf der Behandlung. Als Erstmaßnahme gilt:

- bei Berührungen mit dem Mund: Material ausspucken, Schlucken absolut vermeiden, anschließend Mund gründlich mit Wasser ausspülen
- bei Berührungen mit den Augen: Augen gründlich mit Wasser ausspülen
- bei Berührungen mit dem Naseninneren: sofort kräftig ausschnauben; einatmen durch den Mund, ausatmen durch die Nase, Nase mit Wasser ausspülen
- bei Hautwunden: oberflächliche Wunden sofort desinfizieren. Schnittwunden ausbluten lassen, desinfizieren, Verband anlegen
- bei eventuell eingedrungenen Fremdkörpern nicht versuchen diese zu entfernen, eventuell desinfizieren, Wunde steril abdecken, auf den Arzt warten

Lösung der Aufgabe 12

2) und 3)

Lösung der Aufgabe 13

- sofort den Hauptschalter abstellen
- Verunglückten bergen
- bei Atemstillstand Wiederbelebungsversuche
- Verunglückten in die Klinik bringen lassen

5.3   Einheiten und Maße

Aufgabe 1

Tragen Sie zu den untenstehenden Meßgrößen die entsprechenden Einheiten und ihre Abkürzungen ein.

1) Länge ____
2) Masse ____
3) Zeit ____
4) elektrische Stromstärke ____
5) Volumen ____
6) Druck ____
7) Leistung ____
8) elektrische Spannung ____

Aufgabe 2

Tragen Sie zu den untenstehenden Begriffen die Zeichen und die Zehnerpotenz ein.

1) Piko ____
2) Nano ____
3) Mikro ____
4) Milli ____
5) Zenti ____
6) Dezi ____
7) Hekto ____
8) Kilo ____
9) Mega ____
10) Giga ____
11) Tera ____

Aufgabe 3

Welche Menge sind 10^{-6} Liter?

1) 10 Liter
2) 1 Milliliter
3) 1 Deziliter
4) 1 Mikroliter
5) 1 Kubikmeter

Aufgabe 4

Welche der untenstehenden Keimzahlen ist die mit der größten Keimmenge?

1) 10^{-5} Keime/ml
2) 10^4 Keime/ml
3) 100 Keime/ml
4) 10^6 Keime/ml
5) 0–10 Keime/ml

Aufgabe 5

Was sagt das untenstehende Laborergebnis über die Anzahl von Erythrozyten aus?
Erythrozyten < 6/µl

————— **Lösungen** —————

Lösung der Aufgabe 1
1) Meter   m
    Zentimeter   cm
    Millimeter   mm
2) Kilogramm   kg
    Gramm   g
    Milligramm   mg
3) Minute   min
    Stunde   h
4) Ampere   A
    Milliampere   mA
5) Kubikmeter m^3
    Kubikzentimeter cm^3
    Kubikmillimeter mm^3
6) Pascal   Pa
7) Watt   W
    Kilowatt   kW
8) Volt   V
    Kilovolt   kV
    Millivolt   mV

Lösung der Aufgabe 2
Beispiele aus der Praxis

1)   p 10^{-12} pg   = Pikogramm
2)   n 10^{-9} nm   = Nanometer
3)   µ 10^{-6} µl   = Mikroliter
4)   m 10^{-3} ml   = Milliliter
5)   c 10^{-2} cm   = Zentimeter
6)   d 10^{-1} dl   = Deziliter
7)   h 10^{2} hl   = Hektoliter
8)   k 10^{3} kg   = Kilogramm
9)   M 10^{6} MH = Megaherz
10)   G 10^{9}
11)   T 10^{12}

Lösung der Aufgabe 3
4)

Lösung der Aufgabe 4
4)

Lösung der Aufgabe 5
weniger als 6 Erythrozyten/µl

5.4   Labor- und optische Geräte

Aufgabe 1
Welche Eigenschaften treffen auf Messpipetten zu? (2A)
1) Sie besitzen eine bauchartige Verdickung.
2) Sie haben eine durchgehende Graduierung.
3) Man kann nur eine vorgegebene Flüssigkeitsmenge pipettieren.
4) Sie können zum Abmessen verschiedener Flüssigkeiten benutzt werden.
5) Sie werden auch als Blutmischpipetten bezeichnet.

Aufgabe 2
Ordnen Sie den untenstehenden Messgeräten ihre Messgenauigkeit zu.
1) Dispenser
2) Vollpipette
3) Messpipette
4) Kolbenhubpipette
5) Erlenmeyerkolben
6) Messzylinder
7) Leukopipette

Aufgabe 3
Was bedeutet die Bezeichnung 20° C auf einer Pipette? (2A)
1) Die Pipette sollte nur bei einer Raumtemperatur von 20° C benutzt werden.
2) Die Temperatur des aufzuziehenden Inhalts sollte unter 20° C betragen.
3) Die Pipette misst nur Flüssigkeiten bis 20° C Temperatur.
4) Die Pipette ist auf 20° C geeicht.
5) Nur wenn die Pipette und die zu messende Flüssigkeit etwa die gleiche Temperatur haben, ist die Messung genau.
6) Die Trocknungstemperatur der Pipette muss mindestens 20° C betragen.

Aufgabe 4

Welche Aussagen über richtiges Pipettieren sind zutreffend? (2A)
1) Der untere Meniskusrand muss die Kante der Volumeneinteilung berühren.
2) Der obere Meniskusrand muss die Kante der Volumeneinteilung berühren.
3) Die Pipetten müssen beim Ablesen immer schräg gehalten werden.
4) Beim Ablesen sollte die Pipette in Augenhöhe gehalten werden.
5) Reagenzien können im Gegensatz zu Blut mit dem Mund pipettiert werden.

Aufgabe 5

Was bedeuten die Begriffe
„In", „EX", „BLOW out"
auf den Pipetten?

Aufgabe 6

Wie erkennen Sie
a) eine Leukozytenpipette und
b) eine Erythrozytenpipette?

Aufgabe 7

Warum ist es wichtig, nach der Blutentnahme für eine Blutzuckerbestimmung das Blut durch mehrmaliges Hochziehen und Ausblasen in das Reagens zu füllen?

Aufgabe 8

Nennen Sie Pipettierhilfen.

Aufgabe 9

Welche Messgeräte außer Pipetten kennen Sie noch?

Aufgabe 10

Welchen Vorteil haben Kolbenhubpipetten gegenüber Glaspipetten?

Aufgabe 11

Was ist das Besondere an Blutsenkungspipetten?

Aufgabe 12

Benennen Sie die nachfolgend abgebildeten Messgeräte. (siehe nächste Spalte oben)

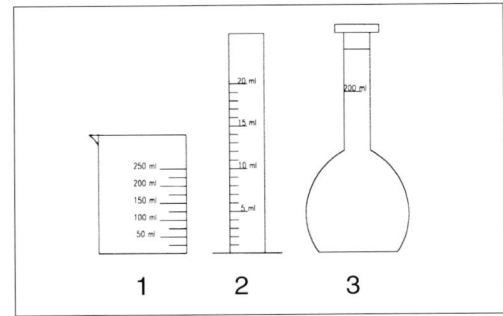

Aufgabe 13

Nennen Sie weitere Glasgeräte und ihre Anwendungen.

Aufgabe 14

Welches der nebenstehenden Reagenzgläser wird man zur Herstellung eines Urinsedimentes und welches zur Blutserumgewinnung verwenden?

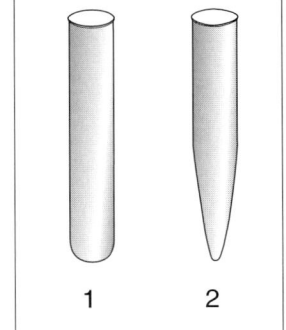

Aufgabe 15

Was sind Petrischalen und wo finden sie Verwendung?

Aufgabe 16

Welche Zählkammern kennen Sie?

Aufgabe 17

Handelt es sich bei der abgebildeten Zählkammer um die Neubauer- oder die Thoma-Zählkammer?

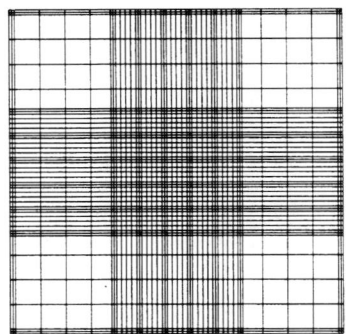

Aufgabe 18

Welche Aussagen über die Zählkammer sind richtig? (2A)

1) Die Zählkammer ist ohne Zusatz von anderen Glasgeräten einsatzbereit.
2) Die eigentliche „Zählkammer" entsteht erst durch Aufsetzen eines geschliffenen Deckglases auf die beiden Seitenstege.
3) Ist die Zählkammer unter dem Mikroskop sichtbar, ist das Sehen der Newton'schen Ringe nicht von Bedeutung
4) Die Newton'schen Ringe sind nur unter dem Mikroskop sichtbar und müssen vor Gebrauch der Kammer eingestellt werden.
5) Das Sehen der Newton'schen Ringe garantiert das richtige Kammervolumen.

Aufgabe 19

Für welche Untersuchungen werden in der Arztpraxis hauptsächlich Zählkammern verwendet?

Aufgabe 20

Ordnen Sie die Ziffern der untenstehenden Mikroskopteile den entsprechenden (mit Buchstaben bezeichneten) Bereichen der Abbildung zu.

1) Mikrometerschraube
2) Tubus
3) Revolver
4) Stativ
5) Makrometerschraube
6) Schraube zur Verstellung der Kondensorhöhe
7) Kreuztisch
8) Lichtquelle
9) Blende
10) Kondensor
11) Objektive
12) Objektglashalter
13) Kreuztischschraube (vorwärts/rückwärts) Kreuztischschraube (rechts/links)
14) Netzanschluss für Lichtquelle
15) Okular

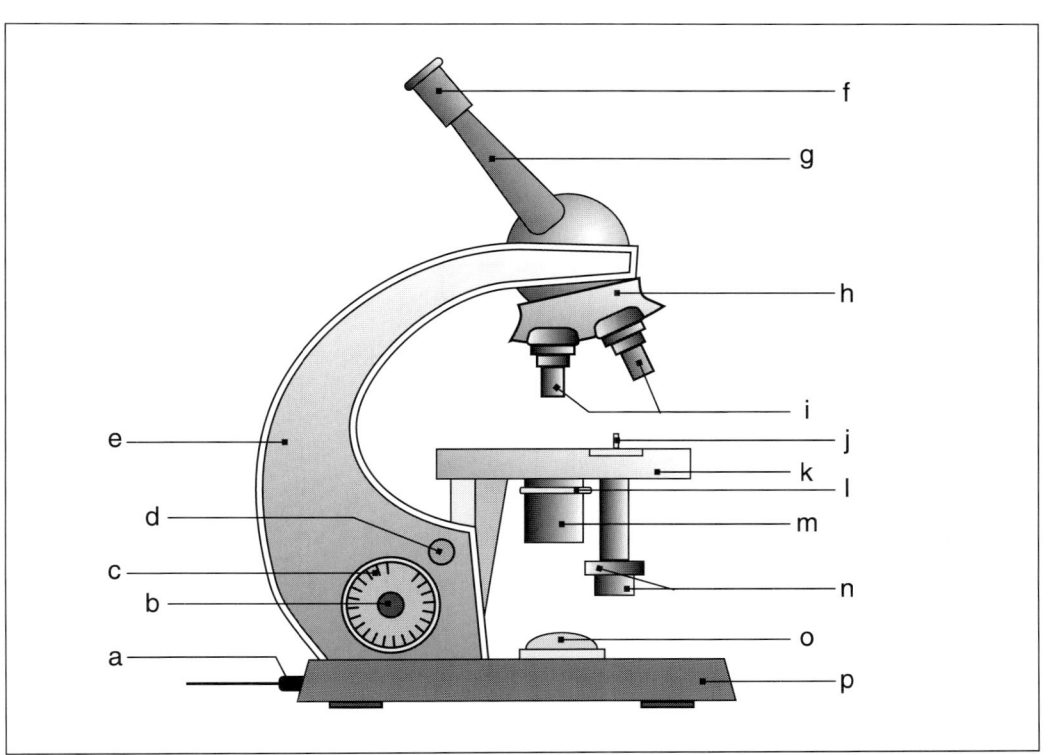

Aufgabe 21
Welches der untenstehenden Objektive wird zur Ölimmersion verwendet?
1) das 10er Objektiv
2) das 100er Objektiv
3) das 40er Objektiv
4) das 50er Objektiv
5) das 200er Objektiv

Aufgabe 22
Welches Teil des Mikroskops dient der Vergrößerung?
1) Filter
2) Lichtquelle
3) Mikrometerschraube
4) Objekttisch
5) Objektiv

Aufgabe 23
Wovon hängt die Lichtintensität beim Mikroskopieren ab? (2A)
1) von der Kreuztischeinstellung
2) von dem zu untersuchenden Präparat
3) von der Höheneinstellung des Kondensors
4) von der Einstellung der Blende im Kondensor
5) von dem Revolver

Aufgabe 24
Welche Aussagen zum Mikroskopieren sind richtig?
1) Der Kondensor wird immer nach unten geschraubt.
2) Bei der Ölimmersion taucht das Objektiv in den Öltropfen auf dem gefärbten Präparat ein.
3) Nicht gefärbte Präparate werden mit nicht offener Blende betrachtet.
4) Gefärbte Präparate werden mit offener Blende und hellerem Licht betrachtet.
5) Mit der Makrometerschraube erfolgt die Grobeinstellung des Präparates.
6) Die Okulare stehen fest und können nicht verändert werden.

Welche Aussagenkombination ist richtig?
a) 1), 3), 4) und 6)
b) 2), 4), 5) und 6)

c) 2), 3), 4) und 5)
d) 3), 4), 5) und 6)
e) Alle Angaben sind richtig.

Aufgabe 25
Die Vergrößerung eines Mikroskopes ergibt sich aus dem Produkt von:
1) Blende und Kondensor
2) Blende und Objektiv
3) Okular und Kondensor
4) Lichtquelle und Okular
5) Okular und Objektiv

Aufgabe 26
Der Revolver ist
1) die Halterung für die Objektträger
2) die Halterung der Lichtquelle
3) die Halterung für die Objektive
4) die Halterung der Okulare
5) die Halterung des Kondensors

Aufgabe 27
Welche der untenstehenden Bestandteile können mit Hilfe des Lichtmikroskopes nicht nachgewiesen werden?
1) Bakterien
2) Monozyten
3) Viren
4) Trichomonaden
5) Diplokokken

Aufgabe 28
Welche der untenstehenden Laboruntersuchungen werden mit Hilfe des Mikroskopes durchgeführt?
1) Hämoglobinbestimmung
2) Thrombozytenzählung
3) Blutausstrich
4) Hämatokritbestimmung
5) Nativpräparate
6) Eiweißbestimmung im Urin

Welche Aussagenkombination ist richtig?
a) 1), 2), 4) und 5)
b) 2), 3), 5) und 6)
c) 2), 3) und 4)
d) 3), 4), 5) und 6)
e) 2), 3) und 5)

Aufgabe 29

Wozu dient eine Zentrifuge?
1) zur Herstellung von ungerinnbarem Blut
2) zur Mischung von Reagenzien und Blut
3) zur Trennung von festen und flüssigen Bestandteilen im Untersuchungsmaterial
4) zur Eiweißgewinnung im Blut
5) zur Gewinnung von Blutzellen für den Blutausstrich

Aufgabe 30

Welche Aussagen zum Zentrifugieren sind richtig? (2A)
1) Die Geschwindigkeit ist geeicht und kann nicht manipuliert werden.
2) Die Zentrifuge muss immer gleichmäßig beladen sein.
3) Nach Beendigung der Ablaufzeit kann die Zentrifuge mit der Hand gestoppt werden.
4) Die Umdrehungszahl ist abhängig von dem Untersuchungsmaterial.
5) Zentrifugen sollen nicht neben dem Blutsenkungsapparat stehen.

Welche der Aussagenkombinationen ist richtig?
a) 1), 2) und 3)
b) 1), 4) und 5)
c) 2), 4) und 5)
d) 2), 3) und 5)
e) 1), 4) und 5)

Aufgabe 31

Für welche Untersuchungen benötigt man eine Zentrifuge? (2A)
1) zur Hb-Bestimmung
2) zur Untersuchung des Urinsedimentes
3) zur Hämatokritbestimmung
4) zur Leukozytenzählung
5) zur Eiweißbestimmung im Urin

Aufgabe 32

Wozu dient eine Wasserstrahlpumpe?

Aufgabe 33

Nennen Sie die richtige Aufbauweise eines Photometers.

1) Lichtquelle - Blende - Linse - Filter - Küvette - Photozelle - Anzeige
2) Lichtquelle - Linse - Filter - Blende - Küvette - Photozelle - Anzeige
3) Lichtquelle - Filter - Blende - Linse - Küvette - Photozelle - Anzeige
4) Lichtquelle - Linse - Filter - Blende - Photozelle - Küvette - Anzeige
5) Lichtquelle - Blende - Linse - Filter - Photozelle - Küvette - Anzeige

Aufgabe 34

Durch welches Selektionsmittel erhält man monochromatisches Licht? (2A)
1) durch ein Vergrößerungsglas
2) durch einen Glasfilter
3) durch die Photozelle
4) mit Hilfe eines Prismas
5) mit Hilfe einer Sammellinse

Aufgabe 35

Weißes Licht besteht aus
1) Licht einer Wellenlänge
2) Licht aus vielen Farben verschiedener Wellenlängen
3) Licht der Wellenlänge Hg 405
4) Licht einer Infrarotlampe
5) Licht im UV-Bereich

Aufgabe 36

Monochromatisches Licht bedeutet
1) Licht einer Wellenlänge
2) Licht von zwei Wellenlängen
3) das Sonnenlicht
4) das komplette Lichtspektrum
5) das abgedunkelte Licht einer Glühlampe

Aufgabe 37

Erklären Sie die Begriffe
1) Absorption
2) Transmission
3) Extinktion

Aufgabe 38

Dem kinetischen Test liegt folgende Messweise zu Grunde:
1) Mitführung eines Leerwertes
2) Messung Standard gegen Probe

3) Messung der Extinktionsveränderung gegenüber dem Standard
4) Messung der Extinktionsveränderung pro Zeiteinheit
5) Multiplikation der Extinktion mit dem Faktor

Aufgabe 39

Welche Regeln müssen vor Messungen mit dem Photometer beachtet werden? (2A)
1) Keine Einbrennzeit bei Hg-Lampen nötig.
2) Küvetten jeder Schichtdicke können benutzt werden.
3) Filter einsetzen je nach Untersuchungsart.
4) Das Photometer muss vor der Messung geeicht werden.
5) Mit einem Kontrollserum wird der Nullpunkt eingestellt.
6) Nach jedem Messvorgang sollte das Photometer ausgeschaltet werden.

Aufgabe 40

Welche der Wellenlängen entspricht einer Hg-Lampe und welche einer Wolframlampe?
1) 366 nm
2) 578 nm

Aufgabe 41

Welche Untersuchungsmethoden können mit dem Photometer durchgeführt werden?
1) Glucose
2) Hämatokrit
3) GPT
4) Blutausstrich
5) Bakterienzählung im Urin
6) Harnsäure

Welche Aussagenkombination ist richtig?
a) 1), 2), 3) und 6)
b) 1), 3), 4) und 6)
c) 2), 3), 4) und 5)
d) 1), 3), 4) und 5)
e) 1), 3) und 6)

━━━━━━ **Lösungen** ━━━━━━

Lösung der Aufgabe 1
2), 4)

Lösung der Aufgabe 2
1) hohe Messgenauigkeit
2) hohe Messgenauigkeit
3) hohe Messgenauigkeit
4) hohe Messgenauigkeit
5) niedrige Messgenauigkeit
6) hohe Messgenauigkeit
7) hohe Messgenauigkeit

Lösung der Aufgabe 3
4), 5)

Lösung der Aufgabe 4
1), 4)

Lösung der Aufgabe 5
In: Inhalt wird zunächst ausgeblasen, Auswaschen der Pipette durch mehrmaliges Hochziehen und Ausblasen des Inhalts, es bleibt kein Rest in der Pipette.
EX: Auslaufen des Pipetteninhalts, Restbestand in der Pipettenspitze.
BLOW out: Zuerst Auslaufen des Pipetteninhaltes, Rest wird ausgeblasen, nicht auswaschen.

Lösung der Aufgabe 6
a) an der weißen Kugel im bauchigen Teil
b) an der roten Kugel im bauchigen Teil

Lösung der Aufgabe 7
– Damit kein Blutrest in der Pipette bleibt, sonst besteht die Möglichkeit von falschen Werten durch zu wenig Blut.
– Durch mehrmaliges Hochziehen und Ausblasen ist eine optimale Mischung von Blut und Reagens gewährleistet.

Lösung der Aufgabe 8
Dilutor
Peleusball
Mikropipettierhelfer

Lösung der Aufgabe 9
Messkolben/Erlenmeyerkolben
Messzylinder
Becherglas

Lösung der Aufgabe 10
- Sie sind bruchsicher.
- Die Pipettiergröße ist vorgegeben.
- Leichtes Auswechseln der Auslaufspitzen.
- Keine Reinigung und Sterilisation, da die Spitzen Einmalartikel sind.

Lösung der Aufgabe 11
Sie besitzen eine durchgehende Graduierung und werden nur für die BSG verwendet.

Lösung der Aufgabe 12
1) Becherglas
2) Messzylinder
3) Messkolben

Lösung der Aufgabe 13
- Reagenzgläser in verschiedenen Größen, zum Mischen und Ansetzen von Reagenzien
- Zentrifugengläschen, Rundbodengläser zur Serumgewinnung, Spitzbodengläser zur Sedimentherstellung

Lösung der Aufgabe 14
1) zur Serumgewinnung
2) zur Sedimentherstellung

Lösung der Aufgabe 15
Petrischalen sind runde, flache Glasbehälter mit Deckel. Sie werden zur Aufbewahrung von Untersuchungsmaterial verwendet. Sie dienen als feuchte Kammern – dafür werden sie mit feuchtem Filterpapier ausgelegt (z.B. für Retikulozytenfärbung).

Lösung der Aufgabe 16
Neubauer-Zählkammer
Thoma-Zählkammer
Fuchs-Rosenthal-Zählkammer

Lösung der Aufgabe 17
die Neubauer-Zählkammer

Lösung der Aufgabe 18
2), 5)

Lösung der Aufgabe 19
Leuko- und Erythrozytenzählung

Lösung der Aufgabe 20
- a) 14)
- b) 1)
- c) 5)
- d) 6)
- e) 4)
- f) 15)
- g) 2)
- h) 3)
- i) 11)
- j) 12)
- k) 7)
- l) 9)
- m) 10)
- n) 13)
- o) 8)
- p) 4)

Lösung der Aufgabe 21
2)

Lösung der Aufgabe 22
5)

Lösung der Aufgabe 23
3), 4)

Lösung der Aufgabe 24
c)

Lösung der Aufgabe 25
5)

Lösung der Aufgabe 26
3)

Lösung der Aufgabe 27
3)

Lösung der Aufgabe 28
e)

Lösung der Aufgabe 29
3)

Lösung der Aufgabe 30
c)

Lösung der Aufgabe 31
2), 3)

Lösung der Aufgabe 32
zur Reinigung von Pipetten

Lösung der Aufgabe 33
1)

Lösung der Aufgabe 34
2), 4)

Lösung der Aufgabe 35
2)

Lösung der Aufgabe 36
1)

Lösung der Aufgabe 37
1) zurückgehaltenes Licht durch eine ge-färbte Flüssigkeit in einer Küvette
2) durchgelassenes Licht durch die Flüs-sigkeit
3) messbarer Teil des durchgelassenen Lichtes in Prozent

Lösung der Aufgabe 38
4)

Lösung der Aufgabe 39
3), 4)

Lösung der Aufgabe 40
1) 366 nm – Hg-Lampe
2) 578 nm – Wolframlampe

Lösung der Aufgabe 41
e)

5.5 Urinuntersuchungen

Aufgabe 1
Welche Ausscheidungsmenge Urin pro Tag (24 Stunden) entspricht bei einem gesunden Erwachsenen mit ausgewogener Ernährung der Norm?
1) 0,5–1,0 l
2) 3,0–5,0 l
3) 1,0–2,5 l
4) 0,5–0,9 l
5) 1,5–3,5 l

Aufgabe 2
Erklären Sie die Begriffe
1) Anurie
2) Polyurie
3) Oligurie

Aufgabe 3
Erklären Sie die Begriffe
1) Spontanurin
2) Mittelstrahlurin

3) Katheterurin
4) Punktionsurin
5) Sammelurin

Aufgabe 4
In welchem Bereich liegt der pH-Wert des Harns bei einem gesunden Erwachsenen mit ausgewogener Ernährung?
1) 4,0–6,0
2) 4,8–7,5
3) 6,0–8,5
4) 5,0–10,0
5) 2,0–7,0

Aufgabe 5
Wie verschiebt sich der pH-Wert
1) bei einer vorwiegend pflanzlichen Kost
2) bei einer vorwiegend fleischlichen Ernährung?

Aufgabe 6
Wann kann sich der pH-Wert außer durch Ernährung noch verändern?

Aufgabe 7
Der frisch gelassene Urin eines Gesunden ist klar und frei von Trübungen. Welche Harnverfärbungen und mögliche Ursachen kennen Sie?

Aufgabe 8
Welche Angaben zur Aufbewahrung des Urins für Untersuchungen sind richtig? (2A)
  1) Aufbewahren im Kühlschrank bis zu 5 Tagen.
  2) Das Einfrieren von Urin ist möglich.
  3) Urin sollte möglichst frisch untersucht werden.
  4) Bei Zimmertemperatur kann Urin bei dunkler Lagerung 24 Stunden aufbewahrt werden.
  5) Im Kühlschrank ist ein Aufbewahren bei 4° C für 3–5 Stunden möglich.

Aufgabe 9
Was sagt das Spezifische Gewicht des Urins aus?
  1) Ob ein Urin sauer oder alkalisch ist.
  2) Es zeigt die Dichte des Urins im Verhältnis zur Dichte des Wassers an.
  3) Es spiegelt die Aufnahme von Flüssigkeit und bestimmten Nahrungsmitteln wider.
  4) Wie hoch der Anteil von Leukozyten im Urin ist.
  5) Ob pathologische Bestandteile im Urin sind.

Aufgabe 10
Welche Geräte benötigt man zur Bestimmung des spezifischen Gewichts?

Aufgabe 11
Erklären Sie die Begriffe
  1) qualitativ
  2) quantitativ
  3) semiquantitativ

Aufgabe 12
Nennen Sie einige Bestandteile des Urins, die

mittels Teststreifen nachgewiesen werden können.

Aufgabe 13
Welche Aussagen zu Harnstreifenuntersuchungen sind richtig? (2A)
  1) Teststreifen sollen nur im zentrifugierten Urin Anwendung finden.
  2) Teststreifen sollen am Reagenzglasrand abgestreift werden.
  3) Nach Eintauchen in den Urins soll der Teststreifen an einem Zellstofftupfer abgestreift werden.
  4) Die Ablesezeit beträgt immer 4 Minuten.
  5) Die Ablesezeit kann je nach Untersuchungsart unterschiedlich sein.
  6) Teststreifen können auch noch nach 30 Minuten beurteilt werden.

Aufgabe 14
Ein positiver Nitritnachweis mittels Teststreifen bedeutet das Vorhandensein von:
  1) Hefepilzen
  2) massenhaft Leukozyten
  3) Plattenepithelien
  4) Bakterien
  5) Trichomonaden

Aufgabe 15
Welche Urinbestandteile können nicht mit Hilfe von Teststreifen nachgewiesen werden?
  1) Bakterien
  2) Trichomonaden
  3) Granulierte Zylinder
  4) Oxalatkristalle
  5) Blut
  6) Keton
  7) Leukozyten

Welche Aussagenkombination trifft zu?
  a) 1), 2), 3) und 6)
  b) 2), 3) und 4)
  c) 2), 3) und 5)
  d) 1), 2), 4) und 7)
  e) 3), 5) und 7)

Aufgabe 16
Mittels Teststreifen wurde Bilirubin nachgewiesen. Welche Aussagen hierüber sind richtig? (2A)

Aufgaben

1) Bilirubin ist in geringen Mengen in jedem Urin eines Gesunden zu finden.
2) Es lässt auf einen Diabetes mellitus schließen.
3) Bilirubin kommt im Urin eines Gesunden nicht vor.
4) Es kann eine Hepatitis vorliegen.
5) Es kann eine Pankreatitis vorliegen.
6) Bei Frauen während der Menstruation kommt Bilirubin häufig vor.

Aufgabe 17

Im Teststreifen findet sich ein positiver Blutbefund. Welche Ursachen können zugrunde liegen? (2A)
1) Blasensteine
2) immer in Verbindung mit einem positiven Nitrit (Bakterien)
3) Menstruation bei Frauen
4) körperliche Höchstanstrengung vor der Untersuchung bei Männern
5) Diabetes mellitus

Aufgabe 18

Der Nitritbefund im Teststreifen ist stark positiv. Welche Zusatzuntersuchungen sollten veranlasst werden?

Aufgabe 19

Welche Aussagen zur Herstellung eines Urinsediments sind richtig?
1) Sedimente sind dank der Genauigkeit der Teststreifen überflüssig.
2) Das Harnsediment ist Bestandteil eines Harnstatus.
3) Bakterien können spezifiziert werden.
4) Es wird bei ca. 1500–2000 Umdrehungen/min 5 Minuten lang zentrifugiert.
5) Es wird bei ca. 2000–3000 Umdrehungen/min 10 Minuten lang zentrifugiert.
6) Der Überstand muss langsam abgegossen werden.
7) Der Überstand sollte zügig abgegossen werden.
8) Das Sediment muss vor der Entnahme kurz aufgeschüttelt werden.

Welche Aussagenkombination trifft zu?

a) 1), 3), 4) und 6)
b) 2), 4), 7) und 8)
c) 2), 3), 5) und 6)
d) 1), 4), 6) und 8)
e) 3), 4), 5) und 8)

Aufgabe 20

Welche Aussagen über die Handhabung und Beurteilung des Sedimentes sind richtig? (2A)
1) Sedimente können ausschließlich in einer Zählkammer beurteilt werden.
2) Ein Tropfen wird auf einen Objektträger gegeben und ein Deckglas aufgelegt.
3) Es wird mittels Ölimmersion beurteilt.
4) Es müssen ca. 4–5 Gesichtsfelder ausgezählt werden.
5) Zylinder werden mit Objektiv 10:1 gesucht.
6) Der Kondensor muss nach oben gedreht werden.

Aufgabe 21

Teilen Sie die Bestandteile des Sediments in zwei große Gruppen ein.

Aufgabe 22

Wie werden bei den obengenannten Gruppen die Ergebnisse bewertet? Nennen Sie je ein Beispiel für einen negativen und einen pathologischen Befund.

Aufgabe 23

Ordnen Sie die Kennziffern der untenstehenden Sedimentbestandteile den passenden Abbildungen auf der nächsten Seite zu.
1) Erythrozyten
2) Leukozyten
3) Trichomonaden
4) Hefe
5) Kalziumoxalate
6) Harnsäure
7) Hyaliner Zylinder
8) Nierenepithelien
9) Granulierter Zylinder
10) Tripelphosphate

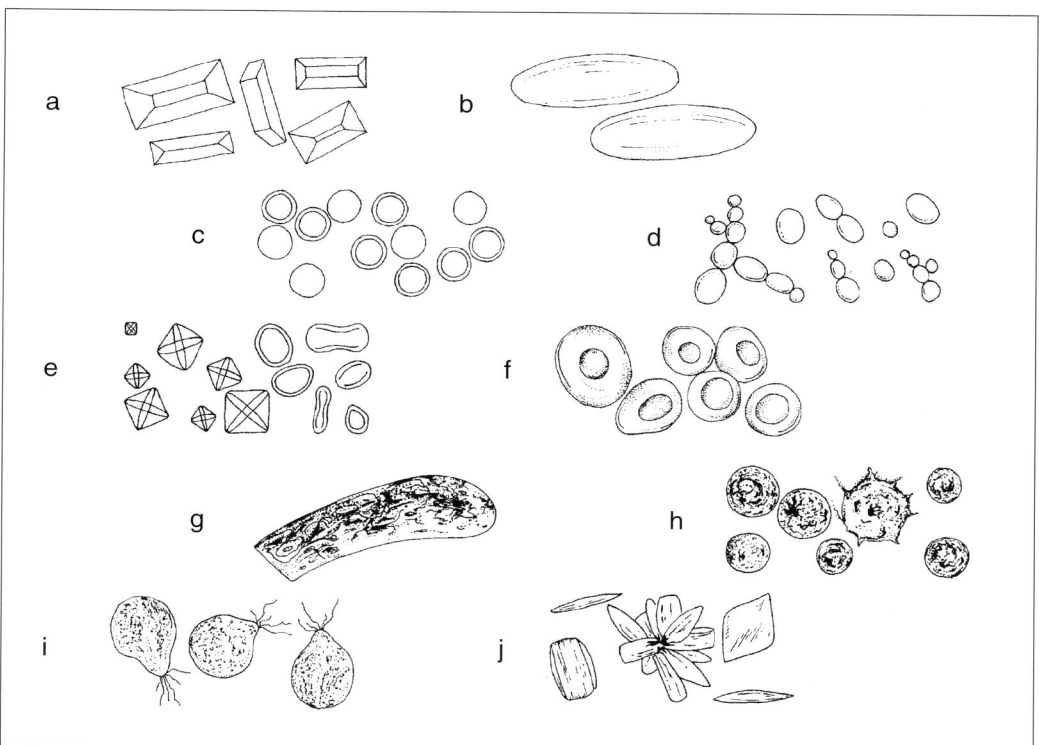

Aufgabe 24

Welche Sedimentbestandteile können in „amorpher Form" vorliegen?

1) Erythrozyten
2) Urate
3) Kalziumoxalate
4) Epithelien
5) Zylinder

Aufgabe 25

Mit welchen Bestandteilen können Erythrozyten leicht verwechselt werden?

1) Leukozyten
2) Bakterien
3) Hefezellen
4) Rundepithelien
5) Trichomonaden

Aufgabe 26

Woran kann man Trichomonaden sicher erkennen?

Aufgabe 27

Woran erkennt man Leukozyten? (2A)

1) Sie sind kleiner als Erythrozyten.
2) Sie haben einen scharf begrenzten Rand.
3) Die Zellgrenze ist nicht scharf begrenzt.
4) Granulatreste sind sichtbar.
5) Sie liegen kettenförmig aneinander.

Aufgabe 28

Welche der folgenden Bestandteile im Urinsediment sind pathologisch? (2A)

1) Hyaliner Zylinder
2) Trichomonaden
3) Zeigelmehl
4) Kalziumoxalate
5) Schleimfäden

Aufgabe 29

Welche der folgenden Bestandteile im Urinsediment sind pathologisch? (2A)

1) zahlreiche Urate im Mittelstrahlurin eines Mannes
2) zahlreiche Spermien im Spontanurin einer Frau
3) Leukozyten im Katheterurin eines Mannes
4) vereinzelte Leukozyten im Mittelstrahlurin einer Frau
5) reichlich Erythrozyten im Katheterurin einer Frau

Aufgabe 30

Welche Aussagen zu Zylindern sind richtig? (2A)
1) Zylinder können nur mit dem Objektiv 40:1 beurteilt werden.
2) Die Angabe der Zylinder muss das gesamte Sediment betreffen.
3) Die Angabe der Zylinder wird nach 20–30 Gesichtsfeldern angegeben.
4) Zylinder werden mit dem Objektiv 10:1 beurteilt.
5) Zylinder kann man nur durch Anfärben des Sediments beurteilen.

Aufgabe 31

Welche Möglichkeit haben Sie um Erythrozyten im Zweifelsfall nicht mit Hefezellen zu verwechseln?

Aufgabe 32

Welche Urinbestandteile haben im Mittelstrahlurin eines männlichen Patienten pathologische Bedeutung? (2A)
1) massenhaft Leukozyten
2) vereinzelte Kalziumoxalate
3) vereinzelte Erythrozyten
4) vereinzelte Leukozyten
5) massenhaft Spermien

———— 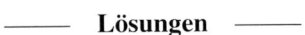 **Lösungen** ————

Lösung der Aufgabe 1

3)

Lösung der Aufgabe 2

1) fast fehlende Ausscheidung – unter 100 ml/Tag

komplette Anurie – keine Ausscheidung (z.B. bei Niereninsuffizienz, Tumoren)
2) vermehrte Harnausscheidung – über 2,5 l/Tag (z.B. bei harntreibenden Mitteln, hoher Flüssigkeitszufuhr, Diabetes mellitus)
3) geringe Ausscheidung – unter 400 ml/Tag (z.B. bei Fieber, Nierensteinen, Diarrhoe)

Lösung der Aufgabe 3

1) Spontanentleerung von Urin in ein sauberes Gefäß.
2) Erster Harnstrahl wird verworfen, zweiter Harnstrahl wird in einem sauberen Gefäß aufgefangen, dritter Harnstrahl wird wieder verworfen.
3) Uringewinnung mittels Harnröhrenkatheter.
4) Harngewinnung durch Punktion direkt aus der Blase durch die Bauchdecke.
5) Das Sammeln von mehreren Urinausscheidungen in einem sauberen (sterilen) Sammelbehälter über verschieden lange, vom Arzt bestimmte Zeiträume.
   üblich: 12-Stunden-Urin
   24-Stunden-Urin
   Nachturin
   Tagurin

Lösung der Aufgabe 4

2)

Lösung der Aufgabe 5

1) in den alkalischen Bereich
2) in den sauren Bereich

Lösung der Aufgabe 6

Bei bestimmten Erkrankungen, z.B. Fieber, Durchfall (saure Reaktion), Harnwegsinfektionen (alkalische Reaktion).

Lösung der Aufgabe 7

– fast farblos (wasserklar): chronische Nephritis, Diabetes mellitus
– milchig-trüb: Leukozyturie
– ziegelrot: vermehrte Ausscheidung von Uro-

bilinogen bei Leber- und Gallenerkrankungen

- rötlich-braun-trüb: Hämaturie – Harnsteine, Nierenerkrankungen, Tumoren
- rotfarben: Ausscheidung von Blut, Menstruation beachten
- bierbraun: Ausscheidung von Dilirubin – Lebererkrankungen

Farbveränderungen können auch durch Nahrungsmittel oder Medikamente hervorgerufen werden (z.B. Rotfärbung durch Rote Rüben, Antipyrin); Ursache muss abgeklärt und Untersuchung wiederholt werden.

Lösung der Aufgabe 8
3), 5)

Lösung der Aufgabe 9
2)

Lösung der Aufgabe 10
ausreichend großer Glaszylinder
Thermometer
Urometer (Messspindel)

Lösung der Aufgabe 11
1) Qualitativ bezieht sich darauf, ob ein Stoff im Untersuchungsmaterial überhaupt vorhanden ist.
2) Quantitativ bezieht sich darauf wieviel von einer bestimmten Substanz im Untersuchungsmaterial vorhanden ist.
3) Semiquantitativ bezieht sich auf die Bestimmung der ungefähren Menge eines Stoffes im Untersuchungsmaterial.

Lösung der Aufgabe 12
pH-Wert
Glucose
Nitrit
Eiweiß
Bilirubin
Urobilinogen
Keton
Blut
Leukozyten

Aufgabe 13
2), 5)

Aufgabe 14
4)

Lösung der Aufgabe 15
b)

Lösung der Aufgabe 16
3), 4)

Lösung der Aufgabe 17
1), 3)

Lösung der Aufgabe 18
Eine Bakterienkultur sollte angelegt werden, auch ist die Durchführung eines Sedimentes möglich.

Lösung der Aufgabe 19
b)

Lösung der Aufgabe 20
2), 5)

Lösung der Aufgabe 21
1) organisierte Bestandteile, z.B. Leukozyten
2) nicht organisierte Bestandteile, z.B. Urate

Lösung der Aufgabe 22
1) z.B. Erythrozyten   Ø
       Erythrozyten   5–15
2) z.B. Bakterien   Ø
       Bakterien   +++

Die Bewertung sollte immer nach 20–30 Gesichtsfeldern erfolgen.

Lösung der Aufgabe 23
a) 10)
b) 7)
c) 1)
d) 4)
e) 5)
f) 8)
g) 9)
h) 2)
i) 3)
j) 6)

Lösung der Aufgabe 24
2)

Lösung der Aufgabe 25
3)

Lösung der Aufgabe 26
Durch die etwa 3–5 Geißeln am Vorderende und die starke Eigenbeweglichkeit aber nur im frischen Urin – sonst leicht Verwechslung mit Leukozyten möglich.

Lösung der Aufgabe 27
3), 4)

Lösung der Aufgabe 28
1), 2)

Lösung der Aufgabe 29
3), 5)

Lösung der Aufgabe 30
2), 4)

Lösung der Aufgabe 31
Erythrozyten lösen sich nach Zugabe von 5%iger Essigsäure auf, Hefe nicht.

Lösung der Aufgabe 32
1), 3)

5.6 Blutuntersuchungen

Aufgabe 1
Aus welchen Bestandteilen setzt sich das Blut zusammen? (1A)
1) aus Blutserum und Blutplasma
2) aus Blutzellen und Blutserum
3) aus Blutserum und Wasser
4) aus Blutplasma und Blutzellen
5) aus Blutplasma und Wasser

Aufgabe 2
Welche Aussagen zum Blut sind zutreffend? (2A)
1) Jeder Mensch hat ca. 8 l Blut.
2) Jeder Mensch hat ca. 8% seines Körpergewichtes Blut.
3) Frauen haben immer weniger Blut als Männer.
4) Der Zellanteil des Blutes beträgt ca. 45% und der flüssige Anteil ca. 55%.
5) Das Blutplasma besteht zu 10% aus Wasser.
6) Der flüssige Teil des Blutes beträgt 70%.

Aufgabe 3
Was ist Blutserum? (1A)
1) Blutserum ist der flüssige Bestandteil des Blutes.
2) Blutserum ist Blutplasma ohne Fibrinogen.

3) Blutserum erhält man nach Zugabe eines Antikoagulanzmittels.
4) Blutserum ist der wässrige Überstand bei der Blutsenkung.
5) Blutserum ist der hauptsächliche Bestandteil des Blutplasmas.

Aufgabe 4
Zu den Blutzellen gehören
1) Erythrozyten
2) Hämoglobin
3) Thrombozyten
4) Leukozyten
5) Harnsäure
6) Kristalle

Welche Aussagenkombination ist richtig?
a) 1), 2), 4), 5) und 6)
b) 1), 2), 3) und 4)
c) 1), 3) und 4)
d) 1), 4) und 5)
e) Alle Angaben sind richtig.

Aufgabe 5
Blutplasma besteht aus
1) 90% Wasser
2) Abbaustoffen, z.B. Harnstoff
3) Thrombozyten
4) 70% Wasser
5) Salzen

6) Blutserum

Welche Aussagenkombination ist richtig?
- a) 1), 5) und 6)
- b) 1), 2) und 5)
- c) 2), 3), 4) und 5)
- d) 2), 4), 5) und 6)
- e) 1), 3) und 5)

Aufgabe 6
Welche Aussagen zu Hämoglobin sind richtig? (2A)
1) Hämoglobin ist der Blutfarbstoff.
2) Hämoglobin ist ein Gerinnungsstoff.
3) Hämoglobin befindet sich in den Erythrozyten.
4) Hämoglobin befindet sich in den Thrombozyten.
5) Hämoglobin dient der Abwehrfunktion.

Aufgabe 7
Welche Aussagen zu Erythrozyten sind richtig?
1) Erythrozyten enthalten das Hämoglobin.
2) Sie dienen der Abwehr.
3) Sie haben eine Lebensdauer von ca. 4 Monaten.
4) Sie dienen dem Sauerstoff- und Kohlendioxydtransport.
5) Ein erwachsener Mann hat ca. 8–11 Mio. Erythrozyten/µl Blut.
6) Eine erwachsene Frau hat 4–5 Mio. Erythrozyten/µl Blut.

Welche Aussagenkombination ist richtig?
- a) 2), 3), 4) und 6)
- b) 1), 4), 5) und 6)
- c) 1), 3), 4) und 6)
- d) 1), 3), 4) und 5)
- e) 2), 3), 4) und 5)

Aufgabe 8
Welche Aussagen zu Leukozyten treffen zu?
1) Sie werden im Blutplasma gebildet.
2) Sie werden vorwiegend im roten Knochenmark, in der Milz und in den Lymphknoten gebildet.
3) Sie dienen der Abwehr.
4) Sie sind bei Entzündungen stark verringert.

5) Es gibt verschiedene Vorstufen der Leukozyten.
6) Sie dienen dem Transport von Sauerstoff.

Welche Aussagenkombination ist richtig?
- a) 2), 3) und 5)
- b) 1), 3) und 6)
- c) 2), 3), 4) und 5)
- d) 1), 2), 4) und 6)
- e) 1), 2), 3) und 4)

Aufgabe 9
Woran sind Thrombozyten beteiligt?
1) am Gerinnungsvorgang
2) am Abtransport von Kohlendioxyd
3) am Transport von Nährstoffen
4) an der Wärmeregulierung
5) an der Bildung von Blutfarbstoff

Aufgabe 10
Welche Aussagen zur venösen Blutentnahme sind richtig? (2A)
1) Der Arm des Patienten sollte entspannt auf ein Kissen oder eine entsprechende Unterlage gebettet sein.
2) Venöse Blutentnahmen dürfen nur am liegenden Patienten vorgenommen werden.
3) Durch vorsichtiges Anziehen des Spritzenstempels wird die richtige Lage der Kanüle in der Vene überprüft.
4) Bei geringer Menge zu entnehmenden Blutes muss die Vene nicht gestaut werden.
5) Das entnommene Blut muss unverzüglich nach der Blutentnahme bis zur Bearbeitung im Kühlschrank aufbewahrt werden.

Aufgabe 11
Welche Voraussetzungen sind für ein aussagefähiges Ergebnis bei der Blutentnahme von Vorteil?
1) Der Patient sollte möglichst 12 Stunden vor der Blutentnahme keine Mahlzeit mehr zu sich nehmen.
2) Ein leichtes Frühstück ist wünschenswert, da es die Ergebnisse nicht verfälscht.

3) Blutentnahmen sollten zwischen 9.00 und 13.00 Uhr erfolgen.
4) Blutentnahmen für Blutzuckerbestimmungen sollten nur nach zwei Mahlzeiten erfolgen.
5) Bei der Blutentnahme für die Bestimmung der Blutkörperchensenkungsgeschwindigkeit sollte man immer erst das Blut abnehmen und anschließend das Natriumcitrat aufziehen.

Aufgabe 12

Das Serum ist rötlich verfärbt. Welchen Grund kann es dafür geben?
1) Der Patient ist Diabetiker.
2) Es liegt eine Leukozytose vor.
3) Der Patient hat einen hohen Bilirubinwert.
4) Es besteht eine Hämolyse.
5) Es liegt ein hoher Hämatokritwert vor.

Aufgabe 13

Bei welchen der untengenannten Stoffe ist mit einer Veränderung im Blutspiegel zum Zeitpunkt der Nüchternblutentnahme und nach der Mahlzeit zu rechnen? (2A)
1) Kreatinin
2) Eisen
3) Glucose
4) Cholesterin
5) Hämoglobin

Aufgabe 14

Welche der folgenden Aussagen sind richtig? (2A)
1) Das Differential-Blutbild kann im Photometer bestimmt werden.
2) Eosinophile Granulozyten gehören zu den Leukozyten.
3) Retikulozyten sind Vorstufen der Erythrozyten.
4) Die Blutzuckerbestimmung kann im Photometer und im Mikroskop erfolgen.
5) Die Erythrozytenbestimmung kann im Photometer und im Mikroskop erfolgen.
6) Die Hämoglobin-Bestimmung erfolgt im Mikroskop.

Aufgabe 15

Welche der folgenden Mittel benötigt man zur Herstellung der Blutsenkung? (2A)

1) eine 5 ml Spritze
2) eine 2 ml Spritze
3) eine Westergreen-Pipette
4) Serum
5) eine Petrischale
6) eine Zentrifuge

Aufgabe 16

Welche Aussagen zur Blutkörperchensenkungsgeschwindigkeit sind richtig? (2A)
1) Zur Herstellung wird Blutserum verwendet.
2) Die BSG ist eine spezielle Untersuchung bei Vorliegen einer schweren Anämie.
3) Zur Herstellung wird Vollblut mit einem Antikoagulanz vermischt.
4) Zur Herstellung wird EDTA-Blut verwendet.
5) Die BSG dient als orientierender Suchtest.
6) Die Normalwerte liegen bei Männern höher als bei Frauen.

Aufgabe 17

Bei der Beurteilung der BSG werden außer dem Absenken der Erythrozytensäule noch welche der folgenden Kriterien beurteilt? (2A)
1) Natriumzitratfärbung
2) Serumfarbe
3) Trübung der Plasmasäule
4) Gelbfärbung der Plasmasäule
5) Durchsichtigkeit der Blutsäule

Aufgabe 18

Welche Angaben zu Blut und Natriumzitratlösung sind richtig? (2A)
1) 0,4 ml Blut und 1,6 ml Natriumzitratlösung
2) im Verhältnis 1 : 10
3) im Verhältnis 1 : 5
4) 0,4 ml Natriumzitrat und 1,6 ml Blut
5) im Verhältnis 1 : 20
6) 0,4 ml Natriumzitratlösung und 2,0 ml Blut

Aufgabe 19

Nennen Sie einige Fehlerquellen bei der Durchführung der BSG.

Aufgabe 20

Nennen Sie die Normalwerte der BSG bei Erwachsenen

Frauen: 1. Stunden-Wert: _____

2. Stunden-Wert: _____

Männer: 1. Stunden-Wert: _____

2. Stunden-Wert: _____

Aufgabe 21

Welche Aussagen zum Blutausstrich sind richtig?

1) Es werden die verschiedenen Reifeformen der Erythrozyten beschrieben.
2) Es werden 100 Zellen ausgezählt.
3) Es werden 20–30 Gesichtsfelder beurteilt.
4) Es werden die verschiedenen Leukozytenarten ausgezählt.
5) Die Form der Erythrozyten sollte mitbeurteilt werden.
6) Die Auszählung sollte im dickeren Teil des Ausstriches erfolgen.
7) Es sollte nur Blutserum verwendet werden.
8) Kapillarblut eignet sich für den Ausstrich.

Welche Aussagenkombination ist zutreffend?

a) 1), 2), 6) und 7)
b) 2), 4), 5) und 8)
c) 1), 3), 5) und 7)
d) 1), 5), 6) und 8)

Aufgabe 22

Mit welchen Reagenzien kann man einen Blutausstrich färben?

1) Türk'sche Lösung
2) Transformationslösung
3) Giemsa-Lösung
4) Wright'sche Lösung
5) May-Grünwald-Lösung
6) 3%ige Essigsäure
7) Hayem'sche Lösung

Welche Aussagenkombination ist richtig?

a) 1), 3), 4) und 5)
b) 2), 3), 4) und 5)
c) 3), 4) und 5)
d) 4), 5) und 7)
e) 2), 3), 4) und 6)

Aufgabe 23

Welcher Arbeitsgang folgt bei der Färbung des Blutausstriches nach dem Auftragen der May-Grünwald-Lösung?

1) Kräftiges Ausspülen mit Aqua destillata.
2) Nach 3 Minuten Zugabe von Aqua destillata.
3) Abkippen und mit Giemsa-Lösung bedecken.
4) Kräftig mit Leitungswasser abspülen.
5) Nach 10 Minuten ausspülen und an der Luft trocknen.

Aufgabe 24

Tragen Sie in untenstehende Tabelle die Normalwerte der prozentualen Verteilung der Leukozyten/mm ein.

Zellenarten	Erwachsene	Kinder	Säuglinge
neutrophile stabkernige Granulozyten			
neutrophile segmentkernige Granulozyten			
eosinophile Granulozyten			
basophile Granulozyten			
Monozyten			
Lymphozyten			

Aufgabe 25

Ordnen Sie die Nummern der folgenden Zellen aus dem untenstehenden Blutausstrich den abgebildeten Zellen zu.

1) Lymphozyt
2) Monozyt
3) stabkerniger Granulozyt
4) segmentkerniger Granulozyt

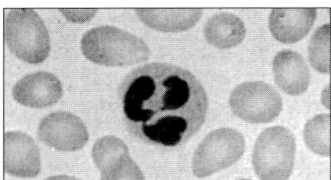

a

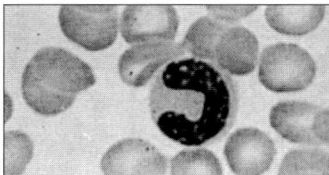

b

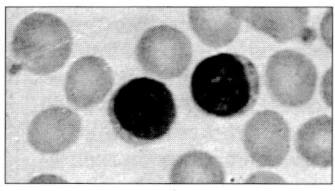

c

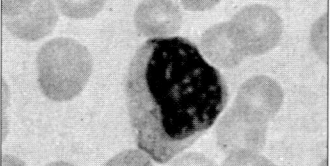

d

Aufgabe 26

Im Differentialblutbild sollen auch die Erythrozyten beurteilt werden. Was versteht man unter Anisozytose?

1) elliptisch geformte Erythrozyten
2) stechapfelförmige Erythrozyten
3) blasse Erythrozyten
4) verschieden große Erythrozyten
5) Erythrozyten mit basophiler Tüpfelung

Aufgabe 27

Bei einem Erwachsenen wurden 2500 Leukozyten/µl Blut festgestellt. Das Differentialblutbild zeigt folgende Werte:

Stabkernige: 4 %
Segmentkernige: 65 %
Monozyten: 7 %
Lymphozyten: 12 %
Monozyten: 8 %
Eosinophile: 4 %

Welche Begriffe treffen auf dieses Blutbild zu? (2A)

1) Eosinophilie
2) Leukopenie
3) Leukozytose
4) Lymphozytose
5) Lymphozytopenie

Aufgabe 28

Woran erkennt man sicher einen basophilen Granulozyt?

1) an dem rot-violetten Kern
2) an dem taubenblauen Plasma
3) an dem schwach-rosa Plasma mit deutlich violett-schwarzer Granula
4) an dem schwach-rosa Plasma mit deutlich ziegelroter Granula
5) an dem schmalen blauen Plasmarand

Aufgabe 29

Die Differenzierung der Leukozyten im Blutausstrich gehört zu dem

1) roten Blutbild oder
2) weißen Blutbild?

Aufgabe 30

Welche der untenstehenden Reagenzien können zur Leukozytenzählung verwendet werden? (2A)

1) Natriumzitratlösung
2) 3%ige Essigsäure
3) Hayem'sche Lösung
4) Transformationslösung
5) Türk'sche Lösung
6) Giemsa Lösung

Aufgabe 31

Welche Aussagen zur Zählung der Leukozyten

in der Neubauer-Kammer treffen zu? (2A)

1) Es werden 32 Kleinstquadrate ausgezählt.
2) Es werden 4 Eckquadrate gezählt.
4) Es wird mit dem 100er Objektiv ausgezählt.
5) Die Berechnung lautet:

$$\frac{Summe}{4} \text{ x } Verdünnung$$

6) Die Auszählung erfolgt mäanderförmig
und L-förmig.

Aufgabe 32
Welche Aussagen sind zutreffend? (2A)

1) Leukozyten sind bei einer Anämie vermindert.
2) Leukozyten sind bei bakteriellen Infektionen erhöht.
3) Leukozyten sind immer im Zusammenhang mit einer stark beschleunigten
BSG erhöht.
4) Leukozyten sind bei Viruserkrankungen, z.B. Masern, vermindert.
5) Zur Leukozyten-Bestimmung sollte immer eine Erythrozyten-Bestimmung erfolgen.
6) Bei einer akuten Appendicitis sind in der
Regel die Leukozyten stark vermindert.

Aufgabe 33
Bei der Leukozytenzählung wird die Anzahl
der Leukozyten in der Regel für welche Einheit
angegeben?

1) Gesamtleukozytenzahl/µl Blut
2) Gesamtleukozytenzahl/100 ml Blut
3) Gesamtleukozytenzahl/l Blut
4) Gesamtleukozytenzahl/dl Blut
5) Gesamtleukozytenzahl/ml Blut

Aufgabe 34
Tragen Sie in untenstehende Tabelle die Normalwerte der Leukozyten ein:

Erwachsene   Schulkinder   Säuglinge

_____   _____   _____

Aufgabe 35
In der Neubauer-Kammer haben Sie in den 4
Eckquadraten folgende Leukozyten gezählt:

21
19
20
20

Das Blut wurde bis zur Marke 0,5 aufgezogen.
Welche Leukozytenzahl/µl Blut ergibt sich
daraus?

Aufgabe 36
In der Thomakammer wurden 82 Leukozyten
gezählt. Der Verdünnung beträgt 1 : 10. Welche Leukozytenzahl egibt sich pro µl Blut?

Aufgabe 37
Bei einer Verdünnung von 1 : 20 wurde in der
Neubauerkammer die Summe von 88 Leukozyten aus den 4 Eckquadraten gezählt. Welche
der untenstehenden Leukozytenzahlen ist das
richtige Ergebnis?

1) 4400 Leuko/µl Blut
2) 2200 Leuko/µl Blut
3) 8800 Leuko/µl Blut
4) 6600 Leuko/µl Blut
5) 4800 Leuko/µl Blut

Aufgabe 38
Gehört die Leukozytenzählung zu dem roten
oder dem weißen Blutbild?

Aufgabe 39
Aus welchem Blut können Leukozyten bestimmt werden? (2A)

1) aus Vollblut mit Natriumzitratlösung
2) aus Kapillarblut
3) aus Venenblut mit einem Gerinnungs-
hemmer
4) nur aus Serum
5) nur aus Plasma

Aufgabe 40
Welche der untenstehenden Untersuchungs-
methoden können für die Bestimmung der
Erythrozyten Anwendung finden? (2A)

1) die Zählkammermethode
2) die photometrische Methode
3) Züchtung in der Petrischale
4) mit Hilfe eines Koagulometers
5) mit Hilfe einer Zentrifuge
6) Anfärbung des Präparates

Aufgabe 41

Welche der folgenden Aussagen ist für die Zählung der Erythrozyten richtig?

1) Die Erypipette enthält eine weiße Kugel.
2) Blut wird bis zur Marke 101 aufgezogen.
3) Hayem'sche Lösung wird bis zur Marke 0,5 und anschließend Blut bis Marke 101 aufgezogen.
4) Das Blut wird mit einem Antikoagulanzmittel 1 : 20 verdünnt.
5) Das Blut wird mit Hayem'scher Lösung 1 : 200 verdünnt.

Aufgabe 42

Woran erkennt man eine Erythrozytenpipette?

Aufgabe 43

Welches Reagens benutzt man zur Erythrozytenzählung und wozu dient es?

Aufgabe 44

Welche der untenstehenden Normalwerte für Erwachsene treffen auf Erythrozyten zu?

1) 3–7 Mio/µl Blut
2) 1–4 Mio/µl Blut
3) 4–5,5 Mio/lµlBlut
4) 4–4,5 Mio/ml Blut
5) 6–10 Mio/ml Blut

Aufgabe 45

Bei welcher Erkrankung sind in der Regel die Erythrozyten vermindert?

Aufgabe 46

Welche Lösungen benötigt man zur photometrischen Bestimmung der Erythrozyten?

1) Türk'sche Lösung
2) Hayem'sche Lösung
3) Essigsäure
4) Gower'sche Lösung
5) Transformationslösung

Aufgabe 47

Für eine photometrische Hämoglobinbestimmung benötigt man welche Menge Blut?

1) 10 µl Blut   4) 0,6 ml Blut
2) 20 µl Blut   5) 0,4 ml Blut
3) 100 µl Blut

Aufgabe 48

Welche Aussagen zur photometrischen Hb-Bestimmung sind richtig?

1) Es sollten Doppelbestimmungen durchgeführt werden.
2) Man benötigt das Filter 366 nm.
3) Die Probe wird gegen einen Lehrwert gemessen.
4) Die Probe wird gegen einen Standard gemessen.
5) Man benötigt Gower'sche Lösung.
6) Man benötigt Transformationslösung.
7) Nach dem Vermischen von Blut und Reagens muss die Probe ca. 30 Minuten stehen gelassen werden.

Welche Aussagenkombination ist richtig?

a) 1), 3) und 6)
b) 1), 2), 3) und 6)
c) 2), 4), 5) und 7)
d) 2), 3) und 6)
e) 2), 5), 6) und 7)

Aufgabe 49

Tragen Sie in untenstehende Tabelle die Normalwerte von Hämoglobin ein.

1) Neugeborene   _____
2) Kleinkinder   _____
3) Frauen   _____
4) Männer   _____

Aufgabe 50

Welche Aussagen zum Hämoglobingehalt sind richtig? (2A)

1) Hämoglobin ist bei akuten Entzündungen erhöht.
2) Hämoglobin ist bei Vorliegen einer Anämie vermindert.
3) In der Schwangerschaft sollte bei einem Hb von unter 11g/100 ml Blut eine Erythrozytenzählung erfolgen.
4) In der Schwangerschaft ist das Hämoglobin immer stark vermindert.
5) Das Hämoglobin gibt den Blutfarbstoff eines Erythrozyten an.
6) Der Hämoglobingehalt wird pro µl Blut angegeben.

Aufgabe 51
Was gibt der HbE-Wert an?

Aufgabe 52
Welche Werte benötigt man zur Berechnung des HbE-Wertes? (2A)
1) den Hämoglobingehalt
2) den Hämatokritwert
3) den Leukozytenwert
4) den Erythrozytenwert
5) den Wert der Blutsenkung

Aufgabe 53
In welchem Bereich liegen die Normalwerte des HbE-Wertes für Erwachsene?
1) 53–42 pg Hb/Erythrozyt
2) 28–32 pg Hb/Erythrozyt
3) 28–32 ng Hb/Erythrozyt
4) 30–40 ng Hb/Erythrozyt
5) 40–50 mg Hb/Erythrozyt

Aufgabe 54
Sie haben einen Hämoglobingehalt von 12,8 g/dl und eine Erythrozytenzahl von 4,25 Mio/l Blut. Errechnen Sie den HbE-Wert. Runden Sie nach dem Komma.

Aufgabe 55
Was sagt der Hämatokrit-Wert aus?

Aufgabe 56
Welche Aussagen zur Hämatokrit-Bestimmung treffen zu?
1) Es wird ein Mikroskop verwendet.
2) Es wird eine Zentrifuge verwendet.
3) Die Zentrifugenzeit beträgt ca. 5–10 Min. bei 10000 bis 20000 Umdrehungen/Min.
4) Das untere Ende der Plasmasäule wird auf der Ableseskala auf 0% eingestellt.
5) Das obere Ende der Plasmasäule muss mit der 100%-Marke übereinstimmen.
6) Das obere Ende der Erythrozytensäule muss mit der 0%-Marke übereinstimmen.
7) Die Normalwerte liegen bei Männern höher als bei Frauen.

Welche Aussagenkombination ist richtig?
a) 2), 3), 5) und 7)
b) 1), 2), 3) und 6
c) 2), 4), 6) und 7)
d) 1), 4), 5) und 6)
e) 2), 3), 4) und 7)

Aufgabe 57
Tragen Sie die Hämatokritnormalwerte für Erwachsene ein.
1) Frauen   _____
2) Männer   _____

Aufgabe 58
Ordnen Sie die Ziffern der Laborwerte den entsprechenden Organen zu.
1) Gamma-GT   a) Schilddrüse
2) Kreatinin   b) Niere
3) Lipase   c) Leber
4) Progesteron   d) Bauchspeicheldrüse
5) Thrijodthyronin e) Ovar
6) Blutzucker
7) Amylase
8) Thyroxin

Aufgabe 59
Welche Laboruntersuchung würde bei Vorliegen einer Hyperurikämie veranlasst werden?
1) GOT
2) Harnstoff
3) Harnsäure
4) Cholesterin
5) Natrium

Aufgabe 60
Welche Blutparameter sind gemäß den Richtlinien der Gesundheitsuntersuchung Bestandteil der Untersuchung?

Aufgabe 61
Welche der untenstehenden Untersuchungen könnten bei Störungen im Gerinnungssystem veranlaßt werden? (2A)
1) Amylase
2) Hämatokritbestimmung
3) Erythrozytenzählung
4) Leukozytenzählung
5) Quicktest
6) Thrombozytenzählung

Aufgabe 62
Wie hoch ist der Normalwert des Quicktests?
1) 10%
2) 50%
3) 80%
4) 60%
5) 100%

Aufgabe 63
Bei welchen Personen wird regelmäßig die Thromboplastinzeit nach Quick kontrolliert?

Aufgabe 64
Welche der untenstehenden Geräte und Substanzen benötigt man zur Durchführung des Quicktests? (2A)
1) Zentrifuge
2) Koagulometer
3) Standardlösung
4) Serum
5) Zitratplasma
6) Wasserbad

Aufgabe 65
Welche Aussage erhält man durch die Bestimmung der partiellen Thromboplastinzeit (PTT-Test)?

Aufgabe 66
Welche der untenstehenden Geräte und Substanzen benötigt man zur Durchführung des PTT-Tests? (2A)
1) Stoppuhr
2) Koagulometer
3) Citratplasma
4) EDTA-Blut
5) Standardlösung
6) Photometer

Aufgabe 67
Bei welchen diagnostisch notwendigen Maßnahmen werden Thrombozytenzählungen durchgeführt?

Aufgabe 68
Wie stellen sich die Thrombozyten in einem Blutausstrich dar?
1) Sie sind auf den Erythrozyten gelagert.
2) Sie liegen zwischen den anderen Zellen.

3) Sie haben einen roten Kern.
4) Sie haben ein blaues Plasma.
5) Sie liegen dicht um die Lymphozyten.

Aufgabe 69
Welche Aussagen zur Thrombozytenzählung sind richtig? (2A)
1) Das Verdünnungsverhältnis beträgt 1 : 10.
2) Die Verdünnung erfolgt mit 3%iger Essigsäure.
3) Das Verdünnungsverhältnis beträgt 1 : 20.
4) Als Verdünnnungsmittel kann Novokainlösung verwendet werden.
5) Es werden die 4 Eckquadrate der Thoma-Kammer ausgezählt.
6) Die Auszählung erfolgt im Photometer.

Aufgabe 70
Welche Aussagen zur Retikulozytenzählung sind zutreffend? (2A)
1) Retikulozyten sind eine Frühform der Leukozyten.
2) Aus Kapillarblut wird sofort ein Blutausstrich angefertigt.
3) Nach der Anfärbung mit Brillantkresylblaulösung erfolgt der Blutausstrich.
4) Retikulozyten unterscheiden sich durch Pünktchen im Granula.
5) Die Auszählung der Retikulozyten erfolgt auf 100 Erythrozyten.

Aufgabe 71
Wozu benötigt man bei der photometrischen Glukosebestimmung den Reagenzienleerwert?
1) zur internen Qualitätskontrolle
2) zur Überprüfung des richtigen Filters
3) um die Extinktion auf Null einzustellen
4) zur Messung des Leerwerts
5) zur externen Qualitätsbestimmung

Aufgabe 72
Wie hoch ist der Normalwert des Blutzuckers bei einem nüchternen Patienten?
1) 60–90 mg/dl
2) 80–130 mg/dl
3) 70–100 mg/dl
4) 70–140 mg/dl
5) 50–90 mg/dl

Aufgabe 73

Bei einem Patienten wurde ein erhöhter Blutzucker festgestellt. Welche Untersuchungen können folgen, um sicher einen Diabetes festzustellen?

Aufgabe 74

Dem kinetischen Test liegt welche der untenstehenden Meßweisen zugrunde?
1) Messung der Probe gegen einen Leerwert
2) Messung der Probe gegen einen Standard
3) Messung der Extinktionsänderung pro Zeiteinheit
4) Messung Extinktionsänderung nach einer abgelaufenen Zeit
5) Messung und Berechnung mittels eines Filters

Aufgabe 75

Bei der photometrischen Untersuchung können Fehler auftreten. Welche Fehler können vermieden werden? (2A)
1) die zufälligen Fehler
2) die systematischen Fehler
3) die groben Fehler

Aufgabe 76

Interne Qualitätskontrolle ist
1) Teilnahme am Ringversuch
2) regelmäßiges Warten des Photometers
3) Mitführen von Standardlösungen
4) Eigenkontrolle des Labors
5) Doppelbestimmungen von Analysen

Aufgabe 77

Externe Qualitätskontrolle ist
1) regelmäßige Kontrolle des Photometers durch das Eichamt
2) Überwachung und Wartung des Photometers durch die Ärztekammer
3) Teilnahme am Ringversuch
4) regelmäßige Analysenüberwachung durch ein Fremdlabor
5) Mitführen von Doppelbestimmungen

Aufgabe 78

Was versteht man unter Richtigkeitskontrolle?
1) Messung und Notierung der Doppelbestimmung
2) wiederholte Messung desselben Untersuchungsmaterials
3) regelmäßige Einstellung des Nullpunkts mit Aqua destillata
4) Die Reagenzien müssen steril sein.
5) die Messung von Kontrollproben, deren Konzentration bekannt ist

Aufgabe 79

Zu welchen Untersuchungen gehört immer eine Untersuchung auf okkultes Blut im Stuhl?

Aufgabe 80

Welche der untenstehenden Angaben treffen auf die Untersuchung auf okkultes Blut im Stuhl zu?
1) Die Stuhlprobe muss immer morgens nüchtern entnommen werden.
2) Der Patient sollte eine ballaststoffreiche Kost zu sich nehmen.
3) Die Stuhlproben sollen an drei aufeinander folgenden Tagen erfolgen.
4) Die Stuhlproben können auch von drei verschiedenen Stühlen eines Tages sein.
5) Der Patient sollte kein rohes Fleisch zu sich nehmen.
6) Vitamin-C-Präparate sollten während der Testtage nicht eingenommen werden.

Welche Aussagenkombination ist richtig?
a) 1), 2), 5) und 6)
b) 2), 3), 5) und 6)
c) 1), 4), 5) und 6)
d) 1), 2), 4) und 5)
e) Alle Antworten sind richtig.

Aufgabe 81

Der Begriff okkultes Blut bedeutet?
1) Blut aus den Nieren
2) Blut aus höheren Darmabschnitten
3) Blut aus der Blase
4) für das menschliche Auge nicht sichtbares Blut
5) Blut eines Darmkarzinoms

Aufgabe 82

Welche Untersuchungsauswertung auf okkultes Blut ist als positiv zu werten und muss beachtet werden?

1) Mindestens zwei der drei Briefchen müssen eine deutliche Blaufärbung zeigen.
2) Alle drei Briefchen müssen eine Blaufärbung zeigen.
3) Eine Blaufärbung aller Briefchen nach 120 Sekunden.
4) Schon eine einzige Blaufärbung gilt als positiv.
5) Nur eine extrem dunkle Blaufärbung gilt als positiv.

────── **Lösungen** ──────

Lösung der Aufgabe 1
4)

Lösung der Aufgabe 2
2), 4)

Lösung der Aufgabe 3
2)

Lösung der Aufgabe 4
c)

Lösung der Aufgabe 5
b)

Lösung der Aufgabe 6
1), 3)

Lösung der Aufgabe 7
c)

Lösung der Aufgabe 8
a)

Lösung der Aufgabe 9
1)

Lösung der Aufgabe 10
1), 3)

Lösung der Aufgabe 11
1)

Lösung der Aufgabe 12
4)

Lösung der Aufgabe 13
3), 4)

Lösung der Aufgabe 14
3), 5)

Lösung der Aufgabe 15
2), 3)

Lösung der Aufgabe 16
3), 5)

Lösung der Aufgabe 17
3), 4)

Lösung der Aufgabe 18
3), 4)

Lösung der Aufgabe 19
- z.B. falsches Mischungsverhältnis
- alte Natriumzitratlösung
- feuchte Pipetten
- falsche Ablesezeiten
- falscher Standort (z.B. nicht auf Heizung oder ins Sonnenlicht stellen)
- Luftblasen, Schaumbildung in den Röhrchen

Lösung der Aufgabe 20

Frauen:	1. Stunde ca.	4–11 mm
	2. Stunde ca.	6–20 mm
Männer:	1. Stunde ca.	3–7 mm
	2. Stunde ca.	5–18 mm

Lösung der Aufgabe 21
b)

Lösung der Aufgabe 22
c)

Lösung der Aufgabe 23
2)

Lösung der Aufgabe 24

Zellenarten	Erwachsene	Kinder	Säuglinge
neutrophile stabkernige Granulozyten	3–5 %	0–10 %	0–10 %
neutrophile segmentkernige Granulozyten	50–70 %	25–65 %	25–65 %
eosinophile Granulozyten	2–4 %	1–5 %	1–7 %
basophile Granulozyten	0–1 %	0–1 %	0–2 %
Monozyten	2–8 %	1–8 %	7–20 %
Lymphozyten	25–40 %	25–50 %	20–70 %

Lösung der Aufgabe 25
a) 4), b) 3), c) 1), d) 2)

Lösung der Aufgabe 26
4)

Lösung der Aufgabe 27
2), 5)

Lösung der Aufgabe 28
3)

Lösung der Aufgabe 29
2) weißes Blutbild

Lösung der Aufgabe 30
2), 5)

Lösung der Aufgabe 31
2), 6)

Lösung der Aufgabe 32
2), 4)

Lösung der Aufgabe 33
1)

Lösung der Aufgabe 34
Erwachsene   –   4000–9000 Leuko/µl Blut
Schulkinder   –   5000–12000 Leuko/µl Blut
Säuglinge   –   7000–17000 Leuko/µl Blut

Lösung der Aufgabe 35
4000 Leukozyten/µl Blut

Lösung der Aufgabe 36
4100 Leukozyten/µl Blut

Lösung der Aufgabe 37
1)

Lösung der Aufgabe 38
zu dem weißen Blutbild

Lösung der Aufgabe 39
2), 3)

Lösung der Aufgabe 40
1), 2)

Lösung der Aufgabe 41
5)

Lösung der Aufgabe 42
an der roten Kugel im bauchigen Teil

Lösung der Aufgabe 43
Hayem'sche Lösung, sie zerstört die Leukozyten

Lösung der Aufgabe 44
3)

Lösungen

Lösung der Aufgabe 45
bei einer Anämie

Lösung der Aufgabe 46
4)

Lösung der Aufgabe 47
2)

Lösung der Aufgabe 48
a)

Lösung der Aufgabe 49
1) Neugeborene – bis 24 g/100 ml Blut
2) Kleinkinder – 10–14 g/100 ml Blut
3) Frauen – 12–16 g/100 ml Blut
4) Männer – 14–18 g/100 ml Blut

Lösung der Aufgabe 50
2), 3)

Lösung der Aufgabe 51
den Hämoglobingehalt eines einzelnen Erythrozyten

Lösung der Aufgabe 52
1), 4)

Lösung der Aufgabe 53
2)

Lösung der Aufgabe 54
30 pg Hb/Erythrozyt

Lösung der Aufgabe 55
den Erythrozytenanteil des Blutes im Verhältnis zum gesamten Blut in %

Lösung der Aufgabe 56
a)

Lösung der Aufgabe 57
1) 35–45%
2) 40–50%

Lösung der Aufgabe 58
a) 5) und 8)
b) 2)
c) 1)

d) 3), 6) und 7)
e) 4)

Lösung der Aufgabe 59
3)

Lösung der Aufgabe 60
– Blutzucker
– Cholesterin
– Harnsäure
– Kreatinin

Lösung der Aufgabe 61
5), 6)

Lösung der Aufgabe 62
5)

Lösung der Aufgabe 63
Patienten, bei denen die Kumarinbehandlung durchgeführt wird.

Lösung der Aufgabe 64
2), 5)

Lösung der Aufgabe 65
Störungen in der Anfangsphase der Blutgerinnung

Lösung der Aufgabe 66
1), 3)

Lösung der Aufgabe 67
– vor Operationen
– bei Thrombosen
– bei Gerinnungsstörungen
– bei Leukämien

Lösung der Aufgabe 68
2)

Lösung der Aufgabe 69
3), 4)

Lösung der Aufgabe 70
3), 4)

Lösung der Aufgabe 71
3)

Lösung der Aufgabe 72
3)

Lösung der Aufgabe 73
- eine weitere Kontrolle des Nüchternblutzuckers
- Tagesprofil erstellen
- evtl. Zuckerbelastungstest

Lösung der Aufgabe 74
3)

Lösung der Aufgabe 75
2), 3)

Lösung der Aufgabe 76
4)

Lösung der Aufgabe 77
3)

Lösung der Aufgabe 78
5)

Lösung der Aufgabe 79
- Krebsvorsorgeuntersuchungen bei Männern, Krebsvorsorgeuntersuchungen bei Frauen ab dem 45. Lebensjahr,
- Gesundheitsuntersuchungen und gleichzeitige Krebsvorsorgeuntersuchungen für Männer und Frauen ab dem 45. Lebensjahr

Lösung der Aufgabe 80
b)

Lösung der Aufgabe 81
4)

Lösung der Aufgabe 82
4)

6. Apparate und Instrumentenkunde

Aufgabe 1
Ordnen Sie die Ziffern für die haltenden Instrumente der passenden Abbildung zu.
1) glatter Zungenspatel
2) Nervhäkchen
3) stumpfer Wundhaken (Langenbeck)
4) stumpfer, gefensteter Wundhaken (Middeldorpf-Haken)
5) perforierter Zungenspatel
6) stumpfer, mehrzinkiger Wundhaken
7) scharfer, mehrzinkiger Wundhaken

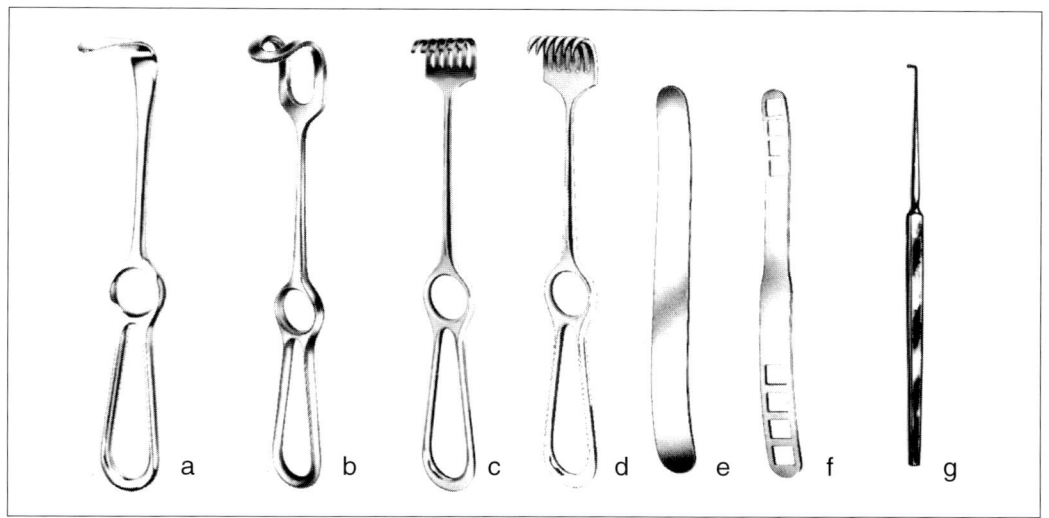

Aufgabe 2

Zu welcher Gruppe der ärztlichen Instrumente gehört der „scharfe Löffel"?

1) schneidende Instrumente
2) fassende Instrumente
3) schabende Instrumente
4) haltende Instrumente
5) Zangen

Aufgabe 3

Welche Aussagen zum Endoskop sind richtig?

1) Das Endoskop findet ausschließlich in der gynäkologischen Praxis Anwendung.
2) Mit Hilfe des Endoskopes kann man Innenflächen verschiedener Hohlorgane des Körpers untersuchen.
3) Endoskope sind Einmalartikel und werden nach dem Benutzen mit dem Sonderabfall entsorgt.
4) Endoskope besitzen eine Lichtquelle.
5) Für die Untersuchung des Magens wird ein starres Endoskop verwendet.
6) Zur Darmspiegelung benötigt man ein flexibles Endoskop.

Welche Aussagenkombination ist richtig?

a) 1), 3), 4) und 5
b) 2), 4) und 6)
c) 1), 2) und 6)
d) 2), 3), 5) und 6)
e) Alle Aussagen sind richtig.

Aufgabe 4

Ordnen Sie den zu untersuchenden Organen das entsprechende ärztliche Instrument zu.

1) Harnblase	a) Kolposkop
2) Portio	b) Gastroskop
3) Ohren	c) Tracheoskop/
4) Mastdarm	Bronchoskop
5) Luftröhre	d) Zystoskop
6) Magen	e) Otoskop
	f) Rektoskop

Aufgabe 5

Ordnen Sie die Kennziffern der untenstehenden Zangen der entsprechenden Abbildung zu.

1) Tupfer- oder stumpfe Gewebezange
2) Geburtszange
3) Kornzange
4) Biopsiezange
5) Splitterzange
6) scharfe Gewebezange

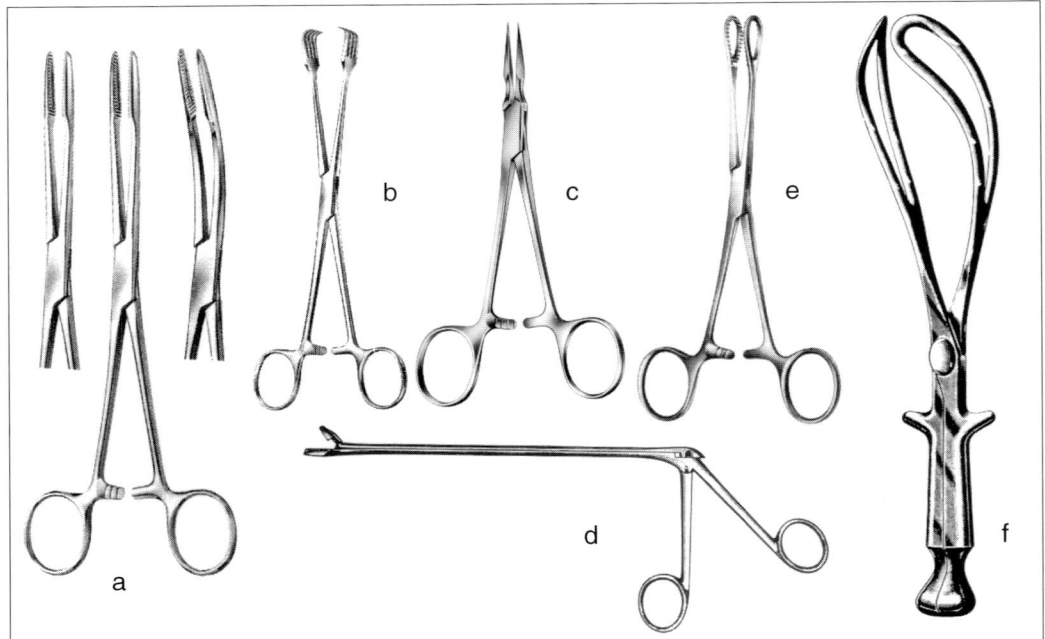

Aufgabe 6
Ordnen Sie die Kennziffern der untenstehenden schneidenden Instrumente der entsprechenden Abbildung zu.
1) Gipsmesser
2) Kleiderschere
3) Gipsschere
4) gebogene spitz-stumpf Schere
5) elektrische Gipssäge
6) Skalpell
7) Verbandschere
8) gerade spitz-spitz Schere

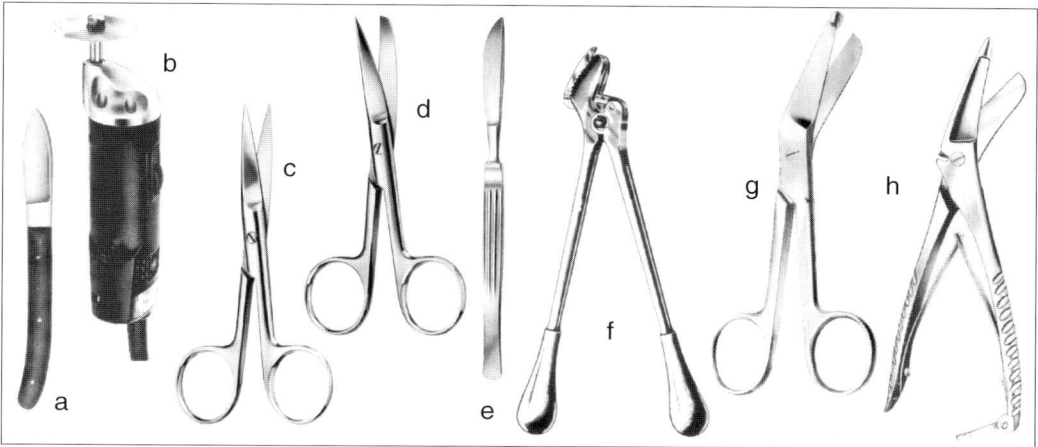

Aufgabe 7
Ordnen Sie die Kennziffern der untenstehenden verschiedenen ärztlichen Instrumente der entsprechenden Abbildung zu.
1) scharfer Löffel
2) Spekulum
3) anatomische Pinzette
4) Reflexionshammer
5) Uteruskürette
6) Nasenspekulum
7) Kehlkopfspiegel
8) chirurgische Pinzette

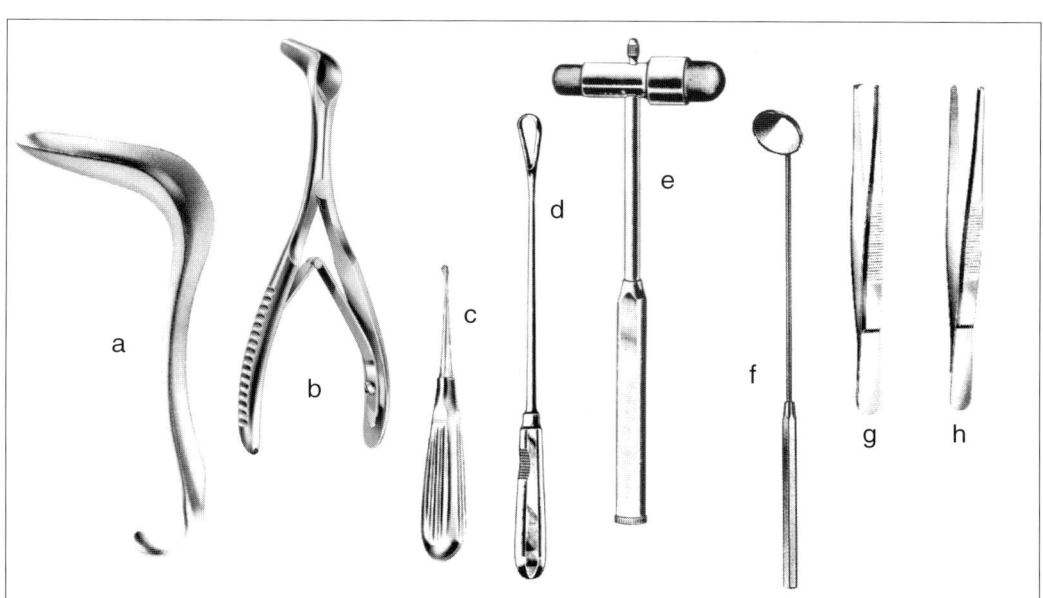

Aufgaben

Aufgabe 8
Welche Aussagen zu Pinzetten sind richtig?
1) Sie zählen zu den haltenden Instrumenten.
2) Anatomische Pinzetten haben Rillen.
3) Chirurgische Pinzetten haben spitze Haken.
4) Sie zählen zu den fassenden Instrumenten.
5) Ohrenpinzetten sind bajonettförmig abgewinkelt.
6) Splitterpinzetten haben scharfe Haken.

Welche Aussagenkombination ist richtig?
a) 1), 2), 3), 5) und 6)
b) 1), 3), 5) und 6)
c) 2), 3), 4) und 5)
d) 2), 4), 5) und 6)
e) 2), 3), 5) und 6)

Aufgabe 9
Wozu dienen Sonden?
1) zur Fremdkörperentfernung aus der Nase
2) um einen Fistelgang zu verfolgen
3) zur Öffnung des Muttermundes
4) zur Katheterisierung der männlichen Harnblase
5) zum Spreizen von Wunden

Aufgabe 10
In welcher Arztpraxis findet das Holzstethoskop vorwiegend Anwendung?
1) in der urologischen Praxis
2) in der kinderärztlichen Praxis
3) in der gynäkologischen Praxis
4) in der HNO-Praxis
5) in der internistischen Praxis

Aufgabe 11
Welche Aussagen zum Blutdruckmessgerät sind richtig? (2A)
1) Es gibt Quecksilber-Blutdruckmessgeräte.
2) Man kann Hakenmanschetten verwenden.
3) Bei einem Manometer-Blutdruckmessapparat benötigt man kein Stethoskop.
4) Blutdruckmessgeräte unterliegen nicht der Eichpflicht.
5) Benutzte Armmanschetten müssen nach Gebrauch sterilisiert werden.

6) Mit dem Blutdruckmessgerät überprüft man den Blutdruck in den Venen.

Aufgabe 12
Welche zwei Arten von Blutdruckmessgeräten kennen Sie?

Aufgabe 13
Nennen Sie zwei gebräuchliche Manschettenarten.

Aufgabe 14
Welche Aussagen zur Kurzwellenbestrahlung sind richtig? (2A)
1) Patienten mit Herzschrittmacher sollten nicht bestrahlt werden.
2) Die Kurzwellenbestrahlung wird angewandt bei Akne und Psoriasis.
3) Metallteile dürfen sich nicht im Bestrahlungsbereich befinden.
4) Die Dauer der Bestrahlungszeit ist nicht von Bedeutung.
5) Kurzwellen bestrahlen nur die Hautoberfläche.

Aufgabe 15
Welche Aussagen zur Heißluftsterilisation treffen zu? (2A)
1) Die Sterilisationstemperatur beträgt 134° C.
2) Im Heißluftsterilisator kann man Geräte aus Glas, Keramik und Metall sterilisieren.
3) Es können keine Sporenpäckchen eingelegt werden.
4) Im Heißluftsterilisator kann man Artikel aus Gummi und Kunststoff sterilisieren.
5) Die Sterilisationstemperatur beträgt 180–200° C.

Aufgabe 16
Welche Materialien werden in einem Heißluftsterilisator sterilisiert? (2A)
1) Kunststoffkanülen
2) Instrumente aus Metall
3) Verbandmaterialien
4) hitzestabile Glasgeräte
5) OP-Handschuhe aus Gummi
6) Dauerkatheter aus Kunststoff

Aufgabe 17

Welche Aussagen zur Dampfsterilisation sind richtig? (2A)
1) Im Dampfsterilisator können nur Instrumente aus Metall und Glas sterilisiert werden.
2) Die Sterilisationstemperatur beträgt im Allgemeinen 134° C.
3) Arztkittel und Verbandmaterial können sterilisiert werden.
4) Die Sterilisationszeit beträgt mindestens 2 Stunden.
5) Die Sterilisationstemperatur beträgt 180–200° C.

Aufgabe 18

Als Autoklav bezeichnet man auch
a) den Heißluftsterilisator
b) den Dampfsterilisator

Aufgabe 19

Ordnen Sie die untenstehenden Materialien dem jeweiligen Sterilisationsgerät zu:
a) Heißluftsterilisator
b) Dampfsterilisator

1) OP-Handschuhe aus Gummi
2) Instrumente aus Metall
3) Verbandmaterial
4) hitzebeständige Glasgegenstände
5) Arzt- oder Laborkittel
6) Pinzetten und Scheren
7) Einmalartikel aus Kunststoff
8) Bettlaken für OP-Liegen

Aufgabe 20

Welche Aussagen zu Sterilisationsgeräten sind richtig? (2A)
1) Autoklaven sollten mit Aqua destillata gefüllt werden.
2) Die Sterilisationswirksamkeit sollte regelmäßig überprüft werden.
3) Die Sterilisationsdauer sollte immer 12 Stunden sein.
4) Je höher die Temperatur des Heißluftsterilisators ist, umso länger ist die Sterilisationszeit.
5) Instrumente müssen vor der Sterilisation nicht gereinigt werden.

Aufgabe 21

Welche weiteren Sterilisationsmöglichkeiten kennen Sie außer Heißluft- und Dampfsterilisation noch?

Aufgabe 22

Nennen Sie je ein Beispiel für die obengenannten Sterilisationsmethoden.

Aufgabe 23

Welche Geräte gehören zu den Hochfrequenzstrahlern?

Aufgabe 24

Wann sind Hochfrequenzstrahler kontraindiziert?

Aufgabe 25

Welche Vorsichtsmaßnahmen müssen Sie für die Patienten treffen?

Aufgabe 26

Bei welchen Erkrankungen werden Hochfrequenzstrahler eingesetzt?

Aufgabe 27

Wozu dienen Infrarotbestrahlungen (Rotlicht)?

Aufgabe 28

Mikrowellen werden gezielt auf den Körper des Patienten abgestrahlt. Nennen Sie einige Strahlungsformen.

Aufgabe 29

Nennen Sie weitere Behandlungsmethoden in der Wärmetherapie.

Aufgabe 30

Was ist der Unterschied zwischen Hochfrequenzstrahler und Infrarotlampe?

Aufgabe 31

Bei welcher Behandlungsmethode benötigt man Elektroden?
1) bei Blutdruckmessungen
2) bei Kurzwellenbestrahlungen
3) bei Infrarotbestrahlungen
4) bei Höhensonnenbestrahlungen
5) bei der Ultraschalltherapie

Aufgaben / Lösungen

Aufgabe 32
Welche Strahlenarten werden oft zur Wärmetherapie benutzt?
1) Röntgenstrahlen
2) Kurzwellen
3) Mittelwellen
4) Ultraviolette Strahlen
5) Infrarotstrahlen

Aufgabe 33
Welche Aussagen zu Spritzen sind richtig? (2A)
1) Spritzen bestehen aus einem Gehäuse und einem beweglichen Stempel.
2) Spritzen gibt es ausschließlich als Einmalartikel aus Kunststoff.
3) Nur kleinere Spritzen erhalten eine Volumeneinteilung.
4) Die Volumeneinteilung wird in cm angegeben.
5) Ohrenspritzen können bis zu 100 ml Volumen aufnehmen.
6) Einmalspritzen können ohne Bedenken einmal sterilisiert werden.

Aufgabe 34
Was ist das Besondere an Insulinspritzen?

Aufgabe 35
Welche der unten aufgeführten Spritzen wird man für eine venöse Blutentnahme für die Laborparameter der Gesundheitsuntersuchung verwenden?
1) eine 2-ml-Spritze
2) eine Tuberkulinspritze
3) eine 2-ml-EDTA-Spritze
4) eine 10-ml-Spritze
5) eine 5-ml-Spritze mit 1 ml Natriumzitratlösung

Aufgabe 36
Welche Spritzenart wählen Sie zur Durchführung einer Blutkörperchensenkungsgeschwindigkeit?
1) eine 2-ml-Spritze
2) eine 2-ml-EDTA-Spritze
3) eine 2-ml-Spritze mit 0,4 ml Natriumzitrat
4) eine 2-ml-Spritze mit 1,6 nl Natriumzitrat
5) eine 5-ml-Spritze

Aufgabe 37
Welche Aussagen zu Kanülen sind richtig? (2A)
1) Venöse Blutentnahmen werden vorwiegend mit der Kanülendicke 16 vorgenommen.
2) Kanülen müssen nach dem Gebrauch in die Schutzhülle zurückgesteckt werden.
3) Kanülen müssen vor der endgültigen Entsorgung in einem stabilen Behälter gesammelt werden.
4) Für i.m.-Injektionen verwendet man in der Regel stärkere Kanülen als bei s.c.-Injektionen.
5) Kanülen können ohne Bedenken nach dem Aufziehen des Medikaments zur Injektion benutzt werden.
6) Punktionskanülen sind sehr kurze, dicke Kanülen.

——— Lösungen ———

Lösung der Aufgabe 1
von links nach rechts:
a) 3), b) 4), c) 6), d) 7), e) 1), f) 5), g) 2)

Lösung der Aufgabe 2
3)

Lösung der Aufgabe 3
b)

Lösung der Aufgabe 4
1) d), 2) a), 3) e), 4) f), 5) c), 6) b)

Lösung der Aufgabe 5
a) 3), b) 6), c) 5), d) 4), e) 1), f) 2)

Lösung der Aufgabe 6
a) 1), b) 5), c) 8), d) 4), e) 6), f) 3), g) 7), h) 2)

Lösung der Aufgabe 7
a 2), b) 6), c) 1), d) 5), e) 4), f) 7), g) 8), h) 3)

Lösung der Aufgabe 8

c)

Lösung der Aufgabe 9

2)

Lösung der Aufgabe 10

3)

Lösung der Aufgabe 11

1), 2)

Lösung der Aufgabe 12
- Quecksilber-Blutdruckmessgerät
- Manometer-Blutdruckmessgerät

Lösung der Aufgabe 13
- Hakenmanschetten
- selbsthaftende Manschetten

Lösung der Aufgabe 14

1), 3)

Lösung der Aufgabe 15

2), 5)

Lösung der Aufgabe 16

2), 4)

Lösung der Aufgabe 17

2), 3)

Lösung der Aufgabe 18

b)

Lösung der Aufgabe 19

Heißluftsterilisator: 2), 4) und 6)
Dampfsterilisator: 1), 2), 3), 4), 5), 6) und 8)

Lösung der Aufgabe 20

1), 2)

Lösung der Aufgabe 21
- Gassterilisation
- Strahlensterilisation
- Verbrennen

Lösung der Aufgabe 22
- Gassterilisation: für alle hitzeempfind-

lichen Materialien, optische Geräte (Anwendung vor allem in der Industrie)
- Strahlensterilisation: Einmalartikel wie Kanülen, Spritzen usw. (keine Anwendung in der Praxis)
- Verbrennung: infizierte Kleidung, Tierkadaver

Lösung der Aufgabe 23
- Kurzwelle
- Mikrowelle
- Dezimeterwelle

Lösung der Aufgabe 24
- bei akuten Entzündungen
- Tuberkulose
- Schwangerschaft
- Herzschrittmachern
- Metallfremdkörpern, z.B. Prothesen, IUP
- Tumoren

Lösung der Aufgabe 25
- Entfernung von Ringen, Ketten, Uhren usw.
- nach Spirale, Herzschrittmacher o.Ä. fragen
- Patienten nicht auf Liege mit Metallbeinen legen
- Zeit und Intensität nach Anordnung des Arztes beachten
- Tragen von Schutzbrillen bei Gesichtsbestrahlungen

Lösung der Aufgabe 26

z.B. bei
- Arthritis (Gelenkentzündung)
- Lumbago („Hexenschuss")
- Tendovaginitis (Sehnenscheidenentzündung)
- Ekzemen
- Facialis-Parese
- Otitis media
- Sinusitis

Lösung der Aufgabe 27

zur Wärmetherapie mit geringer Tiefenwirkung

Lösungen

Lösung der Aufgabe 28
- Muldenstrahler
- Langfeldstrahler
- Rundfeldstrahler

Lösung der Aufgabe 29
- Ultraviolett-Bestrahlung
- Heißluft
- Ultraschall
- Lichtkasten

Lösung der Aufgabe 30
- Die Infrarotlampe erwärmt überwiegend die Körperoberfläche, also Haut- und Unterhautfettgewebe.
- Hochfrequenzstrahler haben eine Tiefenwirkung, die zur vermehrten Durchblutung (Hyperämie) führt.

Lösung der Aufgabe 31
2)

Lösung der Aufgabe 32
5)

Lösung der Aufgabe 33
1), 5)

Lösung der Aufgabe 34
Sie enthalten entweder 1 oder 2 ml Volumen. Die genaue Stricheinteilung ermöglicht ein Ablesen in ml, aber auch der Insulinmenge in Einheiten (IU).

Lösung der Aufgabe 35
4)

Lösung der Aufgabe 36
3)

Lösung der Aufgabe 37
3), 4)

Teil B: Verwaltung

7. Sozialgesetzgebung, Gesundheitswesen, Recht

Aufgabe 1
Nennen Sie die fünf Säulen der gesetzlichen Sozialversicherung.

Aufgabe 2
Welche gesellschaftlichen Situationen machten die Gründung der Sozialversicherungen dringend notwendig? (2A)
1) Zunahme der Landbevölkerung
2) zunehmende Industrialisierung und Landflucht – Wegfall der Großfamilien – keine Versorgung von Alten und Kranken
3) Lohnabhängigkeit der Fabrikarbeiter und damit auch ihrer Angehörigen (nur wer arbeitete, hatte Geld)
4) vermehrte Zunahme von Angestellten
5) Zunahme von Handwerkern in selbstständigen Betrieben

Aufgabe 3
Die Sozialistische Arbeiterpartei Deutschlands forderte zur Verbesserung der Situation der Arbeiter 1875 u.a.
1) die Schaffung eines 8-Stunden-Tages
2) Verbot der Nachtarbeit
3) Verbot der Sonntagsarbeit
4) Verbot der Kinderarbeit
5) Gesetze zum Schutz für Leben und Gesundheit der Arbeiter
6) sanitäre Kontrollen der Arbeiterwohnungen
7) Schaffung einer 5-Tage-Woche

Welche Aussagenkombination ist richtig?
a) 1), 2), 3), 4) und 7)
b) 3), 4), 5), 6) und 7)
c) 3), 4), 5) und 6)
d) 1), 3), 4) und 5)
e) 2), 3), 4) und 7)

Aufgabe 4
Welcher Staatsmann war maßgeblich an der Gründung der Sozialversicherung beteiligt?

Aufgabe 5
Ordnen Sie jeder Jahreszahl die in diesem Jahr gegründete gesetzliche Sozialversicherung zu.
1) 1883   5) 1911
2) 1884   6) 1923
3) 1889   7) 1927
4) 1904   8) 1994

Aufgabe 6
Wer sind die Träger der gesetzlichen Rentenversicherung? (2A)
1) die Krankenkassen
2) die Bundesversicherungsanstalt für Angestellte
3) die Berufsgenossenschaften
4) die Landesversicherungsanstalt
5) die Landesärztekammern

Aufgabe 7
Für welchen Versicherungszweig trägt der Arbeitgeber die volle Beitragshöhe?
1) für die Krankenversicherung seiner Mitarbeiter
2) für die Lebensversicherung seiner Angestellten
3) für die Rentenversicherung seiner Arbeiter
4) für die gesetzliche Unfallversicherung seiner Mitarbeiter
5) für die Arbeitslosenversicherung seiner Arbeiter
6) für den Bausparvertrag seiner Angestellten

Aufgabe 8
Ordnen Sie die untenstehenden Leistungen den Trägern der gesetzlichen Sozialversicherung zu:
1) Mutterschaftsgeld
2) Unfallverletztenrente nach Arbeitsunfall
3) Erwerbsunfähigkeitsrente für Arbeiter

4) Altersruhegeld eines Angestellten
5) Krankenkassenbeiträge für Arbeitslose
6) Pension eines Beamten
7) Sozialhilfe eines Mitbürgers
8) Arbeitsbeschaffungsmaßnahmen
9) Sterbegeld
10) Verhütung von Krankheiten

Träger:
  a) Krankenkassen
  b) Bundesversicherungsanstalt für Angestellte
  c) Berufsgenossenschaften
  d) Landesversicherungsanstalt für Arbeiter
  e) Bundesanstalt für Arbeit

Aufgabe 9
Nennen Sie die Träger der gesetzlichen Krankenversicherung gegliedert nach Primär, VdAK und AEV-Kassen.

Aufgabe 10
  a) Wie kommen die Beiträge der Krankenversicherung zustande?
  b) Was ist das „SGB V"?

Aufgabe 11
Wer gehört zu dem Kreis der Pflichtversicherten der gesetzlichen Krankenversicherung?

Aufgabe 12
Wohin überweist der Arbeitgeber die einbehaltenen Sozialversicherungsbeiträge seiner Mitarbeiter?
  1) an das zuständige Finanzamt
  2) an die zuständige Krankenkasse
  3) an die zuständige Berufsgenossenschaft
  4) an die Kasse der Stadtverwaltung oder des Gemeindeverbandes
  5) an die Bundesanstalt für Arbeit

Aufgabe 13
Welche Vereinbarung kann man erst nach der gesetzlichen Wartezeit von 5 Jahren in Anspruch nehmen?
  1) die private Lebensversicherung
  2) die gesetzliche Rentenversicherung
  3) die private Zusatzversicherung mit Krankentagegeld

4) die Arbeitslosenversicherung
5) die Berufsgenossenschaften

Aufgabe 14
Welche Aussagen zur Rentenversicherung sind richtig?
  1) Die Beiträge sind höher als die Beiträge der Krankenversicherung.
  2) Arbeitgeber und Arbeitnehmer zahlen in der Regel je 50 Prozent.
  3) Bei Einkommen über der Beitragsbemessungsgrenze kann ein Arbeitnehmer aus der Rentenversicherung aussteigen.
  4) Bei Auszubildenden zahlt der Arbeitgeber bis Ende der Ausbildung den Beitrag alleine.
  5) Die Bundesknappschaft ist die Rentenversicherung der Seefahrer.
  6) Die Bundesanstalt für Arbeit ist die Rentenversicherung der Arbeitslosen.

Aufgabe 15
Nennen Sie Leistungen der Rentenversicherung.

Aufgabe 16
Besteht die Möglichkeit einer freiwilligen Versicherung bei der Rentenversicherung?

Aufgabe 17
Wo müsste man eine eventuelle Klage gegen einen Rentenbescheid einreichen?
  1) beim Sozialgericht
  2) bei der Bundesversicherungsanstalt
  3) beim Finanzamt
  4) beim Amtsgericht
  5) beim Landgericht

Aufgabe 18
Was bedeutet „dynamische Rentenanpassung"?
  1) die Anpassung der Renten der Arbeiter an die der Angestellten
  2) Die Altersruhegrenze kann ab dem 55. Lebensjahr von jedem Versicherten selbst bestimmt werden.
  3) die Anpassung der Renten an die Lohnentwicklung
  4) die jährliche Erhöhung der Beiträge
  5) Arbeitslose ab dem 60. Lebensjahr haben Anspruch auf Rente in gleicher Höhe wie das Arbeitslosengeld.

Aufgabe 19
Wie kommen die Beiträge der Arbeitslosenversicherung zustande?

Aufgabe 20
Wer gehört zum Kreise der Pflichtversicherten
in der gesetzlichen Arbeitslosenversicherung?

Aufgabe 21
Was gehört zum Leistungskatalog der Arbeitslosenversicherung? (2A)
1) Berufsberatung
2) Beiträge zur priv. Krankenversicherung
3) Arbeitslosenhilfe
4) Beiträge zum Bausparvertrag
5) Verletztengeld
6) Waisenrente

Aufgabe 22
Die Unfallversicherung ist zuständig für
1) Heilbehandlung nach einem Arbeitsunfall
2) anerkannte berufsbedingte Allergie,
   z.B. bei einer Friseurin
3) Übernahme der Kosten im Rahmen der
   „Sonstigen Hilfen"
4) Kurzarbeitergeld
5) Sportunfall eines Schülers im Rahmen
   des Schulunterrichts
6) Maßnahmen zur Unfallverhütung
7) Verletztengeld

Welche Aussagenkombination ist richtig?
a) 1), 3), 4), 5) und 6)
b) 1), 2), 3), 5) und 7)
c) 2), 4), 5), 6) und 7)
d) 1), 2), 5), 6) und 7)
e) 1), 2), 3), 4) und 5)

Aufgabe 23
Wer sind die Träger der gesetzlichen Unfallversicherung? (2A)
1) die Arbeitgeber
2) der Staat
3) die Berufsgenossenschaften
4) das Schulamt
5) Unfallversicherungsträger der öffentlichen Hand
6) die Bundesanstalt für Arbeit

Aufgabe 24
Welche Leistungen der gesetzlichen Krankenversicherung können nur von den Mitgliedern
in Anspruch genommen werden? (2A)
1) Zuschüsse zu Krankentransporten mit
   dem Taxi
2) Früherkennungsmaßnahmen
3) Krankengeld
4) Mutterschaftsgeld
5) Zahlungen von „Sonstigen Hilfen"
6) Kuren in Sanatorien

Aufgabe 25
Welche Angaben zur gesetzlichen Krankenversicherung sind richtig?
1) Die Beiträge von Frauen sind höher als
   die der Männer.
2) Die Beitragshöhe ist ausschlaggebend
   für die Leistungen.
3) Alle Leistungen, die der Heilung dienen, werden übernommen.
4) Die mitversicherten Familienmitglie-
   der zahlen einen geringeren Beitrag als
   die Mitglieder.
5) Kinder werden nur bis zu dem 14. Lebensjahr ohne Beiträge mitversichert.

Aufgabe 26
Nennen Sie die Leistungen, die die Krankenkassen im Rahmen der Früherkennungsmaßnahmen für ihre Versicherten gewährleisten.

Aufgabe 27
Nennen Sie die Inhalte gemäß den Richtlinien für
1) die Gesundheitsuntersuchung
2) die Krebsfrüherkennung für Frauen
3) die Krebsfrüherkennung für Männer
4) die Früherkennungsuntersuchungen bei
   Kindern
5) Jugendgesundheitsuntersuchung

Aufgabe 28
Welche Leistungen gehören laut Mutterschafts-
richtlinien zu einer Regelschwangerschaft?

Aufgabe 29
Welche Leistungen zählen zu den „Sonstigen
Hilfen"?
1) Verordnung von Hilfsmitteln

2) Verordnung von Sprachtherapie
3) Verordnungen von Antikonzeptiva
4) Beratungen im Rahmen einer eventuellen Schwangerschaftsunterbrechung
5) Hebammenbetreuung während der Schwangerschaft
6) ärztliche Beratung und Behandlung im Zusammenhang mit einer legalen Sterilisation
7) ärztliche Betreuung von Krebspatienten mit Naturheilmitteln

Welche Aussagenkombination ist richtig?
  a) 1), 3), 5) und 7)
  b) 3), 4), 5) und 6)
  c) 3), 4) und 6)
  d) 2), 5) und 7)
  e) 1), 3), 5) und 7)

Aufgabe 30
In welchem Zeitraum werden Zahlungen von Mutterschaftsgeld bei der Geburt eines Kindes, Mehrlingsgeburten oder Frühgeburten gewährleistet? (2A)
  1) 8 Wochen vor und 6 nach der Geburt
  2) 6 Wochen vor und 8 nach der Geburt
  3) 4 Wochen vor und 8 nach der Geburt
  4) 6 Wochen vor und 12 nach der Geburt
  5) 8 Wochen vor und 12 nach der Geburt
  6) 8 Wochen vor und 8 nach der Geburt

Aufgabe 31
Ab welchem Zeitpunkt gewährt die Krankenversicherung Krankengeld und für welchen Zeitraum gelten die Zahlungen?

Aufgabe 32
Welche ärztlichen Leistungen fallen nicht in den Leistungskatalog der gesetzlichen Krankenkassen? (2A)
  1) sportärztliche Untersuchungen für ein Sportstudium
  2) Ausstellen von Leichenschauscheinen
  3) Ausfüllen der Bescheinigung zur Erlangung von Mutterschaftsgeld
  4) Krebsfrüherkennungsuntersuchung bei einer 18-jährigen Patientin
  5) Ausstellen einer Wunschüberweisung ohne ärztliche Zielangabe

6) Verordnung eines Antikonzeptivums bei einer 17-jährigen Patientin

Aufgabe 33
Welcher Personenkreis ist ab 1.1.95 in der Gesetzlichen Pflegeversicherung (GPV) pflichtversichert?
  1) alle Arbeitnehmer
  2) nur die Rentner
  3) alle, die in einer gesetzlichen Krankenkasse versichert sind
  4) nur die pflichtversicherten Mitglieder einer gesetzlichen Krankenkasse
  5) alle Arbeitnehmer ab dem 45. Lebensjahr

Aufgabe 34
Wer sind die Träger der GPV?

Aufgabe 35
Welche Aussagen zum Beitragssatz der GPV sind richtig?
  1) 1,7 % vom Bruttogehalt
  2) 6,5 % vom Bruttogehalt
  3) Mitversicherte Familienangehörige zahlen die Hälfte des Beitrages
  4) In einigen Bundesländern wird der Beitrag von den Mitgliedern alleine getragen
  5) In einigen Bundesländern teilen sich Arbeitnehmer und Arbeitgeber die Beiträge
  6) Bei Arbeitslosen wird der Beitrag von der Bundesanstalt für Arbeit abgeführt.

Welche Aussagenkombination ist richtig?
  a) 2), 3), 4) und 6)
  b) 1), 3), 4) und 5)
  c) 1), 4), 5) und 6)
  d) 2), 4), 5) und 6)
  e) 1), 3), 5) und 6)

Aufgabe 36
Die Leistungen der pflegebedürftigen Personen sind in drei Pflegestufen eingeteilt. Erklären Sie in kurzen Sätzen die drei Pflegestufen.

Aufgabe 37
Wer überprüft die Voraussetzungen, ob Pflegebedürftigkeit und wenn, welche Pflegestufe vorliegt?
  1) der behandelnde Arzt

2) der Medizinische Dienst der Pflegekassen
3) der Gewerbeaufsichtsarzt
4) der Vertrauensarzt der gesetzlichen Krankenkassen
5) ein beauftragter Arzt der Ärztekammern

Aufgabe 38
Welche der untenstehenden Leistungen bilden den Schwerpunkt der GPV?
1) die stationäre Pflege in Krankenhäusern
2) die ambulante Pflege in Krankenhäusern
3) die teilstationäre Pflege in Krankenhäusern
4) die häusliche Pflege
5) die ambulante Pflege in Altersheimen

Aufgabe 39
Welche Institute sind Einrichtungen des öffentlichen Gesundheitsdienstes? (2A)
1) die Ärztekammern
2) die Gesundheitsämter
3) die See-Krankenkasse
4) die Medizinaluntersuchungsämter
5) der Hartmannbund

Aufgabe 40
In welche drei Bereiche gliedert sich das Gesundheitswesen?

Aufgabe 41
Erklären Sie die Begriffe
1) Praxisgemeinschaft
2) Gemeinschaftspraxis
3) Apparategemeinschaft

Aufgabe 42
Welche Aufgaben fallen in den Zuständigkeitsbereich des öffentlichen Gesundheitsdienstes?
1) Seuchenbekämpfung
2) ambulante Nachsorge nach Krebsoperationen
3) Überwachung der allgemeinen Hygiene
4) Behandlung berufsbedingter Allergien
5) Umweltschutz
6) Gesundheitserziehung
Welche Aussagenkombination ist richtig?
a) 1), 2), 4) und 6)
b) 1), 3), 5) und 6)
c) 2), 3), 4) und 5)
d) 3), 4), 5) und 6)

e) 2), 3), 4) und 6)

Aufgabe 43
Welches Ministerium ist die höchste Gesundheitseinrichtung des Bundes?
1) Bundesgesundheitsamt
2) Bundesministerium für Gesundheit
3) Bundesministerium für Familie, Senioren, Frauen und Jugend
4) Bundesinstitut für Arzneimittel und Medizinprodukte (Bundesopiumstelle)
5) Bundesinstitut für gesundheitlichen Verbraucherschutz und Vetrinärmedizin

Aufgabe 44
Welche Aufgabe fällt in den Bereich der WHO (World Health Organisation – Weltgesundheitsorganisation)?
1) Seuchenbekämpfung
2) Durchführung von Schutzimpfungen
3) Beratung bei nationalen Gesundheitsproblemen
4) Durchführung der TBC-Kontrollen
5) Zulassung von Medikamenten

Aufgabe 45
Welche ärztlichen Formulare bezieht der Arzt vom Bundesinstitut für Arzneimittel und Medizinprodukte (Bundesopiumstelle)?
1) Die STIKO (Impfvorschriften)
2) BTM – Arzneimittelverordnungsblätter
3) Statistische Bögen zur Erhebung von Medikamentenaufzeichnungen
4) Heil- und Hilfsmittelverordnungen
5) Arzneimittelverordnungsblätter

Aufgabe 46
Welcher Institution sind meldepflichtige Krankheiten zu melden?
1) Der Ärztekammer
2) Der Kassenärztlichen Verinigung
3) Dem Gesundheitsamt
4) Der WHO
5) Dem Bundesministerium für Gesundheit

Aufgabe 47
Welche Aufgabe fällt in den Bereich der Medizinaluntersuchungsämter?
1) Überprüfung von Lebensmitteln

2) Kontrolle der Arztpraxen

3) Überprüfung der Impstoffe

4) Überprüfung von Medikamenten

5) Beratende Tätigkeit der niedergelassenen Ärzte bei epidemiologischen Fragen

Aufgabe 48

Welche Berufe gehören dem Gesundheitswesen an?

1) Medizinisch-technische Assistenten

2) Logopäden

3) Physiotherapeuten

4) Hebammen

5) Arzthelferinnen

6) Tierärzte

Welche Aussagekombination ist richtig?

a) 1), 3) und 5)

b) 1), 2), 5) und 6)

c) 4) und 6)

d) 2), 3), 4) und 5)

e) Alle Angaben sind richtig

Aufgabe 49

Welche der aufgeführten Berufe gehören zu den therapeutisch-rehabilitativen Berufen? (2A)

1) Arzthelferin

2) Krankenpfleger

3) Medizinisch-Technische Assistentin

4) Logopäde/in

5) Zahnarzt/Zahnärztin

6) Krankengymnastin

Aufgabe 50

Welche der unten aufgeführten Berufe gehören zu den diagnostisch-technischen Berufen? (2A)

1) Pharmazeutisch-Technische Assistentin

2) Masseur

3) Krankenschwester

4) Zahnarzthelferin

5) Medizinisch-Technische Assistentin

Aufgabe 51

Entscheiden Sie, ob es sich bei den unten genannten Arztbezeichnungen um eine Gebietsbezeichnung (G), eine Schwerpunktbezeichnung (S) oder eine Bereichsbezeichnung (B) handelt.

1) Allgemeinmedizin

2) Frauenheilkunde und Geburtshilfe

3) Sportmedizin

4) Psychotherapie

5) Endokrinologie

6) Gefäßchirurgie

7) Homöopathie

8) Kinderheilkunde

9) Pathologie

10) Chirotherapie

Aufgabe 52

Nach welcher untenstehenden Auszeichnung darf ein Arzt den Titel „Dr." führen?

1) Approbation

2) Applikation

3) Promotion

4) Akkomodation

5) Obligation

Aufgabe 53

Welcher der untenstehenden Fachärzte darf die Bezeichnung „Dermatologe" führen?

1) Kinderarzt

2) Nervenarzt

3) Internist

4) Urologe

5) Hautarzt

Aufgabe 54

Zu welcher ärztlichen Berufsgruppe ist der Beruf der Logopädin zuzuordnen?

1) den Kinderärzten

2) den Internisten

3) den Orthopäden

4) den Hals-Nasen-Ohrenärzten

5) den Chirurgen

Aufgabe 55

Welche Leistungen dürfen Heilpraktiker nicht erbringen? (2A)

1) Durchführung von Hausbesuchen

2) Verordnung rezeptpflichtiger Medikamente

3) Verordnung apothekenpflichtiger Medikamente

4) Durchführung von Urin- und Stuhluntersuchungen

5) Ausstellen der Arbeitsunfähigkeitsbescheinigung

6) venöse Blutentnahmen

Aufgabe 56

Welche der untenstehenden Aufgaben fallen in den Zuständigkeitsbereich der Ärztekammern?

1) die Honorarverteilungssätze
2) die Überwachung der Facharztausbildung
3) die Auslieferung von vertragsärztlichen Formularen
4) die Ausbildung und Weiterbildung der Arzthelferinnen
5) die Unterstützung des öffentlichen Gesundheitsdienstes
6) die Durchführung von Verträgen mit den Krankenkassen
7) die Förderung der beruflichen Fortbildung der Kammerangehörigen

Welche Aussagenkombination ist richtig?

a) 1), 3), 4), 5) und 6)
b) 2), 4), 5) und 7)
c) 2), 4), 5), 6) und 7)
d) 1), 2), 5) und 6)
e) Alle Antworten treffen zu.

Aufgabe 57

Wer sind die Pflichtmitglieder der Ärztekammer?

Aufgabe 58

Wer sind die Mitglieder der KBV (Kassenärztlichen Bundesvereinigung)?

Aufgabe 59

Welche Ärzte zählen zu den ordentlichen Mitgliedern der Kassenärztlichen Vereinigung?

Aufgabe 60

Die Aufgaben der Kassenärztlichen Vereinigungen lassen sich in drei große Bereiche einteilen. Nennen Sie diese und geben Sie jeweils die Aufgaben dazu an.

Aufgabe 61

Welche der untenstehenden Aufgaben fallen nicht in den Zuständigkeitsbereich der KVen? (2A)

1) Auslieferung der kassenärztlichen Formulare
2) Aufstellung der Honorarverteilung
3) Überprüfung der wirtschaftlichen Verordnungsweise
4) Ausbildung zur Arzt-Fachhelferin
5) Überwachung der Facharztausbildung

Aufgabe 62

Welche der unten aufgeführten Organisationen vertreten die Interessen der Arzthelferinnen bei den Tarifverhandlungen?

1) die Ärztekammer
2) die Deutsche Angestellten-Gewerkschaft
3) der Berufsverband der Arzt-, Zahnarzt- und Tierarzthelferinnen
4) eine gewählte Delegation der Arbeitgeber (Ärzte)
5) die Kassenärztliche Vereinigung

Aufgabe 63

In welchen Fällen unterliegen Arzt und Helferinnen nicht der Schweigepflicht? (2A)

1) bei Vorliegen eines Verbrechens
2) bei Anfragen des Arbeitgebers über die Dauer der Arbeitsunfähigkeit
3) bei einer Entbindung von der Schweigepflicht durch den Patienten
4) Auskünfte gegenüber der(dem) Ehegatten(in)
5) bei Anfragen der Schule zum Abklären eines Schulunfalles

––––– **Lösungen** –––––

Lösung der Aufgabe 1

– Krankenversicherung
– Unfallversicherung
– Rentenversicherung
– Arbeitslosenversicherung
– Pflegeversicherung

Lösung der Aufgabe 2

2), 3)

Lösung der Aufgabe 3

c)

Lösung der Aufgabe 4

Reichskanzler Bismarck

Lösung der Aufgabe 5

1) Krankenversicherung
2) Unfallversicherung

3) Rentenversicherung der Arbeiter
4) Krankenversicherung der Angestellten
5) Rentenversicherung der Angestellten
6) Knappschaftsversicherung
7) Arbeitslosenversicherung
8) Pflegeversicherung

Lösung der Aufgabe 6
2), 4)

Lösung der Aufgabe 7
4)

Lösung der Aufgabe 8
- a) 1), 10)
- b) 4)
- c) 2), 9)
- d) 3)
- e) 5), 8)

Lösung der Aufgabe 9
- Ortskrankenkassen
- Innungskrankenkassen
- Betriebskrankenkassen
- Landwirtschaftliche Krankenkassen
- Bundesknappschaft
- See-Krankenkasse

Kassen des AEV:
- Brühler-Ersatzkasse
- Schw.-Gmünder (GEK)
- Hamburgische Zimmererkrankenkasse (HZK)
- Krankenkasse Eintracht (KEH)

Kassen des VdAK:
- Barmer Ersatzkasse (BEK)
- Deutsche Angestellten Krankenkasse (DAK)
- Hamburg-Münchener (HEK)
- Techniker Krankenkasse (TK)
- Handelskrankenkasse (HKK)
- Hanseatische Ersatzkasse (HEK)
- Kaufmännische Krankenkasse (KKH)

Lösung der Aufgabe 10
- a) ca. 12–15 % des Bruttolohnes (Kassenunterschiede) in der Regel Arbeitgeber und Arbeitnehmer je die Hälfte
- b) Das Sozialgesetzbuch V enthält alle Regelungen zur gesetzlichen Krankenversicherung

Lösung der Aufgabe 11
- Arbeiter, Angestellte und Auszubildende, deren Arbeitsentgelt 75 % der Beitragsbemessungsgrenze nicht übersteigt
- Arbeitslosengeld- und Arbeitslosenhilfeempfänger
- Behinderte in Heimen, Anstalten und Werkstätten
- Landwirte u. deren mitarbeitende Familie
- Rentner der gesetzlichen Rentenversicherung
- Künstler und Publizisten

Lösung der Aufgabe 12
2)

Lösung der Aufgabe 13
2)

Lösung der Aufgabe 14
1) und 2)

Lösung der Aufgabe 15
Renten an Versicherte wegen:
- Erwerbsminderung
- Erwerbsunfähigkeit
- Berufsunfähigkeit
- Altersruhegeld

Renten an Hinterbliebene:
- Witwen- und Witwerrente
- Waisenrenten
- Renten an frühere Ehegatten

Übergangsgeld zur Sicherung des Lebensunterhaltes

Lösung der Aufgabe 16
Ja. Jeder, der nicht pflichtversichert ist, kann sich freiwillig versichern.

Lösung der Aufgabe 17
1)

Lösung der Aufgabe 18
3)

Lösung der Aufgabe 19
6,5 % des Bruttolohnes, in der Regel zahlen Arbeitgeber und Arbeitnehmer je die Hälfte

Lösung der Aufgabe 20
alle Arbeitnehmer und Auszubildende

Lösung der Aufgabe 21
1), 3)

Lösung der Aufgabe 22
d)

Lösung der Aufgabe 23
3), 5)

Lösung der Aufgabe 24
3), 4)

Lösung der Aufgabe 25
3)

Lösung der Aufgabe 26
1) Früherkennungsuntersuchungen bei Kindern (U1-U9)
2) Jugendgesundheitsuntersuchung zwischen dem vollendetem 13. und vollendetem 14. Lebensjahr
3) Krebsfrüherkennungsuntersuchung bei Männern ab dem 45. Lebensjahr und Frauen ab dem 20. Lebensjahr
4) Gesundheitsuntersuchungen für Frauen und Männer ab dem 36. Lebensjahr

Lösung der Aufgabe 27
1) – Anamnese: Eigen-, Familien- u. Sozialanamnese
   – Ganzkörperstatus
   – Blutuntersuchungen: Glukose, Cholesterin
   – Urinuntersuchung: Eiweiß, Glukose, Erythrozyten, Leukozyten, Nitrit (Streifentest)
   – Abschlussberatung

2)
ab dem 20. Lebensjahr:
– Anamnese
– Spiegeleinstellung der Portio
– gynäkologische Untersuchung
– Entnahme von Untersuchungsmaterial von der Portio und Zervixkanal
– Fixierung des Untersuchungsmaterials
– zytologische Untersuchung

zusätzlich ab dem 30. Lebensjahr:
– Abtasten der Brustdrüse und der regionären Lymphknoten

zusätzlich ab dem 50. Lebensjahr:
– Schnelltest auf okkultes Blut im Stuhl, jährlich bis zum 55. Lebensjahr

zusätzlich ab dem 55. Lebensjahr:
– präventive totale Koloskopie (frühestens eine Wiederholung in 10 Jahren möglich). Wird die Koloskopie durchgeführt, entfällt der Schnelltest auf okkultes Blut im Stuhl. Verzichtet die Patientin auf diese Untersuchung, so wird der Schnelltest auf okkultes Blut nur noch alle zwei Jahre durchgeführt.

3) Anamnese
– Inspektion u. Palpation des äußeren Genitals
– digitale Untersuchung des Rektums und Abtasten der Prostata vom After aus
– Palpation der regionären Lymphknoten

zusätzlich ab dem 50. Lebensjahr:
– Schnelltest auf okkultes Blut im Stuhl, jährlich bis zum 55. Lebensjahr

zusätzlich ab dem 55. Lebensjahr:
– präventive totale Koloskopie (frühestens eine Wiederholung in 10 Jahren möglich). Wird die Koloskopie durchgeführt, entfällt der Schnelltest auf okkultes Blut im Stuhl. Verzichtet der Patient auf diese Untersuchung, so wird der Schnelltest auf okkultes Blut nur noch alle zwei Jahre durchgeführt.

4) Die Untersuchungsmethoden der einzelnen Termine richten sich nach dem jeweiligen Entwicklungsstand der Kinder.
   U1 unmittelbar nach der Geburt
   U2 3.–10. Lebenstag (3–14)
   U3 4.–6. Lebenswoche (3–8)
   U4 3.–4. Lebensmonat (2–4,5)
   U5 6.–7. Lebensmonat (5–8)
   U6 10.–12. Lebensmonat (9–13)
   U7 21.–24. Lebensmonat (20–27)
   U8 43.–47. Lebensmonat (43–50)
   U9 60.–64. Lebensmonat (58–66)
   Die Angaben in Klammern geben den Toleranzzeitraum der Untersuchungen an.

5) Ausführliche Anamnese
(seelische Entwicklung/Verhaltensstörungen, auffällige schulische Entwicklung, Alkohol- und Drogenkonsum u.a.).
klinisch körperliche Untersuchungen:
– Erhebung der Körpermaße
– Verfrühte oder verzögerte Pupertätsentwicklung
– Übergewicht, arterielle Hypertonie u.a.
– Erhebung des Impfstatus

Lösung der Aufgabe 28
– allgemeine Untersuchungen
– gynäkologische Untersuchungen
– Zervixabstrich zur Untersuchung auf Chlamydia trachomatis
– Blutdruckmessung
– Gewichtskontrolle
– Untersuchung des Urins auf Eiweiß, Zucker und Sediment
– Hb-Bestimmung
– Kontrolle des Gebärmutterstandes
– Kontrolle der kindlichen Herztöne
– Feststellung der Kindslage
– Blutgruppenbestimmung und Rh-Faktor
– Antikörper
– Lues-Test
– Rötel-Titer-Bestimmung
– Ultraschalluntersuchungen
– Entbindungskosten
– Mutterschaftsgeld

Lösung der Aufgabe 29
c)

Lösung der Aufgabe 30
2), 4)

Lösung der Aufgabe 31
– nach Ablauf von 6 Wochen
– für längstens 78 Wochen bei derselben Krankheit innerhalb von 3 Jahren (bis 12.2005)

Lösung der Aufgabe 32
1), 2)

Lösung der Aufgabe 33
3)

Lösung der Aufgabe 34
Die Pflegekassen, ihre Aufgaben werden von den Krankenkassen wahrgenommen.

Lösung der Aufgabe 35
c)

Lösung der Aufgabe 36
Pflegestufe I: erhebliche Pflegebedürftigkeit, Personen, die bei der Körperpflege, beim Essen oder der Mobilität mindestens einmal am Tage und mehrmals wöchentlich bei hauswirtschaftlichen Verrichtungen Hilfe benötigen
Pflegestufe II: Schwerpflegebedürftige, Personen, die bei der Körperpflege, beim Essen oder der Mobilität mindestens dreimal täglich und zusätzlich mehrmals in der Woche bei hauswirtschaftlichen Verrichtungen Hilfe benötigen
Pflegestufe III: Schwerstpflegebedürftige, Personen, die bei der Körperpflege, beim Essen oder der Mobilität Tag und Nacht und mehrmals wöchentlich bei hauswirtschaftlichen Verrichtungen Hilfe benötigen

Lösung der Aufgabe 37
2)

Lösung der Aufgabe 38
4)

Lösung der Aufgabe 39
2), 4)

Lösung der Aufgabe 40
1) ambulante Versorgung
2) stationäre Versorgung
3) öffentlicher Gesundheitsdienst

Lösung der Aufgabe 41
1) Mehrere Ärzte der gleichen Fachrichtung teilen sich Räume, Apparate, Personal; wirtschaftliche Unabhängigkeit der einzelnen Ärzte, die Patienten bleiben bei einem Arzt.
2) Mehrere Ärzte teilen sich Räume, Apparate, Personal, aber auch Einkommen und Kosten.
3) Gemeinsame Nutzung von Apparaten durch mehrere Ärzte auch unterschied-

licher Fachrichtungen, auch in unterschiedlichen Praxen.

Lösung der Aufgabe 42
b)

Lösung der Aufgabe 43
2)

Lösung der Aufgabe 44
1)

Lösung der Aufgabe 45
2)

Lösung der Aufgabe 46
3)

Lösung der Aufgabe 47
5)

Lösung der Aufgabe 48
e)

Lösung der Aufgabe 49
4), 6)

Lösung der Aufgabe 50
1), 5)

Lösung der Aufgabe 51
1) G)   5) S)   8) G)
2) G)   6) S)   9) G)
3) B)   7) B)   10) B)
4) B)

Lösung der Aufgabe 52
3)

Lösung der Aufgabe 53
5)

Lösung der Aufgabe 54
4)

Lösung der Aufgabe 55
2), 5)

Lösung der Aufgabe 56
b)

Lösung der Aufgabe 57
Alle Ärzte, die ihren ärztlichen Beruf ausüben.

Lösung der Aufgabe 58
Die 23 Kassenärztlichen Vereinigungen der Länder.

Lösung der Aufgabe 59
Jeder rechtswirksam zugelassene Arzt (Vertragsarzt).

Lösung der Aufgabe 60
1) Sicherstellungsauftrag:
   – Die Kassenärztlichen Vereinigungen haben darauf zu achten, dass den Versicherten in angemessener Form Vertragsärzte zur Verfügung stehen. In Planungsgebieten sollte eine gleichmäßige Verteilung von verschiedenen Ärzten gesichert sein.
   – vertragsspezifische Fortbildungsveranstaltungen

2) Interessenvertretung:
   – die Vertretung der Rechte der Kassenärzte gegenüber den Krankenkassen
   – berufspolitische Vertretung
   – angemessene Honorierung der vertragsärztlichen Leistungen

3) Gewährleistungsauftrag:
   – Überprüfung der Abrechnung auf sachlich-rechnerische Richtigkeit vor Weitergabe an die Krankenkassen
   – Wirtschaftlichkeitsprüfungen
   – Auslieferung der vertragsärztlichen Formulare
   – Beratung bei Abrechnungsfragen

Lösung der Aufgabe 61
4), 5)

Lösung der Aufgabe 62
2), 3)

Lösung der Aufgabe 63
1), 3)

Aufgaben

8. Abrechnungswesen

8.1 Grundlagen der vertragsärztlichen Versorgung

Aufgabe 1

Welche Ärzte nehmen an der vertragsärztlichen Versorgung teil? (2 A)

1) Alle Chefärzte einer Klinik
2) Alle niedergelassenen Ärzte
3) Ärzte, die eine Zulassung bei der KV haben, Kassenpatienten zu behandeln
4) Ermächtigte Ärzte
5) Ärzte, die bei Gesundheitsämtern tätig sind
6) Betriebsärzte

Aufgabe 2

Was ist ein Behandlungsfall?

a) bei der GKV (Gesetzliche Krankenversicherung)
b) bei der PKV (Private Krankenversicherung)

Aufgabe 3

Welche Aussagen zu Krankheit und Krankheitsfall sind richtig? (2 A)

1) Krankheit ist ausschließlich ein regelwidriger Körperzustand
2) Krankheit ist ein regelwidriger Körper- und/oder Geisteszustand
3) Ein Krankheitsfall umfasst die Dauer eines Quartals
4) Ein Krankheitsfall ist die gesamte Dauer einer Erkrankung
5) Ein Krankheitsfall führt immer zur Arbeitsunfähigkeit
6) Krankheit und Krankheitsfall beziehen sich auf ein Quartal

Aufgabe 4

Wie definiert die WHO Gesundheit?

1) Das Fehlen von Krankheit
2) Es liegt keine Arbeitsunfähigkeitsbescheinigung vor
3) Maßnahmen, die die Gesundheit erhalten
4) Zustand völligen körperlichen, geistigen, seelischen und sozialen Wohlbefindens
5) Zustand völligen körperlichen Wohlbefindens

Aufgabe 5

Welche Verträge sind für das Durchführen der vertragsärztlichen Versorgung von Bedeutung?

1) Der Arzt-Patienten-Vertrag
2) Der Honorarverteilungsmaßstab
3) Der EBM (Einheitlicher Bewertungsmaßstab Ärzte)
4) Bundesmatelverträge
5) Gesamtverträge
6) Verträge mit den Privatkrankenkassen

Aufgabe 6

Was ist ein ermächtigter Arzt?

1) Ein niedergelassener Arzt mit Kassenzulassung
2) Ein Arzt, der Privat- und Kassenpatienten behandeln darf
3) Ein Arzt, der für ein bestimmtes Teilgebiet der Medizin eine Kassenzulassung besitzt (z.B. Chefarzt einer gyn. Klinik)
4) Ein Arzt, der Patienten bei Arbeitsunfällen behandeln darf
5) Ein Arzt, der Schönheitsoperationen durchführen darf

Aufgabe 7

Welche Aussagen zum D-Arzt-Verfahren sind richtig?

1) Der D-Arzt trifft die Entscheidung, wer die Verletzung behandelt
2) Der D-Arzt muss immer einen Durchschlag des D-Arzt-Berichtes an die gesetzliche Krankenkasse des Verletzten schicken
3) Der D-Arzt muss entscheiden, ob weitere Ärzte aufgesucht werden müssen
4) Der D-Arzt muss entscheiden, ob eine Verordnung über Heilmittel erforderlich ist
5) Die Berufsgenossenschaft kann entscheiden, ob ein Verletzter in eine BG-Klinik eingewiesen werden muss
6) Bei einer berufsbedingten Allergie muss der D-Arzt den Patienten zu einem Hautarzt überweisen

Welche Aussagekombination ist richtig?
   a) 1), 3) und 5)
   b) 1), 2), 4) und 5)
   c) 4), 5) und 6)
   d) 1), 2), 3), 4) und 5)
   e) alle Antworten sind richtig

Aufgabe 8
Welche Aussage zum H-Arzt-Verfahren ist richtig?
   1) Ein H-Arzt ist ein Hausarzt
   2) Ein H-Arzt ist berechtigt, genau festgelegte Verletzungen zu behandeln
   3) Ein H-Arzt muss den Patienten immer zu einem D-Arzt überweisen
   4) Alle Orthopäden sind H-Ärzte
   5) Zu einem H-Arzt wird mittels Überweisungsvordruck 5/6 überwiesen

Aufgabe 9
Welche Leistungen fallen **nicht** in den Bereich der GKV (Gesetzliche Krankenversicherung)?
   1) Untersuchung für den Abschluss einer privaten Zusatzversicherung
   2) Ausstellung eines Leichenschauscheines
   3) Krebsvorsorge bei einem 30jährigen Patienten mit familiärer Vorbelastung
   4) Entbindungspauschale
   5) Krankengeld
   6) Verordnungen von Heilmitteln im Rahmen einer podologischen Therapie

Welche Aussagekombination ist richtig?
   a) 1), 2) und 4)
   b) 2), 3), 5) und 6)
   c) 1), 2) und 6)
   d) 3), 4) und 6)
   e) alle Antworten sind richtig

Aufgabe 10
Für welche Unterlagen gelten folgende Aufbewahrungsfristen?

12 Monate	10 Jahre
3 Jahre	30 Jahre
5 Jahre	

Aufgabe 11
Was bedeutet das Wirtschaftlichkeitsgebot für die vertragsärztliche Versorgung?

Aufgabe 12
   a) Was versteht man unter Honorar?
   b) Was ist der HVM?

Aufgabe 13
Skizzieren Sie das Verhältnis Patient – Arzt – KV – Krankenkasse.

Aufgabe 14
Welche Leistungen können nicht zu Lasten der Krankenkasse abgerechnet werden?

Aufgabe 15
Was ist die Ärztekammer und welche ihrer Aufgaben kennen Sie?

—— **Lösungen** ——

Lösung der Aufgabe 1
3) und 4)

Lösung der Aufgabe 2
   a) Die gesamte Behandlung eines Arztes bei einem Patienten in einem Quartal
   b) Der Zeitraum eines Monates bei derselben Erkrankung nach der ersten Inanspruchnahme

Lösung der Aufgabe 3
2) und 4)

Lösung der Aufgabe 4
4)

Lösung der Aufgabe 5
4) und 5)

Lösung der Aufgabe 6
3)

Lösung der Aufgabe 7
e)

Lösung der Aufgabe 8
2)

Lösungen

Lösung der Aufgabe 9

a)

Lösung der Aufgabe 10

Arbeitsunfähigkeitsbescheinigung, Vordruck 1c, nach Abschluss der Arbeitsunfähigkeit
12 Monate

Betäubungsmittel-Verschreibungsverordnung (Teil III); Betäubungsmittelkarten/-bücher von der letzten Eintragung an   3 Jahre

Berichtsvordruck, Dokumentation
– Gesundheitsuntersuchung, Teil b des Berichtsvordruckes nach der Untersuchung
5 Jahre
– Krebsfrüherkennungsuntersuchung Frauen, Teile a und c des Berichtsvordruckes nach der Untersuchung   5 Jahre
– Krebsfrüherkennungsuntersuchung Männer, Teil a des Berichtsvordruckes nach der Untersuchung   5 Jahre

Qualitätssicherung/Labor, Zertifikate von Ringversuchen nach Abschluß des laufenden Kalenderjahres   5 Jahre

Arztbrief, nach Abschluss der Behandlung
10 Jahre

EEG-Streifen nach Abschluss der Behandlung
10 Jahre

EKG-Streifen nach Abschluss der Behandlung
10 Jahre

Krankenhausbericht (stationäre Behandlung) nach Abschluss der Behandlung   10 Jahre

Verordnung von Krankenhausbehandlung (Teil c)   10 Jahre

Notfallschein (Teile b und c)   10 Jahre

Patienten-Karteikarten nach Abschluss der Behandlung   10 Jahre

Strahlendiagnostik (Aufzeichnungen, Röntgenaufnahmen) nach der letzten Untersuchung   10 Jahre

Zytologische Befunde und statistische Zusammenfassungen nach Abschluss der Behandlung
10 Jahre

Zytologische Präparate   10 Jahre

Strahlenbehandlung (Aufzeichnungen, Berechnungen) nach der letzten Behandlung
30 Jahre

Bei Quartalsabrechnungen, die per Diskette gemacht werden, gelten je nach KV verschiedene Aufbewahrungsfristen für einige Scheine. Z.B. KVWL: Vordruck 6 (Überweisungs-/Abrechnungsschein), Vordruck 39 (Überweisung zur präventiven zytologischen Untersuchung) müssen 4 Quartale in der Praxis aufbewahrt werden um sie auf Verlangen der KV vorlegen zu können.

Lösung der Aufgabe 11
Nach SGB V müssen erbrachte ärztliche Leistungen ausreichend, zweckmäßig und wirtschaftlich sein, d.h., das Maß des Notwendigen soll nicht überschritten werden.

Lösung der Aufgabe 12
a) Honorar ist die Vergütung für die erbrachten ärztlichen Leistungen, festgelegt aufgrund des Honorarverteilungsmaßstabes (HVM).
b) Nach SGB V muss die KV die von den Krankenkassen gezahlte Gesamtvergütung unter den Vertragsärzten unter Anwendung des HVM verteilen. Dabei erfolgt die Honorarverteilung gemäß Wirtschaftlichkeitsprüfung und rechnerischer und gebührenordnungsgemäßer Richtigstellung der erbrachten vertragsärztlichen Leistungen.

Lösung der Aufgabe 13
siehe schematische Abbildung oben rechts

Lösung der Aufgabe 14
Jugendarbeitsschutzuntersuchungen, Blutalkoholuntersuchungen, Todesbescheinigung und Leichenschauschein, Bescheinigungen für

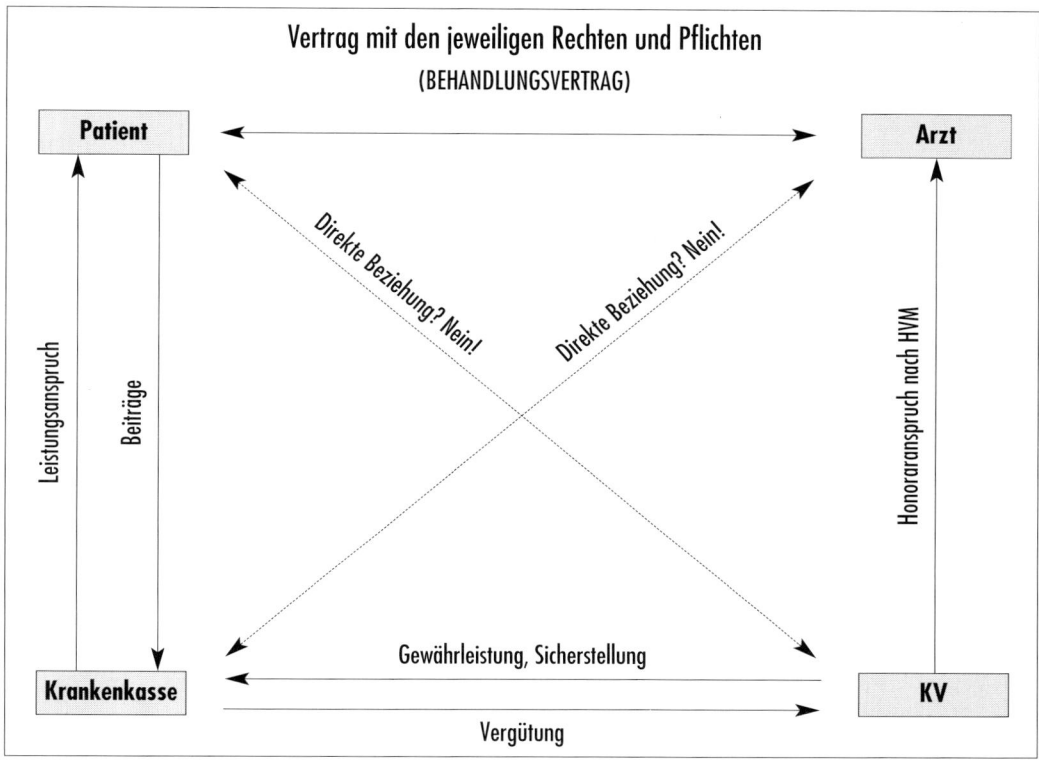

private Versicherungen, Sportatteste, Seh-
oder Hörtestbescheinigungen für Führer-
schein, Segelschein, Flugschein, alle
„Wunschleistungen", die nicht den Normen
des Wirtschaftlichkeitsgebotes entsprechen,
Impfungen vor Auslandsreisen, Arbeitsunfälle, Selbstbehandlung eines Arztes, der in einer
gesetzlichen Krankenkasse versichert ist (Ausnahme: Leistungen, die mit Sachkosten verbunden sind – Röntgen, Labor), Sektionsleistungen, Untersuchungen und Behandlungen,
die nach den NUB-Richtlinien (noch) nicht zugelassen sind.

Lösung der Aufgabe 15

a) Die Ärztekammer ist die Berufsvertretung (Standesorganisation) der Ärzte.

b) U.a. ist sie für die Ausbildung der Arzthelferinnen und für die Fortbildung zur
Arztfachhelferin zuständig. Sie regelt
die berufliche Fort- und Weiterbildung
der Ärzte, unterstützt den öffentlichen
Gesundheitsdienst usw.

— Programmierte Übungsaufgaben zu Kap. 7 und 8.1 —

Aufgabe 1

Zu welchen Trägern von Rechten und Pflichten
gehört die KV?

1) Aktiengesellschaft
2) GmbH
3) Eingetragener Verein
4) Anstalt des öffentlichen Rechts
5) Körperschaft des öffentlichen Rechts

Aufgabe 2

Wer sind die Mitglieder der KBV?

1) alle Ärzte, die ihren Beruf ausüben
2) alle Ärzte mit einer Primär-Kassen-Zu-
lassung
3) die Kassenärztlichen Vereinigungen
der Länder
4) alle Bezirksstellen der KVen
5) alle niedergelassenen Ärzte

Aufgabe 3

Wer sind die ordentlichen Mitglieder der Kassenärztlichen Vereinigungen der Länder?

1) alle Ärzte, die ihren Beruf ausüben
2) nur die Krankenhausärzte
3) alle zugelassenen Ärzte
4) nur Ärzte, die am Notdienst teilnehmen
5) nur die zugelassenen Ärzte, die eine Aufgabe einer KV übernommen haben

Aufgabe 4

Welche der untenstehenden Aufgaben fallen in den Zuständigkeitsbereich der KV? (2A)

1) die Überwachung der Facharztausbildung der Ärzte
2) die Aufstellung der Honorarverteilungsgrundsätze
3) Unterstützung der öffentlichen Gesundheitspflege
4) die Ausbildung der Arzthelferinnen
5) Aussprechen und Aberkennen der Approbation
6) Abschluss von Verträgen mit den Krankenkassen

Aufgabe 5

Wer sind die Vertragspartner des Bundesmantelvertrages (BMV)? (2A)

1) die Kassenärztliche Bundesvereinigung (KBV)
2) der Verband der Angestellten-Ersatzkassen (VdAK)
3) der Verband der Arbeiter-Ersatzkassen (AEV)
4) die Ärztekammer
5) der Bundesverband der Primär-Kassen

Aufgabe 6

Für welche der Kostenträger findet der Bundesmantelvertrag Anwendung? (2A)

1) Bundesknappschaft
2) Sozialamt
3) Betriebskrankenkassen
4) Innungskrankenkassen
5) BEK
6) Berufsgenossenschaften

Aufgabe 7

Welche der untenstehenden Punkte gehören zu

den Rechten und Pflichten der Vertragsärzte nach dem Bundesmantelvertrag?

1) freie Einteilung der Sprechstunden
2) freie Urlaubsgestaltung
3) Ablehnung eines Patienten im Notfall
4) persönliche Leistungserbringung
5) Aufzeichnungspflicht

Welche Aussagenkombination ist richtig?

a) 1), 2) und 3)
b) 1), 4) und 5)
c) 4) und 5)
d) 2), 4) und 5)
e) Alle Angaben sind richtig.

Aufgabe 8

Welche der untenstehenden Ersatzkassen gehören dem VdAK an?

1) DAK
2) HZK
3) HEK
4) HKK
5) GEK
6) KKH

Welche Aussagenkombination ist richtig?

a) 1), 3), 4) und 5)
b) 1), 2), 3), 4) und 5)
c) 2), 4), 5) und 6)
d) 1), 3), 4) und 6)
e) 1), 2), 3) und 6)

Aufgabe 9

Ordnen Sie die Kennziffern der Verbände den entsprechenden Krankenkassen zu.

1) VDAK
2) AEV
3) Primär-Kassen

a) AOK
b) GEK
c) LKK
d) HaMü
e) TK
f) HZK
g) KEH (Krankenkasse – Eintracht)
h) BEK

Aufgabe 10

Welche der untenstehenden Aussagen trifft auf die gesetzliche Krankenversicherung zu?

1) Kinder können immer bis zum 18. Lebensjahr bei dem Mitglied familienversichert sein.
2) Der Leistungsumfang ist abhängig von dem Mitgliedsbeitrag.
3) Mitglieder und Familienversicherte erhalten prinzipiell gleiche Leistungen.
4) Es werden alle Leistungen übernommen, die für die Heilung zweckmäßig sind.
5) Bei weiblichen Mitgliedern ist der Beitrag höher als bei männlichen Mitgliedern.

Aufgabe 11

Welche der untenstehenden Leistungen gehören zur vertragsärztlichen Versorgung? (2A)

1) stationäre Behandlung durch einen angestellten Krankenhausarzt
2) das Ausstellen einer Bescheinigung über den mutmaßlichen Tag der Entbindung
3) Jugendarbeitsschutzuntersuchungen
4) Ausstellen eines Leichenschauscheines
5) Blutalkoholuntersuchungen im Auftrag der Polizei
6) Verordnung eines Heilmittels

Aufgabe 12

Welche der untenstehenden Untersuchungen gehören zum Krebsfrüherkennungsprogramm des Mannes?

1) Blutdruckmessung
2) Urinuntersuchung
3) Schnelltest auf okkultes Blut im Stuhl
4) gezielte Anamnese
5) Digitaluntersuchung des Rektums
6) eine Blutkörperchensenkungsgschwindigkeit

Welche Aussagenkombination ist richtig?

a) 1), 3), 4) und 5)
b) 2), 3), 5) und 6)
c) 1), 2), 3), 5) und 6)
d) 2), 3), 4), 5) und 6)
e) 1), 3), 5) und 6)

Aufgabe 13

Ab dem wievielten Lebensjahr gehört das Abtasten der Brustdrüsen und der regionären Lymphknoten zum Leistungskatalog der Krebsfrüherkennungsuntersuchung bei der Frau?

1) ab dem 18. Lebensjahr
2) ab dem 20. Lebensjahr
3) ab dem 30. Lebensjahr
4) ab dem 40. Lebensjahr
5) ab dem 45. Lebensjahr

Aufgabe 14

Welche Ärzte können die Gesundheitsuntersuchung durchführen? (2A)

1) alle niedergelassenen Ärzte
2) Internisten
3) Allgemeinmediziner
4) Orthopäden/Sportmediziner
5) Kinderärzte

Aufgabe 15

Welche der untenstehenden Leistungen gehören in den Leistungskatalog der Gesundheitsuntersuchung?

1) EKG
2) Ganzkörperstatus
3) BKS
4) Schnelltest auf okkultes Blut im Stuhl
5) Glukose
6) Harnsäure
7) Cholesterin
8) Harnstreifentest

Welche Aussagenkombination ist richtig?

a) 1), 2), 3), 6) und 7
b) 1), 2), 4), 5) und 6)
c) 2), 5), 7) und 8
d) 2), 3), 4), 7 und 8
e) 2), 3), 4), 5), 6) und 7

Aufgabe 16

Welche der untenstehenden ärztlichen Leistungen gehören zu den kurativen Maßnahmen? (2A)

1) Überweisung zum Gynäkologen zum Zwecke der Empfängnisregelung
2) eine Blutuntersuchung im Zusammenhang mit der Gesundheitsuntersuchung
3) eine körperliche Untersuchung zum

Zwecke eines Abschlusses einer Lebensversicherung

4) die Durchführung einer Leukozytenzählung bei Verdacht auf eine Appendicitis

5) Durchführung einer schulärztlichen Untersuchung durch den Amtsarzt

6) Ausstellen einer Arbeitsunfähigkeitsbescheinigung

Aufgabe 17

Welche der untenstehenden ärztlichen Bescheinigungen, schriftlichen Mitteilungen und Gutachten können zu Lasten der GKV (Gesetzliche Krankenversicherung) abgerechnet werden?

1) Bescheinigung zur Feststellung des Erreichens der Belastungsgrenze (Muster 55)

2) der Auszahlungsschein zur Erlangung von Krankengeld

3) ein sportärztliches Attest

4) eine Bescheinigung für die Schule über die Krankheitsdauer eines Schülers

5) ein augenärztliches Attest für die Führerscheinstelle

6) Kurvorschlag des Arztes (Muster 25) zum Antrag auf ambulante Kur

Aufgabe 18

Welche der untenstehenden Leistungen gehören zu den Richtlinien der Mutterschaftsvorsorge?

1) das Ausstellen eines Mutterpasses

2) das Ausstellen eines Impfpasses

3) eine Blutuntersuchung auf Lues

4) eine Blutuntersuchung auf AIDS

5) je eine Ultraschalluntersuchung pro Behandlungsfall

6) regelmäßige Hämoglobin-Bestimmung

7) regelmäßige Durchführung einer BKS

8) Versorgung mit Medikamenten während des Wochenbetts

Welche Aussagenkombination ist richtig?

a) 1), 3), 5), 6) und 8)

b) 2), 3), 4), 5), 6) und 7)

c) 1), 2), 4), 5) und 7)

d) 2), 3), 4), 5) und 8)

e) Alle Angaben sind richtig.

Aufgabe 19

Welche der untenstehenden Leistungen sind Barleistungen der gesetzlichen Krankenkassen?

1) Verletztengeld

2) Mutterschaftsgeld

3) Krankengeld

4) Unfallrente

5) Erwerbsunfähigkeitsrente

Aufgabe 20

Welcher der untenstehenden Personenkreise hat Anspruch auf Zahlung von Krankengeld?

1) alle, die in einer gesetzlichen Krankenkasse versichert sind

2) alle Versicherten, mit Ausnahme der mitversicherten Kinder

3) alle Versicherten, die einer Erwerbstätigkeit nachgehen

4) jeder Arbeitnehmer, der länger als vier Wochen erkrankt ist

5) nur Arbeiter, die länger als sechs Wochen erkrankt sind

Aufgabe 21

Welche der untenstehenden Leistungen gehören zu den „Sonstigen Hilfen"? (2A)

1) Massagen

2) Maßnahmen zur Rehabilitation

3) Untersuchungen im Rahmen einer nichtrechtswidrigen Sterilisation

4) Untersuchungen während der Schwangerschaft

5) Verordnung eines Antikonzeptionsmittels

— **Programmierter Teil: Lösungen** —

Lösung der Aufgabe 1

5)

Lösung der Aufgabe 2

3)

Lösung der Aufgabe 3

3)

Lösung der Aufgabe 4

2) und 6)

Lösung der Aufgabe 5
1) und 5)

Lösung der Aufgabe 6
3) und 4)

Lösung der Aufgabe 7
c)

Lösung der Aufgabe 8
d)

Lösung der Aufgabe 9

a)	3	e)	1
b)	2	f)	2
c)	3	g)	2
d)	1	h)	1

Lösung der Aufgabe 10
4)

Lösung der Aufgabe 11
2) und 6)

Lösung der Aufgabe 12
a)

Lösung der Aufgabe 13
3)

Lösung der Aufgabe 14
2) und 3)

Lösung der Aufgabe 15
c)

Lösung der Aufgabe 16
4) und 6)

Lösung der Aufgabe 17
1) und 6)

Lösung der Aufgabe 18
a)

Lösung der Aufgabe 19
2) und 3)

Lösung der Aufgabe 20
3)

Lösung der Aufgabe 21
3) und 5)

8.2 Sprechstundenbedarf, Bundesversorgungsgesetz, Bundesentschädigungsgesetz, Vordruckvereinbarungen, Sonstige Kostenträger

Aufgabe 1
Welche Definition des Sprechstundenbedarfs ist richtig? (2A)

1) Jeder Arzt, der sich neu niederlässt, kann seine Erstausstattung an Verbänden und anderen Materialien über Sprechstundenbedarf beziehen.
2) Sprechstundenbedarf ist grundsätzlich Ersatzbedarf und richtet sich nach der Anzahl der Patienten.
3) Arzneimittel, Verbandmaterialien, die für mehr als einen Patienten Verwendung finden, können über Sprechstundenbedarf bezogen werden.
4) Als Sprechstundenbedarf sind nur solche Mittel zulässig, die in den Notfallkoffer eines Arztes gehören.
5) Desinfektionsmittel für die Mitarbeiter der Praxis können über Sprechstundenbedarf bezogen werden.
6) Sprechstundenbedarf soll das Medikamentenbudget der einzelnen Ärzte entlasten.

Aufgabe 2
Welche der folgenden Patienten können **keine** Materialien aus der Sprechstunde erhalten? (2 A)

1) Zivildienstleistender
2) Patient versichert durch Postbeamten B

3) Patient versichert bei der Seekranken-kasse
4) Patient bei Arbeitsunfall
5) Patient versichert bei der HZK

Aufgabe 3
Wer ist der Kostenträger des Sprechstundenbe-darfs für die Primär-Krankenkassen?
1) die Dachverbände der AOK
2) die Dachverbände der Betriebskranken-kassen
3) Es gibt keine bundeseinheitliche Rege-lung, Regelung muss über die zuständi-ge KV erfragt werden.
4) die Kassenärztlichen Vereinigungen der Länder
5) die Vertragspartner des Bundesmantel-vertrages

Aufgabe 4
Welche der untenstehenden Mittel können über Sprechstundenbedarf bezogen werden?
1) Gummifingerlinge
2) Holzmundspatel
3) Kanülen
4) Mullbinden
5) Natrium citricum (für BKS)
6) Harnstreifentest für Eiweiß und Glukose
Welche Aussagenkombination ist richtig?
a) 2), 3), 4), 5) und 6)
b) 1), 2), 4) und 6)
c) 2), 4), und 6)
d) 1), 2), 3), 5) und 6)
e) Alle Antworten sind richtig.

Aufgabe 5
Welche Aussagen sind richtig?
1) Bei Verordnungen von Hilfsmitteln müssen auf dem Arzneiverordnungs-blatt die Felder „7" und „9" angekreuzt werden.
2) Sprechstundenbedarfsrezepte können auch bei einem medizinischen Groß-handel eingelöst werden.
3) Hilfsmittel und Verbandmaterial kön-nen auf einem Rezept verordnet wer-den.
4) Impfstoffe sollten immer am Quartals-ende verordnet werden.

5) Privatpatienten können Materialien aus dem Sprechstundenbedarf erhalten.
6) Choleraimpfstoff kann zu Lasten des Sprechstundenbedarfs verordnet wer-den.

Aufgabe 6
Bei Impfstoff-Verordnungen müssen welche Felder auf dem Rezept angekreuzt werden?
1) Feld 6
2) Feld „Sonstige"
3) Feld 7
4) Feld 8
5) Feld 9
6) Feld „Geb. frei"

Aufgabe 7
Welche Patienten können aus dem Sprechstun-denbedarf der Ersatzkassen Materialien erhalten?
1) alle Patienten, unabhängig von der jewei-ligen Krankenkasse, bei einem Notfall
2) alle Privatpatienten
3) ein Kind, versichert bei der Techniker
4) eine Patientin, versichert bei der DAK, im Rahmen eines Arbeitsunfalles
5) ein Student, versichert bei der BEK, im Rahmen eines Hochschulunfalles

Aufgabe 8
Entscheiden Sie bei untenstehenden Beispie-len, ob eine Verordnung im Rahmen des Sprechstundenbedarfs laut der Regelung der Ersatzkassen zulässig ist oder nicht.
1) Einmalkanülen
2) Einmalspritzen
3) Einmalhandschuhe
4) Gummifingerlinge
5) Sterilium (zur Händedesinfektion)
6) Holzmundspatel
7) Holzstäbchen
8) Isopropylalkohol 70% für Patienten-desinfektion
9) Einmal-Biopsie-Nadeln
10) Einmal-Infusionsnadeln
11) Salben, Cremes, Puder
12) Uricult (zum Nachweis von Bakteri-en im Urin)
13) Hämocult (zum Nachweis von ok-kultem Blut im Stuhl)

14) Harnstreifentest mit 9 Parametern, z.B. Combur 9
15) sterile Wundkompressen
16) Mullbinden
17) Augenklappen
18) Mittel zur Blutstillung
19) Blutlanzetten
20) Tetanus-Immunglobulin

Aufgabe 9

Tragen Sie zu den untenstehenden Gruppen jeweils drei bis fünf zulässige Sprechstundenbedarfsmittel ein.
1) Verband und Nahtmaterial
2) Mittel zur Narkose oder örtlichen Betäubung
3) diagnostische und therapeutische Hilfsmittel
4) Arzneimittel für Notfälle und zur Sofortanwendung
5) Impfstoffe

Aufgabe 10

Für die Patienten des Zivildienstes gilt folgende Bestimmung für die Entnahme von Sprechstundenbedarf:
1) nur auf Verordnung eines Privatrezeptes
2) kann aus dem Sprechstundenbedarf der Ersatzkassen entnommen werden
3) wird zu Lasten des Bundesamtes für Zivildienst entnommen
4) Es gibt keine Sprechstundenbedarfsregelung.
5) wird aus dem Sprechstundenbedarf der Primärkassen entnommen

Aufgabe 11

Wer hat Anspruch auf kostenlose Heilbehandlung nach dem Bundesversorgungsgesetz? (2A)
1) Besucher aus anderen EG-Ländern
2) Verfolgte des Naziregimes
3) alle Asylbewerber
4) Kriegsbeschädigte
5) Angehörige von Kriegsbeschädigten

Aufgabe 12

Ein Patient hat Ihnen eine Chipkarte der AOK/

BVG für die ärztliche Behandlung vorgelegt. Welche Aussagen hierzu sind richtig?
1) Das Statusfeld Ost/West ist gekennzeichnet durch die Ziffer „6".
2) Arbeitsunfälle können mit der KVK abgerechnet werden.
3) Im Überweisungsfall wird der vertragsärztliche Vordruck benutzt.
4) Präventionsmaßnahmen können über die KVK abgerechnet werden.
5) Mit der KVK kann nur das Versorgungsleiden abgerechnet werden.
6) Das Statusfeld Ost/West ist gekennzeichnet durch die Ziffer „9".

Welche Aussagenkombination ist richtig?
a) 1), 3), 4) und 5)
b) 2) und 6)
c) 1), 3) und 6)
d) 1), 3) und 4)
e) Alle Angaben sind richtig.

Aufgabe 13

Welche Aussage zum roten bzw. rosafarbenen Bundesbehandlungsschein ist richtig?
1) Auf ihm können alle Gesundheitsstörungen abgerechnet werden.
2) Er gilt für alle Erkrankungen außer einer Geschlechtskrankheit.
3) Alle Leistungen außer einem Arbeitsunfall können abgerechnet werden.
4) Alle Leistungen einer anerkannten Schädigung und allgemeine Gesundheitsstörungen können abgerechnet werden.
5) Nur die Leistungen einer anerkannten Schädigung können abgerechnet werden.

Aufgabe 14

Welche Form der Überweisung ist möglich bei Vorliegen eines roten (rosafarbenen) Bundesbehandlungsscheines?
1) Patienten bringen eigene Überweisung mit
2) mit Hilfe des vertragsärztlichen Überweisungsscheines
3) formlos
4) keine Überweisung möglich
5) Auf Antrag des Arztes wird ein neuer Bundesbehandlungsschein ausgestellt.

Aufgabe 15
Welche Personen haben Anspruch auf einen grünen Bundesbehandlungsschein?

Aufgabe 16
Welches Gesetz regelt die ärztliche Versorgung der Verfolgten des Nationalsozialismus?
  1) das Wiedergutmachungsgesetz (WGG)
  2) das Bundesvertriebenenflüchtlingsgesetz (BVFG)
  3) das Bundesversorgungsgesetz (BVG)
  4) das Bundesentschädigungsgesetz (BEG)
  5) das Opfer-Entschädigungsgesetz (OEG)

Aufgabe 17
Welche Personen haben Anspruch auf Leistungen nach dem Bundesentschädigungsgesetz? (2A)
  1) alle Kriegsbeschädigten
  2) Sozialhilfeempfänger
  3) Opfer des Rassismus
  4) politisch Verfolgte
  5) Umsiedler

Aufgabe 18
Wer ist für die Ausstellung des gelben Krankenversorgungsscheines bei nicht verfolgungsbedingtem Leiden zuständig?

Aufgabe 19
Was bedeuten die Symbole V und VF auf dem Krankenversorgungsschein?

Aufgabe 20
Wer ist die ausstellende Behörde für den roten Behandlungsausweis für ein verfolgungsbedingtes Leiden?

Aufgabe 21
Welche Besonderheiten müssen Sie beim täglichen Umgang und bei der Abrechnung mit dem roten Behandlungsausweis beachten?

Aufgabe 22
Welche Aussagen für Leistungen im Rahmen der Allgemeinen Heilfürsorge sind richtig? (2A)
  1) Die Abrechnung erfolgt nach den üblichen Sätzen der GOÄ.
  2) Die Abrechnung geht an die Bundeswehrverwaltung.
  3) Die Abrechnung erfolgt mittels der E-GO.
  4) Die Abrechnung erfolgt mittels des BMÄ.
  5) Die Abrechnung geht über die KV.

Aufgabe 23
Welche Aussagen sind richtig? (2A)
  1) Die vertragsärztliche Behandlung der Bundeswehrsoldaten liegt außerhalb des Praxisbudget.
  2) Jugendschutzuntersuchungen gehen zulasten der gesetzlichen Krankenkassen.
  3) Für privatversicherte Patienten nach dem Standardtarif gelten die üblichen Sätze der GOÄ.
  4) Zivildienstleistende haben eine eigene Dienstunfähigkeitsbescheinigung.
  5) Originalscheine der Sonstigen Kostenträger müssen nicht bei der Quartalsabrechnung eingereicht werden.

Aufgabe 24
Welche Angaben sind auf der Versichertenkarte eingelassen?
  1) Name der Krankenkasse
  2) Name des Versicherten
  3) Name des Mitgliedes bei Familienangehörigen
  4) Beruf des Mitgliedes
  5) Versichertennummer
  6) Adresse des Versicherten
  7) Statussymbol

Welche Aussagenkombination ist richtig?
  a) 1), 2), 5), 6) und 7)
  b) 1), 2), 3), 5) und 7)
  c) 1), 2), 3), 4), 5) und 7)
  d) 1), 2), 4), 5), 6) und 7)
  e) Alle Angaben sind richtig.

Aufgabe 25
Was bedeuten folgende Versichertenstati?
  1) 3 - - - 1
  2) 1 - - - 9
  3) 50001

Aufgabe 26

Welche Aussagen zur Versichertenkarte sind richtig? (2A)

1) Jeder Patient muss nur einmal im Quartal seine Versichertenkarte in der Arztpraxis vorlegen.
2) Bei Praxen mit Minimal-Lösung sollte die Versichertenkarte bei jedem Arztbesuch vorgelegt werden.
3) In Praxen mit EDV können Formulare auch ohne Versichertenkarte ausgedruckt werden.
4) Im Falle einer Überweisung zu einem Arzt entfällt das Einlesen der Versichertenkarte.
5) Durch die Versichertenkarte entfallen Überweisungsscheine von Arzt zu Arzt.

Aufgabe 27

Welche der untenstehenden Antworten sind richtig? (2A)

1) Die Versichertenkarte muss von jedem Versicherten über 15 Jahre unterschrieben sein.
2) Die Versichertenkarte soll nur vom Mitglied, auch für seine mitversicherten Familienangehörigen, unterschrieben sein.
3) Die Krankenkassen stellen die Versichertenkarte jährlich neu aus.
4) Die abgespeicherten Daten auf der Versichertenkarte können mittels Drucker auf die Formulare übertragen werden.
5) Der Speicherchip ist von jedem Arzt mit EDV-Anlage zu verändern.

Aufgabe 28

Welche Aussagen zum Abrechnungsschein (Muster 5) sind richtig? (2A)

1) Ein Abrechnungsschein muss in jeder Arztpraxis nach Einlesen der Versichertenkarte ausgedruckt werden.
2) In Praxen mit EDV und Diskettenabrechnung entfällt das Ausdrucken des Abrechnungsscheines.
3) In Praxen mit Minimallösung und manueller Abrechnung erfolgt das Eintragen der Ziffern und Diagnose auf dem Abrechnungsschein.

4) In Arztpraxen mit Diskettenabrechnung muss der Abrechnungsschein mit der Unterschrift des Patienten blanko mit zur Abrechnung eingereicht werden.
5) In Arztpraxen mit Diskettenabrechnung verbleibt der Abrechnungsschein mit der Unterschrift des Patienten in der Arztpraxis.

Aufgabe 29

Welche Aussagen zum Überweisungs-/Abrechnungsschein (Muster 6) sind richtig?

1) In den Praxen mit EDV-Anlage und Diskettenabrechnung hat dieser Schein keine Bedeutung.
2) Er dient jedem Arzt als Überweisungsschein für einen anderen Arzt.
3) In einer Praxis mit manueller Abrechnung erfolgt im Falle einer Überweisungsannahme die Abrechnung auf der gleichen Seite.
4) In den Praxen mit Diskettenabrechnung wird im Falle einer Überweisungsannahme diese blanko mit zur Abrechnung eingereicht bzw. 4 Quartale lang in der Praxis verwahrt. (KVWL)
5) Gegebenenfalls müssen auf dem Vordruck zwei Arztstempel angebracht sein, der des überweisenden Arztes und der des behandelten Arztes.
6) Auf dem Vordruck kann nur der Stempel des überweisenden Arztes angebracht werden.

Welche Aussagenkombination ist richtig?

a) 2), 3), 4) und 5)
b) 1), 3) und 6)
c) 2), 3), 4) und 6)
d) 1), 2), 3) und 5)
e) 2), 3) und 6)

Aufgabe 30

Welche der untenstehenden Aussagen zum Überweisungsschein sind falsch? (2A)

1) Bei einem Zielauftrag kann der behandelnde Arzt frei seine Diagnostik entscheiden.
2) Überweisungen an Zahnärzte sind nicht möglich.

3) Überweisungen aus anderen Gründen müssen keine Angaben zur Diagnose enthalten.

4) Bei Überweisungen im Rahmen einer Sterilisation ist das Kästchen „Sonstige Hilfen" anzukreuzen.

5) Bei Überweisungen zur Krebsfrüherkennung der Frau ist das Kästchen „Präventiv" anzukreuzen.

6) Bei einer Überweisung zur Gesundheitsuntersuchung ist das Kästchen „Kurativ" anzukreuzen.

Aufgabe 31

Auf einer Laborüberweisung wird vom überweisenden Arzt außer dem Überweisungsauftrag auch im Feld „ggf. Kennziffer" eine Kennziffer eingetragen.
Was bedeutet dies?

1) Laborleistung liegt innerhalb des Praxisbudgets

2) Laborleistung im Rahmen einer Prävention

3) Laborleistung im Rahmen von Sonstigen Hilfen

4) Laborleistung außerhalb des Laborbudgets, da z.B. Diabetiker

5) Laborleistung muss von einem Speziallabor durchgeführt werden

Aufgabe 32

Welche Angaben müssen auf einem Überweisungsschein angegeben werden? (2A)

1) das letzte Behandlungsdatum

2) Familienstand des Patienten

3) Versichertennummer

4) Arbeitgeber des Versicherten

5) Kostenträger

6) Konfessionszugehörigkeit

Aufgabe 33

Für welche der untenstehenden Patienten kann das Arzneiverordnungsblatt (Muster 16) Verwendung finden? (2A)

1) für Privatpatienten mit dem Vermerk „privat"

2) für Patienten mit Arbeitsunfall

3) für Patienten nach dem BVG

4) für Patienten bei Verordnungen für ein

verfolgungsbedingtes Leiden nach dem BEG

5) für Verordnungen im Rahmen der Empfängnisregelung bei einer 30-jährigen Frau

Aufgabe 34

Welche Patienten sind prinzipiell von der Zuzahlung der Rezeptgebühr befreit?

Aufgabe 35

Was bedeutet das Ankreuzen des Feldes „NOCTU" auf dem Verordnungsblatt?

1) Der Patient muss keine Rezeptgebühr bezahlen.

2) Das Medikament darf ausnahmsweise während der Apotheker-Nachtzeit abgegeben werden.

3) Der Apotheker kann auch ein anderes als das verordnete Medikament abgeben.

4) Der Patient ist von der Zahlung der Nachttaxe befreit.

5) Der Patient ist von der Zahlung der Nachttaxe und der Rezeptgebühr befreit.

Aufgabe 36

Bei welchen der untenstehenden Kostenträger handelt es sich nicht um „Sonstige Kostenträger"?

1) Zivildienst

2) Sozialamt

3) Seekrankenkasse

4) Bundesgrenzschutz

5) Freie Arzt- und Medizinkasse

Aufgabe 37

Was bedeutet das Ankreuzen des Feldes „aut idem"?

1) Der Patient ist von der Rezeptgebühr befreit.

2) Die Gebühr für die Nachttaxe entfällt.

3) Der Apotheker kann nur das verordnete Medikament abgeben.

4) Der Apotheker kann eine Anstaltspackung abgeben.

5) Der Patient kann dieses Rezept noch ein zweites Mal benutzen.

Aufgabe 38

Welche Vorschriften gelten für das Verordnen eines Betäubungsmittels? (3A)

1) Betäubungsmittel können nur auf einem Betäubungsmittelrezept verordnet werden.
2) Teil 3 des Rezeptes muss in der Praxis 3 Jahre aufbewahrt werden.
3) Betäubungsmittelrezepte sind zweiteilig.
4) Betäubungsmittelrezepte kann ein Arzt einem anderen Arzt überlassen.
5) Im Notdienst können Betäubungsmittel unter Hinweis auf eine Notlage auch auf einem normalen Verordnungsblatt verordnet werden.

Aufgabe 39

Wer muss bei Verlust von Betäubungsmittelrezepten unverzüglich informiert werden?

1) die Krankenkassenverbände
2) die Gesundheitsämter
3) Bundesinstitut für Arzneimittel und Medizinprodukte
4) die Ärztekammern
5) die Kassenärztliche Bundesvereinigung

Aufgabe 40

Wie viele Tage darf eine Arbeitsunfähigkeitsbescheinigung ausnahmsweise durch den Arzt rückdatiert werden?

1) 1 Tag
2) 2 Tage
3) 3 Tage
4) eine Woche

Aufgabe 41

Über welche Sachverhalte muss eine Arbeitsunfähigkeitsbescheinigung immer Aufschluss geben?

Aufgabe 42

Wie ist die Verteilung der Arbeitsunfähigkeitsbescheinigung?

Aufgabe 43

Aufgrund seiner Diagnose erklärt der Arzt einen Patienten als arbeitsunfähig. Gleichzeitig weist er ihn zur stationären Behandlung ein. Wie wird die Arbeitsunfähigkeit bei gleichzeitiger Krankenhauseinweisung in den Feldern

1) „Arbeitsunfähig seit ..." und
2) „voraussichtlich arbeitsunfähig bis ..." korrekt ausgefüllt?

Aufgabe 44

Wann kann ein Arzt „Grundpflege" im Rahmen der häuslichen Krankenpflege für einen Patienten verordnen?

1) Wenn die Angehörigen die Pflege ablehnen.
2) Wann immer der Patient dies wünscht.
3) Wenn die Angehörigen die Pflege anfordern.
4) Wenn notwendige Krankenhauspflege dadurch verkürzt werden kann.
5) Wenn es sich um einen Pflegefall handelt und keine Krankenhauspflege in Frage kommt.

Aufgabe 45

Welche Angaben zur häuslichen Krankenpflege sind richtig? (2A)

1) Jeder, der sich dazu in der Lage fühlt, kann die häusliche Krankenpflege durchführen.
2) Häusliche Krankenpflege kann nur von dem verordnenden Arzt oder seinen Mitarbeitern ausgeführt werden.
3) Die Pflege kann nur durch geeignete Pflegekräfte, z.B. Gemeindeschwester, ausgeführt werden.
4) Die häusliche Krankenpflege bedarf der Genehmigung durch die Krankenkassen.
5) Die Pflegekräfte rechnen mit der zuständigen KV ab.
6) Häusliche Krankenpflege kann auch von einem Heilpraktiker verordnet werden.

Aufgabe 46

Welche der untenstehenden Leistungen gehören zu der Behandlungspflege im Rahmen der häuslichen Krankenpflege? (2A)

1) Betten und Lagern des Patienten
2) Zubereiten von Mahlzeiten
3) Verbandwechsel

4) Tag- und Nachtwachen
5) Dekubitus-Versorgung

Aufgabe 47
Wann kann in der Praxis über den Abrechnungsschein für Ärztlichen Notfalldienst bzw. Urlaubs- und Krankheitsvertretung (Muster 19) abgerechnet werden?
   1) Bei einem Hausbesuch, wenn dem Arzt die Versichertenkarte nicht vorgelegt werden kann.
   2) Wenn ein Arzt die Vertretung des Praxisinhabers in dessen Praxis im Falle einer längeren Krankheit übernimmt.
   3) Bei dem Ersatzverfahren, wenn ein Patient bei der Erstinanspruchnahme eines Arztes keine Versichertenkarte vorlegen kann.
   4) Bei Urlaubs- und Krankheitsvertretung, wenn die Praxis des Hausarztes geschlossen ist.
   5) Wenn ein Patient ohne Überweisung die Praxis eines anderen Arztes gleicher Fachrichtung innerhalb eines Quartales aufsucht.

Aufgabe 48
Welche Aussagen über die Dokumentationsvordrucke der Früherkennungsuntersuchungen sind richtig? (2A)
   1) Die Durchschläge der Dokumentationsbögen verbleiben in der Praxis und müssen 2 Jahre aufbewahrt werden.
   2) In Praxen mit EDV-Anlage und Diskettenabrechnung erübrigt sich das Ausfüllen der Dokumentationsbögen.
   3) Die Krankenkassen geben die Dokumentationsbögen heraus.
   4) Der Durchschlag verbleibt 5 Jahre in der Praxis.
   5) Der Durchschlag verbleibt 10 Jahre in der Praxis.

Aufgabe 49
Welche Aussage über die Bescheinigung über den mutmaßlichen Tag der Entbindung ist richtig?
   1) Die Bescheinigung darf nicht früher als 7 Wochen vor dem errechneten Ge-

burtstermin von dem behandelnden Arzt ausgestellt werden.
   2) Die Bescheinigung dient zur Vorlage beim Arbeitgeber.
   3) Die Bescheinigung darf erst am Tage der Entbindung ausgestellt werden.
   4) Die Bescheinigung gilt nur für familienversicherte Frauen.
   5) Die Bescheinigung dient dem Erlangen von Krankengeld von der Krankenkasse für die gesetzliche Mutterschutzfrist.

Aufgabe 50
Welche Aussagen über den Untersuchungsbogen der Jugendarbeitsschutzuntersuchung ist richtig?
   1) Die Untersuchungsbögen werden von den KVen ausgegeben.
   2) Die Untersuchungsbögen werden von den Abgangsschulen ausgegeben.
   3) Jeder, der eine Ausbildung anstrebt, muss sich der Jugendschutzuntersuchung unterziehen.
   4) Die Jugendschutzuntersuchung gilt nur für Jugendliche, die eine Ausbildung beginnen.
   5) Der Arbeitgeber erhält das Untersuchungsergebnis.
   6) Der Durchschlag des Untersuchungsbogens muss in der Praxis 5 Jahre aufbewahrt werden.
Welche Aussagenkombination ist richtig?
   a) 2), 3), 5) und 6)
   b) 2), 4), 5) und 6)
   c) 1), 3) und 5)
   d) 1), 4) und 5)
   e) 1), 3) und 6)

Aufgabe 51
Füllen Sie nachfolgende Tabelle aus (siehe auch Fortsetzung auf der nächsten Seite):

Kostenträger	Behandlungsausweis	Gebühren-Ordnung	Abrechnung an:	Bemerkungen
BEG Bundesentschädigungsgesetz (Verfolgte sowie deren Angehörige)				
BVG Bundesversorgungsgesetz nur für anerkannte Schädigungsfolgen				
BVG für Beschädigte Angehörige Hinterbliebene Pflegepersonen				
Bundesgrenzschutz nur für einen Teil der Beamten, die wie bisher nach § 2 der Vereinbarung über die ärztliche Versorgung der Beamten im BGS die Möglichkeiten zur unmittelbaren Inanspruchnahme der Vertragsärzte berechtigt waren				
SVA zeitweise im Inland, z.B. Touristen				
SVA Wohnsitz im Inland Pauschalabrechnungen der Krankenkasse mit dem ausländischen Kostenträger				
SVA Wohnsitz im Inland Abrechnung der Krankenkasse mit dem ausländischen Kostenträger nach tatsächlichem Aufwand				
SVA deutsch-niederländische Grenzgänger Wohnsitz in den Niederlanden				
Sozialhilfeträger				
Zivildienst				

Kostenträger	Behandlungsausweis	Gebühren-Ordnung	Abrechnung an:	Bemerkungen
Jugendarbeitsschutz-untersuchung				
Bundeswehr/nur Leistungen im Rahmen der allgemeinen Heilbehandlung				
Polizeibeamte Leistungen im Rahmen der Heilfürsorge				
Polizei, Blutentnahme in deren Auftrag				
Postbeamten-Krankenkasse A Unfallversicherungsträger				
Postbeamte/ Dienstunfall				
Bundesbahnbeamte/ Dienstunfall				
Postbeamten-Krankenkasse B				
Bundesbahnbeamte (KVB I, II und III)				
Bundesbahnbeamte (KVB ab IV)				

Lösungen

Lösung der Aufgabe 1
2) und 3)

Lösung der Aufgabe 2
2) und 4)

Lösung der Aufgabe 3
3)

Lösung der Aufgabe 4
b)

Lösung der Aufgabe 5
1) und 2)

Lösung der Aufgabe 6
4) und 5)

Lösung der Aufgabe 7
3)

Lösung der Aufgabe 8

1)	nein	11)	ja
2)	nein	12)	nein
3)	nein	13)	nein
4)	ja	14)	nein
5)	nein	15)	ja
6)	ja	16)	ja
7)	ja	17)	ja
8)	ja	18)	ja
9)	ja	19)	nein
10)	ja	20)	ja

Lösung der Aufgabe 9
1) z.B. Verbandwatte, Zellstoff, Zinkleim-verbände, Nahtmaterial, Cramerschienen
2) z.B. Inhalationsnarkotika, Mittel zur Lokal- und Leitungsanästhesie, Mittel zur i.v. und rektalen Narkose
3) z.B. Urinauffangbeutel für Kinder, Holzspatel, Holzstäbchen, Einmal-In-fusionsbestecke, Aqua destillata für augenärztliche Praxis
4) z.B. Mittel zur Blutstillung, Antiasthma-tika, Insulin, schmerzstillende, krampflö-sende und beruhigende Mittel, Mittel zur Geburtshilfe
5) z.B. Tetanol, Tetagam, Grippeschutz-impfstoffe, Diphtherie-Serum

Lösung der Aufgabe 10
2)

Lösung der Aufgabe 11
4) und 5)

Lösung der Aufgabe 12
d)

Lösung der Aufgabe 13
5)

Lösung der Aufgabe 14
5)

Lösung der Aufgabe 15
Aus- bzw. Umsiedler, die nach dem Bundes-vertriebenenflüchtlingsgesetz (BVFG) einen vorübergehenden Anspruch auf Krankenbe-handlung haben, bis sie Pflichtmitglieder einer gesetzlichen Krankenkasse sind.

Lösung der Aufgabe 16
4)

Lösung der Aufgabe 17
3) und 4)

Lösung der Aufgabe 18
eine AOK oder LKK, die für die Betreuung die-ses Personenkreises zuständig ist

Lösung der Aufgabe 19
V = Verfolgte
VF = deren Angehörige

Lösung der Aufgabe 20
Landesverwaltungsamt, Berlin, ABT. III (Ent-schädigungsbehörde)

Lösung der Aufgabe 21
– Ärztliche Verordnungen können nur auf den vom Entschädigungsamt ausgestellten Verordnungsblättern rezeptiert werden.
– Keine Direktüberweisung möglich, nur nach formlosem Antrag durch den über-weisenden Arzt Ausstellung eines neu-en roten Behandlungsscheines.
– Abrechnung nach den Gebührennum-mern der GOÄ mit dem 1,3fachen Satz über die zuständige KV.

Lösung der Aufgabe 22
3) und 5)

Lösung der Aufgabe 23
1) und 4)

Lösung der Aufgabe 24
a)

Lösung der Aufgabe 25

$\quad$ 3 - - - 1 $\quad$ = $\quad$ Familienmitglied West

$\quad$ 1 - - - 9 $\quad$ = $\quad$ Mitglied Ost

$\quad$ 50001 $\quad$ = $\quad$ Rentner West

Die Angabe des Status ist immer fünfstellig, die erste Stelle steht für den Versichertenstatus, die drei mittleren bleiben, egal ob sie schon belegt sind oder nicht, dem Risikostrukturausgleich der Krankenkassen vorbehalten, die letzte Stelle kennzeichnet die Zugehörigkeit der Regionen Ost und West.

Lösung der Aufgabe 26

2) und 3)

Lösung der Aufgabe 27

1) und 4)

Lösung der Aufgabe 28

2) und 3)

Lösung der Aufgabe 29

a)

Lösung der Aufgabe 30

1) und 6)

Lösung der Aufgabe 31

4)

Lösung der Aufgabe 32

3) und 5)

Lösung der Aufgabe 33

3) und 4)

Lösung der Aufgabe 34

– alle Versicherten, die das 18. Lebensjahr noch nicht vollendet haben

– alle Patienten, die Verordnungen zu Lasten der „Sonstigen Kostenträger" beziehen (außer Post A)

– Verordnungen für schwangere Frauen, die in unmittelbarem Zusammenhang mit der Schwangerschaft stehen

– alle Patienten, die eine Befreiungsbescheinigung ihrer Krankenkasse vorlegen

Lösung der Aufgabe 35

4)

Lösung der Aufgabe 36

3)

Lösung der Aufgabe 37

3)

Lösung der Aufgabe 38

1), 2) und 5)

Lösung der Aufgabe 39

3)

Lösung der Aufgabe 40

2)

Lösung der Aufgabe 41

– Personalien des Patienten

– Diagnose/Befund

– Erst- oder Folgebescheinigung

– ob ein Arbeitsunfall vorliegt

– seit wann Arbeitsunfähigkeit besteht

– die vorausssichtliche Dauer der Arbeitsunfähigkeit

Lösung der Aufgabe 42

Teil 1 für die Krankenkasse

Teil 2 für den Arbeitgeber

Teil 3 zum Verbleib in der Praxis; muss 12 Monate aufbewahrt werden

Lösung der Aufgabe 43

1) Datum der Feststellung der Arbeitsunfähigkeit

2) Kein Datum eintragen! Über das Feld den Vermerk „stationäre Einweisung" oder „Krankenhauseinweisung" schreiben.

Lösung der Aufgabe 44

4)

Lösung der Aufgabe 45

3) und 4)

Lösung der Aufgabe 46

3) und 5)

Lösung der Aufgabe 47

4)

Lösung der Aufgabe 48
4)

Lösung der Aufgabe 49
1)

Lösung der Aufgabe 50
d)

Lösung der Aufgabe 51

Kostenträger	Behandlungsausweis	Gebühren-Ordnung	Abrechnung an:	Bemerkungen
BEG Bundesentschädigungsgesetz (Verfolgte sowie deren An- gehörige	KVK ab 01.04.2000 Statusangabe im Feld „Ost-West" 6	BMÄ	KV	bisher gelbe Behandlungsscheine (Übergangszeitraum 3 Quartale)
BVG Bundesversorgungsgesetz nur für anerkannte Schädigungs- folgen	roter Bundesbehandlungsschein	nach der Gebühren-Ordnung der ausstellenden Kasse	KV	Keine Budgetierung
BVG für Beschädigte Angehörige Hinterbliebene Pflegepersonen	KVK Statusangabe im Feld „Ost-West" 6	nach der Gebühren- Ordnung der ausstellenden Kasse	KV	bisher orangefarbige KOV- Scheine, keine Budgetierung
Bundesgrenzschutz nur für ei- nen Teil der Beamten, die wie bisher nach § 2 der Vereinba- rung über die ärztliche Versor- gung der Beamten im BGS die Möglichkeiten zur unmittelba- ren Inanspruchnahme der Ver- tragsärzte berechtigt waren	KVK ab 01.04.2000	E-GO	KV	Für nicht unter § 2 der Verein- barung fallende Beamte bleibt die bisherige Regelung bestehen
SVA zeitweise im Inland, z.B. Touristen	Krankenschein mit Angabe „7" im Feld Ost-West-Status	Gebühren-Ordnung entspre- chend der ausstellenden Krankenkasse	KV	gültig nur für Notfallbehandlung, keine Direktüberweisung zu anderen Ärzten möglich
SVA Wohnsitz im Inland Pauschalabrechnungen der Krankenkasse mit dem aus- ländischen Kostenträger	KVK Statusangabe im Feld Ost-West „8"	Gebühren-Ordnung entspre- chend der ausstellenden Krankenkasse	KV	
SVA Wohnsitz im Inland Abrechnung der Krankenkasse mit dem ausländischen Kos- tenträger nach tatsächlichem Aufwand	KVK Statusangabe im Feld Ost-West „7"	Gebühren-Ordnung entspre- chend der ausstellenden Krankenkasse	KV	
SVA deutsch-niederländische Grenzgänger Wohnsitz in den Niederlanden	KVK Statusangabe im Feld Ost-West „7"	Gebühren-Ordnung entspre- chend der ausstellenden Krankenkasse	KV	
Sozialhilfeträger	Krankenschein des zuständigen Sozialamtes	BMÄ	KV	keine Budgetierung

Kostenträger	Behandlungsausweis	Gebühren-Ordnung	Abrechnung an:	Bemerkungen
Zivildienst	Krankenschein	E-GO	KV	keine Budgetierung eigene Dienstunfähigkeitsbescheinigung
Jugendarbeitsschutzuntersuchung	Berechtigungsschein von der Gemeinde- bzw. Stadtverwaltung (Amt für Arbeitsschutz und Sicherheitstechnik)	GOÄ Nr. 32 einfacher Gebühren-Satz	KV oder Direktabrechnung regionale Unterschiede	keine Budgetierung
Bundeswehr/nur Leistungen im Rahmen der allgemeinen Heilbehandlung	Berechtigungsschein	E-GO	KV	keine Budgetierung
Polizeibeamte Leistungen im Rahmen der Heilfürsorge	Berechtigungsschein	E-GO	KV	keine Budgetierung
Polizei, Blutentnahme in deren Auftrag	Auftrag durch Polizei	GOÄ (einfacher Satz)	Polizeidienststelle	
Postbeamten-Krankenkasse A	KVK	E-GO	KV	keine Budgetierung
Unfallversicherungsträger	keinen, zuständig ist die jeweilige Berufsgenossenschaft oder UV-Träger der öffentlichen Hand	UV-GOÄ unterschiedliche Sätze bei allgemeiner oder besonderer Heilbehandlung	an den entsprechenden UV-Träger	keine Budgetierung
Postbeamte/Dienstunfall	keinen	GOÄ 1,57 facher Satz, Abschnitt M und Nr. 437 1,15 facher Satz	Unfallkasse Post und Telekom, Postfach 3050, 72017 Tübingen	keine Budgetierung
Bundesbahnbeamte/Dienstunfall	keinen	GOÄ 1,57 facher Satz, Abschnitt M und Nr. 437 1,15 facher Satz	Dienststelle Bundesbahnvermögen, Hallesches Ufer 74/76, 10963 Berlin	keine Budgetierung
Postbeamten-Krankenkasse B	Ausweis der Krankenkasse	GOÄ Erstattungssätze der Kasse 1,9 fach für ärztliche Leistungen, 1,5 fach für die Abschnitte A,E und O, 1,15 fach für Abschnitt M und Nr. 437	Patient	Der Arzt ist nicht zwangsläufig an die Sätze gebunden. Andere Sätze vor der Behandlung mit dem patienten besprechen.
Bundesbahnbeamte (KVB I, II und III)	Ausweis der Krankenkasse	GOÄ 2,2 fach für ärztliche Leistungen, 1,8 fach für die Abschnitte A,E und O, 1,15 fach für Abschnitt M und Nr. 437	Patient	Bei stationärer Leistung Abzug von 15 %, Sonderregelung für Psychotherapie
Bundesbahnbeamte (KVB ab IV)	Ausweis der Krankenkasse	GOÄ übliche Sätze	Patient	

8.3   Unfallversicherung

Aufgabe 1
Erklären Sie den Begriff D-Arzt.

Aufgabe 2
Erklären Sie den Begriff H-Arzt.

Aufgabe 3
Welche Ärzte sind dem D-Arzt gleichgestellt?

Aufgabe 4
Nach welcher Gebührenordnung wird ein Arbeitsunfall abgerechnet?

Aufgabe 5
Welche Verfahrensarten außer dem D-Arzt-Verfahren gibt es bei Vorliegen eines Arbeits- bzw. Schulunfalles noch?

Aufgabe 6
Beschreiben Sie aus der Sicht der hausärztlichen Praxis das Abrechnungsverfahren mit dem F 1050-Formular
1) bei Vorliegen von Arbeitsunfähigkeit und Überweisung zum D-Arzt und
2) bei Nichtvorliegen von Arbeitsunfähigkeit und Behandlung durch den Hausarzt.

Aufgabe 7
Wie wird eine Arbeitsunfähigkeitsbescheinigung bei Vorliegen eines Arbeitsunfalles ausgestellt und wie ist die Verteilung?

Aufgabe 8
Welche Verpflichtung hat ein D-Arzt, wenn ein Unfallverletzter ihn direkt aufsucht bzw. überwiesen wird?

Aufgabe 9
Bei welchen Verletzungen muss der D-Arzt außer dem D-Arzt-Bericht noch weitere Ergänzungsberichte erstellen?

Aufgabe 10
Welche besondere Bedeutung hat das Hautarztverfahren?

Aufgabe 11
Welche Bedeutung hat das Verletzungsarten-Verfahren?

—— **Lösungen** ——

Lösung der Aufgabe 1
Ein D-Arzt (Durchgangsarzt) muss als Arzt für Chirurgie oder Orthopädie niedergelassen oder als solcher in einer Klinik tätig sein. Er wird durch die Unfallversicherungsträger für die Durchführung der besonderen berufsgenossenschaftlichen Heilbehandlung bestellt. Er muss besondere Kenntnissse und Erfahrungen auf dem Gebiet der Behandlung von Unfallverletzten haben und bereit sein alle Pflichten eines D-Arztes zu erfüllen.

Lösung der Aufgabe 2
Ein H-Arzt – in der Regel ein Facharzt für Orthopädie – wird von den Unfallversicherungsträgern an der Durchführung des berufsgenossenschaftlichen Heilverfahrens beteiligt. Er muss fachlich befähigt und zur Übernahme der Pflichten eines H-Arztes bereit sein. Er kann nur bestimmte Verletzungen, z.B. Knochenbrüche, Muskelrisse, behandeln. Er kann nur Patienten behandeln, die ihn primär in Anspruch nehmen.

Lösung der Aufgabe 3
der Augenarzt,
für alle isolierten Verletzungen im Augenbereich
der HNO-Arzt,
für alle isolierten Verletzungen im HNO-Bereich
der Hautarzt,
für jeden Patienten, bei dem auch nur der Verdacht auf eine berufsbedingte Hauterkrankung, z.B. Allergie, besteht

Lösung der Aufgabe 4
nach der UV-GOÄ

Lösung der Aufgabe 5
– das Verletzungsartenverfahren

– das H-Arzt-Verfahren und das Augen-, HNO-, Hautarztverfahren (siehe Aufgabe 9)

Lösung der Aufgabe 6

1) Bei Vorliegen von Arbeitsunfähigkeit muss der Patient mit dem ÜV-Formular zum D-Arzt überwiesen werden. Eventuell angefallene ärztliche Leistungen, z.B. ein Verband, und die Gebühr für die ÜV wird auf dem F 1050 wie folgt abgerechnet:
Teil 1: Unfallmeldung – nur Ausfüllen der Personalien (Unfallbericht muss bei Überweisungen vom D-Arzt geschrieben werden)
Teil 2: für den Eigenbedarf
Teil 3: an den UV-Träger zur Abrechnung. Einzelauflistung der angefallenen Gebührennummern, Anforderung der ÜV-Gebühr, Anforderung von besonderen Kosten, z.B. eine Mullbinde

2) Teil 1: Genaue Erfassung des Unfallberichtes nach den Angaben des Patienten. Ärztliche Angaben zum Befund, genaue Diagnose. Unfallmeldung sofort, spätestens am nächsten Tag an die Unfallversicherung senden.
Teil 2: für den Eigenbedarf
Teil 3: an den UV-Träger zur Abrechnung nach Beendigung der ärztlichen Behandlung

Lösung der Aufgabe 7

– mit der vertragsärztlichen Arbeitsunfähigkeitsbescheinigung
– Teil 1: Als Kostenträger nur den zuständigen UV-Träger eintragen, Arbeitsunfall ankreuzen, Teil 1 geht an die gesetzliche Krankenkasse des Verletzten, diese übernimmt im Auftrag des Unfallversicherungsträgers z.B. die Zahlung von Verletztengeld. Bei Privatpatienten geht Teil 1 direkt an den UV-Träger.
Teil 2: erhält der Arbeitgeber
Teil 3: für den Eigenbedarf

Lösung der Aufgabe 8

Der D-Arzt muss unverzüglich, nachdem ihn der Unfallverletzte aufgesucht hat, untersuchen, ggf. die Behandlung einleiten und unverzüglich, spätestens am nächsten Tag, den D-Arzt-Bericht F 1000 an den UV-Träger senden. Einen Durchschlag erhalten der Hausarzt und die gesetzliche Krankenkasse. Der D-Arzt entscheidet, ob eine besondere Heilbehandlung angezeigt ist.

Lösung der Aufgabe 9

– Ergänzungsbericht F 1002 bei allen Unfällen mit Kopfverletzungen oder Hirnbeteiligung oder Verdacht auf Hirnbeteiligung
– Ergänzungsbericht F 1004 bei Unfällen mit Knieverletzungen oder Knieschäden
– Ergänzungsbericht F 1006 bei Unfällen durch elektrischen Strom
– Ergänzungsbericht F 1008 bei schweren Verbrennungen (2. und 3. Grades)
– Ergänzungsbericht Hard F 1010

Lösung der Aufgabe 10

Das Hautarztverfahren muss bei jedem auch nur geringen Verdacht einer berufsbedingten Hauterkrankung eingeleitet werden. Der Hautarzt erstellt den Hautarztbericht F 6050 für den UV-Träger. Der Hausarzt und die gesetzl. Krankenkasse erhalten einen Durchschlag. Der UV-Träger teilt dem Hautarzt mit, ob eine Heilbehandlung durchzuführen ist. Da die Feststellung der Leistungspflicht bei Berufskrankheiten sehr schwierig sein kann, verzögert sich die Entscheidung der Unfallversicherungsträger manchmal. Bis zur endgültigen Klärung erfolgt die Abrechnung der ärztlichen Leistungen zu Lasten der Krankenkasse. Die Meldung einer Berufskrankheit berechtigt noch nicht dazu, eine weitere Behandlung zu Lasten des UV-Trägers abzurechnen.

Lösung der Aufgabe 11

Bei bestimmten Verletzungen, z.B. ausgedehnten oder tief gehenden Verbrennungen oder Verätzungen, ausgedehnten oder tief gehenden Weichteilverletzungen, Quetschungen und Prellungen des Gehirns, stumpfen oder durchbohrenden Bauchverletzungen, muss der Unfallverletzte unverzüglich einer durch die Unfallversicherungsträger zugelassenen Spezialklinik überwiesen werden. Gilt auch für D-Ärzte.

— Programmierter Teil: Aufgaben —

Aufgabe 1
Welcher Personenkreis ist in der gesetzlichen Unfallversicherung pflichtversichert?
1) jeder, der eine berufliche Tätigkeit ausübt, also auch die Arbeitgeber und Selbstständigen
2) alle Arbeitnehmer, unabhängig von der Höhe ihres Einkommens
3) nur Arbeiter und alle Angestellten bis zur Beitragsbemessungsgrenze
4) alle Schüler, Studenten, Kindergartenkinder
5) Hausfrauen
6) Selbstständige unter bestimmten Bedingungen, z.B. Masseure

Welche Aussagenkombination ist richtig?
a) 1), 4), 5) und 6)
b) 2), 4) und 6)
c) 1), 4) und 5)
d) 3), 4), 5) und 6)
e) 2), 4), 5) und 6)

Aufgabe 2
Wer zahlt die Beiträge zur gesetzlichen Unfallversicherung?
1) der Staat
2) die Gemeinden
3) die Arbeitnehmer und Arbeitgeber je zur Hälfte
4) die Arbeitnehmer
5) die Arbeitgeber

Aufgabe 3
Welche Leistungen fallen in den Bereich der Unfallversicherung?
1) Heilbehandlung
2) Verletztengeld
3) Maßnahmen zur Unfallverhütung
4) Krankengeld

5) Früherkennung von Krankheiten
6) Leistungen der „Sonstigen Hilfen"

Welche Aussagenkombination ist richtig?
a) 1), 3), 4), 5) und 6)
b) 1), 2) und 3)
c) 1), 2) und 4)
d) 2), 4) und 6)
e) 1), 2), 3), 4) und 5)

Aufgabe 4
Unter welchen Bedingungen liegt ein Arbeitsbzw. Schulunfall vor? (2A)
1) Der Unfall ereignete sich auf dem Weg von der Arbeitsstätte zu einer Bank um im Auftrag des Arbeitgebers dessen Privatkontoauszüge abzuholen.
2) Ohne erkennbare äußere Einwirkung tritt ein Bandscheibenschaden auf.
3) Ein Verkehrsunfall ereignet sich auf dem direkten Weg von dem Wohnhaus zur Arbeitsstätte.
4) Ein Schreiner verletzt sich an einer Hobelmaschine bei einer Arbeit, die er mit dem Einverständnis seines Arbeitgebers für sich privat erledigt.
5) Ein Schüler verletzt sich im Rahmen des Sportunterrichtes.

Aufgabe 5
Wer sind die Kostenträger bei Vorliegen eines Arbeits- bzw. Schulunfalles? (2A)
1) bei Bagatellverletzungen die gesetzlichen Krankenkassen
2) alle privaten Unfallversicherungen
3) die gewerblichen Berufsgenossenschaften
4) die Unfallversicherungträger der öffentlichen Hand
5) die Arbeitgeber
6) die Sozialämter

Aufgabe 6
Wann muss ein Hausarzt einen Unfallverletzten zum D-Arzt überweisen?
1) prinzipiell immer
2) wenn Arbeitsunfähigkeit eintritt
3) wenn die Arbeitsunfähigkeit voraussichtlich länger als 3 Wochen beträgt

4) nur bei Vorliegen von offenen Frakturen

5) wenn er fachlich nicht in der Lage ist den Unfallverletzten zu behandeln, z.B. bei Vorliegen einer Augenverletzung

Aufgabe 7

Wie erfolgt die Überweisung zum D-Arzt bzw. Augen-, HNO- oder Hautarzt?

1) mit der kassenärztlichen Überweisung
2) nur mit der Versichertenkarte
3) mit dem F 1050-Formular
4) mittels ÜV-Vordruck
5) formlos
6) Es bedarf keiner Überweisung.

Aufgabe 8

Wie erfolgt die Abrechnung eines Arbeits- bzw. Schulunfalles?

1) über die zuständige KV bei allen Arbeits- und Schulunfällen
2) bei allen Schulunfällen über die KV
3) direkt mit dem UV-Träger
4) über die Arbeitgeber
5) an die Krankenkassen zur Weiterleitung an die UV-Träger

Aufgabe 9

Bei welcher der nachstehenden Verfahrensarten im Rahmen eines Arbeitsunfalles ist es dem Hausarzt nicht möglich, mittels eines ÜV-Formulares zu überweisen?

1) H-Arzt-Verfahren
2) D-Arzt-Verfahren
3) Hautarztverfahren
4) Verletzungsartenverfahren
5) Verfahren bei Augenverletzungen

Aufgabe 10

Wie erfolgt die Verordnung von Arzneimitteln im Falle eines Arbeitsunfalles?

1) immer auf einem Privatrezept mit Angaben der Berufsgenossenschaft
2) zu Lasten der Krankenkasse auf dem Arzneiverordnungsblatt
3) auf einem extra beantragten Verordnungsblatt der Unfallversicherungsträger
4) auf dem Arzneiverordnungsblatt unter

Angabe des UV-Trägers als alleiniger Kostenträger

5) auf dem Arzneiverordnungsblatt zu Lasten der Krankenkasse mit Hinweis auf Vorliegen eines Arbeitsunfalles

Aufgabe 11

Welche der folgenden Aussagen treffen bei der Versorgung von Augen- bzw. HNO-Verletzungen zu? (2 A)

1) Augen bzw. HNO-Ärzte werden von den BG's bestellt.
2) D-Ärzte brauchen nicht an HNO- bzw. Augenärzte zu überweisen.
3) D-Ärzte bestimmen, welche Augen- bzw. HNO-Ärzte behandeln dürfen.
4) Alle zugelassenen Augen- bzw HNO-Ärzte können Arbeitsunfallverletzte behandeln.
5) Eine Vorstellungspflicht beim D-Arzt entfällt.
6) Nur Augen- bzw. HNO-Ärzte in Kliniken dürfen behandeln.

Aufgabe 12

Welche Aussagen zum H-Arzt-Verfahren sind richtig? (2A)

1) H-Ärzte sind immer Fachärzte für Augenkrankheiten.
2) Ein H-Arzt kann alle Unfallverletzungen behandeln.
3) Ein H-Arzt ist berechtigt bestimmte genau festgelegte Verletzungen zu behandeln.
4) Jeder behandelnde Arzt kann einen Unfallverletzten zu einem H-Arzt schicken.
5) Ein H-Arzt kann nur solche Patienten behandeln, die ihn primär in Anspruch nehmen.
6) Der H-Arzt muss auf jeden Fall einen D-Arzt zur Sicherung seiner Diagnose hinzuziehen.

— **Programmierter Teil: Lösungen** —

Lösung der Aufgabe 1
b)

Lösung der Aufgabe 7
4)

Lösung der Aufgabe 2
5)

Lösung der Aufgabe 8
3)

Lösung der Aufgabe 3
b)

Lösung der Aufgabe 9
1)

Lösung der Aufgabe 4
3) und 5)

Lösung der Aufgabe 10
4)

Lösung der Aufgabe 5
3) und 4)

Lösung der Aufgabe 11
4) und 5)

Lösung der Aufgabe 6
2)

Lösung der Aufgabe 12
3) und 5)

8.4 Hausärztliche Versorgung

Aufgabe 1
Was beinhaltet die hausärztliche Vergütung?

Aufgabe 2
Welche Aufgabe hat laut SGB V § 73 die hausärztliche Versorgung?

Aufgabe 3
Welche Ärzte nehmen an der hausärztlichen Versorgung teil?

Aufgabe 4
Laut SGB V gibt es zwei Arten der Vergütung für hausärztliche Tätigkeit. Welche sind diese?

Aufgabe 5
    a) Welche Fälle können nicht hausärztlich vergütet werden?
    b) Warum nicht?

Aufgabe 6
Nennen Sie Beispiele für Leistungen, die aufgrund des Hausarztvertrages in der hausärztlichen Versorgung nicht abgerechnet werden dürfen.

——— **Lösungen** ———

Lösung der Aufgabe 1
Die hausärztliche Vergütung gilt pro kurativ-ambulantem Behandlungsfall, d.h. einmal pro Quartal je Patient, wenn die KV nach Prüfung der jeweiligen Sachlage feststellt, dass dem betreffenden Arzt, der abrechnet, diese Vergütung zusteht. Dafür gibt es keine Ziffer.

Lösung der Aufgabe 2
    „1. Die allgemeine und fortgesetzte ärztliche Betreuung eines Patienten in Diag-

nostik und Therapie bei Kenntnis seines häuslichen und familiären Umfeldes,

2. die Koordination diagnostischer, therapeutischer und pflegerischer Maßnahmen,

3. die Dokumentation, insbesondere Zusammenführung, Bewertung und Aufbewahrung der wesentlichen Behandlungsdaten, Befunde und Berichte aus der ambulanten und stationären Versorgung,

4. die Einleitung oder Durchführung präventiver und rehabilitativer Maßnahmen sowie die Integration nichtärztlicher Hilfen und flankierender Dienste in die Behandlungsmaßnahmen."

Lösung der Aufgabe 3

Fachärzte für Allgemeinmedizin, praktische Ärzte, Ärzte ohne Fachbezeichnung, Internisten und Kinderärzte – ohne Schwerpunktbezeichnung.

Lösung der Aufgabe 4

a) hausärztliche Grundvergütung als Teil der Vergütung für hausärztliche Tätigkeit

b) Vergütung für besondere Leistungen, die nur vom Hausarzt abgerechnet werden können

Lösung der Aufgabe 5

a) Fälle, die auf dem Abrechnungsschein Muster 19 – Notfalldienst bzw. Urlaubs-/Krankheitsvertretung – abgerechnet werden, ebenso die Auftragsleistungen und Leistungen, die fachärztlich und in einer gesonderten von der KBV erstellten Liste aufgeführt sind, sowie Behandlungsausweise, auf denen nur Ziffer 3 oder 170 abgerechnet werden.

b) Weil sie dem Inhalt der Aufgabe der hausärztlichen Versorgung nicht entsprechen.

Lösung der Aufgabe 6

Echokardiographie (Ziffern 614-619), spezielle kardiologische Leistungen (Ziffern 625-642), Speziallabor-Abschnitt III des Kapitels O, Histologie, Zytologie, Zytogenetik, Röntgendiagnostik u.a.

8.5   Gebührenordnungen

8.5.1   Allgemeine Bestimmungen, Grundleistungen, Sonderleistungen

Aufgabe 1

Was wird durch die Ordinationsgebühr (Ziffer 1) vergütet?

Aufgabe 2

Wie oft darf Ziffer 1 im Behandlungsfall abgerechnet werden?

Aufgabe 3

Setzt die Abrechnung der Ziffer 1

a) einen persönlichen Arzt-Patienten-Kontakt voraus oder

b) kann die Leistung auch telefonisch erbracht werden?

Aufgabe 4

Ist eine Notfallordinationsgebühr in demselben Behandlungsfall mit einer Ordinationsgebühr abrechnungsfähig?

Aufgabe 5

Was beinhaltet die Konsultationsziffer 2?

Aufgabe 6

Wofür kann Ziffer 3 abgerechnet werden?

Aufgabe 7
Darf in einem Behandlungsfall eine 3 stehen, wenn eine Ordinationsziffer abgerechnet wird?

Aufgabe 8
Dürfen Ärzte, die nicht in der Legende zu Ziffer 4 aufgeführt sind, diese Ziffer abrechnen?

Aufgabe 9
Wofür stehen die Ziffern 5 und 6?

Aufgabe 10
Welche Beratungs- und Betreuungsziffern dürfen ausschließlich Hausärzte abrechnen?

Aufgabe 11
Dürfen Hausärzte unter Umständen die fachübergreifenden Beratungs- und Betreuungsziffern abrechnen?

Aufgabe 12
Was heißt „Erörterung"?

Aufgabe 13
Was versteht man unter (Haus-)Besuch?

Aufgabe 14
Kann eine Besuchsziffer mit der Ziffer 5 kombiniert werden?

Aufgabe 15
Welche Ziffer tragen Sie für einen Mitbesuch/Familienbesuch (d.h. in zeitlichem Zusammenhang mit einem Besuch stehend) ein?

Aufgabe 16
Welche Ziffer wird eingetragen?
a) für das Aufsuchen eines Patienten im Auftrag des Arztes durch eine Praxismitarbeiterin
b) s.o. – Mitbesuch im zeitlichen Zusammenhang

Aufgabe 17
Gibt es die Möglichkeit die Begleitung eines Patienten durch den behandelnden Arzt beim Transport zur notwendigen stationären Behandlung abzurechnen?

Aufgabe 18
a) Wie nennt man die drei Wegebereiche zur Abrechnung der Wegepauschalen?
b) Welches sind die entsprechenden Ziffern dafür bei Tage bzw. bei Nacht?

Aufgabe 19
Wann kann ein Arzt eine Verweilgebühr berechnen?

Aufgabe 20
Was versteht man unter „Visite"?

Aufgabe 21
a) Was beinhaltet die Ziffer 60?
b) Wie oft darf sie im Behandlungsfall abgerechnet werden?

Aufgabe 22
Nennen Sie Bescheinigungen/Vordrucke, für deren Ausstellung keine Ziffer eingetragen werden kann.

Aufgabe 23
Wofür genau stehen die Ziffern für ambulante Operationen beziehungsweise ambulante Anästhesien?

Aufgabe 24
Welche Leistungen enthält das Kapitel Prävention?

Aufgabe 25
Was beinhaltet die Ziffer 100?

Aufgabe 26
Dürfen im Rahmen der Prävention kurative Ziffern abgerechnet werden?

Aufgabe 27
Was sind „Sonstige Hilfen"?

Aufgabe 28
Ziffern für Vordrucke und Bescheinigungen: Setzen Sie in die umseitige Tabelle die entsprechenden Ziffern ein.

Arzneiverordnung - als Wiederholungsrezept nur durch den/die Mitarbeiter/in des Arztes, als alleinige Leistung (keine Nr. 1 im Quartal) - im Rahmen der Sonstigen Hilfen (Empfängnisregelung)	
Bescheinigung zur Feststellung des Erreichens der Belastungsgrenze (Muster 55)	
Kurze Bescheinigung oder kurzes Zeugnis, nur auf besonderes Verlangen der Krankenkasse, für die Muster 50, 56, 41 oder z.B Anfrage über die Verordnung von Arznei-/ Verband- und Heilmittel über einen Zeitraum von länger als drei Monaten	
Krankheitsbericht, nur auf besonderes Verlangen der Krankenkasse	
Befundbericht nach Patientenuntersuchung (kurzer Bericht)	

Ausführlicher Arztbericht	
Ausführlicher Arztbericht nach Untersuchung unter Einbeziehung der Ergebnisse der Nrn. 60, 800, 820, 841 oder 860	
Konsiliarbericht eines Vertragsarztes bei Beantragung einer Psychotherapie durch einen nichtärztlichen Psychotherapeuten (Muster 22a bis d)	
Ausführlicher, schriftlicher Kurplan oder begründetes schriftliches Gutachten oder Stellungnahme, nur auf Verlangen der Krankenkasse Anfragen im Zusammenhang mit Versorgungsleiden (Muster 51) Wiedereingliederungsplan (Muster 20) Anfrage zum Fortbestehen einer Arbeitsunfähigkeitsbescheinigung (Muster 52)	
Kurvorschlag des Arztes (Muster 25) zum Antrag auf ambulante Kur	

Aufgabe 29

Welche Ziffer kann abgerechnet werden für das Ausstellen von Muster 12 zum Zwecke der Überprüfung der Notwendigkeit und Koordination der verordneten häuslichen Krankenpflege gemäß den Richtlinien des Bundesausschusses der Ärzte und Krankenkassen, einschließlich Überprüfung von Maßnahmen der häuslichen Krankenpflege, ggf. einschließlich koordinierender Gespräche mit einbezogenen Pflegekräften, Anleitung der Bezugs- und Betreuungspersonen, einmal im Behandlungsfall?

Aufgabe 30

Kann eine jeweils höher bewertete Leistung berechnet werden, wenn Leistungen nebeneinander nicht berechnungsfähig sind?

Aufgabe 31

Was ist eine Wunde?

Aufgabe 32

Wie wird die Größe einer Wunde bestimmt?

Aufgabe 33

Können Gipsverbände immer abgerechnet werden?

Aufgabe 34

Welche Blutentnahme kann abgerechnet werden?

    a) kapillar

    b) venös

Aufgabe 35

Wie berechnen Sie die Schutzimpfungen im Verletzungsfall (Tetanusimpfung)?

Aufgabe 36

Muss der Arzt während der gesamten Zeit einer Infusion (einschließlich Anlegen bzw. Abnahme) anwesend sein um die entsprechende Ziffer abrechnen zu können?

Aufgabe 37

Worauf ist beim Eintragen einer Sono-Ziffer zu achten?

Aufgabe 38

Ist bei der sonographischen Untersuchung eines Organs jeweils das entsprechende Organ neben der Ziffer anzugeben?

Aufgabe 39

Welche Besonderheit muss bei der Abrechnung beachtet werden, wenn z.B. Krankengymnastik oder Massage-Leistungen in der Arztpraxis durchgeführt werden?

Aufgabe 40

Wie sind diesbezüglich die Bestimmungen der für Ihre Praxis zuständigen KV?

Aufgabe 41

Darf die Ziffer 603 (EKG mit mindestens 12 Ableitungen, Extremitäten und Brustwandableitungen) im gleichen Behandlungsfall mit einer Gesundheitsuntersuchung (160, 161, 162) abgerechnet werden?

Aufgabe 42

Wie begründet man den Ansatz einer Ziffer, wenn nötig?

————— **Lösungen** —————

Lösung der Aufgabe 1

Durch die Ordinationsgebühr werden die üblichen, von den in den Fachgruppen aufgeführten Ärzten häufig erbrachten typischen Leistungen, (siehe auch Leistungen des Verzeichnisses nicht gesondert abrechnungsfähiger Leistungen) vergütet: Beratungsgespräch; manuelle und instrumentelle Leistungen, die früher als Einzelleistungen abrechnungsfähig waren.

Lösung der Aufgabe 2

Ein Mal (d.h. einmal ambulant, einmal belegärztlich)

Lösung der Aufgabe 3

a) ja
b) nein

Lösung der Aufgabe 4

nein

Lösung der Aufgabe 5

Jede weitere Arzt-Patienten-Begegnung nach Abrechnung der Ziffer 1 ist eine Konsultation. Ebenso jeder telefonische Arzt-Patienten-Kontakt.

Lösung der Aufgabe 6

Ziffer 3 (Verwaltungsgebühr) kann abgerechnet werden für:

– die Ausstellung von Wiederholungsrezepten und/oder Überweisungsscheinen ohne unmittelbaren Patientenkontakt,
– die Übermittlung von („o. B.") Befunden oder ärztlichen Anordnungen an den Patienten im Auftrag des Arztes durch die Arzthelferin; auch telefonisch.

Lösung der Aufgabe 7

Nein, die 3 entfällt, sobald eine Ordinationsleistung stattgefunden hat.

Lösung der Aufgabe 8

Nein

Lösung der Aufgabe 9

Ziffer 5:

– für ärztliche Inanspruchnahme zwischen 20 und 8 Uhr
– zwischen 8 und 20 Uhr für Besuche, Visiten und Notfallbehandlungen an Samstagen, Sonntagen, gesetzl. Feiertagen, sowie am 24. und 31. Dezember
– für einen Besuch oder eine Visite mit Unterbrechung der Sprechstunde

Ziffer 6:
Nr. 6 kommt grundsätzlich nur für Inanspruchnahmen an Samstagen, Sonntagen, gesetzl. Feiertagen und am 24. und 31. Dezember zum Ansatz und zwar:
- – für tel. Beratungen Samstag von 12 bis 20 Uhr
- – für tel. Beratungen Sonntag von 8 bis 20 Uhr
- – für Behandlungen im Rahmen einer Sprechstunde oder bei Einbestellung von Patienten an o.g. Tagen
- – im Rahmen eines „Mitbesuches" nach Nr. 32 an o.g. Tagen

Lösung der Aufgabe 10
Die Ziffern: 10; 11; 12; 13

Lösung der Aufgabe 11
ja, mit Ausnahme der Ziffer 16

Lösung der Aufgabe 12
Erörterung = Erklärung, Erläuterung von Begriffen (Krankheiten, Symptomen), die von verschiedenen Seiten beleuchtet, verglichen, besprochen werden.

Lösung der Aufgabe 13
Hausbesuch ist dann abzurechnen, wenn der Patient krankheits- oder zustandsbedingt vom Arzt aufgesucht werden muss.

Lösung der Aufgabe 14
ja

Lösung der Aufgabe 15
Ziffer 32

Lösung der Aufgabe 16
   a) 7180   b) 7181

Lösung der Aufgabe 17
Ja, mit Ziffer 33.

Lösung der Aufgabe 18
   a) Kernbereich, Randbereich, Fernbereich
   b) 7234 und 7237
        7235 und 7238
        7236 und 7239

Lösung der Aufgabe 19
Im Zusammenhang mit einem Besuch, wenn der Arzt wegen der Krankheit des Patienten oder wegen dessen Zustand mindestens eine abgeschlossene halbe Stunde verweilen musste, ohne in der Zeit anderweitig abrechenbare Leistungen zu erbringen. (Ziffer 42)

Lösung der Aufgabe 20
Wenn der behandelnde Arzt einen Patienten an dessen Bett in der Belegstation besucht, spricht man von Visite.

Lösung der Aufgabe 21
   a) Ganzkörperstatus, Befragung, Beratung, Dokumentation
   b) einmal im Behandlungsfall, außer bei Kindern bis zur Vollendung des 2. Lebensjahres

Lösung der Aufgabe 22
- – Anwesenheitsbescheinigung in der Praxis für den Arbeitgeber
  - von Helferin bescheinigt
  - von Arzt unterschrieben, bescheinigt
- – Befundmitteilung
- – Belegarztschein
- – Berufskrankheit, Anzeige (und andere BG-Anzeigen)
- – Bescheinigung für eine Badekur (auch Kinder- oder Müttererholungskuren) zu Lasten der Krankenkasse auf Rezeptvordruck o.Ä. (nicht Gutachten)
- – Bescheinigung für Heilverfahren (Badekur) zu Lasten der Rentenversicherung
- – Bescheinigung für Krankengeld bei Erkrankung eines Kindes
- – Brillenverordnung
- – Dienstunfähigkeitsbescheinigung
  - bei Dienstunfall von Bahn- bzw. Postbeamten
- – Entbindung, Bescheinigung über den mutmaßlichen Tag
  - für die Krankenkasse
  - für den Arbeitgeber
- – Frühgeburt, Bescheinigung
- – Gesundheitsuntersuchung, Berichtsvordruck

– Haushaltshilfe, Bescheinigung der Notwendigkeit
– Häusliche Krankenpflege
– Hörhilfeverordnung
– Impfbescheinigung; Impfpass, Kindergarten-/Schulbescheinigung
– Krankengeldauszahlschein
– Krankenhauseinweisung
– Krankentransportverordnung
– Leichenschauschein/Totenschein
– Mutterpass
– Schwangerschaftsbescheinigung für Arbeitgeber

Lösung der Aufgabe 23

Für die erforderliche Vor- und Nachsorge und für die Bereitstellung von Operationseinrichtungen bzw. für die Durchführung von notwendigen Anästhesien/Narkosen, wenn die geforderte Ausrüstung in einer Praxis vorhanden ist.

Lösung der Aufgabe 24

1) Mutterschaftsvorsorge
2) Früherkennung von Krankheiten bei Kindern und Jugendlichen
3) Früherkennung von Krankheiten bei Erwachsenen

Lösung der Aufgabe 25

die Betreuung der Schwangeren im Rahmen der Mutterschaftsvorsorge, einschließlich möglicher Rezepte und Überweisungen, Ultraschallüberwachung und Dokumentation (ein Mal im Behandlungsfall)

Lösung der Aufgabe 26

nur bei gleichzeitig notwendigen kurativen Leistungen

Lösung der Aufgabe 27

Nach den Richtlinien des Bundesausschusses der Ärzte und Krankenkassen umfassen die „Sonstigen Hilfen" ärztliche Maßnahmen

1) zur Empfängnisregelung (Verhütung bzw. Kinderwunsch),
2) zur Sterilisation (bei Frau oder Mann),
3) zum nicht-rechtswidrigen Schwangerschaftsabbruch.

Lösung der Aufgabe 28

(siehe nächste Seite oben)

Lösung der Aufgabe 29

Ziffer 27

Lösung der Aufgabe 30

ja

Lösung der Aufgabe 31

Sie entsteht durch äußere Einflüsse/Verletzung. Gewebe, Haut und/oder Schleimhaut wird zerstört.

Lösung der Aufgabe 32

Die Größe einer Wunde wird folgendermaßen bestimmt:

– Länge: kleiner oder größer als 3 cm*
– Fläche: kleiner oder größer als 4 cm^{2}*
– Raum: kleiner oder größer als 1 cm^{3}*

*gemessen nach erfolgtem Eingriff

Lösung der Aufgabe 33

ja

Lösung der Aufgabe 34

keine

Lösung der Aufgabe 35

Im Rahmen einer Verletzung ist die Impfleistung mit Nr. 1 bzw. 2 abgegolten

Lösung der Aufgabe 36

ja

Lösung der Aufgabe 37

Es ist darauf zu achten, dass alle in der Ziffer angegebenen Organe auch wirklich untersucht werden. Ebenso ist auf eventuelle Beschränkungen pro Behandlungsfall zu achten.

Lösung der Aufgabe 38

Nein. Ausnahme: Gynäkologen, die Ziffer 100 in dem gleichen Quartal schon abgerechnet haben, müssen die Organe angeben, wenn sie danach Ziffer 378 abrechnen.

Lösungen

Lösung Aufgabe 28

Arzneiverordnung - als Wiederholungsrezept nur durch den/die Mitarbeiter/in des Arztes, als alleinige Leistung (keine Nr. 1 im Quartal)	3
- im Rahmen der Sonstigen Hilfen (Empfängnisregelung)	170
Bescheinigung zur Feststellung des Erreichens der Belastungsgrenze (Muster 55)	71
Kurze Bescheinigung oder kurzes Zeugnis, nur auf besonderes Verlangen der Krankenkasse, für die Muster 50, 56, 41 oder z.B Anfrage über die Verordnung von Arznei-/Verband- und Heilmittel über einen Zeitraum von länger als drei Monaten	72
Krankheitsbericht, nur auf besonderes Verlangen der Krankenkasse	73
Befundbericht nach Patientenuntersuchung (kurzer Bericht)	74

Ausführlicher Arztbericht	75
Ausführlicher Arztbericht nach Untersuchung unter Einbeziehung der Ergebnisse der Nrn. 60, 800, 820, 841 oder 860	78
Konsiliarbericht eines Vertragsarztes bei Beantragung einer Psychotherapie durch einen nichtärztlichen Psychotherapeuten (Muster 22a bis d)	76
Ausführlicher, schriftlicher Kurplan oder begründetes schriftliches Gutachten oder Stellungnahme, nur auf Verlangen der Krankenkasse Anfragen im Zusammenhang mit Versorgungsleiden (Muster 51) Wiedereingliederungsplan (Muster 20) Anfrage zum Fortbestehen einer Arbeitsunfähigkeitsbescheinigung (Muster 52)	77
Kurvorschlag des Arztes (Muster 25) zum Antrag auf ambulante Kur	79

Lösung der Aufgabe 39

Bei Abgabe von Heilmitteln in der Arztpraxis muss der Patient 15% der Preise bezahlen, die die Krankenkassen mit den Heilmittellieferanten (Therapeuten, Masseure, Krankengymnasten) vereinbart haben (Ausnahmen!).

Lösung der Aufgabe 40

Diese Frage kann pauschal nicht beantwortet werden. Da ähnliche Fragestellungen aber oft Bestandteil der Prüfung sind, sollten Sie sich bei Ihrer zuständigen KV über die entsprechenden Regelungen informieren.

Lösung der Aufgabe 41

nur mit Begründung

Lösung der Aufgabe 42

In der Regel ergibt sich eine Begründung aus der Diagnose bzw. Compliance/Non-Compliance o.Ä.

8.5.2   Labor

Aufgabe 1
Aus welchen Abschnitten setzt sich das Kapitel O (Laboratoriumsuntersuchungen) zusammen?

Aufgabe 2
Was bedeutet Laborgrundgebühr und wie wird sie berechnet?

Aufgabe 3
Was bedeutet der Wirtschaftlichkeitsbonus und wie wird er berechnet?

Aufgabe 4
Welche Aussagen zur Abrechnung von Laborleistungen aus Kapitel OI/II sind richtig? (2A)
1) Die Ziffern werden, je nach Durchführung der Leistungen, von der Laborgemeinschaft oder der Arztpraxis abgerechnet.
2) Nur die niedergelassene Arztpraxis rechnet die Laborziffern ab.
3) Der Punktwert der Laborziffern schwankt von Quartal zu Quartal.
4) Die Vergütung der Laborziffern erfolgt nach den festgelegten Euro-Beträgen des EBM.
5) Wenn das Laborbudget aus OI/II überschritten wurde, wird der Betrag von dem Honorar der Laborziffern abgezogen.
6) Zur Überweisung von Leistungen aus OI/II in eine Laborgemeinschaft kann nur der Laborüberweisungsschein benutzt werden.

Aufgabe 5
Wie setzt sich das ärztliche Honorar z.B. eines Allgemeinmediziners zusammen?
1) Aus seinem Budget von OI/II
2) Aus seinem Budget von OIII
3) Aus seinem Budget von OI/II und OIII
4) Aus seinem Wirtschaftlichkeitsbonus (3452) und aus seiner Laborgrundgebühr (3450)
5) Aus seinen abgerechneten Kosten (Leistungen) aus OI/II

6) Aus seinen veranlassten Kosten (Leistungen) aus OIII
7) Aus seiner Patientenzahl und dem Punktwert des Praxisbudgets

Welche Aussagekombination ist richtig?
a) 1), 4), 5) und 6)
b) 2), 5) und 6)
c) 3), 4), 5) und 6)
d) 4) und 5)
e) 3) und 7)

Aufgabe 6
Welche Patienten belasten nicht das Laborbudget des Arztes? (2A)
1) Alle chronisch Kranken
2) Alle Rentner
3) Patienten mit manifestem Diabetes mellitus
4) Patienten mit Tumorerkrankungen
5) Patienten mit oraler Antikoagulantientherapie
6) Patienten mit einem Ulcus duodeni

Aufgabe 7
Sie bestimmen in Ihrer Praxis Glukose, Cholesterin gesamt, Harnsäure und eine BKS.
Welche Ziffern rechnen Sie ab?
1) Nr. 3550
2) Nr. 3500
3) Nr. 3661
4) Nr. 3664
5) Nr. 3668
6) Nr. 3707

Welche Aussagekombination ist richtig?
a) 1), 2), 3), 4) und 5)
b) 1), 3), 4) und 5)
c) 2), 4), 5) und 6)
d) 1), 3), 4), 5) und 6)
e) alle Ziffern werden abgerechnet

Aufgabe 8
Was heißt
a) Qualitätskontrolle?
b) Ringversuch?

Aufgaben/Lösungen

Aufgabe 9
Sie rechnen in Ihrer Praxis Ziffer 3848 ab?
Welche der folgenden Laborparameter sind in
der Ziffer **nicht** enthalten? (2A)

1) Thrombozyten
2) GOT
3) Glukose
4) Kalium
5) Harnsäure
6) Gamma-GT

Aufgabe 10
Wer kann Laborleistungen aus Kapitel OIII erbringen? (2A)
1) Jeder niedergelassene Arzt
2) Nur Laborgemeinschaften
3) Alle Internisten
4) Ärzte für Laboratoriumsmedizin
5) Ärzte mit einem entsprechenden Fach-
   kundenachweis
6) Alle Onkologen

Aufgabe 11
Was bedeuten nachstehende Ziffern?
1) Nr. 159
2) Nr. 3520
3) Nr. 7150

Aufgabe 12
Ein Hausarzt hat in einem Behandlungsfall ...
- eine Laborgrundgebühr von 12.000
  Punkten
- ein Wirtschaftlichkeitsbonus von
  24.000 Punkten
- sein Budget aus OI/II beträgt 36.000
  Punkte
- sein Budget aus OIII beträgt 44.000
  Punkte
- seine in Punkte umgerechneten Kosten
  aus OI/II betragen 37.800 Punkte
- seine veranlassten „Kosten" aus OIII
  (für Überweisungen) betragen 19.320
  Punkte

a) Wie hoch ist seine Überschreitung?
b) Wo wird die Überschreitung abgezogen?

Lösungen

Lösung der Aufgabe 1
Aus Kapitel OI/II. Allgemeine Laboratoriumsuntersuchungen
Aus Kapitel OIII. Allgemeine Laboratoriumsuntersuchungen

Lösung der Aufgabe 2
Die Laborgrundgebühr (3450) ist eine garantierte „Einnahme" des Arztes, je kurativ – ambulanten Behandlungsfall. Sie wird aus der Patientenzahl mit dem entsprechenden Punktwert
errechnet.
z.B. 1.200 Patienten x 15 Punkte = 18.000
Punkte

Lösung der Aufgabe 3
Der Wirtschaftlichkeitsbonus (3452) ist eine
„Einnahme" für das wirtschaftliche Erbringen
oder Veranlassen von Laboruntersuchungen.
Es ist keine garantierte Einnahme. Der Bonus
kann verkürzt werden oder völlig entfallen.
Patientenzahl multipliziert mit dem entsprechenden Punktwert ergibt den Wirtschaftlichkeitsbonus.

Lösung der Aufgabe 4
2) und 4)

Lösung der Aufgabe 5
d)

Lösung der Aufgabe 6
3) und 5)

Lösung der Aufgabe 7
d)

Lösung der Aufgabe 8
a) interne Kontrolle innerhalb des eigenen
   Labors
b) externe Qualitätskontrolle; Proben mit
   bekanntem Inhalt werden (als Kontroll-
   möglichkeit/-maßnahme) an andere Labors geschickt

Lösung der Aufgabe 9
2) und 5)

Lösung der Aufgabe 10
4) und 5)

Lösung der Aufgabe 11

1) Untersuchung auf Blut im Stuhl unter Verwendung von drei Testbriefchen nur in unmittelbarem Zusammenhang mit einer Krebsfrüherkennungs-Untersuchung

2) Untersuchung auf Blut im Stuhl unter Verwendung von drei Testbriefchen im Rahmen der kurativen Medizin

3) Kostenersatz für die ausgegebenen Testbriefchen, wenn o.g. Ziffern nicht vollständig erbracht werden konnten

Lösung der Aufgabe 12

a) Die Überschreitung beträgt 1.800 Punkte aus OI/II

b) Vom Wirtschaftlichkeitsbonus
Der Wirtschaftlichkeitsbonus beträgt jetzt 22.200 Punkte

8.5.3   Schutzimpfungen

Aufgabe 1
Was ist in der Schutzimpfungsvergütung enthalten?

Aufgabe 2
Wie wird der Impfstoff verordnet?

Aufgabe 3
Gilt eine Impfung mit Mehrfachimpfstoff als eine Leistung?

Aufgabe 4
Werden Impfungen zu privaten Zwecken, z.B. vor Fernreisen, von den gesetzlichen Krankenkassen gewährt?

Aufgabe 5
Wie wird die Impfung zur Tetanusprophylaxe beziffert?

——— **Lösungen** ———

Lösung der Aufgabe 1
Neben der Verabreichung des Impfstoffes sind in der Leistung enthalten:
Anamnese, Impfberatung, Ausstellung eines international gültigen Impfpasses bzw. die Eintragung in einen schon bestehenden Impfpass.

Lösung der Aufgabe 2
Ausschließlich, auch im Einzelfall, im Rahmen des Sprechstundenbedarfs mittels des Arzneiverordnungsblattes.

Lösung der Aufgabe 3
ja

Lösung der Aufgabe 4
nein

Lösung der Aufgabe 5
Da es keine einheitliche Lösung gibt, muss die Ziffer bei der zuständigen KV erfragt werden.

8.5.4 Pauschalerstattungen

Aufgabe 1
Gehört das Kapitel Pauschalerstattungen zum EBM?

Aufgabe 2
Wer kann Kosten für die Versendung von Untersuchungsmaterial abrechnen?

Aufgabe 3
Wann sind Pauschalerstattungen nicht berechnungsfähig?

Aufgabe 4
Wer kann Portokosten abrechnen?

Aufgabe 5
Besteht Kostenersatz für drei ausgegebene Testbriefchen, wenn die Leistungen nach den Ziffern 159 bzw. 3520 nicht erbracht werden konnten? Warum?

Aufgabe 6
Welche Ziffern sind abzurechnen
- a) für den Besuch einer vom Arzt beauftragten Arzthelferin
- b) für das Aufsuchen eines weiteren Kranken derselben sozialen Gemeinschaft durch diese Arzthelferin?

—— **Lösungen** ——

Lösung der Aufgabe 1
Nein, es beruht auf einer Zusatzvereinbarung mit den Primär- und Ersatzkassen.

Lösung der Aufgabe 2
Der, dem die Kosten für Versandmaterial, Versandgefäße, Versand bzw. Transport entstanden sind.

Lösung der Aufgabe 3
Innerhalb einer Laborgemeinschaft oder innerhalb eines Krankenhauses oder eines Klinikgeländes.

Lösung der Aufgabe 4
der portozahlende Arzt

Lösung der Aufgabe 5
Ja, abzurechnen mit Ziffer 7150. Weil Testbriefchen nicht über Sprechstundenbedarf bezogen werden.

Lösung der Aufgabe 6
- a) 7180
- b) 7181

— **Programmierter Teil: Aufgaben** —

Aufgabe 1

Tragen Sie zu den untenstehenden Kostenträgern die entsprechende Gebühren-Ordnung ein.

1) AOK _____
2) Zivildienst _____
3) Sozialamt _____
4) BEK _____
5) Berufsgenossenschaften _____
6) Seekasse _____
7) Bundesknappschaft _____
8) Postbeamten A _____
9) Postbeamten B _____
10) Sozialversicherungsabkommen _____
11) KVB II _____
12) KVB IV _____
13) Techniker _____

Aufgabe 2

Welche der untenstehenden Kostenträger werden nicht über die KV abgerechnet? (2A)

1) Sozialversicherungsabkommen
2) Sozialamt
3) Eigenunfallversicherung der Gemeinden
4) Postbeamten A
5) Postbeamten B
6) Jugendarbeitsschutzuntersuchungen

Aufgabe 3

Welche der untenstehenden Ärztegruppen können die Ziffer 1 (Ordinationsgebühr) nach dem EBM abrechnen? (2A)

1) Internisten
2) Kardiologen
3) Nuklearmediziner
4) Röntgenärzte
5) Laborärzte

Aufgabe 4

Wie erfolgt bei untenstehenden Situationen die Abrechnung nach den Bestimmungen des EBM?

1) bei einer telefonischen Inanspruchnahme des Arztes
2) nach einer intramuskulären Injektion durch die Arzthelferin

3) Ausstellen einer Überweisung
4) Zweitbesuch des Patienten in der Sprechstunde in einem Quartal
5) Durchführung des Ganzkörperstatus
6) Blutdruckmessung durch die Arzthelferin

Aufgabe 5

Ordnen Sie die Geb.-Ziffern 1, 2, 3, 4 und 5 nach dem EBM den untenstehenden Leistungsinhalten zu.

a) Erstversorgung einer kleinen Wunde, Tetanolauffrischimpfung, Verband, Arbeitsunfähigkeitsbescheinigung, Verordnung _____
b) Ausstellen eines Wiederholungsrezeptes _____
c) Telefonische Inanspruchnahme des Arztes um 13.30 Uhr _____
d) Telefonische Inanspruchnahme des Arztes um 21.30 Uhr _____
e) Ein Röntgenarzt bespricht mit einem Patienten die Untersuchungsergebnisse, berät ihn und schreibt den Arztbrief für seinen Hausarzt _____

Aufgabe 6

Welche der untenstehenden Leistungsziffern nach dem EBM sind im Behandlungsfall nur einmal abrechnungsfähig? (2A)

1) Ziffer 1
2) Ziffer 2
3) Ziffer 3
4) Ziffer 4
5) Ziffer 5

Aufgabe 7

Welche der untenstehenden Ziffern nach dem EBM ist mit dem Leistungsinhalt:
„Diagnostik und Behandlung einer psychischen Destabilisierung oder Krankheit" abrechnungsfähig?

1) Nr. 10
2) Nr. 11
3) Nr. 12
4) Nr. 15
5) Nr. 16

Aufgabe 8

Welche der untenstehenden Aussagen sind richtig? (2A)

1) Neben der Nr. 10 ist die Nr. 13 nicht abrechnungsfähig.
2) Die Nr. 10 kann einmal im Behandlungsfall abgerechnet werden.
3) Die Nr. 16 kann nur von Hausärzten abgerechnet werden.
4) Die Nr. 12 kann bis dreimal im Behandlungsfall abgerechnet werden.
5) Neben der Nr. 13 können weitere notwendige Laborleistungen abgerechnet werden.
6) Neben der Nr. 10 kann die Nr. 1 nicht abgerechnet werden.

Aufgabe 9

Bei welchen der untenstehenden Ziffern handelt es sich um Besuchsziffern? (2A)

1) Nr. 32
2) Nr. 27
3) Nr. 30
4) Nr. 150
5) Nr. 152
6) Nr. 33

Aufgabe 10

Welche der untenstehenden Lösungen käme bei Besuchen mit Sprechstundenunterbrechung nach dem EBM zum Ansatz?

1) 26
2) 25, 5
3) 5
4) 28, 5
5) 26, 5

Aufgabe 11

Welche der untenstehenden Lösung käme bei einem dringend angeforderten Besuch in der Mittagspause des Arztes nach dem EBM zum Ansatz?

1) 25, 5
2) 25
3) 26, 5
4) 26
5) 28, 5

Aufgabe 12

Bei welchen der untenstehenden Besuch- bzw. Visitenziffern nach dem EBM kann keine Wegepauschale abgerechnet werden? (2A)

1) Nr. 150
2) Nr. 29
3) Nr. 28
4) Nr. 25
5) Nr. 32

Aufgabe 13

Welche der untenstehenden Wegegeldziffern nach dem EBM können bei Hausbesuchen im Kernbereich bei Tag und Nacht zum Ansatz kommen? (2A)

1) 7235
2) 7238
3) 7236
4) 7234
5) 7237
6) 7239

Aufgabe 14

Ein Arzt führt um 22.30 Uhr einen dringenden Hausbesuch durch. Die Wohnung des Patienten ist 3 km von der Arztwohnung entfernt. Welche der untenstehenden Ziffernkombinationen käme nach dem EBM zum Einsatz?

1) 25, 5, 7237
2) 5, 7238
3) 26, 5, 7238
4) 25, 5, 7238
5) 25, 5, 7239

Aufgabe 15

Ein Arzt führt bei einem erkrankten Ehepaar bei Tage (Entfernung 1,5 km) einen Familienbesuch durch. Welche der untenstehenden Ziffernkombinationen nach dem EBM könnten für beide Patienten zum Ansatz kommen? (2A)

1) 25, 7234, 1
2) 25, 7237, 2
3) 32, 7234, 1
4) 32, 1
5) 26, 7235, 1

Aufgabe 16
Welche der untenstehenden Ärzte können die Ziffer 60 nach E-GO/BMÄ abrechnen? (2A)
1) alle niedergelassenen Ärzte
2) Kinderärzte
3) Orthopäden
4) Chefärzte in Kliniken
5) Internisten
6) Neurologen

Aufgabe 17
Welche der untenstehenden Beratungs- und Betreuungsgrundleistungen nach dem EBM kann einmal im Behandlungsfall abgerechnet werden?
1) Nr. 10
2) Nr. 11
3) Nr. 12
4) Nr. 13
5) Nr. 17

Aufgabe 18
Welche der untenstehenden Gebührenziffern sind neben der Nr. 60 des EBM n i c h t abrechnungsfähig? (2A)
1) Nr. 13
2) Nr. 160
3) Nr. 1
4) Nr. 2
5) Nr. 25

Aufgabe 19
Welche der untenstehenden Aussagen sind richtig? (2A)
1) Neben der Nr. 60 kann die Nr. 157 abgerechnet werden.
2) Neben der Nr. 1 kann die Nr. 3550 (BSG) nicht abgerechnet werden.
3 Neben der Nr. 10 kann die Nr. 18 abgerechnet werden.
4) Die Nr. 42 kommt zum Ansatz bei konsiliarischer Erörterung zweier Ärzte (nicht Praxisgemeinschaft).
5) Die Nr. 42 kommt zum Ansatz bei konsiliarischer Erörterung zweier Ärzte in einer Praxisgemeinschaft.
6) Die Verweilgebühr Nr. 40 kann nach 15 Minuten abgerechnet werden.

Aufgabe 20
Welche der untenstehenden Ziffern nach dem EBM ist in der Regel nur von einem Kinderarzt oder Pneumologen abzurechen?
1) Nr. 12
2) Nr. 13
3) Nr. 14
4) Nr. 15
5) Nr. 16

Aufgabe 21
Mit welcher der untenstehenden Ziffern wird ein individueller Arztbrief mit Angaben zu Anamnese, Befund, Therapieempfehlung usw. abgerechnet?
1) Nr. 72
2) Nr. 73
3) Nr. 74
4) Nr. 75
5) Nr. 77

Aufgabe 22
Während der Samstagssprechstunde sucht ein Patient die Praxis auf. Er hat an der linken Hand eine kleine Schürfwunde. Nach der Untersuchung wird ein Verband angelegt. Welche Abrechnung nach dem EBM kommt zum Ansatz?
1) Nr. 1, 6
2) Nr. 60, 5
3) Nr. 5, 6
4) Nr. 1
5) Nr. 1, 2, 6

Aufgabe 23
Welche der untenstehenden Ziffern nach dem EBM käme nach der Durchführung der Gesundheitsuntersuchung zum Ansatz?
1) Nr. 157
2) Nr. 158
3) Nr. 160
4) Nr. 161
5) Nr. 162

Aufgabe 24
Ein männlicher Patient, versichert bei der DAK, hat nach einer Krebsfrüherkennungsuntersuchung die Proben für die Untersuchung auf okkultes Blut nicht zurückgebracht. Wie ist die korrekte Abrechnung?

1) 157, 159
2) 158, 159
3) 160, 159
4) 157, 7150
5) 158, 7150

Aufgabe 25

Welche Ziffer wird für das alleinige Ausstellen eines Wiederholungsrezeptes – durch die Arzthelferin – nach EBM als einzige Quartalsleistung abgerechnet??

1) Nr. 1
2) Nr. 2
3) Nr. 3
4) Nr. 4
5) Nr. 6

— **Programmierter Teil: Lösungen** —

Lösung der Aufgabe 1
1) BMÄ
2) E-GO
3) BMÄ
4) E-GO
5) UV – GOÄ
6) BMÄ
7) BMÄ
8) EGO
9) GOÄ
10) BMÄ
11) GOÄ
12) GOÄ
13) E-GO

Lösung der Aufgabe 2
3) und 5)

Lösung der Aufgabe 3
1) und 2)

Lösung der Aufgabe 4
1) Ziffer 2
2) keine Abrechnung
3) als alleinige Leistung im Quartal Ziffer 3

4) Ziffer 2 und evtl. die Ziffern der entsprechenden ärztlichen Tätigkeit
5) Ziffer 60
6) keine Abrechnung

Lösung der Aufgabe 5
a) Ziffer 1
b) Ziffer 3
c) Ziffer 2
d) Ziffer 2 und 5
e) Ziffer 4

Lösung der Aufgabe 6
1) und 4)

Lösung der Aufgabe 7
2)

Lösung der Aufgabe 8
1) und 5)

Lösung der Aufgabe 9
1) und 4)

Lösung der Aufgabe 10
5)

Lösung der Aufgabe 11
4)

Lösung der Aufgabe 12
3) und 5)

Lösung der Aufgabe 13
4) und 5)

Lösung der Aufgabe 14
3)

Lösung der Aufgabe 15
1) und 4)

Lösung der Aufgabe 16
2) und 5)

Lösung der Aufgabe 17
3)

Lösung der Aufgabe 18
1) und 2)

Lösung der Aufgabe 19
3) und 4)

Lösung der Aufgabe 20
5)

Lösung der Aufgabe 21
4)

Lösung der Aufgabe 22
1)

Lösung der Aufgabe 23
3)

Lösung der Aufgabe 24
5)

Lösung der Aufgabe 25
3)

8.6   Beispiele für Abrechnungsfälle

Abrechnungsfall 1
Patient, männlich, geb. 01.04.57

07.01. Besuch im Kernbereich, gründliche Untersuchung der Nieren und der ableitenden Harnwege, Urinuntersuchung auf Eiweiß, Zucker und pH-Wert mit Teststreifen, Injektion i.v., Beratung, Rezept, AU-Bescheinigung

08.01. Beratung, Blutuntersuchung: BKS, Leukozytenzählung, Hb, mikroskopische Untersuchung des Harnsediments
Diagnose: Zystitis

15.02. Dringender Besuch aus der Sprechstunde – sofort, 9.30 Uhr, vollständige Untersuchung der Brustorgane mit Blutdruck- und Pulsmessung, Injektion i.v., Verweildauer 35 Minuten

16.02. Besuch, Injektion i.v., Rezept

18.02. Beratung mit symptombezogener klinischer Untersuchung im Bereich von zwei Organsystemen, EKG mit 12 Ableitungen, Injektion i.m., Wiederholungsrezept
Diagnose: Verdacht auf Herzrhythmusstörungen

17.03. Häuslicher Unfall: Kleine Schürfwunden (beide Unterarme), kleine Kopfplatzwunde: Wundversorgungen an den Armen, Versorgung der Kopfplatzwunde mit Naht nach Infiltrationsanästhesie, Verbände, Tetanol/Tetagam i.m.

30.03. Entfernung von Ohrenschmalzpfropfen – linkes Ohr

Abrechnungfall 2
Patient, weiblich, geb. 26.02.47

04.01. Vollständige Untersuchung – weiblicher Genitaltrakt, BSG, Zählung der Leukozyten, Sonographie linker und rechter Eierstock, Rezept.
Diagnose: Verdacht auf Adnexitis

19.01. Krebsfrüherkennungsuntersuchung einschließlich Beratung, zytologische Untersuchung des Abstrichs in der Praxis, Untersuchung auf Blut im Stuhl mittels dreier Testbriefchen.

30.01. Fremdkörper unter der Haut: Infiltrationsanästhesie 6 ml, Entfernung des Fremdkörpers durch Schnitt, Verband, Beratung, Rezept.

02.02. Verbandwechsel

04.03. Telefonische Beratung 8.30 Uhr Samstag. Patientin hat Schmerzen in der Brust und Angstzustände; Besuch sofort, 3,5 km, 12 Uhr, symptombezogene klinische Untersuchung, Injektion i.v., Injektion i.m. Diagnose: Vegetative Dystonie

08.03. Besuch sofort, 2,3 km - auf dem Garagenhof eines Einkaufszentrums, zwei Injektionen i.v.

09.03. EKG mit 12 Ableitungen, symptombezogene klinische Untersuchung mit Beratung, therapeutisches hausärztliches Gespräch (20 Minuten), Rezept.

Abrechnungsfall 3
Patient, Kind, männlich, 5 Jahre alt.

11.01. Vollständige Untersuchung des Nasenrachenraumes, des Kehlkopfes und des Gehörorgans, Blutuntersuchung – vollständiger Blutstatus, Beratung, Rezept.
Diagnose: Mittelohrentzündung beidseitig

12.01., 13.01., 14.01.
jeweils Infrarotbestrahlung der Ohren, am 14.01. zusätzlich Gespräch mit dem Arzt.

20.02. Untersuchung U9

13.03. Ganzkörperstatus einschließlich Fiebermessen, Blutdruckmessung, Inspektion, Palpation, Auskultation, Perkussion, Beratung, Rezept.
Diagnose: Asthmoide Bronchitis

14.03., 16.03., 17.03.
Inhalation, (BIRD-Respirator)

18.03. Inhalation, symptombezogene klinische Untersuchung mit Beratung.

29.03. Oberflächlicher Fremdkörper auf der Bindehaut rechtes Auge: Entfernung des Fremdkörpers, Augenklappe, Rezept für Augentropfen nach Beratung.

Abrechnungsfall 4
Patient, weiblich, geb. 04.07.47

05.10. Therapeutisches hausärztliches Gespräch (25 Minuten) nach Erörterung körperlicher Krankheitszustände bei Sexualkonflikten, Beratung mit symptombezogener klinischer Untersuchung im Bereich von zwei Organsystemen, Rezept.

10.10. Besuch sofort (Sonntag), 5,2 km, Untersuchung, Injektion i.v., Verweildauer 45 Minuten.
Diagnose: Vegetative Dystonie.

31.10. Dringender Besuch aus der Sprechstunde, vollständige Untersuchung des Bewegungsapparates, Injektion i.m., medikamentöse Infiltrationsbehandlung, AU-Bescheinigung.

02.11. Besuch (Patientin ist der zweite Patient, der in der gleichen Wohnung besucht wird), Injektion i.m.

15.11. Beratung (11 Uhr), telefonische Beratung 19.15 Uhr.
Diagnose: Bandscheibensyndrom mit schmerzhafter Bewegungseinschränkung.

Abrechnungsfall 5
Patient, männlich, geb. 28.03.35

20.01. Untersuchung zur Früherkennung von Krankheiten gemäß Abschnitt B der Gesundheitsuntersuchungs-Richtlinien, am Samstag.

22.01. Glukose-Belastungstest (Toleranztest) mit trägergebundenen Reagenzien, drei Mal an diesem Tag.

24.01. Ausführliche Besprechung eines schriftlichen individuellen Diätplanes, Erörterung einer lebensverändernden Krankheit, Rezept über ein orales Antidiabetikum.
Diagnose: Diabetes mellitus.

30.01. Blutzuckerkontrolle, Konsultation.

01.03. Vollständige Untersuchung der Bauchorgane wegen starker Magenbeschwerden, Rezept, Termin für eine Gastroskopie.

03.03. Gastroskopie nach Injektion i.m. und Injektion i.v., Beratung.

05.03. Beratung, Einweisung ins Krankenhaus.
Diagnose: V.a. Ulcus

Abrechnungsfall 6
Patient, männlich, geb. 01.02.41

Diagnosen: Hyperlipidämie, Hypertonie, KHK, insulinpflichtiger Diabetes, psychische Störungen.

07.04. Wiederholungsrezept

15.04. Beratung, quantitative Bestimmung von Glukose im Blut.

29.04. Besuch im Kernbereich, symptombezogene klinische Untersuchung, Rezept.

03.05. Blutuntersuchung auf Gamma-GT, Cholesterin gesamt, Triglyzeride, Kreatinin, elektrophoretische Trennung von Proteinen im Serum, Bestimmung der Thrombozytenzahl, der Erythrozytenzahl und der Leukozytenzahl, Glukosebestimmung nach Gespräch mit dem Arzt.

06.05. Beratung einschl. symptombezogener klinischer Untersuchung im Bereich von 2 Organsystemen (Brustorgane, Bauchorgane), Rezept.

17.05. Glukosekontrolle, Beratung

20.05. Besuch sofort, symptombezogene klinische Untersuchung, verbale Intervention bei Einweisung ins Krankenhaus, Begleitung des Patienten dahin.

Lösungen

Lösungen

Lösung für Abrechnungsfall 1

07.01.	25 - 7234 - 1
08.01.	2 - 3550 - 3511 - 3513 - 3501
15.02.	26 - 5 - 7234 - 2 - 40
16.02.	25 - 7234 - 2
18.02.	2 - 603
17.03.	2 - 2002
30.03.	2 -

Lösung für Abrechnungsfall 2

04.01.	1 - 3550 - 3511 - 381 -
19.01.	157 - 155 - 159
30.01.	2011 - 2
02.02.	2
04.03.	2 (8.30 Uhr) - 26 (12.00 Uhr) - 5 - 7235 - 2
08.03.	26 - 5 - 7235 - 2
09.03.	603 - 2 - 10

Lösung für Abrechnungsfall 3

11.01.	1 - 3843
12.01.	530
13.01.	530
14.01.	530 - 2
20.02.	149 - 2
13.03.	2 - 60
14.03.	501
16.03.	501
17.03.	501
18.03.	501 - 2
29.03.	2

Lösung für Abrechnungsfall 4

05.10.	1 - 10
10.10.	26 - 5 - 7236 - 2 - 40
31.10.	26 - 5 - 7236 - 2
02.11.	32 - 2
15.11.	2(11 Uhr) - 2(19.15 Uhr)

Lösung für Abrechnungsfall 5

20.01.	160 - 6 - 2
22.01.	3661 x 3 - 3707 x 3
24.01.	1
30.01.	3661 - 3707 - 2
01.03.	2
03.03.	741 - 2
05.03.	2

Lösung für Abrechnungsfall 6

07.04.	✂
15.04.	1 - 3661 - 3707
29.04.	25 - 7234 - 2
03.05.	3683 - 3664 - 3667 - 3670 - 3661 - 3707 - 3800 - 3841 - 2
06.05.	2
17.05.	3661 - 3707 - 2
20.05.	26 - 7234 - 2 - 21 - 33

8.7 Gebührenordnung für Ärzte (GOÄ)

8.7.1 Allgemeine Bestimmungen

Aufgabe 1
Nach welcher Gebührenordnung erfolgt die Erstellung einer Privatliquidation?

Aufgabe 2
Welche Angaben muss eine Privatliquidation unbedingt enthalten?

Aufgabe 3
Was wissen Sie über die PVS?

Aufgabe 4
Zu welchem Zeitpunkt wird eine Liquidation erstellt?

Aufgabe 5
Wann verjährt eine Privatliquidation?

Aufgabe 6
Kann der Arzt in der Privatabrechnung Wunschleistungen des Patienten berücksichtigen, die weder wirtschaftlich sind noch zwingend geboten? Geben Sie eine Erläuterung!

Aufgabe 7
Was bedeuten folgende Begriffe:
    a) Punktzahl
    b) Punktwert
    c) einfacher Satz
    d) Gebührenrahmen
    e) Schwellenwert
    f) Regelspanne
    g) Höchstsatz
    h) Abdingung

Aufgabe 8
Was versteht man unter:
    a) persönlich-ärztlichen Leistungen
    b) technischen Leistungen

Aufgabe 9
Welches sind die Kriterien für eine mögliche Gebührenvariation?

Aufgabe 10
Welches sind die Schwellen- beziehungsweise Höchstwerte bei
    a) persönlich-ärztlichen Leistungen,
    b) Leistungen der Kapitel A, E, O,
    c) Laborleistungen?

Aufgabe 11
Was versteht man unter Entschädigungen nach § 7, 8, 9 der GOÄ?

Aufgabe 12
Wie wird das Wegegeld bei Hausbesuchen berechnet?

Aufgabe 13
Was versteht man unter Ersatz von Auslagen?

Aufgabe 14
Wie werden die Auslagen berechnet?

Aufgabe 15
Was muss bei der Ausstellung einer Krankenhausrechnung (stationär/teilstationär/vor-/nachstationär) beachtet werden?

Aufgabe 16
Wie oft darf Ziffer 1 oder Ziffer 5 mit Sonderleistungen stehen?

Aufgabe 17
Mit welcher Ziffer beginnen nach GOÄ die Sonderleistungen?

Aufgabe 18
Welches sind die Tages- bzw. Nachtzeiten nach GOÄ?

Aufgabe 19
Wie wird die Ausstellung eines Wiederholungsrezeptes durch die Arzthelferin abgerechnet?

Aufgabe 20
Was versteht man unter „Behandlungsfall" nach GOÄ?

Aufgabe 21
Wie berechnet man Hausbesuche im zeitlichen Zusammenhang bei mehreren Patienten (z.B. in einer Familie)?

Aufgabe 22
Gilt in der Privatabrechnung die gleiche Abrechnungsregelung für Verbände nach Ziffer 200 wie in der vertragsärztlichen Abrechnung?

Aufgabe 23
Darf die venöse Blutentnahme (Ziffer 250) neben einer BSG (Ziffer 3501 bzw. 3711) berechnet werden?

Aufgabe 24
Was müssen Sie bei der Berechnung von Laborleistungen besonders beachten?

Aufgabe 25
Wie wird die Ausstellung eines Totenscheines/Leichenschauscheines (auch bei Kassenpatienten!) berechnet?

Aufgabe 26
Sind Sektionsleistungen abrechenbar?

Aufgabe 27
Zählen Sie die Kostenträger auf, die nach GOÄ (1996) abrechnen.

Aufgabe 28
Wie werden Schutzimpfungen bei Privatpatienten abgerechnet?

Aufgabe 29
Wie rechnen Sie präventive Maßnahmen nach GOÄ ab?

——— **Lösungen** ———

Lösung der Aufgabe 1
nach GOÄ (Amtliche Gebührenordnung für Ärzte)

Lösung der Aufgabe 2
Datum der Leistungserbringung, Spezifikation (Ziffern und Leistungen einzeln aufgeführt), Betrag, Steigerungssatz, ggf. Entschädigungen und Ersatz von Auslagen, Gesamtbetrag, Diagnose, persönliche Angaben

Lösung der Aufgabe 3
Die PVS ist eine privatärztliche Verrechnungsstelle. Sie übernimmt gegen Bezahlung alle mit einer Privatliquidation verbundenen Arbeiten.

Lösung der Aufgabe 4
jederzeit, als Monatsrechnung, als Zwischenrechnung, am Ende eines Kalendervierteljahres, am Ende der Behandlung

Lösung der Aufgabe 5
Nach 3 Jahren, gerechnet vom 31.12. des Jahres, in welchem sie ausgestellt wurde.

Lösung der Aufgabe 6
Ja, aber sie müssen extra und deutlich gekennzeichnet werden, da eventuell kein Erstattungsanspruch seitens einer privaten Krankenkasse oder eines anderen Kostenträgers besteht.

Lösung der Aufgabe 7
   a) die in der Gebührenordnung neben der Leistung aufgeführte Anzahl der Punkte für diese Leistung
   b) 0,0582873 Euro
   c) ergibt sich aus der Multiplikation von Punktwert und Punktzahl, das Ergebnis wird kaufmännisch gerundet
   d) umfasst sämtliche Gebühren vom einfachen Satz bis zum Höchstsatz
   e) ist der übliche Steigerungssatz, wenn in der Leistungserbringung keine Besonderheit liegt; er liegt zwischen dem einfachen Satz und dem Höchstwert

f) ist die Spanne zwischen einfachem Satz und Schwellenwert, die „in der Regel" genommen wird

g) der höchste Satz, der angesetzt werden kann, bevor eine Abdingung erfolgen würde

h) Abdingung ist dann nötig, wenn der Arzt den Höchstsatz überschreiten möchte.

Lösung der Aufgabe 8

a) Persönlich-ärztliche Leistungen werden vom Arzt selbst oder von seinem nichtärztlichen Fachpersonal unter seiner Verantwortlichkeit erbracht.

b) „Technische Leistungen" sind die Leistungen folgender Kapitel der GOÄ: A, E, O (Gebühren in besonderen Fällen, physikalisch-medizinische Leistungen, Strahlendiagnostik, Nuklearmedizin, Magnetfeld-Resonanz-Tomographie), Strahlentherapie

Lösung der Aufgabe 9
Schwierigkeit der Leistung, höherer Zeitaufwand, besondere Umstände bei der Ausführung einer Leistung.

Lösung der Aufgabe 10

a) 2,3 bzw. 3,5
b) 1,8 bzw. 2,5
c) 1,15 bzw. 1,3

Lösung der Aufgabe 11
Entgelt für den Weg bei Besuchen.

Lösung der Aufgabe 12
„Der Arzt kann für jeden Besuch ein Wegegeld berechnen. Das Wegegeld beträgt für einen Besuch innerhalb eines Radius um Praxisstelle oder Wohnung des Arztes von

1. bis zu zwei Kilometern		3,58 Euro
bei Nacht (zwischen 20 und 8 Uhr)		7,16 Euro
2. mehr als zwei Kilometern bis zu fünf Kilometern		6,65 Euro
bei Nacht		10,23 Euro
3. mehr als fünf Kilometern bis zu zehn Kilometern		10,23 Euro
bei Nacht		15,34 Euro
4. mehr als zehn Kilometern bis zu 25 Kilometern		15,34 Euro
bei Nacht		25,56 Euro"

Lösung der Aufgabe 13
Unter Ersatz von Auslagen versteht man Sachkosten für Materialien, die der Patient zur weiteren Behandlung behält oder die nach einmaliger Anwendung verbraucht sind (Verbandmaterial, Medikamente etc.).

Lösung der Aufgabe 14
Entweder werden Auslagen auf Privatrezept verschrieben, der Patient bringt sie mit, oder sie werden auf der Liquidation mit aufgeführt und berechnet.

Lösung der Aufgabe 15
– bei Krankenhausärzten um 25 %
– bei Belegärzten oder niedergelassenen Ärzten um 15 %

Lösung der Aufgabe 16
Einmal im **Behandlungsfall** (Behandlungsfall = 1 Monat).

Lösung der Aufgabe 17
ab Ziffer 200

Lösung der Aufgabe 18
8.00 – 20.00 Uhr = Tag
20.00 – 8.00 Uhr = Nacht

Lösung der Aufgabe 19
Ziffer 2 (Steigerungsfaktor 1,8)

Lösung der Aufgabe 20
Als Behandlungsfall gilt für die Behandlung der gleichen Krankheit der Zeitraum eines Monates nach dem jeweils ersten Arzt-Patienten-Kontakt.

Lösung der Aufgabe 21
Ziffer 51: „Besuch eines weiteren Kranken". Bei mehreren Patienten in einem Haus/Heim darf das gesamte Wegegeld nur einmal anteilig abgerechnet werden.

Lösung der Aufgabe 22

nein

Lösung der Aufgabe 23

ja

Lösung der Aufgabe 24

Der Gebührenrahmen für Labor geht vom 1-fachen bis zum 1,3fachen Satz, der Schwellenwert beträgt 1,15.

Das Praxislabor M I umfasst:

Leistungen in eigener Praxis oder Leistungen, die direkt beim Patienten (z.B. Streifentest beim Hausbesuch) innerhalb von 4 Stunden nach Probeerhalt durchgeführt werden, ausgewählte Leistungen aus Basislabor M II, die in Laborgemeinschaften erbracht werden können, und Leistungen des Speziallabors M III und M IV – bei entsprechender Qualifikation des Arztes.

Lösung der Aufgabe 25

mit Ziffer 100

Lösung der Aufgabe 26

Ja, und zwar auch für die gesetzlich Versicherten nur nach GOÄ.

Lösung der Aufgabe 27

Bundesbahnbeamte IV, Dienstunfälle der Bundesbahnbeamten, Bundesbahn-Tbc-Behandlung, BEG-verfolgungsbedingte Leiden, Jugendarbeitsschutzuntersuchungen, Blutentnahmen im Auftrag der Polizei (Blutalkoholuntersuchungen), Postbeamte Gruppe B, Bundespostbeamte – Dienstunfall, Private Studenten-Krankenversicherung (PSKV), Privatpatienten.

Lösung der Aufgabe 28

mit den Ziffern:

- 375
- 376
- 377
- 378

Lösung der Aufgabe 29

Ziffer 23, 24	für Schwangerschaftsvorsorge
Ziffer 25, 26	für Kinderfrüherkennungsuntersuchungen
Ziffer 27	für Krebsfrüherkennung bei Frauen
Ziffer 28	für Krebsfrüherkennung bei Männern
Ziffer 29	Gesundheitsuntersuchung
Ziffer 32	Jugendarbeitsschutzuntersuchung

8.7.2 Liquidationserstellung nach GOÄ

Aufgabe 1
Erstellen Sie aufgrund folgender Angaben folgende Liquidation (Arzt ist auch Hausarzt):

Behandlungsdatum: **21.01. d.J.**
- Beratung
- Ganzkörperstatus
- venöse Blutentnahme zwecks
- Untersuchung auf:
  Glukose, Harnsäure, Kreatinin
- Urinstreifentest Combur 8
- Urinsediment
- Untersuchung auf okkultes Blut im Stuhl mittels 3 Testbriefchen
- Injektion intramuskulär

Aufgabe 2
Erstellen Sie aufgrund folgender Angaben folgende Liquidation:

Behandlungsdatum: **01.01. d.J.**
- Besuch – einschließlich Beratung und symptombezogener Untersuchung (Entfernung 1,8 km) bei dreijährigem Kind
- Ganzkörperstatus

Behandlungsdatum: **13.01. d.J.**
- venöse Blutentnahme
- Blutsenkung
- Blutbild
- Infrarotbehandlung

Behandlungsdatum: **14.01. d.J.**
- Infrarotbehandlung

Behandlungsdatum: **15.01. d.J.**
- Infrarotbehandlung

Behandlungsdatum: **30.01. d.J.**
- Erstversorgung einer kleinen Wunde am Oberschenkel

Aufgabe 3
Erstellen Sie aufgrund folgender Angaben folgende Liquidation:

Behandlungsdatum: **21.01. d.J.**
- Gesundheitsuntersuchung
- Glukose
- Cholesterin, gesamt
- Harnsäure
- Kreatinin
- Harnstreifentest

Behandlungsdatum: **22.02. d.J.**
- Telefonische Beratung um 7.30 Uhr
- Hausbesuch um 12.15 Uhr, Entfernung 6 km
- Injektion intravenös
- Verweildauer 35 Minuten

Aufgabe 4
Erstellen Sie aufgrund folgender Angaben folgende Liquidation:

Behandlungsdatum: **02.10. d.J.**
- Beratung
- Symptombezogene Untersuchung
- Erstversorgung zweier Wunden an Oberschenkel und Oberarm

Behandlungsdatum: **03.10. d.J.**
- Verbandwechsel der jeweiligen Wunde

Aufgabe 5
Aufgrund der Diagnose
„unklare Rücken- und Brustschmerzen"
wurden Leistungen nach folgenden Ziffern GOÄ erbracht:

am 02.02. d.J.: 1-8-250-3501-548-515
am 04.02. d.J.: 548–515
am 06.02. d.J.: 548–515

Erläutern Sie, welche Besonderheiten die aufgrund dieser Leistungen ausgestellte Abrechnung aufweist.

Lösung der Aufgabe 1

Rechnung für ärztliche Leistungen bei Ihnen

Diagnosen: Diabetes, Gicht, Hämorriden

Datum	Geb. Nr.	Leistung/Spezifikation	Satz	Betrag Euro
21.01.XX	1	– Beratung (auch Tel.)	2,3	10,72
	8	– Ganzkörperstatus	2,3	34,85
	250	– Blutentnahme aus Vene	1,8	4,19
	3514	– Glukose (Praxislabor)	1,15	4,69
	3518	– Harnsäure	1,15	4,08
	3520	– Kreatinin	1,15	4,08
	3511	– Harnstreifentest (Praxislabor)	1,15	3,35
	3531	– Urinsediment (Praxislabor)	1,15	4,69
	3500	– Blut im Stuhl (Praxislabor)	1,15	6,04
	242	– Injektion – subkutan, submukös, intrakutan, intramuskulär	2,3	5,35

Rechnungsbetrag — **82,05 Euro**

Lösung der Aufgabe 2

Rechnung für ärztliche Leistungen für Ihre Tochter Andrea

Diagnosen: Masern, Verdacht auf keuchhusten,
kleine Schürfwunde linker Oberschenkel

Datum	Geb. Nr.	Leistung/Spezifikation	Satz	Betrag Euro
01.01.XX	50	– Besuch – einschließlich Beratung und symptombezogener Untersuchung	2,3	42,90
	H	– Zuschlag für Besuch/Visite an Samstagen, Sonntagen, Feiertagen	1,0	19,82
	K2	– Zuschlag für Besuch bei Kindern bis 4. Lebensjahr	1,0	6,99
	W1	– Weg bis 2 km Radius	1,0	3,58
	8	– Ganzkörperstatus	2,3	34,85
13.01.XX	250	– Blutenthahme aus Vene	1,8	4,19
	3501	– Blutsenkung (Praxislabor)	1,15	4,03
	3550	– Blutbild	1,15	4,03
	538	– Infrarotbehandlung, je Sitzung	1,8	4,20
14.01.XX	538	– Infrarotbehandlung, je Sitzung	1,8	4,20
15.01.XX	538	– Infrarotbehandlung, je Sitzung	1,8	4,20
30.01.XX	2000	– Erstversorgung kleine Wunde	2,3	9,38
		Auslagen zu voriger Leistung		1,12

Rechnungsbetrag   **143,49 Euro**

Lösungen

Lösung der Aufgabe 3

Rechnung für ärztliche Leistungen bei Ihner Frau Ruth

Diagnosen: Gesundheitsuntersuchung, vegetative Dystonie

Datum	Geb. Nr.	Leistung/Spezifikation	Satz	Betrag Euro
21.01.XX	29	– Gesundheitsuntersuchung bei Erwachsenen	2,3	58,99
	250	– Blutentnahme aus Vene	1,8	4,19
	3514	– Glukose (Praxislabor)	1,15	4,69
	3562H1	– Cholesterin, gesamt	1,15	2,68
	3518	– Harnsäure	1,15	4,08
	3520	– Kreatinin	1,15	4,08
	3511	– Harnstreifentest (Praxislabor)	1,15	3,35
22.02.XX	1	– Beratung, auch Tel. (7.10)	2,3	10,72
	B	– Zuschlag für Beratung zwischen 6 und 8 Uhr	1,0	10,49
	50 (12.45)	– Besuch – einschließlich Beratung und symptombezogener Untersuchung	2,3	42,90
	W3	– Weg 5 bis 10 km Radius	1,0	10,23
	253	– Injektion – intravenös	2,3	9,38
	56	– Verweilen, je angefangene halbe Stunde	2,3	18,88

Rechnungsbetrag   **184,66 Euro**

Lösung der Aufgabe 4

Rechnung für ärztliche Leistungen bei Ihrem Sohn Max

Diagnosen: Schürfwunden linker Oberarm und linker Oberschenkel

Datum	Geb. Nr.	Leistung/Spezifikation	Satz	Betrag / Euro
02.10.XX	1	– Beratung (auch Tel.)	2,3	10,72
	5	– Symptombezogene Untersuchung	2,3	10,72
	2002	– Erstversorgung kleine Wunde (Oberarm)	2,3	9,38
		Auslagen vorige Leistung		1,12
	2002	– Erstversorgung kleine Wunde (Oberschenkel)	2,3	9,38
		Auslagen vorige Leistung		1,12
03.10.XX	200	– Verband (Oberarm)	2,3	6,03
		Auslagen vorige Leistung		1,12
	200	– Verband (Oberschenkel)	2,3	6,03
		Auslagen vorige Leistung		1,12
Rechnungsbetrag				**56,74 Euro**

Lösung der Aufgabe 5

02.02. d.J.: 1 ist in 8 nicht enthalten, d.h., die Ziffern sind zusammen abrechnungsfähig. Blutentnahme und Blutsenkungsziffer sind auch nebeneinander möglich.

04.02. d.J.: Ziffer 1 ist nur ein Mal im Behandlungsfall (Monat) neben Sonderleistungen möglich.

9. Praxisorganisation und Datenverarbeitung

9.1 Einführung

Aufgabe 1

Welches der folgenden Ziele ist kein Formalziel?

   a) Leistungserbringung
   b) Gewinnsteigerung
   c) Erhöhung der Scheinzahl
   d) Kostensenkung

Aufgabe 2

Die Einführung „genereller Regelungen" bietet der Arztpraxis Vorteile. Welche Aussage(n) dazu ist/sind richtig?

   a) Die Anpassung an veränderte Situationen kann unmittelbar erfolgen.
   b) Die Einarbeitung einer neuen Helferin ist leicht zu bewerkstelligen.
   c) Es ist kein wiederholtes Durchdenken des gleichen Problems erforderlich.
   d) Die schöpferische Initiative der Mitarbeiter wird gefördert.

Aufgabe 3
Nennen Sie je zwei Vor- und Nachteile der Improvisation.

Aufgabe 4
Neuorganisation und Reorganisation sind Anlässe, die für eine Praxis von besonderer Bedeutung sind. Entscheiden Sie, welcher Fall jeweils vorliegt und ordnen Sie zu:
1) Neuorganisation
2) Reorganisation

a) Einführung der Praxis-DV
b) Die Buchhaltung übernimmt der Steuerberater.
c) Eine bisher angestellte Krankengymnastin macht sich selbstständig.
d) 30 Internisten gründen ein Zentrallabor.
e) Eine Arzthelferin fällt wegen Schwangerschaft für sechs Monate aus.

Aufgabe 5
Erläutern Sie die Begriffe „Aufbau-" und „Ablauforganisation".

Aufgabe 6
Nennen Sie fünf typische Verwaltungsaufgabenbereiche einer Praxis.

Aufgabe 7
Was trifft zu? Die Stellenbeschreibung erfolgt in
a) drei Stufen
b) durch Aufgabenanalyse und -synthese
c) durch Analyse der Formalziele
d) durch Synthese der Sachziele

Aufgabe 8
Die Stellenbeschreibung umfasst mehrere Einzelpunkte.
a) Nennen Sie fünf Merkmale (Einzelpunkte).
b) Beschreiben Sie kurz (anhand von drei Merkmalen), welche Inhalte den Merkmalen zugeordnet sind.

Aufgabe 9
Ergänzen Sie die Lücken: Der Führungsstil spiegelt sich nicht nur in der Führungsaufgabe ...., sondern auch in den Führungsaufgaben ....
.... wider.

Aufgabe 10
Welche Variablen sind für den Komplex Führung bedeutsam?

——— **Lösungen** ———

Lösung der Aufgabe 1
a)

Lösung der Aufgabe 2
b), c)

Lösung der Aufgabe 3
Vorteilhaft: Ermöglicht Handeln auch unter Zeitdruck.
Erhöht kurzfristig die Flexibilität.
Nachteilig: Stellt in der Regel nur eine befriedigende Lösung des Problems dar. Der Anteil an Improvisation einer Organisation sollte immer gering sein, da sonst die Gefahr des „Durchwurstelns (muddling through) besteht.

Lösung der Aufgabe 4
a) 2), b) 2), c) 1), d) 1), e) 2)

Lösung der Aufgabe 5
Organisation dient immer dazu, Systeme so zu strukturieren, dass Daueraufgaben erfüllt werden können.
– Aufbauorganisation: Sie stellt den Rahmen für die Arztpraxis dar. Sie regelt die Aufgabenbereiche einer Praxis, ordnet MitarbeiterInnen bestimmte Aufgaben zu und legt fest, wer Anweisungen geben darf und wer wofür Verantwortung trägt.
– Ablauforganisation: Sie analysiert und verbessert (optimiert) betriebliche Prozesse (u.a. gilt es Funktionen, Zeiten und raumorientierte Abläufe zu organisieren). Hauptziele: Minimierung der Durchlaufzeiten und Maximierung der Kapazitätsauslastung.

Lösung der Aufgabe 6
Terminplanung
Informationsverwaltung
Privatliquidationen erstellen
Mahnungen schreiben
ärztliche Buchführung
Schriftverkehr
Postbearbeitung
...

Lösung der Aufgabe 7
b)

Lösung der Aufgabe 8
a)   Bezeichnung der Stelle,
      Name des Inhabers,
      Eingliederung der Stelle,
      Ziele und Aufgaben,
      Befugnisse, Stellenanforderungen,
      Überprüfungstermin
b)   Ziel: Verantwortliche Steuerung und
      Leitung des Funktionsbereiches Labor,
      einschließlich der damit zusammenhän-
      genden chemischen, medizinischen und

technischen Aufgaben, sowie die Betreuung der Patienten.
Aufgaben: Reinigung von Laborappara-
turen und Geräten, Versenden von Kör-
persekreten für die Tests, die nicht in der
Praxis durchgeführt werden können.
Stellenanforderungen: Vorbildung,
Spezialkenntnisse, Persönlichkeits-
merkmale

Lösung der Aufgabe 9
Der Führungsstil spiegelt sich nicht nur in der
Führungsaufgabe Entscheidungen zu treffen,
sondern auch in den Führungsaufgaben Ziele
setzen, Planung und Kontrolle wider.

Lösung der Aufgabe 10
1) die Persönlichkeit des Chefs (Arztes)
2) die Persönlichkeit und die Qualifikation
     der Helferinnen
3) das Beziehungsgeflecht Arzt – Helfe-
     rinnen – Situation
4) die Gruppe als Ganzes
5) die Umweltbeziehungen

9.2   Mündliche und schriftliche Kommunikation

Aufgabe 1
Welche Aufgaben haben die Arzthelferinnen
bei der Patientenbetreuung in der ersten Phase
des Kommunikationsprozesses?

Aufgabe 2
Welche Patientengruppen haben besondere
Kommunikationsbedürfnisse?

Aufgabe 3
Welche Rolle spielt die nichtsprachliche Kommunikation in Rahmen des Kommunikationsprozesses?

Aufgabe 4
Erläutern Sie: Warum ist die traditionelle Textverarbeitung, bezogen auf eine „Durchschnittspraxis", nicht mehr zeitgemäß?

Aufgabe 5
Nennen Sie die Ihnen bekannten modernen
Hilfsmittel für die schriftliche Kommunikation
in der Arztpraxis.

Aufgabe 6
a) Welche Arten von Sprechanlagen kön-
     nen unterschieden werden?
b) Wie werden sie im Praxisalltag ge-
     nutzt?

Aufgabe 7
Warum kommt eine Praxis ohne Anrufbeantworter nicht aus?

Aufgabe 8
Man kann praxisinterne und -externe Geräte
bei der netzgebundenen Kommunikation unterscheiden! Ordnen Sie zu:
1) nur praxisinterne Geräte

2) nur externe Kommunikation
3) beide Möglichkeiten

a) Telefax
b) Nebenstellenanlagen
c) Sprechanlagen
d) T-Online
e) Familientelefon
f) ISDN-Telefonanlage

Aufgabe 9

Moderne Telefonanlagen verfügen über ein Anzeigenfeld (Display).
Welche Angaben werden dort angezeigt?
a) die Gebühren
b) die Anschrift des angewählten Gesprächspartners
c) die Telefonnummer des Anrufers
d) die Anschrift des Anrufers
e) die angewählte Telefonnummer

Aufgabe 10

Welche besonderen Informationsangebote bietet Btx bzw. T-Online für Ärzte?

Aufgabe 11

Praxen, die z.B. über einen Telefonhauptanschluss und einen Fernkopierer verfügen, können Berichte, Gutachten, Laborergebnisse usw. fernkopieren. Mittels welchen Mediums geschieht das?
a) Btx
b) „normaler" PC
c) Telefax
d) Teletex
e) Mailboxen

Aufgabe 12

Erläutern Sie: Wie erfolgt die Labordatenfernübertragung per Mailbox?

Aufgabe 13

Der Einsatz von Vordrucken weist für die Arztpraxis eine Reihe von Vorteilen auf. Nennen Sie vier Vorteile!

⸻ **Lösungen** ⸻

Lösung der Aufgabe 1
– Angst und Furcht zu nehmen
– Kraft zu „liefern"
– zu beruhigen
– positiv einzustimmen
– Zuversicht zu übertragen

Lösung der Aufgabe 2
– Kinder und alte Patienten
– schwer kranke und unheilbare Patienten
– behinderte Patienten
– seelisch labile Patienten
– Angehörige von Patienten

Lösung der Aufgabe 3
Große Bedeutung kommt der nichtsprachlichen Kommunikation zu. Denn: Etwa 50 % der Information über den Sprecher (Persönlichkeit, Glaubwürdigkeit, Hilfsbedürftigkeit, Angst usw.) werden, zumeist unbewusst, über die Körpersprache vermittelt. Auch die Körperhaltung bringt emotionale Zustände zum Ausdruck.

Lösung der Aufgabe 4
Eine der zeitaufwendigsten Verwaltungstätigkeiten stellt das Schreiben von Arztbriefen dar. Insgesamt betrachtet ist die traditionelle Textverarbeitung, die per Schreibmaschine und handschriftlich abgewickelt wird, bezogen auf eine Durchschnittspraxis, aus folgenden Gründen nicht mehr zeitgemäß:
– zu zeitaufwendig (häufig auch umständlich, da z.B. bei Befunden ein mehrfaches Eindenken in einen Fall erforderlich ist);
– kostenintensiv (Briefe müssen häufig mehrfach geschrieben werden; zeitintensiv bedeutet i.d.R. auch kostenintensiv!);
– eine perfekte äußere Form ist nur eingeschränkt gewährleistet;
– die Durchlaufzeit ist teilweise (gilt insbesondere für nicht standardisierte Texte) zu lang;
– auf den Rationalisierungsvorteil von Druckformatvorlagen wird verzichtet.

Lösung der Aufgabe 5
PC
Telefax
DATEX-J
Datenübertragung per Modem (z.B. Laborwerte ...)
Mailboxen

Lösung der Aufgabe 6
a) Rufanlage, Wechselsprechanlage, Gegensprechanlage

b) Rufanlage: einseitiger Informationsfluss zwischen Arzt und Helferinnen; für Anweisungen und Mitteilungen.
Wechselsprechanlage: nur ein Informationskanal zwischen Arzt und Helferinnen; es kann nur abwechselnd gesprochen werden.
Gegensprechanlage: gleichzeitige Benutzung von zwei Informationskanälen; es kann ein normales Gespräch geführt werden.
Vorteile: Das Telefon ist weniger häufig besetzt, geringer Zeitbedarf zur Bedienung, relativ niedrige Anschaffungskosten, ausreichend für Anweisungen, kurze Mitteilungen und Gespräche, teilweise: Mithören durch den Patienten sinnvoll.

Lösung der Aufgabe 7
Ein Arzt muss auch außerhalb der normalen Sprechstundenzeiten erreichbar sein. Deshalb kommt praktisch keine Praxis ohne Anrufbeantworter aus. Wie auf vielen anderen Gebieten auch, ist hier eine rasante technische Entwicklung zu verzeichnen. So weisen moderne Anrufbeantworter eine Vielzahl von Funktionen auf:
– Ansage mit und ohne Sprechaufforderung:
Hinweis auf Sprechzeiten, Notdienste usw. Der Patient kann eine Nachricht „hinterlassen".
– Fernabfrage mit Code:
Der Arzt kann von zu Hause aus, von unterwegs usw. den Anrufbeantworter abhören (mittels Code – Sicherheitsfaktor).

– Mithören:
Manchmal ist es sinnvoll, dass ein Zweiter mithören kann.
– Mitschneiden:
Beim Mitschneiden entfällt z.B. das lästige Mitschreiben.
– Diktiergerätfunktion:
Die Aufzeichnungskassetten lassen sich auch in vielen Diktiergeräten verwenden.

Lösung der Aufgabe 8
a) Telefax   2)
b) Nebenstellenanlage   3)
c) Sprechanlagen   1)
d) T-Online   2)
e) Familientelefon   3)
f) ISDN-Telefonanlage   3)

Lösung der Aufgabe 9
a), e)

Lösung der Aufgabe 10
– Bei Eingabe des Kürzels *medizin# erfolgt ein Überblick über Angebote, die speziell für Mediziner interessant sind, z.B.:
– Zugriff auf Datenbanken wie:
DIMDI
MEDLINE
INTOX
– Zugriff auf Mailboxen (Abruf der Labordaten usw.)
– allgemeine Dienstleistungen (z.B. Homebanking)

Lösung der Aufgabe 11
c) Telefax

Lösung der Aufgabe 12
Die vom Labor analysierten Proben und die daraus resultierenden Labordaten werden in einem elektronischen Briefkasten (Mailbox) abgelegt. Jeder „angeschlossene" Arzt hat sein eigenes elektronisches Postfach. Der Zugang ist praktisch von überall möglich. Vom Praxisrechner oder von zu Hause (mittels Notebook oder PC) kann man von jedem Telefonanschluss aus per Modem, über ISDN oder DA-

TEX-P die Werte abrufen. Der Zugriff ist durch ein individuelles Passwort geschützt.

Lösung der Aufgabe 13
Ein Großteil der Vordrucke ist standardisiert und durch die KV quasi normiert. Selbst gestaltete und optimierte Vordrucke (Anmahnungen/Krankenschein, Behördenbescheinigung usw.)

– sichern die Vollständigkeit der Datenerfassung,
– dokumentieren den Dateninhalt in übersichtlicher und gleichbleibender Ordnung,
– schließen Fehler weitgehend aus,
– ersparen Schreibarbeit und beschleunigen den Arbeitsablauf.

9.3 Korrespondenz und Registratur

Aufgabe 1
In welchen der folgenden Fälle ist für den Empfang der Praxispost eine Postvollmacht erforderlich?
  a) Brief
  b) Paket
  c) Telegramm
  d) Brief mit Wertangabe
  e) Einschreiben
  f) Postwurfsendung

Aufgabe 2
Welche Aufgaben fallen bei der Bearbeitung der Ein- und Ausgangspost an?

Aufgabe 3
Nennen bzw. geben Sie an:
  a) vier Versendungformen und vier Versendungsarten der Post
  b) Welche Besonderheiten ergeben sich beim Versand von histologischen Proben?

Aufgabe 4
Nennen Sie fünf verschiedene Arten von berufsbezogenen Texten in der Arztpraxis.

Aufgabe 5
Welche konventionellen Hilfsmittel kommen bei der Texterstellung zum Einsatz (mindestens drei Nennungen)?

Aufgabe 6
Beschreiben Sie anhand von drei Beispielen, wie ein Handdiktiergerät in einer Arztpraxis eingesetzt wird.

Aufgabe 7
Nennen und erläutern Sie drei Möglichkeiten der Rationalisierung der Texterstellung in einer Arztpraxis.

Aufgabe 8
Der Aufbewahrung von Schriftgut in einer ärztlichen Praxis kommt grundlegende Bedeutung zu.
  a) Nennen Sie zwei Gründe für die Aufbewahrung.
  b) Erläutern Sie folgende Begriffe:
    – Tageswert
    – Prüfwert
    – Gesetzeswert
    – Dauerwert

Aufgabe 9
Der Organisation der Registratur kommt in der Arztpraxis grundlegende Bedeutung zu.
  a) Nennen Sie vier verschiedene Grundformen der Registratur.
  b) Nennen und erläutern Sie vier verschiedene Ordnungssysteme.
  c) Geben Sie je zwei kaufmännische und ärztliche Rechtsquellen an, welche die Aufbewahrungsfristen regeln.

Aufgabe 10
Welche gesetzliche Aufbewahrungsfristen (Jahre) gelten für
  a) Aufzeichnungen über Patienten
  b) Aufzeichnungen über röntgendiagnostische Maßnahmen
  c) Rezeptdurchschriften über Betäubungsmittel

d) Quittung über den Kauf von Büromaterial

e) Durchschrift/AU

Aufgabe 11

Der Kartei ist ein wichtiges und klassisches Organisationsmittel für die Arztpraxis.

a) Welche drei Hauptfunktionen muss die Kartei erfüllen?

b) Welche dieser Funktionen erfüllt sie am schlechtesten?

c) Durch welche Maßnahmen lässt sich die Ablagesicherheit erhöhen?

Aufgabe 12

Nennen Sie jeweils ein typisches Beispiel (Bezug: Patientenkartei) für die Unterteilung der Daten nach der

a) Häufigkeit ihrer Veränderung

b) Aufgabe im Verarbeitungsprozess

c) Art der verwendeten Zeichen

Aufgabe 13

Karteien weisen gegenüber Dateien spezielle Vor- und Nachteile auf. Nennen Sie jeweils drei Vor- und Nachteile der Kartei gegenüber der Datei.

Aufgabe 14

In der Arztpraxis werden verschiedene Karteien geführt.

Geben Sie vier Beispiele an.

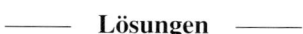

Lösungen

Lösung der Aufgabe 1

d) Brief mit Wertangabe

Lösung der Aufgabe 2

– Eingang: Kontrolle der Anschrift, Vorsortieren (Praxis/privat), Postgut öffnen, Inhalt entnehmen (Kontrolle, ob der Umschlag leer ist, alle Anlagen vorhanden sind), Eingangsstempel, evtl. Sortieren, Übergabe an den Arzt

– Ausgang: Originale, Durchschläge und Anlagen zusammenlegen, evtl. Kartei-

karte hinzufügen, in die Unterschriftenmappe legen, unterschreiben lassen, Schriftstücke trennen, Durchschrift in die Ablage legen, Kartei vor dem Einsortieren prüfen (Zifferneintrag!), Falten der Originale und Anlagen, Kuvertieren, Schließen der Briefhüllen, Wiegen und Frankieren der Sendungen

Lösung der Aufgabe 3

a) Versendungsform: Einschreiben, Einschreiben mit Rückschein, Postzustellungsurkunde, Schnellsendung, Luftpost usw.

Versendungsart: Brief, Standardbrief, Kompaktbrief, Großbrief, Maxibrief, Postkarte, Päckchen usw.

b) I.d.R. werden Spezialumschläge benutzt, die teilweise unentgeltlich von den Pathologischen Instituten zur Verfügung gestellt werden. Aufdruck: Eilige medizinische Sendung.

Lösung der Aufgabe 4

Liquidationen

Mahnungen

Bestellungen

Befundberichte

Gutachten

Lösung der Aufgabe 5

Schreibmaschinen

Diktiergeräte

Kopiergeräte

Lösung der Aufgabe 6

Handdiktiergeräte weisen vielfältige Einsatzmöglichkeiten in der ärztlichen Praxis auf. Denn: Mit einem Handdiktiergerät kann sofort – im Behandlungszimmer, im Sprechzimmer usw. – ein Arztbrief diktiert und die Kassette mit der Karteikarte zusammen der Helferin übergeben werden. Aber auch nach Praxisschluss (vermutlich der häufigste Fall), zu Hause, evtl. im Auto, auf Konferenzen oder Messen ist es einsetzbar.

Lösung der Aufgabe 7

a) Vordrucke sichern die Vollständigkeit der Datenerfassung, dokumentieren den Dateninhalt in übersichtlicher und gleichbleibender Ordnung, schließen Fehler weitgehend aus, ersparen Schreibarbeit und beschleunigen den Arbeitsablauf.

b) Als Schemabrief bezeichnet man vorgefertigte (Druckformatvorlagen – bezogen auf die DV-gestützte Textverarbeitung) und vervielfältigte Schreiben, die nur noch an wenigen Stellen durch Einfügen (z.B. Anschrift, Sehr geehrte ...., ...) ergänzt werden müssen. Eingesetzt werden Schemabriefe z.B. für Mahnungen, Bestellungen, Terminverlegungen und für viele andere Zwecke mehr. Durch den Einsatz der Datenverarbeitung lässt sich erreichen, dass der Schemabrief wie ein individuelles Schreiben aussieht. Zudem wird die Schreibarbeit minimiert und der Arbeitsablauf beschleunigt.

c) Voraussetzungen für das Erstellen von Textbausteinen sind häufig wiederkehrende, gleiche oder leicht abwandelbare Textelemente (Bausteine). Oder z.B. Anschriften der Fachkollegen, Einleitungen, Standardbefundtexte (otitis media links), medizinische Fachbegriffe usw.). Die Textbausteine können in vielfältiger Form zusammengesetzt, kombiniert oder sonstwie angeordnet werden, sodass ein individueller Brief entsteht.

Vorteile: Es entsteht so ein stilistisch guter und formal einwandfreier, drucktechnisch hochwertiger Brief und es ergibt sich eine Zeit- und Kostenersparnis.

Lösung der Aufgabe 8

a) praxisbezogene Erfordernisse
vertragliche Vorschriften
Forderungen des Gesetzgebers

b) – Tageswert: Schriftgut, das nur eine einmalige Information vermittelt (Prospekte, Werbebriefe, unverlangt zugesandte Angebote, Zeitungen usw.). Etwa 60 %–70 % des Schriftgutanfalls gehören zu dieser Gruppe.

– Prüfwert: Schriftgut, das nur für einen gewissen Zeitraum Bedeutung hat. Beispiele sind Anfragen, Angebote, Durchschriften von Mahnschreiben, Mitteilungen der Ärztekammer, der KV usw. Schriftgut mit Prüfwert sollte arbeitsplatznah in einer Zwischenablage Platz finden, wo es ständig überwacht werden kann.

– Gesetzeswert: Unterlagen (Schriftstücke), die aufgrund gesetzlicher Bestimmungen über einen vorgeschriebenen Mindestzeitraum aufbewahrt werden müssen. Entsprechende Vorschriften finden sich für kaufmännische Unterlagen im HGB (§§ 38 und 44), der Abgabenordnung (§ 162 AO), dem Jugendarbeitsschutzgesetz und für ärztliche Unterlagen z.B. im Bundesmantelvertrag-Ärzte (BMV-Ä; dort z.B. §§ 27 (2), 47 (2)), der Röntgen-, der Strahlenschutzverordnung, der Betäubungsmittel-Verschreibungs-Verordnung und der Durchführungsverordnung für Geschlechtskrankheiten.

– Dauerwert: Diesen Wert besitzen Schriftstücke, die für die Arztpraxis von so großer Bedeutung sind, dass sie dauernd und in besonderer Weise gesichert (Tresor, Bankschließfach) aufbewahrt werden sollten. Beispiele sind Approbationsunterlagen, die Kassenarztzulassung, Grundstückskaufverträge, Miet- oder Pachtverträge, Darlehnsverträge, Urteile usw.

Lösung der Aufgabe 9

a) liegende Registratur
stehende Registratur
hängende Registratur
sonstige Formen (Mikrofilm, Platte usw.)

b) alphabetisch
numerisch
chronologisch
sachlich

   – alphabetische Ordnung:
Grundlegend ist hier die DIN 5007. – Beispiel Patientenkartei: Der Familienname ist das erste Ordnungsmerkmal, zweites der Vorname. Reicht dies nicht aus, gilt als weitere Ordnungsfolge Wohnort, Straße usw.

   – numerische Ordnung:
Variante A: aufsteigende Nummernfolge, Variante B: absteigende Folge. Anwendungsfälle: Ablage von Röntgen- und Sonographiebildern, Seiten von Gutachten usw.

   – chronologische Ordnung:
zeitliche Reihenfolge; Beispiele: Bankbelege, AUs usw.

   – sachliche Ordnung:
Ablage nach Oberbegriffen. Beispiele: Schriftverkehr mit der Ärztekammer, Mahnungen, Liquidationen usw.

c)   kaufmännische: HGB (§§ 38, 44) AO § 162 ärztliche: BMV-Ä § 47 (2) (Patientenaufzeichnungen); Betäubungsmittel-Verschreibungs-Verordnung (Betäubungsmittelrezepte).

Lösung der Aufgabe 10

a) 10 Jahre
b) 10 Jahre
c) 3 Jahre
d) 6 Jahre nach Jahresende
e) 1 Jahr

Lösung der Aufgabe 11

a) sicheres Aufbewahren von Informationen schnelles Wiederauffinden Auswertung

b) Die Auswertung: Auswertungen sind nur in beschränktem Umfang möglich, da es sich häufig um sehr zeitintensive Aufgaben handelt. Durch farbige Signale lassen sich vielleicht noch alle Allergiepatienten herausfiltern, eine Labor- oder Medikamentenstatistik zu führen gelingt praktisch nur mittels DV.

c) Die Ablagesicherheit läßt sich durch Farbmarkierungen erhöhen (System der „optischen Irrläufer"). Beispiel: Anfangsbuchstabe des Namens – dick schwarz, zweiter

Buchstabe – dick orange, Anfangsbuchstabe des Vornamens – grün.

Lösung der Aufgabe 12

a) Häufigkeit der Veränderung:
   – Stammdaten: Geburtsdatum des Patienten
   – Bewegungsdaten: heutiger Behandlungstag (Diagnose, Medikamente, Ziffern usw.)

b) Aufgabe im Verarbeitungsprozess:
   – Rechendaten Privatliquidation: Beispiel: Venenblutentnahme (250) x Faktor 1,8 = 4,19 Euro
   – Ordnungsdaten: M1– Patient Meyer (erster erfasster Patient), Liquidationsnummer usw.

c) Art der verwendeten Zeichen
   – alphabetische – Heinz Meyer
   – numerische – 101 (laufende Nr.– Liquidation)
   – Sonderzeichen: %,& +, - * / usw.

Lösung der Aufgabe 13

Vorteile:
   – einfache Handhabung
   – Unabhängigkeit von der Technik
   – geringe Investitionskosten

Nachteile:
   – Daten müssen mehrfach erfasst werden (Hauptrationalisierungseffekt durch die DV: nur einmalige Erfassung)
   – größerer Raumbedarf
   – schlechtere Übersicht und Auswertungsmöglichkeiten

Lösung der Aufgabe 14

Patientenkartei
Personalkartei
Lieferantenkartei
Materialkartei
Offene-Posten-Kartei

9.4 Planung von Terminen und Personaleinsatz

Aufgabe 1
Nennen Sie jeweils drei Vor- und Nachteile des Bestellsystems
    a) für die Praxis/den Arzt
    b) für die Helferinnen

Aufgabe 2
Warum ist eine Terminplanung für eine Praxis unverzichtbar?

Aufgabe 3
Nennen und erläutern Sie drei Zielsetzungen der Terminplanung im Rahmen der Ablauforganisation.

Aufgabe 4
Nennen Sie jeweils zwei Instrumente der Terminplanung:
    a) konventionelle
    d) DV-gestützte

Aufgabe 5
Ein Arzt möchte das Bestellsystem einführen. Er ermittelt die durchschnittlich einzuplanende Behandlungszeit folgendermaßen:

$$\frac{\text{Gesamtsprechstundenzeit/Woche}}{\text{Anzahl der zu behandelnden Patienten/Woche}} = \text{Behandlungszeit}$$

Warum führt dieser Lösungsansatz mit hoher Wahrscheinlichkeit zu keinem befriedigenden Ergebnis? Machen Sie Vorschläge, wie man dieses Bestellsystem verbessern kann!

Aufgabe 6
Welche Sachverhalte müssen bei der Aufstellung eines Terminplanes berücksichtigt werden?

Aufgabe 7
Nennen Sie vier Größen, die für die Personalpolitik in einer Arztpraxis von Bedeutung sind.

Aufgabe 8
Was versteht man unter Personaleinsatzplanung?
Nennen Sie Größen und Schwerpunkte, die für die Personaleinsatzplanung von Bedeutung sind.

Aufgabe 9
Nennen Sie Ursachen für personelle Engpässe.

Aufgabe 10
Mittels Balkendiagramm kann man Personaleinsatz- und Urlaubspläne anschaulich darstellen.
Geben Sie an, welche Informationen man einem Balkendiagramm entnehmen kann.

——— **Lösungen** ———

Lösung der Aufgabe 1
Vorteile
Praxis/Arzt:
    – bessere Einteilung der Arbeit
    – spezielle Vorbereitung möglich
    – Koordinations- und Kapazitätsplanung besser möglich
Helferinnen:
    – bessere Einteilung und Vorbereitung möglich
    – leichtere Einarbeitung von neuen Kolleginnen
    – geregeltere Arbeits- und Pausenzeiten

Nachteile
Praxis/Arzt:
    – Gefahr von Leerzeiten
    – Stressgefahr (bei Verzug: Warteschlange)
    – Probleme mit Notfällen
Helferinnen:
    – Konflikt mit den Patienten (Auslöser: Notfälle, die vorgezogen werden müssen)
    – extrem hohe Arbeitsbelastung durch zu knappe Zeitvorgaben
    – Arzthelferin als „Prellbock" (zu knappe Zeitvorgaben!)

Lösung der Aufgabe 2

Entscheidet man sich für eine Bestellpraxis, dann ist eine möglichst exakte und sachlich fundierte Terminplanung unverzichtbar, da der Patient ein Anrecht darauf hat, in etwa „termingetreu" behandelt zu werden. So ist z.B. in einem Rechtsstreit dargelegt bzw. entschieden worden, dass eine Wartezeit von mehr als dreißig Minuten über den vereinbarten Termin unzumutbar sei. Mögliche Folge: Schadenersatz.

Lösung der Aufgabe 3

Funktionen, Zeiten und Räume sind zu organisieren.

– Funktionen: Zeiten lassen sich in einer Arztpraxis besser planen, wenn man folgende Funktionen unterscheidet: Erst-, Weiter-, Nachbehandlung, technische und therapeutische Leistungen, Notfälle, sonstiges.

– Zeiten: Voraussetzung für die effektive Zeitplanung auf der Basis von Funktionen ist der Soll-Ist-Vergleich. Über einen gewissen Zeitraum werden – durch die Methode „Selbst Aufschreiben" – Zeiten für die einzelnen Funktionen ermittelt, die dann die Basis für das Zeitraster und die patientenbezogene Zeitplanung bilden.

– Räume: Eine Zeitplanung ohne Bezug zu vorhandenen Räumen ist unvollständig, da u.U. in gewissen Räumen Kapazitätsengpässe entstehen können. Dem kann vorgebeugt werden, indem man für bestimmte Praxisbereiche (Labor, Röntgen usw.) verschiedene Terminkalender führt.

Grundsätzlich gilt: Nur bei einer integrierten Zeitplanung (Funktionen, Zeiten, Räume) lassen sich die „klassischen" Ziele der Ablauforganisation Minimierung der Durchlaufzeiten und medizinisch vertretbare Maximierung der Kapazitätsauslastung erreichen.

Lösung der Aufgabe 4

a) Tagesblätter
   Terminbücher
   Terminplaner

b) Time-Management-Systeme
   Wartezimmerlisten
   elektronische Planungshilfen, welche die Erfassung von patientenbezogenen Daten nach Behandler, Bestellzeit, Priorität, Raum und Wartezeit ermöglichen

Lösung der Aufgabe 5

Der Ansatz führt zu einer unbefriedigenden Lösung, da nicht nach Funktionen differenziert wurde (vgl. Aufg. 3).

Vorschlag: Integrierte Zeitplanung (Funktionen, Zeiten, Räume einerseits und Bedürfnisse, Gewohnheiten usw. der Patienten andererseits) – siehe Lösung Aufg. 3.

Lösung der Aufgabe 6

Streng genommen müssen Funktionen, Zeiten und Räume organisiert werden – sogenannte integrierte Zeitplanung.

Lösung der Aufgabe 7

– Planung und Ermittlung des Personalbedarfs
– Personalbeschaffung
– Personaleinsatz
– Personalführung

Lösung der Aufgabe 8

– Personaleinsatzplanung: Zuordnung der Helferinnen zu ihren Aufgaben (Anmeldung, Labor) in quantitativer (mengenmäßiger), qualitativer (Eignung), zeitlicher und örtlicher Hinsicht.

– Größen (Variablen), die bedeutsam für die Personaleinsatzplanung sein können, sind: Anzahl der Ärzte, Anzahl der Patienten, Anzahl der Behandlungszimmer, Krankheit, Urlaub, Mutterschutz usw.

– Schwerpunkte der Einsatzplanung von Praxispersonal: Personaleinführung und Einarbeitung, Arbeitsorganisation, Zuordnung von Personal und Arbeitsplätzen, Personaleinsatz bei wechselndem Arbeitsanfall (zeitliches Zuordnungsproblem).

Lösung der Aufgabe 9

Krankheit
Urlaub
Mutterschutz
Fortbildung

Lösung der Aufgabe 10
- die Gesamtdauer des Projekts (Aufgabe)
- die Dauer der einzelnen Vorgänge
- Anfangs- und Endtermine der Vorgänge

- parallel verlaufende Vorgänge (Teilarbeiten)
- bei entsprechender Anlage des Diagramms der jeweilige Stand (Soll-Ist-Vergleich)

9.5 Datenverarbeitung

Aufgabe 1
Unterscheiden Sie: Stamm- und Bewegungsdaten.

Aufgabe 2
Aus welchen Zeichen können Daten zusammengesetzt sein?

Aufgabe 3
Ein funktionsfähiges Datenverarbeitungssystem besteht aus den drei Bestandteilen
  a) Hardware
  b) Betriebssystemsoftware
  c) Anwendersoftware
Erläutern Sie die drei Bestandteile und deren Funktion.

Aufgabe 4
Kennzeichnen Sie die nachstehenden Begriffe mit einer
  1) wenn diese zur Hardware
  2) wenn diese zur Software
gehören:
  a) Dienstprogramm
  b) Rechenwerk
  c) Betriebssystem
  d) Hauptspeicher
  e) Peripherie
  f) Befehl

Aufgabe 5
Das Schaubild auf der nächsten Seite stellt die EDV als ein System von Baueinheiten und Programmen zur Verarbeitung digitaler Daten dar. Stellen Sie fest, an welcher Stelle die nachstehenden Begriffe einzuordnen sind. Ordnen Sie die Ziffern aus der Abbildung den Begriffen entsprechend zu.
  a) Peripherie
  b) Software

  c) Zentraleinheit
  d) Hauptspeicher
  e) Hardware

Aufgabe 6
Ordnen Sie zu
  1) Hardware
  2) Software
  3) Datenträger

  a) Bildschirm
  b) Festplatte
  c) Abrechnungsprogramm
  d) Scanner
  e) Laborbeleg mit aufgedrucktem Barcode
  f) Tastatur
  g) Betriebssystem
  h) Testprogramm
  i) CD-ROM-Laufwerk

Aufgabe 7
Die Angabe 16 MB RAM ist ein Merkmal für die Leistungsfähigkeit von Rechnern. Erläutern Sie die Angaben:
  a) MB
  b) RAM

Aufgabe 8
Rechner sind u.a. mit RAM- und ROM-Bausteinen bestückt. Erläutern Sie den Unterschied zwischen diesen beiden Baustein-Arten.

Aufgabe 9
Erläutern Sie die folgenden Begriffe:
  a) Bus
  b) Steckplatz
  c) Schnittstelle; unterscheiden Sie dabei seriell und parallel

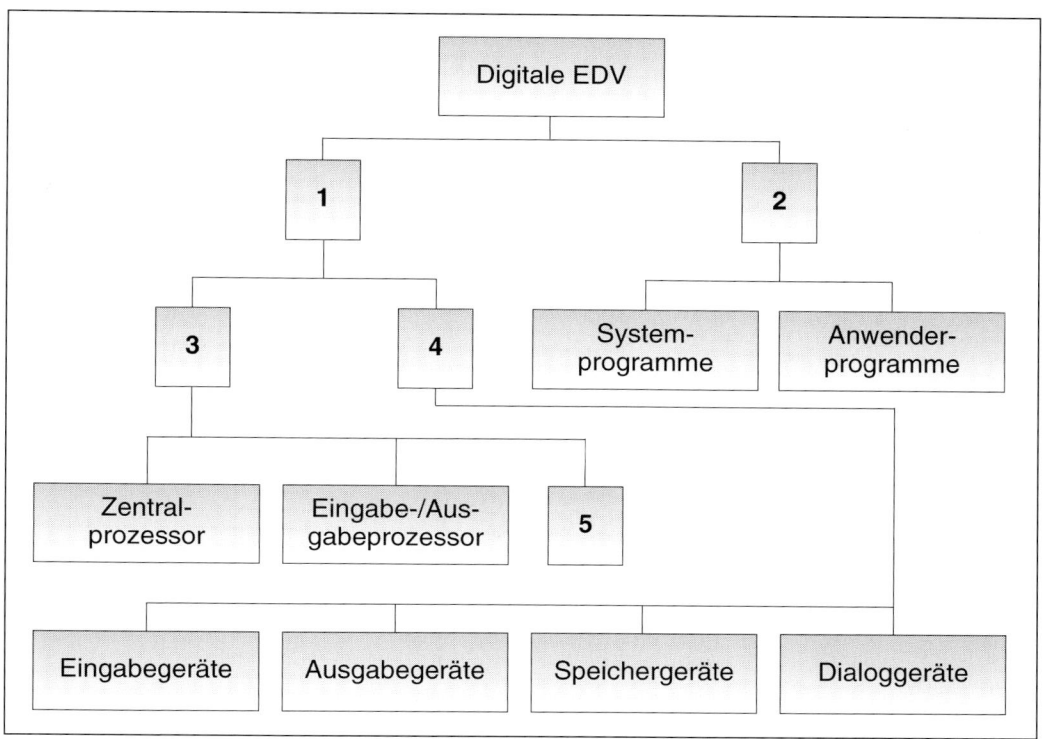

Aufgabe 10

Ordnen Sie die nachfolgenden Begriffe den Definitionen zu, indem Sie die entsprechende Ziffer eintragen.

a) Ansammlung gleichförmig strukturierter Daten

b) Plattform für den Btx-Zugang, für Datenübertragung und Anwendung im Direktzugriff

c) Buchhaltungs- oder Textverarbeitungsprogramme

d) Verbindung mehrerer PCs zur gemeinsamen Nutzung von Software und Hardwarekomponenten

e) Software zur Funktionsunterstützung der Hardware

1) Anwendersoftware
2) Datei
3) Betriebssystem
4) DATEX-J
5) Netzwerk

Aufgabe 11

a) Welchen externen Speichermedien kommt in einer Arztpraxis grundlegende Bedeutung zu?

b) Differenzieren Sie diese Speichermedien nach:

1) Kapazität,
2) Leistungsdaten (z.B. Zugriffszeit, Datentransfer-Rate),
3) Anwendungsbereichen.

Aufgabe 12

Nennen Sie vier Kriterien, die für die Beurteilung der Leistungsfähigkeit eines Rechners bedeutsam sind.

Aufgabe 13

Sie schreiben einen dreiseitigen Befundbericht am PC. Plötzlich stürzt der Rechner wegen Stromausfalls ab:

a) Was geschieht mit dem Text, den Sie gerade erfassen?

b) Wie kann man sich gegen die Folgen eines solchen Vorfalls schützen?

Aufgabe 14
Welchen Druckerarten kommt in der Arztpraxis grundlegende Bedeutung zu?

Aufgabe 15
Welche Hauptunterschiede existieren zwischen
a) Nadeldrucker
b) Tintenstrahldrucker
c) Laserdrucker

Datenerfassung, -verwaltung und -präsentation

Aufgabe 16
Entscheiden Sie, ob die folgenden Peripheriegeräte der Eingabe (E), der Ausgabe (A) oder der externen Speicherung (S) dienen. Ordnen Sie den jeweiligen Buchstaben zu:
a) Bildschirm
b) Digitalisierbrett
c) CD-ROM-Laufwerk
d) Drucker
e) Festplatte
f) Maus

Aufgabe 17
Erläutern Sie, warum die Datenerfassung mittels Chipkarte (Krankenversicherungskarte) den Datenerfassungprozess grundlegend rationalisiert.

Aufgabe 18
Welche drei Lösungen der Patientendatenerfassung gibt es im „Chipkarten-Zeitalter"?

Aufgabe 19
Welche Möglichkeiten und Rationalisierungsvorteile bietet ein Scanner bei der Datenerfassung in einer Arztpraxis?

Aufgabe 20
Barcodes und Barcodelesegeräte (Stifte) lassen sich auch bei der Datenerfassung in Arztpraxen einsetzen. Geben Sie vier Beispiele dafür, wo dies sinnvoll ist.

Aufgabe 21
Welche Einsatzmöglichkeiten im ärztlichen Bereich bieten sich für Notepads an?

Aufgabe 22
Bilden Sie aus den folgenden Angaben eine Datenhierarchie durch Zuordnung der Ziffern 1–7 (aufsteigende Reihenfolge):

Byte   Datei
Datenfeld   Datenbank
Zeichen   Bit
Datensatz

Aufgabe 23
Ordnen Sie die nachfolgenden Begriffe zu, indem Sie die entsprechende Ziffer eintragen:
1) Sequentiell
2) Bit
3) Dialog
4) Datenbank
5) binär
6) Stapelverarbeitung

a) die kleinste Informationseinheit
b) miteinander verknüpfte Datenbestände
c) wöchentliches Drucken der Privatliquidationen
d) Art der Anordnung der Datensätze auf einer Magnetkassette (Streamertape)
e) Eingabe M20 – Ausgabe der Patientenstammdaten: Heinrich Meyer
f) Darstellung der Zahl „5" als 0101

Betriebssysteme

Aufgabe 24
Nennen Sie drei verschiedene Betriebssysteme, die für Praxiscomputer bedeutsam sind.

Aufgabe 25
In der Regel findet man in einer Arztpraxis sogenannte Mehrplatzsysteme.
a) Erläutern Sie den Begriff.
b) Geben Sie an, welche Betriebssysteme eine solche Lösung unterstützen.

Aufgabe 26
Sie befinden sich auf Laufwerk C:\ => eines Rechners mit DOS-Betriebssystem und wollen

von hier aus eine neue 3 1/2"-Diskette als start-fähige (bootfähige) Diskette im Laufwerk A: vorbereiten. Wie lautet der Befehl (jedes Feld entspricht einem Zeichen!):

_ _ _ _ _ _ _ _ _ _

Aufgabe 27

Was bedeuten die folgenden MS-DOS-Befehle?

    a) FORMAT A: c) DIR/W/P

    b) COPY *.* C: d) CLS

Aufgabe 28

Es folgt eine Reihe von wichtigen DOS-Befehlen. Ordnen Sie den internen Befehlen eine 1) und den externen Befehlen eine 2) zu. Erklären Sie in wenigen Worten deren Grundbedeutung.

    a) DIR   f) TYPE

    b) CHKDSK   g) COPY

    c) DISKCOPY   h) UNDELETE

    d) FORMAT   i) RENAME

    e) DATE   j) DEL

Anwendung von Standard- und Branchensoftware

Aufgabe 29

    a) Erklären Sie den Unterschied zwischen Standard- und Branchen-Software:

    b) Nennen Sie mindestens drei Standard-Software-Programme für unterschiedliche Anwendungen.

    c) Erläutern Sie in Bezug auf die Standard-Software, was die jeweiligen Pakete leisten.

Aufgabe 30

Nennen Sie die wesentlichen Funktionen eines leistungsstarken Softwarepakets für die Arztpraxis.

Aufgabe 31

Welcher Zusammenhang besteht zwischen einer in einem Praxiscomputer verfügbaren Stammdatei „Arztkollegen" und der Arztbriefschreibung?

Aufgabe 32

Welche Bedeutung kommt dem Programm (Modul) AMIS vor dem Hintergrund der Gesundheitsstruktur-Gesetze zu?

Datensicherung und Datenschutz

Aufgabe 33

Beschreiben Sie drei Möglichkeiten von Datenschutzmaßnahmen beim Einsatz eines Praxisrechnersystems.

Aufgabe 34

Der Gesetzgeber hat jedem, der personenbezogene Daten (z.B. Patientendaten) speichert, bestimmte Pflichten hinsichtlich des Datenschutzes auferlegt. Stellen Sie dar!

Aufgabe 35

Entscheiden Sie: richtig 1) oder falsch 9)

    a) Beim Datenschutz handelt es sich gleichrangig um den Schutz personen- und wirtschaftsbezogener Daten.

    b) Ist der Zweck der Speicherung erfüllt, müssen die gespeicherten Daten gelöscht werden.

    c) Auch auf dem Wege der Amtshilfe dürfen die Krankenversicherungträger keine Versicherten-Daten ohne Wissen des Patienten an das Gesundheitsamt weitergeben.

    d) Das Bundesdatenschutzgesetz gilt für die Speicherung, Veränderung, Löschung personenbezogener Daten, nicht jedoch für die Übermittlung von Daten.

Aufgabe 36

Ordnen Sie die folgenden Rechte und Pflichten nach dem Bundesdatenschutzgesetz bei der Verarbeitung personenbezogener Daten den untenstehenden Sachverhalten zu.

Rechte und Pflichten:

    1) Benachrichtigung

    2) Sperrung

    3) Berichtigung

    4) Löschung

Sachverhalte:

    a) Daten zur Person sind fehlerhaft gespeichert.

    b) Die Daten wurden erstmalig gespeichert.

    c) Unzulässige Speicherung von Daten.

    d) Die Richtigkeit der Daten wird bestritten.

Aufgabe 37

In der Praxis von Dr. Muster gilt die Anweisung täglich eine Datensicherung durchzuführen.
- a) Was versteht man unter Datensicherung?
- b) Wie wird der Vorgang der Datensicherung abgewickelt?
- c) Aus welchen Gründen ist eine Datensicherung zwingend notwendig?

Aufgabe 38

Erläutern Sie in kurzer Form vier vom Bundesdatenschutzgesetz zum Schutz personenbezogener Daten geforderte Kontrollen.

——— **Lösungen** ———

Lösung der Aufgabe 1
- Stammdaten: Daten, die bei gleichen Arbeitsabläufen immer wieder benötigt werden und über einen längeren Zeitraum hinweg weitgehend konstant bleiben. Beispiele: Geburtsdatum, Namen und Anschriften der Arztkollegen; Wörterbuch usw.
- Bewegungsdaten: Daten, die in Zusammenhang mit einem speziellen Vorgang stehen. Sie entstehen immer wieder neu. Beispiel: Behandlungsdaten – bezogen auf einen speziellen Tag (Behandlungsdatum, Diagnosen, Medikamente, Ziffern, Vermerke usw.)

Lösung der Aufgabe 2

Daten können sich u.a. zusammensetzen aus:
alphabetischen (Heinrich Meyer),
numerischen (204 – fortlaufende Liquidationsnummern),
alphanumerischen Zeichen (N2 – Packungsgröße).

Lösung der Aufgabe 3

HARDWARE +	• Zentraleinheit • Eingabegerät • Ausgabegerät	Geräte
BETRIEBS-SYSTEM-SOFTWARE +	• Organisationsprogramme • Übersetzungsprogramme • Dienstprogramme • Sicherungen, Tests	Hilfsfunktionen für den Betrieb der Geräte
ANWENDER-PRO-GRAMME =	• Standardsoftware (Textverarbeitung, Tabellenkalkulation, Datenbank, Grafik, DFÜ-Übertragung u.a.) • Branchensoftware	Ausführen der Anwendungen
Einsatzfähiges Computersystem		Erstellt die Ergebnisse (Schriftstücke, elektronische Karteien ...)

Lösung der Aufgabe 4

a) 2), b) 1), c) 2), d) 1), e) 1), f) 2)

Lösung der Aufgabe 5

a) 4), b) 2), c) 3), d) 5), e) 1)

Lösung der Aufgabe 6

a) Bildschirm   1)
b) Festplatte   1), 3)
c) Abrechnungsprogramm   2)
d) Scanner   1)
e) Laborbeleg mit aufgedrucktem Barcode   3)
f) Tastatur   1)
g) Betriebssystem   2)
h) Testprogramm   2)
i) CD-ROM-Laufwerk   1)

Lösung der Aufgabe 7

a) 1 KB entspricht 1024 Byte (2^{10}), das sind ca. 1000 Zeichen (z.B. Buchstaben). 1024 KB = 1 MB ca. 1 Mill. Zeichen (20^{20})

b) RAM (random access memory): flüchtiger Speicher, Direktzugriffsspeicher. Standardmäßig werden heutzutage Rechner (PCs) mit mindestens 8 bzw. 16 MB angeboten.

Lösung der Aufgabe 8

– RAM-Bausteine: Dem Prozessor sind die Speicherbausteine (Speicherchips) zugeordnet, die als Hauptspeicher arbeiten. Diese Bausteine versorgen den Rechner mit Informationen und bieten sich zur Informationsablage an (random access memory = „Schreib-Lese-Speicher"). Weiteres Kennzeichen: Sie benötigen eine stetige Elektrizitätszufuhr. Streng genommen sind diese so genannten RAM-Bausteine „nicht intelligent", ohne Strom werden alle vorherigen Informationen „vergessen".

– ROM-Bausteine: Nach dem Einschalten des Rechners werden Selbsttest-und Startprogramme abgearbeitet. So werden z.B. der Arbeitsspeicher und die angeschlossenen Geräte (beim Drucker ist dies sogar hörbar) überprüft und die installierte Speicherkapazität wird angezeigt. Diese immer wieder gleich ablaufenden Routinen sind auf ROM-Bausteinen (read only memory = „Nur-Lese-Speicher") zu finden. Der Nutzer hat keinerlei Möglichkeit den Inhalt zu ver-

ändern; dies ist weder erforderlich noch wünschenswert. Griffig formuliert: Diese Bausteine „vergessen" nicht (auch nicht bei Stromausfall).

Lösung der Aufgabe 9

a) Bus:
Funktion: Rechnerinterner Datenaustausch zwischen der Zentraleinheit und den Peripheriegeräten.
Ein Rechner muss auch danach beurteilt werden, wie schnell wie viele Bit von Funktionseinheit (Komponente) zu Funktionseinheit fließen (können). Die Verbindungsbahnen („Datenautobahnen und Landstraßen"), von denen es eine Vielzahl gibt, heißen Busse. Auch hier dient als Maß der Busbreite, wie viel Bit gleichzeitig (parallel) übertragen werden können, also in der Regel 8, 16 oder 32 Bit.

b) Steckplatz:
Die Ausbaufähigkeit eines Rechners hängt nachhaltig davon ab, wie viele (freie) Steckplätze zur Verfügung stehen. Steckplätze (slots) sind Kontaktleisten, die die jeweiligen Baugruppen („Karten" – z.B. Grafik- oder Faxkarte) aufnehmen, an das jeweilige Bussystem „anschließen" und damit die Verbindung zur Hauptplatine (motherboard) herstellen. Auch in diesem Zusammenhang muss zwischen 8-Bit-, 16-Bit- und 32-Bit-Steckplätzen unterschieden werden.

c) Schnittstellen:
Die Verbindung zwischen der Zentraleinheit und den angeschlossenen Geräten zur Ein-, Ausgabe und externen Speicherung erfolgt über Schnittstellen. Grundsätzlich kann zwischen seriellen und parallelen Schnittstellen unterschieden werden. Bei der seriellen Schnittstelle werden die Daten bitweise nacheinander übertragen; bei der parallelen byteweise (acht auf einen Streich!).

Beispiel aus der Arztpraxis:
Anschluss eines Lesegerätes für die Krankenversichertenkarten.
Wird die Krankenversichertenkarte in den Kartenleser eingeführt, liest das Gerät den Daten-

satz des Speicherchips. Die Daten werden per Drucker auf die Rezeptformulare ausgedruckt. Ist bereits ein Computer vorhanden, kann das Lesegerät über die serielle Schnittstelle angeschlossen werden; der Druckvorgang läuft dann über den PC.

Bei direktem Anschluss des Gerätes an einen Drucker über die parallele Schnittstelle löst allein das Einführen der Chipkarte den Druckvorgang aus.

Dabei überprüft das Gerät vorher die Datenstruktur auf Konformität und weist gegebenenfalls die Chipkarte als nicht lesbar zurück.

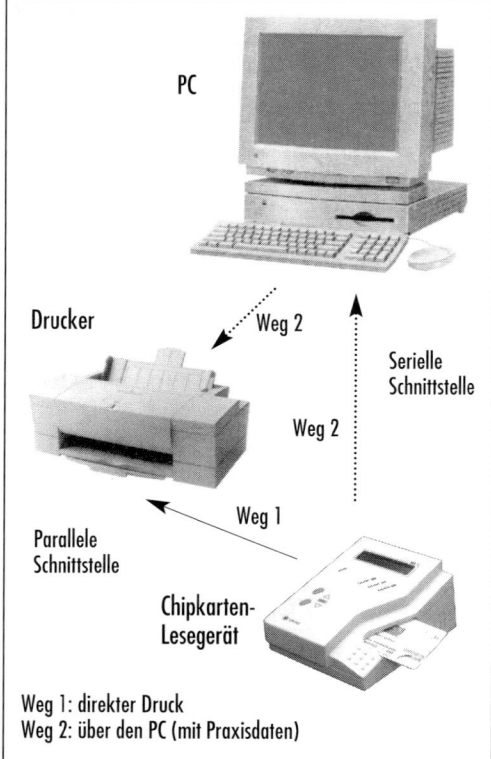

PC

Drucker .... Weg 2

Serielle Schnittstelle

Weg 2

Weg 1

Parallele Schnittstelle

Chipkarten-Lesegerät

Weg 1: direkter Druck
Weg 2: über den PC (mit Praxisdaten)

Lösung der Aufgabe 10
a) 2), b) 4), c) 1), d) 5), e) 3)

Lösung der Aufgabe 11
a)   Platte, Diskette, Streamer, optische Speichermedien – Bezug: leistungsfähiger Praxisrechner

b) Platte
   1) Kapazität: unterschiedlich, bis ca. 500 MB
   2) Leistungsdaten: ca. 9–15 ms/mittlere Zugriffszeit, 1000 – 1400 KB/s Datenübertragungsrate
   3) Anwendungsgebiete: Aufnahme aller Patientendaten

Diskette
   1) Kapazität: 5 1/4 Zoll – ca. 1, 2 MB; 3 1/2 Zoll – ca. 1,44 MB
   2) Leistungsdaten: ca. 100 ms/mittlere Zugriffszeit, 150–250 KB/s Datenübertragungsrate
   3) Anwendungsgebiete: Startdiskette, Programme, Programmpflege, Datenaustausch

Streamerband
   1) Kapazität: der Platte angepasst (bis ca. 500 MB)
   2) Leistungsdaten: 100–150 MB können bei Vollsicherung in ca. 20–25 min überschrieben werden
   3) Anwendungsgebiet(e): Datensicherung

optische Speichermedien
Beispiel: CD-ROM
   1) Kapazität: 540–635 MB
   2) Leistungsdaten: 200–400 ms
   3) Anwendungsgebiete: Programme, Programmpflege, medizinische Lexika und Fachzeitschriften

Lösung der Aufgabe 12
Prozessortyp
Hauptspeichergröße
Taktfrequenz
Bus-System
Anzahl und Größe der Caches

Lösung der Aufgabe 13
a) Der Arbeitsspeicher (RAM-Bausteine) ist ein flüchtiger Speicher. Durch den Stromausfall werden alle Daten gelöscht, die sich im Arbeitsspeicher befinden und noch nicht auf ein externes Medium (Platte) gespeichert wurden.

b) Die Daten sollten in regelmäßigen Abständen auf ein externes Medium (Platte) übertragen werden. Das kann bei den meisten Textverarbeitungsprogrammen automatisiert werden (Einstellung: automatisch, z.B. alle 3 oder 5 Minuten; so verliert man nur die Eingaben der wenigen Minuten seit der letzten Sicherung).

Lösung der Aufgabe 14

Matrix- oder Nadeldrucker sind die am häufigsten verwendeten Drucker in einer Arztpraxis. Sie sind ausreichend schnell, preisgünstig und robust.

Wichtig für Praxen: Im Gegensatz zu Laser- oder Tintendruckern „produzieren" sie Durchschläge (wichtig für die einschlägigen Formulare). Für den Formulardruck werden häufig sogenannte Flachbettdrucker eingesetzt. Laser- und Tintendrucker weisen dagegen eine besondere Eignung für die Arztbriefschreibung auf.

Lösung der Aufgabe 15

Zu den Hauptunterschieden sowie Vor- und Nachteilen der wichtigsten Druckerfamilien siehe untenstehende Abbildung.

Lösung der Aufgabe 16

a) Bildschirm (A)
b) Digitalisierbrett (E)
c) CD-ROM-Laufwerk (E)
d) Drucker (A)
e) Festplatte (S)
f) Maus (E)

Lösung der Aufgabe 17

Der Stammdatenerfassung kommt – insbesondere in Facharztpraxen – eine grundlegende Bedeutung zu. Pro Tag müssen ca. 30–50mal Stammdaten erfasst werden. Da die Chip-Karte die acht wichtigsten Stammdaten enthält, werden diese Daten per Lesegerät erfasst. Dadurch wird der Prozess der Datenerfassung nachhaltig verkürzt; ein wichtiger Rationalisierungsvorteil.

Lösung der Aufgabe 18

1) Kartenlesegerät mit angeschlossenem Drucker
2) Lesegerät + PC + KBV Patientenstammdatenverwaltung,
3) Lesegerät + Praxiscomputersystem

Lösung der Aufgabe 19

Scanner tasten die Vorlagen (Briefe, Fremdbefunde, Gutachten usw.) ab und wandeln alle Zeichen in digitale Signale um. Somit können Bilder und/oder Texte in den Rechner eingelesen und z.B. im Rahmen der Textverarbeitung weiterverarbeitet werden.

	Nadeldrucker	Tintendrucker	Laserdrucker
Schriftbild:	befriedigend	gut	sehr gut
Verbrauchsbedingte Schriftstärke:	wird schwächer	gleichbleibend	gleichbleibend
Geräuschentwicklung:	laut	leise	leise
Geschwindigkeit:	mäßig/gering	mäßig	relativ schnell
Durchschläge:	ja	nein	nein
Papierarten:	Einzelblatt und endlos	Einzelblatt und endlos	Einzelblatt
Einsatzgebiet:	KV-Abrechnungen (lange) Tabellen Etiketten Liquidationen (Durchschläge)	Briefe mit hoher Qualität	Briefe mit hoher Qualität schnelle Laser: Vordrucke

Lösung der Aufgabe 20
- Am Erfassungsort ist wenig Platz.
- Ein bildschirmgestützter Arbeitsplatz im Labor oder Therapiebereich ist nicht wirtschaftlich.
- Im Arztbereich wird bewusst darauf verzichtet.
- Daten sollen beim Hausbesuch erfasst werden.

Lösung der Aufgabe 21
Grundsätzlich gilt, dass die handschriftliche Dateneingabe ein erheblicher Fortschritt in den Bereichen sein kann, wo eine Erfassung per Tastatur störend wirkt. Dies kann beim Patientengespräch (z.B. psychotherapeutische Praxis, sensible Bereiche der Urologie usw.), am Krankenbett, beim Hausbesuch der Fall sein.

Lösung der Aufgabe 22
1. Bit
2. Byte
3. Zeichen
4. Datenfeld
5. Datensatz
6. Datei
7. Datenbank

Lösung der Aufgabe 23
a) 2), b) 4), c) 6), d)1), e) 3), f) 5)

Lösung der Aufgabe 24
DOS
UNIX (SINIX)
OS/2
Windows/NT

Lösung der Aufgabe 25
a) Die Anwendungssituation in einer Arztpraxis verlangt, dass mehrere Benutzer
  - mit denselben Dateien (z.B. Patientenverwaltung)
  - zur selben Zeit
  - mit gleichen oder unterschiedlichen Programmen
  arbeiten müssen.
  Dazu folgendes Alltagsbeispiel: Eine Helferin schreibt einen Befundbericht, eine andere vergibt im Rahmen der elektronischen Terminverwaltung Termine, die Ärztin erfasst die Behandlung (Diagnose, Medikamente, Therapie, Ziffern) und die Arztfachhelferin bearbeitet die Privatliquidationen. Um eine solche Situation – von Seiten des Betriebssystems – zu bewältigen und zu regeln gibt es grundsätzlich zwei Möglichkeiten für Mehrplatzsysteme:
  - „die Netzwerklösung" und
  - „die Terminallösung".

b) DOS-Novell, UNIX, MUMPS, Prologue

Lösung der Aufgabe 26
FORMAT A:/S (Leerstelle beachten!)

Lösung der Aufgabe 27
a) Formatieren der Diskette, die sich im Laufwerk A: befindet
b) Kopieren aller Dateien von Ausgangslaufwerk nach C: (Festplatte)
c) Anzeigen aller Dateien und Direktories in Kurzform, seitenweise, waagerecht
d) Löschen des Bildschirms

Lösung der Aufgabe 28
a)-(1) gibt die Eintragungen der Inhaltsverzeichnisse vollständig an (Directories (Inhaltsverzeichnisse) und Dateien)
b)-(2) Datenträger prüfen/Erstellen eines Statusberichtes
c)-(2) originalgetreues Kopieren von einer Diskette auf eine andere
d)-(2) Formatieren (Diskette, Platte) und Ausgabe eines Statusberichtes
e)-(1) zeigt das Datum an/Möglichkeit zum Ändern des Datums
f)-(1) zeigt den Inhalt einer Textdatei an
g)-(1) kopiert eine oder mehrere Dateien
h)-(2) stellt mit DELETE gelöschte Dateien wieder her
i)-(1) ändert Dateinamen
j)-(1) löscht die angegebenen Dateien

Lösung der Aufgabe 29
a) Standardsoftwarepakete dienen dem jeweiligen Anwenderkreis um typische, aber

branchenunabhängige Aufgaben lösen zu können. Beispiele: Textverarbeitung, Tabellenkalkulation, Datenbanksysteme, Grafik, Projektplanung.

Branchensoftware: Softwarepakete, die typische Aufgabenbereiche der jeweiligen Berufsgruppe „abdecken". Beispiele: Handwerk, Gesundheitsberufe (Ärzte, Zahnärzte, Apotheker), Beratende Berufe.

b) Ausgewählte Beispiele: Textverarbeitung – WORD, Kalkulation – EXCEL, Grafik – COREL DRAW (als Antwort sind entsprechende andere gültig, die in Schule oder Praxis eingesetzt werden).

c) Textverarbeitung: Programme zum Erfassen, Ändern, Speichern und Ausdruck von Texten, einfachen Grafiken und Tabellen. Lösen alle Aufgaben zum Schreiben der (Arzt-) Briefe. Ca. 300 – 500 verschiedene Programme werden auf dem Markt angeboten.

Kalkulation: Tabellenkalkulationsprogramme basieren auf einem elektronischen Arbeitsblatt, das sich aus Feldern aufbaut (Zeilen und Spalten), die Texte und Zahlen aufnehmen können und sich durch arithmetische und logische Operationen verknüpfen lassen.

Datenbanksysteme: dienen dem Erfassen, der Verwaltung, Pflege und Auswertung von Datenbeständen.

Sofwarepakete für Arztpraxen sind i.d.R. Datenbanksysteme mit z.B. integrierter Textverarbeitung.

Lösung der Aufgabe 30
Basispaket:
- Stammdatenverwaltung
- Erfassen und Ändern von Patientendaten

Abrechnung:
- Kassenabrechnung (KV-genehmigt), ggf. über DFÜ
- Privatliquidation inkl. Mahnwesen
- Chef- und Belegarztabrechnung
- BG-Liquidation

Erweiterte Funktionen:
- Datenaustausch mit Praxismeß- und Laborgeräten
- Labordatenübertragung
- Integration in die Praxis-DV (für Formulare, Schreiben etc.)
- Zugriff auf Datenbanken

Lösung der Aufgabe 31
Die Stammdaten-Datei „Arztkollegen" (Pflege durch die Arztpraxis) nimmt die Adressen der Ärzte auf, mit denen man (z.B. bei Überweisungen) zusammenarbeitet. Im Rahmen der Textverarbeitung kann jede Adresse mit dem Ersetzungswort (z.B. #ü1) komplett übernommen werden.

Auch der Zugriff auf einzelne Teile der Adresse (z.B. nur Name, nur Straße) ist über entsprechende Ersetzungswörter möglich. Sinn: Verminderung des Erfassungsaufwandes, Vermeiden von Fehlern.

Lösung der Aufgabe 32
AMIS (Arzneimittelinformationssystem des Zentralinstituts für die kassenärztliche Versorgung) ist mittlerweile im Rahmen einer Vielzahl von Softwarepaketen integriert. Es enthält Angaben zu Darreichungsformen, Indikationen, Preisen, Festbeträgen, Packungsgrößen und anderes mehr.

Dieses (oder vergleichbare Pakete) ist praktisch unverzichtbar geworden um eine sachgerechte Kontrolle des Verordnungsverhaltens (Stichwort: Medikamentenschnitt) zu ermöglichen, damit das individuelle (praxisbezogene) Arzneimittelbudget eingehalten werden kann (Ein Erfordernis, das auf das Gesundheitsstruktur-Gesetz zurückzuführen ist!).

Die vom Arzt ausgewählten Arzneimittel werden dann unmittelbar in die „Rezeptschreibung" übernommen.

Lösung der Aufgabe 33
Ziel des Datenschutzes ist es, den Einzelnen vor Missbrauch seiner personenbezogenen Daten im Rahmen der Datenverarbeitung zu schützen. Das Bundesdatenschutzgesetz (BDSG) schreibt spezifische Datenschutzmaßnahmen vor, insbesondere die Verpflichtung aller Beschäftigten auf das Datengeheimnis (§ 5 BDSG), und definiert 10 Kontrollbereiche (Anlage zu § 6 Abs. 1, Satz).

Hierzu drei Beispiele:

Zugangskontrolle:
In einer Arztpraxis kann im Normalfall der Bildschirm so platziert werden, dass die anderen Patienten bei der Datenerfassung die personenbezogenen Daten nicht einsehen können. Mit dem Einsatz der Chip-Karte wird diese Gefahr noch um ein Vielfaches geringer. Auch sollten die Helferinnen angewiesen werden Fremde vom Rechner fernzuhalten.

Datenträgerkontrolle:
Primärer Datenträger in einer Praxis ist die Festplatte. Hier ergeben sich keine Probleme. Sicherungsbänder gehören in den verschlossenen Stahlschrank! Dies gilt auch für Protokolle und Statistiken, die eine Identifikation des Patienten erlauben.

Speicherkontrolle:
Fast alle Systeme arbeiten mittlerweile mit Benutzerkennungen und Passwörtern, die blind – also ohne Anzeigen auf dem Monitor – eingebbar sind. Außerdem: Nicht jeder, der in der Praxis Daten erfasst, ergänzt und präsentiert, muss automatisch Anspruch auf alle erfassten Daten haben. Durch klar definierte Zugriffsrechte lässt sich dieses Problem lösen.

Lösung der Aufgabe 34
Ziel des Datenschutzes ist es, den Einzelnen vor Missbrauch seiner personenbezogenen Daten im Rahmen der Datenverarbeitung zu schützen. Der Berufsstand der Ärzte kann auf eine lange Datenschutztradition zurückblicken (Stichwort: Arztgeheimnis (u.a.: § 203 StGB; § 2 der Berufsordnung für Ärzte)).
Während das Arztgeheimnis speziell die Weitergabe von Informationen einschränkt, geht das Bundesdatenschutzgesetz erheblich weiter: Denn es bezieht sich nicht nur
auf medizinische Daten, sondern auf alle personenbezogenen Daten und hier nicht nur
auf Weitergabe bezeihungsweise Übermittlung, sondern auch auf die Speicherung, Veränderung, Sperrung und Löschung (§ 1 BDSG).

Lösung der Aufgabe 35
a) 9), b) 9), c) 1), d) 9)

Lösung der Aufgabe 36
a) 3), b)1), c) 4), d)2)

Lösung der Aufgabe 37
a) Datensicherung: Erhaltung und Sicherung des gesamten DV-Systems und Schutz der Daten vor höherer Gewalt, Fehlern und Missbrauch. – Grundsätzlich gilt: Daten sind erst dann wirkungsvoll gesichert, wenn sie auf ein PC-externes Medium (in der Praxis: in der Regel auf ein Streamer-Band) übertragen wurden.

b) Da der Datensicherung in einer Arztpraxis fundamentale Bedeutung zukommt, verfügen alle gängigen Programme über eigene Datensicherungsmodule, die ein hohes Maß an Bedienungskomfort aufweisen.
Die Datensicherung muss regelmäßig durchgeführt werden, damit sichergestellt wird, dass z.B. nach einem Festplattenfehler alle Daten schnell wieder zur Verfügung stehen. Sie sollte täglich durchgeführt werden; für jeden Wochentag ist ein separates Sicherungsband zu erstellen. Eine Monatssicherung sollte praxisextern (z.B. zu Hause) aufbewahrt werden. Zusätzlich ist es sinnvoll, wöchentlich oder nach Stromausfall (wichtig und nicht teuer: Notstromaggregat) eine Datenrekonstruktion durchzuführen.
Der Grad der Datensicherheit lässt sich erhöhen, wenn eine zweite Festplatte (Prinzip der Datenspiegelung) zur Verfügung steht. – Wichtig auch: Die genaue und verbindliche Regelung der personellen Verantwortlichkeit für die Durchführung der Datensicherung.

c) Eine Reihe von Rechtsquellen regelt den Umgang und die Aufbewahrungsfristen für Patientenaufzeichnungen (-daten). So beträgt die Aufbewahrungsfrist für Patientenaufzeichnungen 10 Jahre. Sollten durch einen technischen Defekt, einen Bedienungsfehler oder aus sonstigen Gründen die Daten zerstört worden und nicht mehr rekonstruierbar sein, wird der Arzt seines primären Informationsspeichers beraubt. Zudem würde – falls nachweisbar ist, dass gegen die Grundregeln der Datensicherung verstoßen wurde – ein Gesetzesverstoß vorliegen, der gegebenenfalls zur Regresspflicht führen kann.

Lösung der Aufgabe 38

Zugangskontrolle
Datenträgerkontrolle
Speicherkontrolle
Zugriffskontrolle

Zugriffskontrolle: Die Gewährleistung des Datenschutzes durch den mit einem Rechner arbeitenden Arzt bereitet streng genommen weniger Probleme als bei der konventionell geführten Patientenkartei. Der Zugang zu den gespeicherten Daten kann durch Passwörter und Beschränkung der Zugriffsrechte realisiert werden.

Aufgaben

10. Rechnungswesen

10.1 Rechnen

10.1.1 Grundrechenarten – Physikalisches Rechnen; Dreisatzrechnung

Grundrechenarten - Physikalisches Rechnen

Aufgabe 1
Teilen Sie die Zahl 12 durch 3 3/4. Welches Ergebnis ist richtig?

a) 1 1/3   d) 6 3/4
b) 3   e) 45
c) 3 1/5

Aufgabe 2
Eine Helferin hatte ihr Girokonto um 124,00 € überzogen, bevor ihr Gehalt von 785 € überwiesen wurde. Für Miete und Strom wurden sodann 256,00 € abgebucht. Schließlich hebt sie noch 150,00 € ab. Welchen Stand weist ihr Konto auf?

Aufgabe 3
15 000,00 € werden an karitative Einrichtungen gespendet: 40 % erhält das Deutsche Rote Kreuz, 1/3 die Deutsche Krebshilfe, 1/5 die Aktion Sorgenkind. Der Rest wird an verschiedene Institutionen überwiesen. Ermitteln Sie den Bruchteil der restlichen Spenden!

Aufgabe 4
An einer Berufsschule werden 189 Arzthelferinnen in Teilzeitklassen unterrichtet. Davon besuchen 3/7 die Grundstufe, der Rest die Fachstufe. Wie viel Schülerinnen besuchen die Fachstufe?

Aufgabe 5
Wie viel € kann man monatlich sparen, wenn man von seinem Monatseinkommen in Höhe von 1 560,00 € 1/4 für Verpflegung, 1/5 für Miete, 1/3 für Kleidung und 1/10 für sonstiges ausgibt?

Aufgabe 6
Verwandeln Sie in dm und addieren Sie!
620 cm + 0,123 km + 3400 mm + 321 m + 0,0089 m

Aufgabe 7
Die Wohnungseigentümer an einem Haus besitzen die folgenden Grundstücksanteile:

A 3/8
B 1/6
C 1/12
D den Rest

Berechnen Sie den Anteil von D und kürzen Sie ihn so weit wie möglich!

Aufgabe 8
Um ein Wartezimmer mit Fliesen auszulegen benötigt man 162 quadratische Fliesen mit einer Kantenlänge von 40 cm. Die gewünschten Fliesen sind jedoch nur mit einer Kantenlänge von 30 cm erhältlich. Wie viele Fliesen benötigt man?

Aufgabe 9
Die Heizkosten eines Hauses betragen 15 000,00 €. Es entfallen auf die Arztpraxis 3/5, der Rest auf die Privatwohnung. Wie viel € betragen die Heizkosten der Praxis?

Aufgabe 10
Für eine Arztpraxis musste in der vergangenen Heizperiode wegen zu kleiner Tanks zweimal Heizöl angeliefert werden:
1. Lieferung: 7 800 Liter zu 38,90 € je 100 Liter
2. Lieferung: 3 600 Liter zu 47,50 € je 100 Liter

a) Wie viel € wurden für die beiden Teilliefermengen insgesamt bezahlt?
b) Zu welchem Durchschnittspreis je 100 Liter wurde das gesamte Heizöl bezogen?

Aufgabe 11
Sie stellen in der Praxis eine Aknecreme selbst her. Diese besteht aus:

250 g Erythromycin, 10 g kosten 2,70 €
600 g Lanolin, 10 g kosten 0,90 €
1150 g Vaseline, 10 g kosten 0,60 €
Wie teuer ist eine 20-g-Tube?

Aufgabe 12

Eine medizinische Großhandlung kauft einen Behälter mit 58,5 Liter Flüssigkeit. Sie soll in 5 1/4-Liter-Eimer abgefüllt werden. Wie viele Behälter können gefüllt werden, wenn beim Umfüllen 750 ccm verschüttet werden?

Aufgabe 13

Addieren Sie:
$370 \, mg + 6500 \, \mu g + 13 \, dg + 4350 \, \mu g + 38,65 \, dg$

Aufgabe 14

Eine Packung Nährmittel weist die folgenden Nährwertgehalte je 100 Gramm aus:

Thiamin B 1	1,7 mg
Riboflavin B 2	2,3 mg
Niacin	13,5 mg
Protein/Eiweiß	5,8 g
Fett	0,9 g
Kohlehydrate	74,0 g

Berechnen Sie das Gesamtgewicht dieser Nährwertgehalte!

Aufgabe 15

Ermitteln Sie aus den folgenden Angaben die Summe in Gramm:
$700 \, mg + 0,4 \, kg + 47 \, g + 23 \, dg$

Aufgabe 16

Addieren Sie folgende Werte zu mg!
$175 \, g + 0,78 \, dg + 319,37 \, mg + 45,44 \, dg + 0,006 \, g$

Aufgabe 17

Welche Aussagen über Maßeinheiten treffen zu?
   a) 1 ml ist das 1000fache von 1 Liter.
   b) 1 ml ist 1/1000 von 1 Liter.
   c) $1 \, ml = 10^3$ Liter
   d) $1 \, ml = 10^{-3}$ Liter
   e) $1 \, ml = 10^2$ Liter

Aufgabe 18

Welche der folgenden Potenzen entspricht einem Milliliter?

   a) $10^{-1} \, l$
   b) $10^{-2} \, l$
   c) $10^{-3} \, l$
   d) $10^{-6} \, l$
   e) $10^{-9} \, l$

Aufgabe 19

Ein Kanister enthält 12 Liter aqua dest. Für Laborversuche werden entnommen:
   675 ml
   1,3 l
   $1 \, 250 \, cm^3$
   1/2 l
   1/4 l

Wie viel Liter verbleiben nach der letzten Entnahme im Kanister?

Aufgabe 20

Welche der folgenden Umrechnungen ist richtig?
   a) 6 Kilometer = 600 Meter
   b) 3 Hektoliter = 3000 Liter
   c) 2 Dezimeter = 20 Meter
   d) 4 Zentiliter = 0,04 Liter
   e) 1 Milligramm = 10^{-2} Gramm

Aufgabe 21

Eine Arzthelferin soll zur Herstellung einer Mischung 50 cl einer Flüssigkeit nehmen. Welcher der nachfolgenden Skalenwerte entspricht dieser Menge?
   a) 0,5 ccm
   b) 5,0 ccm
   c) 50,0 ccm
   d) 500,0 ccm
   e) 5 000,0 ccm

Aufgabe 22

Wie viel cm^3 erhalten Sie, wenn Sie folgende Flüssigkeitsmengen addieren?
$0,67 \, dm^3 + 178 \, Milliliter + 283 \, 000 \, mm^3$

Aufgabe 23

Die Wellenlänge eines Filters im Photometer wird in nm (Nanometer) angegeben. Welche der nachfolgend angegebenen Maßeinheiten ist richtig?
   a) $1 \, nm = 1/100 \, 000 \, m = 10^{-5} \, m$
   b) $1 \, nm = 1/1 \, 000 \, 000 \, m = 10^{-6} \, m$

c) $1 \text{ nm} = 1/10\,000\,000 \text{ m} = 10^{-7} \text{ m}$
d) $1 \text{ nm} = 1/100\,000\,000 \text{ m} = 10^{-8} \text{ m}$
e) $1 \text{ nm} = 1/1\,000\,000\,000 \text{ m} = 10^{-9} \text{ m}$

Aufgabe 24

100 g eines Medikamentes enthalten 500 mg Dexpanthenol. Wie viel Prozent Wirkstoff enthält das Medikament?

   a) $0,005\,\%$
   b) $0,05\,\%$
   c) $0,5\,\%$
   d) $5,0\,\%$

Dreisatzrechnung

Aufgabe 25

Ein Arzt schreibt für eine Zeitschrift fachwissenschaftliche Beiträge. Er bekommt ein Zeilenhonorar, das sich nach der Länge und der Anzahl der Zeilen richtet. Im vergangenen Monat erhielt er bei einer Zeilenbreite von 6,1 cm für 812 Zeilen ein Honorar von 1 245,00 €. Wie viel Honorar überweist der Verlag bei einer Zeilenbreite von 7,8 cm und bei 698 Zeilen?

Aufgabe 26

Eine Bürgerinitiative mit 44 Mitgliedern möchte eine Anzeige in einer Tageszeitung veröffentlichen. Die Verteilung der Gesamtkosten würde jedes Mitglied mit 36,00 € belasten. Welchen anteiligen Betrag ergibt eine Neuberechnung bei unveränderten Gesamtkosten nach dem Eintritt von 11 weiteren Mitgliedern?

Aufgabe 27

Die Arzthelferin Monika hatte im vergangenen Monat eine Stromrechnung von 30,13 € für 287 verbrauchte kWh. Mit welchem Betrag muss sie in diesem Monat rechnen, wenn sich der Zählerstand im Abrechnungszeitraum von 4317 auf 4631 verändert hat?

Aufgabe 28

Ein Privatsanatorium zahlt für seine 18 Arbeitnehmer in einer Woche (6 Arbeitstage) einen Essenszuschuss von 135,00 €. Wie hoch sind die Kosten, wenn 2 Arbeitnehmer zusätzlich eingestellt werden?

Aufgabe 29

Ein Säugling erhält pro Mahlzeit eine Flasche mit 150 g Milch, davon 1/3 Milchpulver. Wie viel g Milchpulver muss jeder Meßlöffel enthalten, wenn der Hersteller die Menge von 2 1/2 Meßlöffeln empfiehlt?

Aufgabe 30

Ein Wartezimmer soll tapeziert werden. Maße: 5,8 m lang, 4,25 m breit, 2,60 m hoch. Eine Rolle Tapete ist 10 m lang und 50 cm breit. Wie viele Rollen benötigt man? Für Tür und Fenster werden 4,5 m^2 abgezogen. Das Ergebnis ist auf volle Rollen aufzurunden!

Aufgabe 31

3 Arzthelferinnen benötigen für das Sortieren von 4200 Belegen 5 Stunden. Wie viele Stunden bzw. Minuten benötigen 4 Arzthelferinnen für 4900 Belege?

Aufgabe 32

Ein Arzt will 12 Kisten Wein bei einem Winzer abholen. 1 Liter Wein wiegt 1 kg, 1 leere Kiste 2,5 kg, 1 leere Flasche 0,25 kg. Jede Kiste enthält 6 Flaschen à 0,7 Liter. Wie schwer ist die Ladung?

Aufgabe 33

Eine Ölheizungsanlage brauchte 4 560 Liter Öl für eine Heizperiode von 152 Tagen. Wie lange hätte dieser Vorrat gereicht, wenn täglich 3,5 Liter weniger verbraucht worden wären?

Aufgabe 34

Ein Behälter mit 90 l Flüssigkeit soll in 3/4-l-Flaschen umgefüllt werden. Wie viele Flaschen können gefüllt werden, wenn mit 1 % Abfüllverlust zu rechnen ist?

Aufgabe 35

Wie viele Kalorien haben 625 g Mehl, wenn 3500 Kalorien einem kg Mehl entsprechen?

Aufgabe 36

Beim Umzug einer Berufsschule in ein neues Gebäude werden für Transportarbeiten 15 Arbeiter bei einer täglichen Arbeitszeit von 8 Stunden 5 Tage beschäftigt. Wie viele Arbeiter müssten eingesetzt werden, wenn die gleiche Arbeit in 4 Tagen beendet sein soll und täglich nur 6 Stunden gearbeitet wird?

Aufgabe 37
Die Toilette einer Praxis soll neue Wand- und Bodenfliesen erhalten. Folgende Abmessungen sind zu berücksichtigen: Länge 2,40 m, Breite 1,90 m , Höhe 2,70 m. Auf Fenster und Türen entfallen 2,82 m^2. Ermitteln Sie die Renovierungskosten, wenn eine Fliese (20 cm x 30 cm) 2,40 € kostet und für Verlegearbeiten ein Pauschbetrag von 900,00 € vereinbart wurde.

Aufgabe 38
Für eine Jugendgruppe von 24 Personen hat ein Gastwirt 36 kg Gemüse für 6 Tage eingekauft. Da aber 40 Personen eintreffen und damit zu rechnen ist, dass sie noch einige Tage länger bleiben, kauft er noch 54 kg Gemüse dazu. Wie lange kann der Gastwirt bei gleichem Speisezettel die Jugendgruppe mit Gemüse versorgen?

Aufgabe 39
Drei Helferinnen einer Praxis bewältigen normalerweise die Quartalsabrechnung in 3 1/2 Tagen bei einer täglichen Arbeitszeit von 8 Stunden. In diesem Quartal kann eine neu eingestellte Helferin mitarbeiten und der Arzt stellt alle Helferinnen 3 Stunden vormittags und 4 Stunden nachmittags für diese Arbeit frei. Wie lange dauert die Abrechnung?

Aufgabe 40
Eine Arbeitsplatte, die 1,60 m lang und 60 cm breit ist, kostet 28,32 €. Wie viel € kostet eine Arbeitsplatte, die 2,20 m lang und 50 cm breit ist?

Aufgabe 41
Die Miete für einen Ausstellungsraum mit 250 m^2 beträgt im Vierteljahr 2812,50 €. Wie viel € kosten 400 m^2 in 4 Monaten bei gleichem Preis pro m^2?

Aufgabe 42
3 Ärzte benötigen 4 Tage um 1 560 Schüler zu impfen. Wie viele Schüler können von 2 Ärzten in 5 Tagen geimpft werden?

Aufgabe 43
Eine Arzthelferin, die seit einem halben Jahr ein eigenes Auto besitzt, tankt regelmäßig für 40,00 €. Beim letzten Tanken hat sie für diesen Betrag genau 40 Liter Benzin erhalten. Inzwischen wurde der Benzinpreis um 5 Cent je Liter angehoben.
a) Wie viel € kostet 1 Liter Benzin nach der Preiserhöhung?
b) Wie viel Liter Benzin bekommt die Arzthelferin beim nächsten Tanken?

Aufgabe 44
Ein ml reiner Alkohol wiegt 0,8 g. Wie viel g Alkohol werden beim Verzehr von 0,5 Liter Bier (5 Vol. %) und 2 Korn à 20 ml (40 Vol. %) aufgenommen?

Aufgabe 45
Drei Arzthelferinnen einer Arztpraxis brauchen zur Abschrift eines neutralen Gutachtens, das einen Umfang von 90 000 Anschlägen hat, bei einer Leistung von 240 Anschlägen je Minute unter Berücksichtigung aller Pausen 3 Stunden. Wie viel Zeit (Std., Min., Sek.) brauchen 5 Arzthelferinnen unter denselben Bedingungen für eine Arbeit mit 140 000 Anschlägen bei einer Leistung von 280 Anschlägen je Minute?

Aufgabe 46
Zur Abrechnung von 1 260 Karteikarten benötigen drei Arzthelferinnen 2 Tage, wenn sie pro Tag 7 Stunden damit beschäftigt sind. Wie viele Stunden pro Tag müssen vier Arzthelferinnen aufwenden um 600 Karteikarten an einem Tag abzurechnen?

Aufgabe 47
Für Umbauarbeiten einer Arztpraxis sollen 5 Handwerker täglich 8 Stunden 12 Tage lang eingesetzt werden. Auf wie viele Tage kann man die Umbauzeit verkürzen, wenn die tägliche Arbeitszeit um 2 Stunden verlängert wird und 3 Handwerker zusätzlich eingesetzt werden?

Lösungen

Grundrechenarten – Physikalisches Rechnen

Lösung der Aufgabe 1
c)

Lösung der Aufgabe 2
255,00 €

Lösung der Aufgabe 3
1/15

Lösung der Aufgabe 4
108 Schülerinnen

Lösung der Aufgabe 5
182,00 €

Lösung der Aufgabe 6
6 2 dm + 1230 dm + 34 dm + 3 210 dm + 0,089 dm = 4 536,089 dm

Lösung der Aufgabe 7
D = 3/8

Lösung der Aufgabe 8
288 Stck.

Lösung der Aufgabe 9
9 000,00 €

Lösung der Aufgabe 10
   a) 4 744,20 €
   b)   41,62 €

Lösung der Aufgabe 11
1,91 €

Lösung der Aufgabe 12
11 Eimer

Lösung der Aufgabe 13
370 mg + 6,5 mg + 1 300 mg + 4,35 mg + 3 865 mg = 5 545,85 mg

Lösung der Aufgabe 14
80,7175 g

Lösung der Aufgabe 15
450 g

Lösung der Aufgabe 16
175 000 mg + 78 mg + 319,37 mg + 4 544 mg + 6 mg = 179 947,37 mg

Lösung der Aufgabe 17
b) und d)

Lösung der Aufgabe 18
c)

Lösung der Aufgabe 19
8,025 l

Lösung der Aufgabe 20
d)

Lösung der Aufgabe 21
d)

Lösung der Aufgabe 22
$670 \text{ cm}^3 + 178 \text{ cm}^3 + 283 \text{ cm}^3 = 1\ 131 \text{ cm}^3$

Lösung der Aufgabe 23
e)

Lösung der Aufgabe 24
c)

Dreisatzrechnung

Lösung der Aufgabe 25
1 368,46 €

Lösung der Aufgabe 26
28,80 €

Lösung der Aufgabe 27
32,96 €

Lösung der Aufgabe 28
150,00 €

Lösung der Aufgabe 29
20 g

Lösung der Aufgabe 30
47,76 m^2 = 10 Rollen

Lösung der Aufgabe 31
4 3/8 Std. = 4 Std. 22 1/2 Min.

Lösung der Aufgabe 32
98,4 kg

Lösung der Aufgabe 33
172 Tage

Lösung der Aufgabe 34
118 Flaschen

Lösung der Aufgabe 35
2 187,5 Kalorien

Lösung der Aufgabe 36
25 Arbeiter

Lösung der Aufgabe 37
1 716,00 €

Lösung der Aufgabe 38
9 Tage

Lösung der Aufgabe 39
3 Tage

Lösung der Aufgabe 40
32,45 €

Lösung der Aufgabe 41
6 000,00 €

Lösung der Aufgabe 42
1 300 Schüler

Lösung der Aufgabe 43
   a) 1,05 €
   b) 38,09 l

Lösung der Aufgabe 44
32,8 g

Lösung der Aufgabe 45
2 Std. 24 Min.

Lösung der Aufgabe 46
5 Std.

Lösung der Aufgabe 47
6 Tage

10.1.2 Durchschnittsrechnung, Verteilungsrechnung, Mischungsrechnung

Durchschnittsrechnung

Aufgabe 1
Ein Geschäft hat folgende Monatsumsätze:
Juli:	263 457,00 €
August:	179 463,00 €
September:	236 768,00 €
Oktober:	211 439,00 €
November:	205 753,00 €
Dezember:	315 142,00 €

Ermitteln Sie den durchschnittlichen Umsatz je Verkäufer bei 15 Arbeitskräften.

Aufgabe 2
Eine Gruppe von Arzthelferinnen fährt gemeinsam zu einem Konzert. Im Vorverkauf beschaffen sie sich folgende Karten:

4 Karten zu 12,00 € pro Person
7 Karten zu 17,50 € pro Person
9 Karten zu 22,00 € pro Person
Berechnen Sie den durchschnittlichen Kartenpreis pro Person.

Aufgabe 3
Ein Krankenhaus zeigt folgende Statistik:

Station	Kranken-schwestern	1-Bett-Z.	2-Bett-Z.	3-Bett-Z.
A	7	2	5	6
B	12	3	6	10
C	8	4	7	5

a) Wie viele Patienten wurden im Durchschnitt von einer Krankenschwester im gesamten Krankenhaus betreut, wenn alle Betten belegt waren?

b) Wie viele Krankenschwestern sind im Durchschnitt je Station beschäftigt?

Aufgabe 4

Ein Sanatorium mit 240 Betten war im letzten Jahr wie folgt belegt:

an 171 Tagen waren 240 Betten belegt
an 119 Tagen waren 225 Betten belegt
an 46 Tagen waren 190 Betten belegt
an 29 Tagen waren 150 Betten belegt

Berechnen Sie die Zahl der Betten, die im Durchschnitt belegt waren.

Aufgabe 5

Bei der Bestandsaufnahme in einem Labor wurden gezählt:

am 02.01.: 764 Stück
am 01.03.: 643 Stück
am 01.06.: 766 Stück
am 01.09.: 594 Stück
am 31.12.: 358 Stück

Wie hoch war der durchschnittliche Lagerbestand?

Aufgabe 6

Eine Kassenärztliche Vereinigung versorgt die Bevölkerung in ihrem Gebiet wie folgt:

Bezirke	Notfalldienstzentralen	Einwohner
A	8	350 000
B	12	1 000 000
C	7	320 000
D	2	148 000
E	1	66 000

a) Wie viele Notfalldienstzentralen durchschnittlich je Bezirk gibt es im Bereich dieser KV?

b) Für wie viele Einwohner in diesem KV-Gebiet besteht durchschnittlich eine Notfalldienstzentrale?

c) Wie viele Einwohner werden im Bezirk B durchschnittlich durch eine Notfalldienstzentrale versorgt?

Aufgabe 7

Arzthelferin Karin hatte an einem Weiterbildungskurs zur Arzt-Fachhelferin teilgenommen. Die Prüfung brachte folgende Ergebnisse: Von 24 Teilnehmerinnen erhielten 3 die Note sehr gut, 7 die Note gut, 10 die Note befriedigend, 2 die Note ausreichend, 2 bestanden mit mangelhafter Leistung die Prüfung nicht. Wie war der Notendurchschnitt?

Aufgabe 8

Sie sollen Ampullen für die diesjährige Grippeimpfung bestellen. In den letzten 5 Jahren wurden folgende Ampullen bestellt:

1992: 116 Ampullen
1993: 105 Ampullen
1994: 101 Ampullen
1995: 94 Ampullen
1996: 119 Ampullen

a) Ihr Chef bittet Sie nachzuprüfen, wie viele Ampullen in den letzten 5 Jahren durchschnittlich gebraucht wurden.

b) Wie viel % der Ampullen wurden 1996 mehr bestellt als 1995?

Aufgabe 9

Betrachten Sie die Tabelle auf der folgenden Seite „Was Ärzte verdienen" und errechnen Sie, wie hoch der durchschnittliche Gewinn je Praxis (noch zu versteuern) aller dort aufgeführten Praxen ist.

Verteilungsrechnung

Aufgabe 10

Drei Helferinnen verteilen entstandene Kosten nach folgendem Schlüssel:

Agnes übernimmt 2/5,
Beate übernimmt 1/3,
Christina übernimmt den Rest, das sind 30,00 €.

Wie viel € hat Beate zu zahlen?

Aufgabe 11

Ein Lottogewinn von 2 799,63 € soll unter drei Arzthelferinnen entsprechend ihrer Spieleinsätze aufgeteilt werden. Danach muss die Helferin B zweimal so viel erhalten wie die Helferin A. Der Helferin C steht dreimal so viel zu wie ihrer Kollegin B. Errechnen Sie den Gewinnanteil der Helferin C.

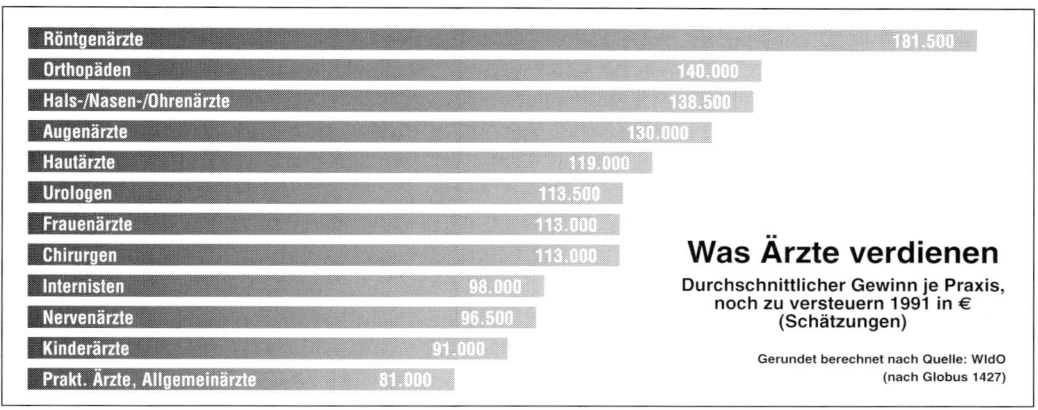

Röntgenärzte	181.500
Orthopäden	140.000
Hals-/Nasen-/Ohrenärzte	138.500
Augenärzte	130.000
Hautärzte	119.000
Urologen	113.500
Frauenärzte	113.000
Chirurgen	113.000
Internisten	98.000
Nervenärzte	96.500
Kinderärzte	91.000
Prakt. Ärzte, Allgemeinärzte	81.000

Was Ärzte verdienen

Durchschnittlicher Gewinn je Praxis,
noch zu versteuern 1991 in €
(Schätzungen)

Gerundet berechnet nach Quelle: WIdO
(nach Globus 1427)

Aufgabe 12

3 Helferinnen bilden eine Fahrgemeinschaft. Die monatlich anfallenden Benzinkosten werden wie folgt aufgeteilt:

Anette 1/3

Britta 1/4

Carola den Rest = 15,00 €

Der Arzt erstattet jeder Helferin die Hälfte ihrer Fahrkosten. Wie viel € muss Britta monatlich selbst aufbringen?

Aufgabe 13

Beim Kauf von Heizöl für eine Gemeinschaftspraxis erhielten

der Arzt A für seine Wohnung 1/4,

der Arzt B für seine Wohnung 3/7 und

die Praxis den Rest = 5 400 Liter.

Wie viel Liter Öl wurden insgesamt getankt?

Aufgabe 14

Die angefallenen Stromkosten in einem Krankenhaus sind auf 4 Abteilungen zu verteilen:

Abteilung A = 25 %

Abteilung B = 1/3

Abteilung C = 1/6

Abteilung D = Rest (240,00 €)

Wie viel € betragen die gesamten Stromkosten?

Aufgabe 15

Eine Erbschaft von € 8 177,00 soll so aufgeteilt werden, dass Katja einen um 1/5 höheren Anteil als Iris, Melanie 1/4 mehr als Katja bekommen soll. Wie viel € bekommt Melanie?

Aufgabe 16

Eine Eigentumswohnung wurde folgendermaßen finanziert:

3/5 durch Ersparnisse der Helferin, 1/6 durch Schenkung der Eltern, 31 500,00 € durch Erbschaft. Wie hoch war der Kaufpreis?

Aufgabe 17

Die Abmessungen der Räume einer Praxis betragen:

Behandlungszimmer 7 m x 9 m

Labor 5 m x 6 m

Wartezimmer 4 m x 10 m

a) Wie viel € beträgt die monatliche Miete der Praxis je m², wenn die gesamte Monatsmiete 1 596,00 € ausmacht?

b) Wie verteilen sich die Mietkosten auf die einzelnen Praxisräume?

Aufgabe 18

Beim Kauf von Heizöl erhielten

der Arzt A 1/3,

der Arzt B 1/4 und

der Arzt C den Rest = 12 600 Liter Heizöl.

a) Wie viel Liter Heizöl erhielt Arzt B?

b) Wie viel Liter Heizöl wurden insgesamt getankt?

Aufgabe 19

Von einem Gewinn erhalten die Helferin Sandra 6 2/3 %, Tanja 1/12 und Uta 60 %, Veronika erhält als Rest 1 650,00 €. Wie groß war der Gesamtgewinn?

Aufgabe 20
Vier Arzthelferinnen spielen gemeinsam ein Los der Süddeutschen Klassenlotterie. Anita zahlt 1/4, Beate 1/5, Christa 1/6 und Doris den Rest = 230,00 € des Einsatzes. Sie gewinnen 12 000,00 €. Wie viel € vom Gewinn erhält die Arzthelferin Doris?

Aufgabe 21
In 1,2 kg Beruhigungstee sind 2 Teile Hopfen, 2 Teile Baldrian, 3 Teile Kümmel, 2 Teile Fenchel, 1 Teil Anis, 2 Teile Süßholz, 2 Teile Kamille und 2 Teile Pfefferminz enthalten. Wie viel g Fenchel muss man nehmen?

Aufgabe 22
In einem Gebäude sind zwei Arztpraxen, eine Steuerberaterpraxis und eine Anwaltskanzlei untergebracht. Leider gibt es nur einen zentralen Wasserzähler. Für die Aufteilung der Wasserkosten wurde folgender Verteilungsschlüssel vereinbart:
    Je Arztpraxis 8 Teile,
    Steuerberater und Anwalt je 3 Teile.
Wie viel € entfallen auf eine Arztpraxis, wenn 2 420,00 € als gesamte Wasserkosten aufzuteilen sind?

Aufgabe 23
Eine Praxis wurde von drei Ärzten übernommen. Dr. Hanke brachte 2/5, Dr. Buchholz 1/3 und Dr. Cierpiol 80 000,00 € ein.

a) Wie viel € bezahlte Dr. Hanke?
b) Wie hoch war das einzubringende Gesamtkapital?

Mischungsrechnung

Aufgabe 24
In einem Labor werden 20 Liter 60%iger Alkohol mit 15 Liter 80%igem Alkohol gemischt. Wie hoch ist der Alkoholgehalt der Mischung?

Aufgabe 25
Wie viel ml einer 15%igen NaCl-Lösung lassen sich mit 90 g NaCl herstellen? (1 ml = 1 g)

Aufgabe 26
Eine Helferin schüttet in ein Messglas mit 300 ml Inhalt 50 ml einer Konzentration. Dann füllt sie das Glas mit Wasser. Nach welchem Verhältnis hat sie Konzentration und Wasser gemischt?

Aufgabe 27
Sie sollen 20 Liter einer Flüssigkeit zu einem Preis von 8,00 € pro Liter bestellen. Dazu stehen Ihnen als 1. Sorte 8 Liter zum Preis von 5,00 € pro Liter zur Verfügung. Wie hoch muss der Preis pro Liter der 2. Sorte sein?

Aufgabe 28
Wir haben 50 ccm einer 2%igen Lösung. Wie viel ml Aqua dest. müssen wir hinzufügen um eine 0,5%ige Gebrauchslösung zu erhalten?

Aufgabe 29
Sagrotan wird mit Wasser im Verhältnis 1:4 verdünnt. Berechnen Sie den Prozentgehalt der Lösung.

Aufgabe 30
Wir benötigen eine 5%ige Sagrotanlösung. Zur Verfügung steht eine 70%ige Lösung. Wie viel l Wasser werden zur Herstellung von 700 ml der verlangten Lösung benötigt?

Aufgabe 31
Eine 30%ige Sagrotanlösung soll mit destilliertem Wasser zu einer 2,5%igen Lösung verdünnt werden.
    a) Wie viel ccm 30%ige Sagrotanlösung sind nötig um 600 ml der 2,5%igen Lösung herzustellen?
    b) Berechnen Sie das Mischungsverhältnis von 30%iger Sagrotanlösung zu Wasser; kürzen Sie so weit wie möglich!

Aufgabe 32
Ein Desinfektionsmittel ist mit Wasser im Verhältnis 2:5 zu verdünnen. Wie viel ml Wasser sind 70 ml Desinfektionsmittel hinzuzufügen?

Aufgabe 33
Eine Arzthelferin soll eine 3,5%ige Sagrotanlösung herstellen. Ihr steht eine 42%ige Lösung zur Verfügung. (Lösungsmittel Wasser)

a) Wie viel ml der 42%igen Lösung benötigt sie um 1 Liter der 3,5%igen Lösung herzustellen?

b) Wie viel ml der 3,5%igen Lösung würde sie erhalten, wenn sie 50 ml der 42%igen Lösung mit Wasser verdünnt?

Aufgabe 34

Zur Verfügung stehen 1,8 Liter 80%ige Lösung. Daraus ist eine 45%ige Lösung herzustellen. Wie viel Liter Lösungsmittel müssen hinzugefügt werden?

Aufgabe 35

Ein Arzt verschreibt 1,5 Liter einer 8%igen essigsauren Tonerde. In der Apotheke ist jedoch nur eine 15%ige Lösung vorrätig. Wie viel Liter Wasser muss eine PTA der 15%igen essigsauren Tonerde hinzufügen?

Aufgabe 36

Ein Rest von 75 ml 50%iger Essigsäure soll mit Wasser zu einer 3%igen Essigsäurelösung verdünnt werden. Wie viel ml Wasser werden benötigt?

Aufgabe 37

Die 3,8%ige Natrium-Citratlösung für die BSG ist Ihnen ausgegangen. Sie finden noch eine 57%ige Lösung. Mit wie viel Wasser müssen Sie verdünnen, wenn Sie 300 ml 3,8%iges Natrium-Citrat herstellen wollen?

Aufgabe 38

Für das Haarstudio „Madame" werden $2,4 \, l \, H_2O_2$ (Wasserstoffsuperoxyd) in einer Konzentration von 8 % bestellt. Wie viel ml Aqua dest. muss der Apotheker 30%igem H_2O_2 hinzumischen um die gewünschte Menge zu erhalten?

Aufgabe 39

Zur Herstellung von $50 \, cm^3$ 3,8%iger Natriumcitricum-Lösung steht Ihnen eine 10%ige Natriumcitricum-Lösung zur Verfügung. Wie viel cm^3 dieser Vorratslösung werden benötigt?

Aufgabe 40

Eine Arzthelferin benötigt 0,5 l einer 0,35%igen Lösung. Wie viel Gramm Substanz werden benötigt?

———— Lösungen ————

Durchschnittsrechnung

Lösung der Aufgabe 1
15 689,13 € (mtl.)

Lösung der Aufgabe 2
18,425 €

Lösung der Aufgabe 3
   a) 4 Patienten
   b) 9 Krankenschwestern

Lösung der Aufgabe 4
221,66 Betten

Lösung der Aufgabe 5
625 Stück

Lösung der Aufgabe 6
   a) 6 Notfalldienstzentralen
   b) 62 800 Einwohner
   c) 83 333 Einwohner

Lösung der Aufgabe 7
2,71

Lösung der Aufgabe 8
   a) 107 Ampullen
   b) 26,6 %

Lösung der Aufgabe 9
gerundet 117.917 €

Verteilungsrechnung

Lösung der Aufgabe 10
37,50 €

Lösung der Aufgabe 11
1 866,42 €

Lösung der Aufgabe 12
4,50 €

Lösung der Aufgabe 13
16 800 l

Lösung der Aufgabe 14
960,00 €

Lösung der Aufgabe 15
3 315,00 €

Lösung der Aufgabe 16
135 000,00 €

Lösung der Aufgabe 17
a) 12,00 € / m^2
b) Behandlungszimmer = 756,00 €
Labor = 360,00 €
Wartezimmer = 480,00 €

Lösung der Aufgabe 18
a) 7 560 l
b) 30 240 l

Lösung der Aufgabe 19
6 600,00 €

Lösung der Aufgabe 20
4 600,00 €

Lösung der Aufgabe 21
150 g

Lösung der Aufgabe 22
880,00 €

Lösung der Aufgabe 23
a) 120 000,00 €
b) 300 000,00 €

Mischungsrechnung

Lösung der Aufgabe 24
68,57 %

Lösung der Aufgabe 25
600 ml

Lösung der Aufgabe 26
1 : 5

Lösung der Aufgabe 27
10,00 €

Lösung der Aufgabe 28
150 ml

Lösung der Aufgabe 29
20 %

Lösung der Aufgabe 30
0,65 l

Lösung der Aufgabe 31
a) 50 ccm   b) 1 : 11

Lösung der Aufgabe 32
175 ml

Lösung der Aufgabe 33
a) 83,3 ml
b) 600 ml

Lösung der Aufgabe 34
1,4 l

Lösung der Aufgabe 35
0,7 l

Lösung der Aufgabe 36
1 175 ml

Lösung der Aufgabe 37
280 ml

Lösung der Aufgabe 38
1 760 ml

Lösung der Aufgabe 39
19 cm^3

Lösung der Aufgabe 40
1,75 g

10.1.3 Prozentrechnung / Promillerechnung, Zinsrechnung, Währungsrechnung

Prozentrechnung / Promillerechnung

Aufgabe 1
Ein Lieferer gewährt für den Kauf eines medizinischen Gerätes 15 % Rabatt = 675,00 €. Auf welchen Betrag lautet die Überweisung?

Aufgabe 2
Ein Händler gewährt seinen Kunden beim Einkauf 5% Rabatt; einem guten Freund gewährt der Händler beim Kauf eines CD-Spielers 15% Rabatt. Dadurch erhöht sich der Rabatt um 25,00 €. Wie teuer war der CD-Spieler ursprünglich?

Aufgabe 3
In einer Klinik sind die vorhandenen Betten im Durchschnitt zu 80 % belegt. Das bedeutet, dass – wiederum im Durchschnitt eines Jahres – 25 Betten ständig leer stehen. Über wie viele Betten verfügt die Klinik?

Aufgabe 4
In 100 g eines Präparates sind 0,125 g Vitamin B 2 enthalten. Wie viel Prozent sind das?

Aufgabe 5
Frische Hähnchen sind um 25 % teurer als tiefgefrorene Hähnchen. Um wie viel Prozent sind gefrorene Hähnchen billiger als frische?

    a) 15 %   d) 30 %
    b) 20 %   e) 35 %
    c) 25 %

Aufgabe 6
Ein hochwertiger Drucker für die Praxis wird wie folgt bezahlt: Anzahlung 292,50 €; danach fünf Monatsraten zu je 160,00 €. Dadurch erhöht sich der Barpreis um 15 %. Wie viel € betrug der Barpreis?

Aufgabe 7
Sie haben einen Teilzahlungskauf getätigt. Die erste Rate in Höhe von 8 1/3 % = 53,50 € zahlen Sie sofort. Wie hoch war der Kaufpreis?

Aufgabe 8
Ein Antiallergikum enthält pro Tablette, die ein Gewicht von 1/2 g aufweist, 30 mg Oxatomid. Berechnen Sie den Prozentgehalt von Oxatomid pro Tablette.

Aufgabe 9
Ein Arzt kauft ein medizinisches Gerät. Der Lieferer gewährt 10 % Rabatt = € 540,00 und 2 % Skonto bei Zahlung innerhalb von 10 Tagen nach Lieferung. Wie viel € zahlt der Arzt nach Abzug von Skonto?

Aufgabe 10
Nach Schätzungen ist jeder 20. Bundesbürger alkoholgefährdet. Wie viel Prozent sind das bei ca. 81 Millionen Einwohnern?

Aufgabe 11
Eine Studie zur Bevölkerungsentwicklung weist für die EG-Bevölkerung ein Wachstum von 322 auf 328 Millionen Menschen bis zum Jahre 2000 aus. Wie viel Prozent beträgt das zu erwartende Wachstum?

Aufgabe 12
Eine Helferin kauft ein Musikanlage. Bei Barzahlung kostet sie 795,00 €. Bei Ratenzahlung sind 300,00 € anzuzahlen, der Rest ist in 6 Monatsraten mit je 95,50 € zu tilgen. Wie viel Prozent ist der Ratenpreis höher als der Barpreis?

Aufgabe 13
Der Urlaub einer Helferin kostete 960,00 €. Das waren 20 % mehr, als sie vorhatte auszugeben. Mit wie viel € hatte sie gerechnet?

Aufgabe 14
Ein medizinisches Gerät kostet 8 400,00 €. Da Modelländerungen zu erwarten sind, wird der Preis auf 7 140,00 € herabgesetzt. Wie viel Prozent beträgt die Preissenkung?

Aufgabe 15
Ein Zäpfchen gegen Schmerzen hat folgende

Zusammensetzung: Paracetamol 60 mg, Codeinphosphat 2,5 mg, Coffein 1,25 mg. Wie hoch ist der Anteil des Codeinphosphats, ausgedrückt als Prozentsatz des Gesamtgewichts?

Aufgabe 16
Eine Arzthelferin bezieht ein Bruttogehalt von 1 450,00 € pro Monat. Wie viel € beträgt der von ihr zu tragende Anteil zur gesetzlichen Krankenversicherung, wenn die Krankenkasse einen Beitragssatz von 13,5 % verlangt?

Aufgabe 17
Ein Arzt schließt eine Lebensversicherung über 150 000,00 € ab. Die Versicherungsprämie (Beitrag) beträgt pro Monat 2 3/8 ‰. Wie viel € zahlt der Arzt pro Jahr?

Aufgabe 18
Ein Generika-Präparat ist um 12 1/2 % billiger als das Original. Beim Kauf spart der Patient 2,40 €. Wie viel € muss er noch bezahlen?

Aufgabe 19
Für ein Mehrfamilienhaus werden in diesem Jahr 6000 Liter Heizöl zum Preis von 0,35 € pro Liter bestellt. Im vergangenen Jahr bezahlten die Mieter für 5 500 Liter 2 310,00 €. Um wie viel Prozent hat sich der Preis für einen Liter Heizöl verändert?

Aufgabe 20
Eine Boutique setzt den Preis für einen „Ladenhüter" zunächst um 10 %, danach noch einmal um 15 % herab. Nach der letzten Preissenkung kostet der „Ladenhüter" € 182,07. Wie viel € spart eine Arzthelferin beim Kauf des „Ladenhüters"?

Aufgabe 21
Ein Miniphotometer wird zu € 795,00 (Listenpreis) angeboten. Da Ihr Chef seit 25 Jahren Kunde bei dieser Firma ist, bekommt er auf diesen Preis einen Treuerabatt von 10 % und außerdem noch 3 % Skonto, wenn die Rechnung innerhalb von 8 Tagen bezahlt wird. Wie teuer ist das Gerät, wenn innerhalb der Skontofrist bezahlt wird?

Aufgabe 22
Eine Praxis hat vom Sprechstundensystem auf das Bestellsystem umgestellt. Für Altpatienten wurden bisher 8 Minuten, für Erstpatientenuntersuchungen 16 Minuten eingeplant. Um die Zeitreserven zu erhöhen soll
– die eingeplante Zeit für Altpatienten um 50 %,
– die eingeplante Zeit für Erstpatienten um ein Viertel angehoben werden.

Wie viele Minuten werden nach der Änderung
a) für Altpatienten und
b) für Erstpatienten eingeplant?

Aufgabe 23
Die Baukosten für die Erweiterung und Modernisierung einer Arztpraxis wurden auf 344 500,00 € geschätzt. Nach Abschluss der Arbeiten betrugen die tatsächlichen Kosten für den Bau 389 285,00 €. Wie viel Prozent lagen die tatsächlichen Kosten über dem Kostenvoranschlag?

Aufgabe 24
Fast 2 700 € im Monat kostet ein Platz im Altenpflegeheim. Die Kosten pro Tag – also der Pflegesatz – betragen demnach knapp 90 € (siehe die Zahlen in der Tabelle „Ein Platz im Altenpflegeheim" auf der folgenden Seite).
a) Berechnen Sie den Anteil der Personalkosten an den Gesamtkosten pro Tag.
b) Wie viel Prozent beträgt der Sachkostenanteil am Pflegesatz?

Aufgabe 25
Wir kaufen einen Praxisgegenstand zu 85 % des Katalogpreises und sparen dadurch 78,00 €. Wie viel € beträgt der Katalogpreis?

Aufgabe 26
Die Zahl der Krankenscheine stieg im 2. Quartal um 84 gegenüber dem 1. Quartal, das sind 6 %. Wie hoch war die Zahl der Krankenscheine im 2. Quartal?

Aufgabe 27
Ein Arzt schließt eine Praxishaftpflichtversicherung in Höhe von 1 000 000,00 € ab. Er hat dafür

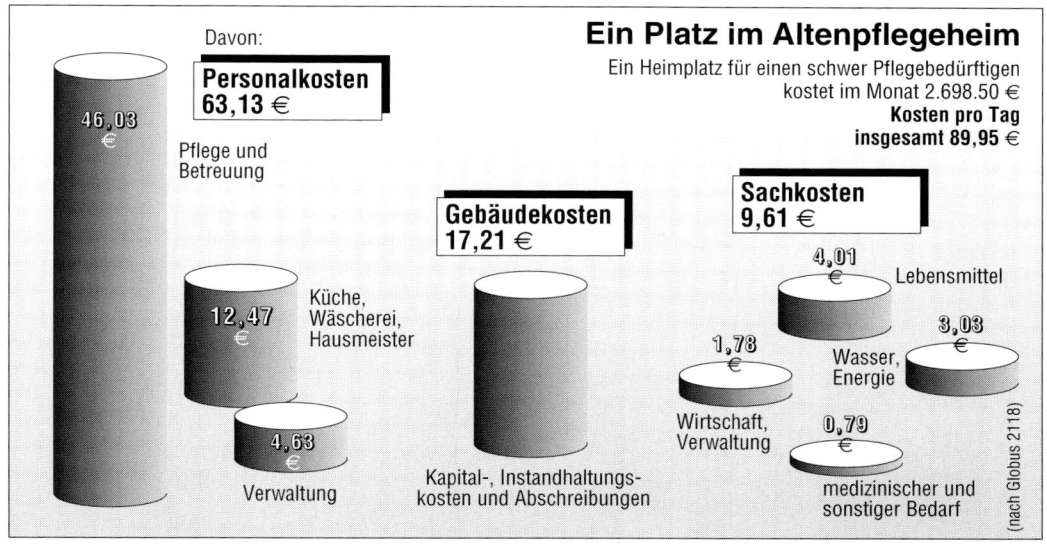

Ein Platz im Altenpflegeheim
Ein Heimplatz für einen schwer Pflegebedürftigen
kostet im Monat 2.698.50 €
**Kosten pro Tag
insgesamt 89,95 €**

Davon:

**Personalkosten
63,13 €**

46,03 €

Pflege und
Betreuung

**Gebäudekosten
17,21 €**

**Sachkosten
9,61 €**

12,47 €

Küche,
Wäscherei,
Hausmeister

4,01 € Lebensmittel

3,03 €

1,78 €

Wasser,
Energie

4,63 €

Verwaltung

Kapital-, Instandhaltungs-
kosten und Abschreibungen

Wirtschaft,
Verwaltung

0,79 €

medizinischer und
sonstiger Bedarf

(nach Globus 2118)

pro Monat 375,00 € Prämie zu zahlen. Mit welchem Promille-Satz rechnet die Versicherung?

Aufgabe 28
Ein Lieferer gewährt uns 12 % Rabatt und 2 % Skonto. Wir überweisen ihm 733,04 €. Wie hoch war der ursprüngliche Rechnungspreis?

Aufgabe 29
Über eine Billion Mark leistet sich Deutschland für die soziale Sicherheit. Das geht aus dem gesamtdeutschen Sozialbericht hervor, der vom Bundesarbeitsminister vorgelegt wird. (siehe Tabelle „Wer finanziert das soziale Netz?" auf Seite 256 – dieser Bericht liegt noch in DM vor, rechnen Sie die Zahlen ggf. um).
   a) Wie viel Milliarden Mark sind es insgesamt genau gewesen?
   b) Wie viel Prozent dieser Beiträge sind aus den Kassen von Bund, Ländern, Gemeinden und Sozialversicherung finanziert worden?
   c) Wie hoch ist der prozentuale Anteil insgesamt, den die Unternehmen jeweils beisteuerten?

Aufgabe 30
Das Gehalt einer Arzthelferin der Tätigkeitsgruppe II im 4.–6. Berufsjahr beträgt 1 339,50 €. Es

liegt damit um 64,00 € über dem der Tätigkeitsgruppe I. Um wie viel Prozent ist das Gehalt der Gruppe II höher als das der Gruppe I?

Zinsrechnung

Aufgabe 31
Ein Arzt zahlt als Praxiseigentümer vierteljährlich 5 382,00 € an Hypothekenzinsen für eine Hypothek von 277 780,00 €. Wie hoch ist der Zinssatz?

Aufgabe 32
Ein Autohändler bietet zum Kauf von Gebrauchtwagen ein Darlehen an. Bedingungen: Laufzeit 15 Monate, Zinssatz 10,20 %, keine Anzahlung. Eine Helferin erwirbt einen Kleinwagen und zahlt an Zinsen insgesamt 382,50 €. Über welchen Betrag lautet der Kaufpreis des Wagens?

Aufgabe 33
Die Arzthelferin Lena hat von der Bank einen Überziehungskredit in Höhe ihres Gehaltes von 1 800,00 € erhalten. Am 24.07. macht sie von dieser Kreditzusage in vollem Umfang Gebrauch und gleicht ihr Konto erst wieder am 01.08. aus. Wie viele Zinsen hat sie bei einem Zinssatz der Bank von 13 1/3 % zu zahlen?

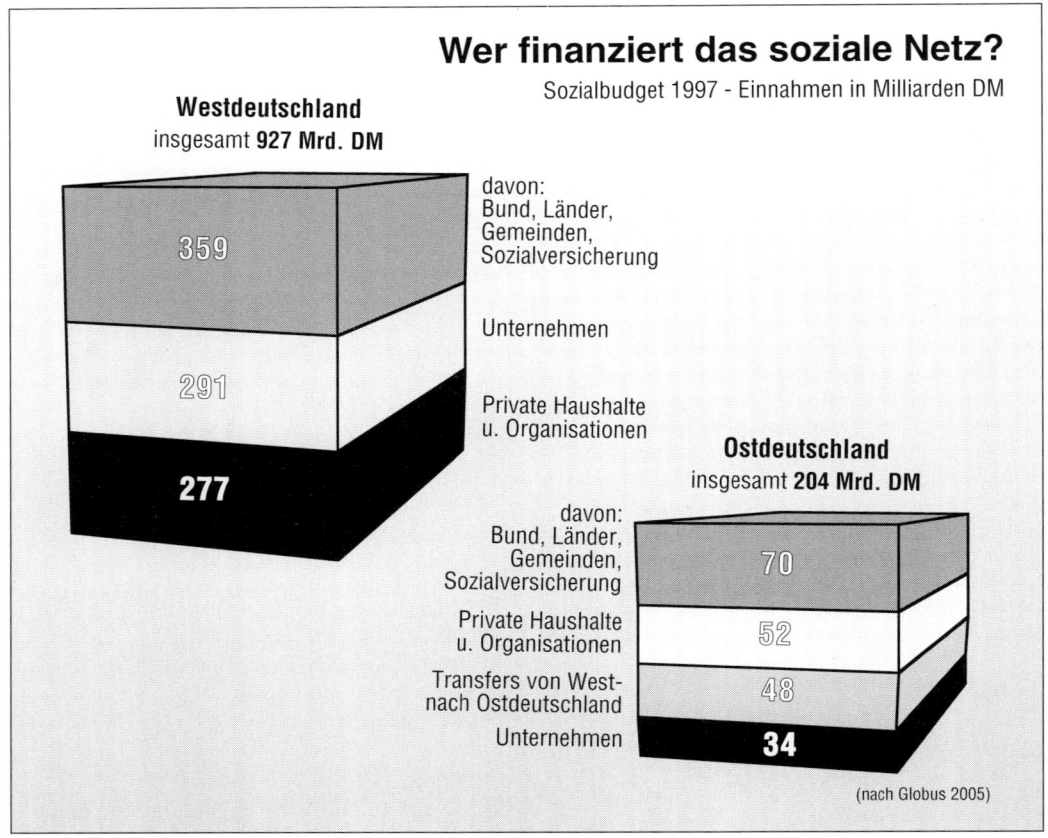

Wer finanziert das soziale Netz?
Sozialbudget 1997 - Einnahmen in Milliarden DM

Westdeutschland
insgesamt **927 Mrd. DM**

359

291

277

davon:
Bund, Länder,
Gemeinden,
Sozialversicherung

Unternehmen

Private Haushalte
u. Organisationen

Ostdeutschland
insgesamt **204 Mrd. DM**

davon:
Bund, Länder,
Gemeinden,
Sozialversicherung

70

Private Haushalte
u. Organisationen

52

Transfers von West-
nach Ostdeutschland

48

Unternehmen

34

(nach Globus 2005)

Aufgabe 34
Eine Arzthelferin hatte 1996 bei ihrer Freundin ein Darlehen in Höhe von 1 500,00 € zu 4 % Zinsen aufgenommen. Am 31.12.1996 zahlte sie einschließlich Zinsen 1 524,00 € an die Freundin zurück. An welchem Tag hatte die Helferin das Darlehen aufgenommen?

Aufgabe 35
Ein Girokonto wird am 23.06. bis 01.07. mit 1 600,00 € überzogen. Wie hoch ist der Soll-zinssatz der Bank, wenn diese für die Über-ziehung 4,98 € Zinsen berechnet?

Aufgabe 36
1/4 Jahr standen 6 800,00 € auf einem Spar-konto. Es wurden 68,00 € Zinsen gutgeschrie-ben. Mit welchem Bruchsatz ermittelt man den Zinssatz?

a) $\dfrac{68 \times 100 \times 3}{6800 \times 1284}$

b) $\dfrac{68 \times 12 \times 3}{6800 \times 100}$

c) $\dfrac{6800 \times 3}{68 \times 12 \times 100}$

d) $\dfrac{68 \times 100 \times 360}{6800 \times 90}$

e) $\dfrac{100 \times 12 \times 3}{6800 \times 68}$

Aufgabe 37
Von einer Erbschaft von 45 000,00 € legen wir 1/3 auf einem Sparbuch an. Nach 1/2 Jahr wer-den uns 262,50 € Zinsen gutgeschrieben. Wie viel Prozent betrug die Verzinsung?

Aufgabe 38

Für ein Sparguthaben wurden bei einem Zinssatz von 2,5 % in der Zeit vom 06.03.–31.07. 49,50 € Zinsen vergütet. Wie viel € betrug das Guthaben?

Aufgabe 39

Am 26. April erhält ein Arzt eine Rechnung. Die Zahlungsbedingungen lauten: Ziel 3 Monate, bei Zahlung innerhalb 8 Tagen 3 % Skonto, bei Überschreitung des Zahlungsziels 6 % Verzugszinsen. Für wie viele Tage und in welcher Höhe muss der Arzt Verzugszinsen zahlen, wenn er am 31.08. die Rechnung bezahlt?

Aufgabe 40

Ein Patient ist seit dem 15. April d.J. in Zahlungsverzug. Die Liquidation über 2 800,00 € wird erst am 1. Juli d.J. einschließlich 7 % Verzugszinsen und 10,00 € Mahngebühren beglichen. Wie hoch ist die Überweisung am 1. Juli?

Aufgabe 41

Ein Sparer eröffnet am 15.08. ein Sparkonto mit einer Einzahlung von 1 800,00 €. Eine weitere Einzahlung von 500,00 € erfolgt am 03.11. Wie hoch ist die Zinsgutschrift der Bank am 31.12., wenn keine weiteren Einzahlungen oder Auszahlungen erfolgen und die Bank Sparkonten mit 2,5 % verzinst?

Aufgabe 42

Eine Arzthelferin erhält einen kurzfristigen Kredit von € 2 700 zu 9 3/4 % Zinsen für die Zeit vom 15.02.–30.04. Die Bearbeitungsgebühr beträgt 1,5 %. Wie viel € zahlt die Arzthelferin insgesamt zurück?

Aufgabe 43

Da in der Praxis übersehen wurde eine Rechnung pünktlich zu bezahlen, will ein Lieferant Verzugszinsen verlangen. Ihr Arzt beauftragt Sie, die Zinsforderung zu überprüfen. Die Rechnung über € 1 860,00 war am 04.03. fällig wurde aber erst am 15.04. beglichen. Der Lieferant setzt 13,5 % Verzugszinsen an.
  a) Berechnen Sie die Zinstage!
  b) Wie viel € Verzugszinsen kann er verlangen?

Aufgabe 44

Am 08.10. überzieht eine Arzthelferin ihr Konto um 578,00 € und gleicht es am 03.11. wieder aus.
  a) Berechnen Sie die Zinstage.
  b) Wie viel € Zinsen berechnet die Bank bei einem Sollzinssatz von 13,0 % sowie einem Überziehungszinssatz von 3,5 %?

Aufgabe 45

Eine Helferin eröffnet am 01.08. ein Sparkonto mit einer Einzahlung von 900,00 €. Wie hoch ist die Zinsgutschrift am 31.12., wenn keine weiteren Ein- und Auszahlungen erfolgen und die Bank einen Zinssatz von 2,75 % gewährt?

Aufgabe 46

Wie hoch ist der Zinssatz für ein Darlehen von 3 500,00 €, wenn 3 850,00 € nach 10 Monaten an die Bank zurückzuzahlen sind?

Aufgabe 47

Für die Bezahlung des neuen Röntgengerätes muss am 16.03. ein Kredit über 25 000,00 € aufgenommen werden. Der Zinssatz beträgt 10,5 %, die Zinsen sind jeweils halbjährlich fällig.
  a) Wie viele Zinstage berechnet die Bank bis zum 30.06.?
  b) Wie viel € Zinsen wird die Bank zukünftig halbjährlich verlangen?

Aufgabe 48

Eine Arzthelferin möchte für drei Jahre einen Kredit über 5 000,00 € aufnehmen. Sie hat zwei Angebote vorliegen:
1. Angebot: Zinssatz 7 %
            Kreditprovision 1 % von der Darlehenssumme
2. Angebot: Zinssatz 6,5 %
            Kreditprovision 2 % von der Darlehenssumme
Berechnen Sie die Kostenersparnis durch die Wahl des günstigeren Angebots!

Aufgabe 49

Ein Laborarzt hat für 12 300,00 € am 13.05. ein

medizinisches Gerät gekauft. Als Zahlungsbedingungen wurden vereinbart: bei Zahlung innerhalb von 10 Tagen 2 % Skonto oder 30 Tage Ziel. Bei verspäteter Zahlung müssen 7 % Verzugszinsen bezahlt werden.

   a) Trotz der vorhandenen Barmittel wird eine pünktliche Zahlung übersehen, sodass der Arzt am 28.06. eine Mahnung mit Berechnung von Verzugszinsen erhält. Wie hoch ist der Mahnbetrag?

   b) Wie viel hätte der Arzt insgesamt sparen können, wenn er die Rechnung bereits am 21.05. ausgeglichen hätte?

Währungsrechnung

Aufgabe 50
Eine Arzthelferin bringt von ihrer Urlaubsreise 30 000 Einheiten einer Fremdwährung mit zurück. Bei einer Bank in Frankfurt tauscht sie diese in € um. Wie viel € erhält sie bei folgender Kursnotierung der Bank?
   Ankaufskurs: 0,4761
   Verkaufskurs: 0,49705

Aufgabe 51
Für eine Urlaubsreise in die Schweiz erhält Elke von ihren Eltern 331,02 sfr. Wie viel € haben die Eltern bei einem deutschen Kreditinstitut umgetauscht?
   Kurs: 58,25 (Ankauf)
       60,42 (Verkauf)

Aufgabe 52
Auf einem Ärztekongress in Hamburg bezahlt ein Schweizer Arzt seine Hotelrechnung über 367 € mit 1 000 sfr. Welcher Kurs wird berechnet, wenn der Arzt 223,00 € zurückerhält?

Aufgabe 53
Frau Eckert macht Urlaub in der Schweiz. Sie tauscht in Zürich 250,00 € in sfr um. Wie viel sfr erhält sie bei folgender Kursnotierung der Bank?
   Ankaufskurs: 164,00
   Verkaufskurs: 168,00

Aufgabe 54
Welchen Kurs berechnet eine deutsche Bank für 750 Einheiten einer Fremdwährung, wenn dem Kunden € 191,25 in Rechnung gestellt werden?

Aufgabe 55
Eine Bank in Paris notierte vor der Euroeinführung den Kurs der DM mit 341,59. Welchem Kurs für FF entsprach dies in Deutschland?

Aufgabe 56
Helferin Daniela tauscht in Frankfurt 250,00 € in sfr bei einem Kurs von 61,00 um. Wie viel sfrs erhält sie?

——————— **Lösungen** ———————

Prozentrechnung / Promillerechnung

Lösung der Aufgabe 1
3 825,00 €

Lösung der Aufgabe 2
250,00 €

Lösung der Aufgabe 3
125 Betten

Lösung der Aufgabe 4
1/8 %

Lösung der Aufgabe 5
b)

Lösung der Aufgabe 6
950,00 €

Lösung der Aufgabe 7
642,00 €

Lösung der Aufgabe 8
6 %

Lösung der Aufgabe 9
4 762,80 €

Lösung der Aufgabe 10
5 %

Lösung der Aufgabe 11
1,86 %

Lösung der Aufgabe 12
9,81 %

Lösung der Aufgabe 13
800,00 €

Lösung der Aufgabe 14
15 %

Lösung der Aufgabe 15
3,92 %

Lösung der Aufgabe 16
97,88 €

Lösung der Aufgabe 17
4 275,00 €

Lösung der Aufgabe 18
16,80 €

Lösung der Aufgabe 19
-16 2/3 %

Lösung der Aufgabe 20
55,93 €

Lösung der Aufgabe 21
6 94,04 €

Lösung der Aufgabe 22
  a) 12 Min.
  b) 20 Min.

Lösung der Aufgabe 23
13 %

Lösung der Aufgabe 24
  a) 70,18 %
  b) 10,68 %

Lösung der Aufgabe 25
520,00 €

Lösung der Aufgabe 26
1 484 Scheine

Lösung der Aufgabe 27
4,5 %

Lösung der Aufgabe 28
850,00 €

Lösung der Aufgabe 29
  a) 1 131 Mrd. €
  b) 37,93 %
  c) 28,74 %

Lösung der Aufgabe 30
5,02 %

Zinsrechnung

Lösung der Aufgabe 31
7,75 %

Lösung der Aufgabe 32
3 000,00 €

Lösung der Aufgabe 33
4,67 €

Lösung der Aufgabe 34
144 Zinstage – Darlehensaufnahme am 06.08.96

Lösung der Aufgabe 35
14 %

Lösung der Aufgabe 36
d)

Lösung der Aufgabe 37
3,5 %

Lösung der Aufgabe 38
4 950,00 €

Lösung der Aufgabe 39
34 Tage – 2,13 €

Lösung der Aufgabe 40
2 851,38 €

Lösungen / Aufgaben

Lösung der Aufgabe 41
18,85 €

Lösung der Aufgabe 42
2 795,34 €

Lösung der Aufgabe 43
   a) 41 Tage
   b) 28,60 €

Lösung der Aufgabe 44
   a) 25 Tage
   b) 6,62 €

Lösung der Aufgabe 45
10,24 €

Lösung der Aufgabe 46
12 %

Lösung der Aufgabe 47
   a) 104 Tage   b) 1 312,50 €

Lösung der Aufgabe 48
25,00 €

Lösung der Aufgabe 49
   a) 12 335,88 €   b) 281,88 €

Währungsrechnung

Lösung der Aufgabe 50
28,57 €

Lösung der Aufgabe 51
200,00 €

Lösung der Aufgabe 52
Kurs: 59,00

Lösung der Aufgabe 53
410,00 sfr

Lösung der Aufgabe 54
Kurs: 25,5

Lösung der Aufgabe 55
Kurs: 29,2749

Lösung der Aufgabe 56
409,83 sfr

10.2   Zahlungsverkehr

Aufgabe 1
Welcher Zahlungsvorgang gehört zur bargeldlosen Zahlung?
   a) Zahlung mit Barscheck
   b) Zahlung mit Kreditkarte
   c) Zahlung mit Postanweisung
   d) Zahlung mit Zahlschein

Aufgabe 2
Welche Zahlungsart ist der halbbaren Zahlungs-
weise zuzuordnen?
   a) die Zahlung mit Überweisung
   b) die Zahlung mit Postanweisung
   c) die Zahlung mit Zahlungsanweisung
   d) die Zahlung mit Verrechnungsscheck
   e) die Zahlung mit Lastschrifteinzugsverfahren

Aufgabe 3
Mit welchem Formular können Sie sich selbst
oder einem Gläubiger Bargeld von einem Postgirokonto nach Hause bringen lassen?
   a) mit einem Barscheck
   b) mit einem Kassenscheck
   c) mit einer Postanweisung
   d) mit einem Zahlschein
   e) mit einer Zahlungsanweisung

Aufgabe 4
Auf einem Barscheck ist der Vermerk „ODER
ÜBERBRINGER" gestrichen. Wer erhält das
Geld?
   a) nur der angegebene Scheckempfänger
   b) der jeweilige Scheckinhaber

c) nur der angegebene Empfänger oder dessen Bevollmächtigter

d) niemand, der Scheck wird vom Kreditinstitut wegen der Änderung des Schecktextes nicht ausbezahlt

Aufgabe 5

Welches Zahlungsverkehrsformular gehört zur halbbaren (Bargeld sparenden) Zahlung?

a) Banküberweisung

b) Postanweisung

c) Postüberweisung

d) Verrechnungsscheck

e) Zahlschein

Aufgabe 6

Bei welcher Zahlungsart besitzt lediglich der Schuldner ein Konto?

a) Barscheck

b) Banküberweisung

c) Postanweisung

d) Wertbrief

e) Zahlschein

Aufgabe 7

Daueraufträge eignen sich besonders zur Zahlung von

a) Fernsprechgebühren

b) Ratenzahlungen

c) Umsatzsteuerzahlungen

d) Stromgebühren

e) regelmäßig wiederkehrenden Beträgen gleicher Höhe

f) regelmäßig wiederkehrenden Beträgen unterschiedlicher Höhe

Aufgabe 8

Sie sollen einem Arzt, dessen Kontoverbindung Ihnen unbekannt ist, 122,00 € zuschicken. Welche zwei Möglichkeiten für das Zusenden des Betrages wären in diesem Fall anwendbar?

a) Barscheck und Postüberweisung

b) Zahlschein und Banküberweisung

c) Postanweisung und Verrechnungsscheck

d) Zahlungsanweisung und Eurochequekarte

Aufgabe 9

Frau Weber legt am 5. Oktober den unten abgebildeten Scheck der Sparkasse Überall zur Einlösung vor. Mit welcher Begründung ist die Sparkasse berechtigt die Bareinlösung des Schecks zu verweigern?

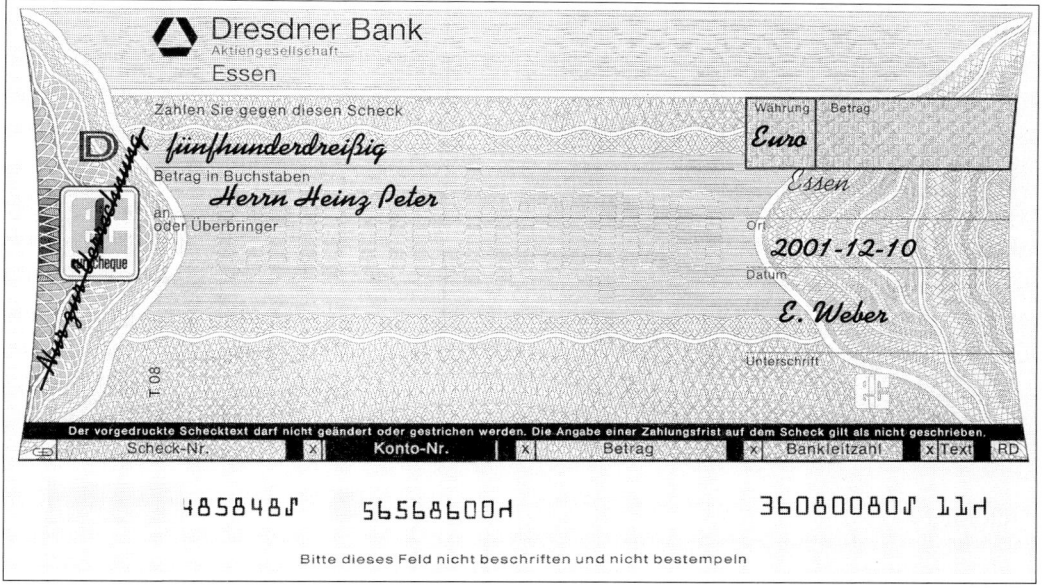

Aufgaben

a) Der Scheck ist ungültig, da der Betrag in Ziffern fehlt.
b) Es handelt sich um einen Verrechnungsscheck, die Streichung der Klausel ist rechtsunwirksam.
c) Der Scheck ist auf Heinz Peter ausgestellt, nur er ist berechtigt den Scheck einzulösen.
d) Der Scheck darf erst am 12. Oktober zur Einlösung vorgelegt werden.
e) Der Scheckbetrag übersteigt die Haftungssumme.

Aufgabe 10
Eine Eurocheque-Karte garantiert
a) den Besitz eines Bankkontos
b) die Deckung eines ec-Schecks in beliebiger Höhe
c) die Einlösung des ec-Schecks bis zu 2.000,00 €
d) die Einlösung des ec-Schecks bis zu 200,00 €

Aufgabe 11
Ein Patient zahlt mit Eurocheque und legt die Eurocheque-Karte vor. Auf der Rückseite des Schecks ist einzutragen:
a) Ausstellungsdatum des Schecks
b) Bankleitzahl
c) Kontonummer
d) Nummer der Eurocheque-Karte
e) Der Patient sollte nicht mit Eurocheque zahlen

Aufgabe 12
Ein Eurocheque wird über 340 € ausgestellt. Welche Aussage ist richtig?
a) Der Eurocheque kann immer nur bis 200,00 € ausgestellt werden.
b) Der Eurocheque ist ungültig.
c) Der Eurocheque wird von der bezogenen Bank nicht eingelöst.
d) Der Scheck ist in Ordnung, die bezogene Bank garantiert aber aber nicht für Einlösung, falls er nicht gedeckt ist.

Aufgabe 13
Zu welchem Vorgang aus dem Zahlungsverkehr gehört der Beleg auf Seite 263?

a) Zahlung durch Einzelüberweisung
b) Überweisung im Dauerauftragsverfahren
c) Zahlung durch einen Verrechnungsscheck
d) Abbuchung im Einzugsermächtigungsverfahren
e) Barabhebung vom eigenen Girokonto

Aufgabe 14
Das Lastschriftverfahren eignet sich im Gegensatz zum Dauerauftrag besonders zur Zahlung von
a) Heizölrechnungen
b) Telefongebühren
c) Ratenzahlungen
d) Reparaturen
e) Vereinsbeiträgen

Aufgabe 15
Was ist bei einem Geldinstitut das Abbuchungsverfahren?
a) Ausgleich uneinbringlicher Forderungen
b) Belastungen von Zinsen und Gebühren beim Jahresabschluss
c) Einzug von Forderungen durch Lastschrift
d) vereinfachte Führung eines Kontokorrentkontos

Aufgabe 16
Eine Rechnung wird normalerweise mit der Postanweisung bezahlt, wenn
a) der Einzahler ein Postsparbuch hat
b) der Empfänger ein Sparkonto hat
c) sowohl der Empfänger als auch der Zahler Postgirokonten haben
d) weder Zahler noch Empfänger Bank- oder Postgirokonten haben

Aufgabe 17
Ein Arzt möchte die Telefongebühren so begleichen, dass bei möglichst wenig Aufwand trotzdem sichergestellt ist, dass die Zahlungen pünktlich erfolgen. Für welche Möglichkeit wird er sich entscheiden?
a) Zahlung durch Dauerauftrag
b) Zahlung durch Lastschriftverfahren

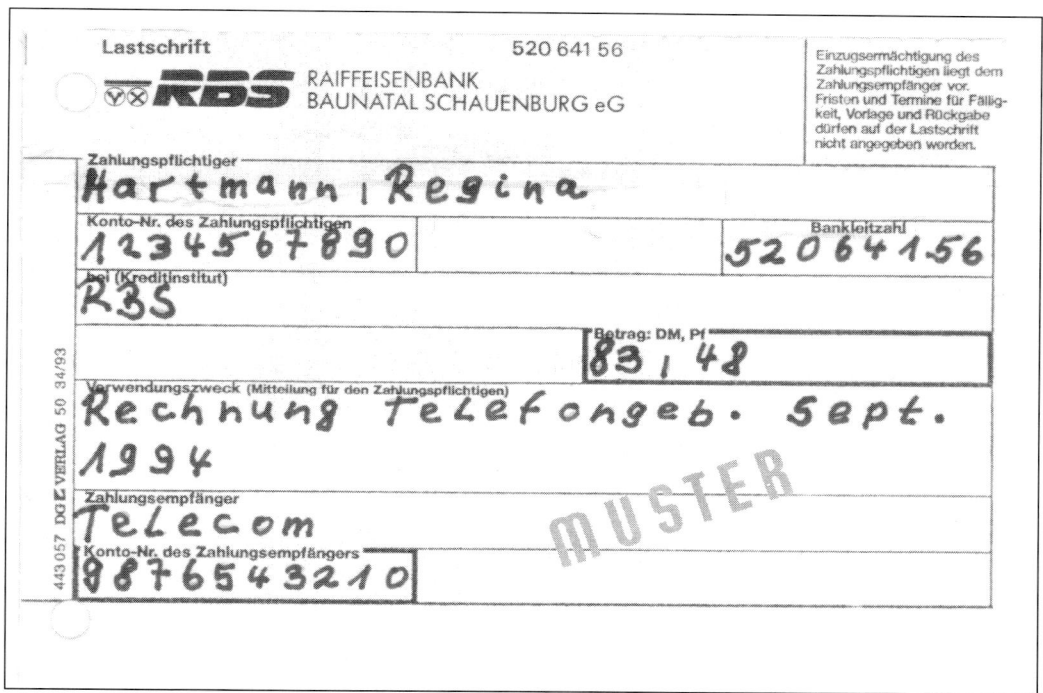

c) Zahlung durch Überweisung
d) Zahlung durch Verrechnungsscheck
e) Zahlung durch Zahlungsanweisung

Aufgabe 18
Wozu wird eine Postanweisung verwendet?
   a) zur Barauszahlung eines Geldbetrages an den Empfänger
   b) zum Abheben eines Geldbetrages vom Postsparkonto
   c) zum Einzahlen eines Geldbetrages auf das Postgirokonto
   d) zur Einzahlung eines Geldbetrages auf ein Postsparkonto
   e) zum Überweisen eines Geldbetrages von Konto zu Konto

Aufgabe 19
Eine Postanweisung kann ausgestellt werden bis zu einem Betrag von
   a)   100,00 €
   b)   250,00 €
   c)   500,00 €

d)   1 000,00 €
e)   3 000,00 €

Aufgabe 20
Wer erhält den Lastschriftzettel einer Postüberweisung?
   a) der Zahlungsempfänger
   b) der Zahlungspflichtige
   c) das Postamt
   d) das Postgiroamt des Zahlungsempfängers
   e) das Postgiroamt des Zahlungspflichtigen

Aufgabe 21
Bei welcher Zahlungsart haben Einzahler und Empfänger kein Konto?
   a) Postanweisung
   b) Überweisungsauftrag
   c) Verrechnungsscheck
   d) Zahlschein

Aufgabe 22

Aus einem Barscheck wird ein Verrechnungsscheck durch

 a) Klausel „oder Überbringer"
 b) Weitergabe des Schecks
 c) Aufschrift „Nur zur Verrechnung"
 d) Streichung der Überbringerklausel
 e) Einzahlung des Scheckbetrages auf das Sparkonto

Aufgabe 23

Ein Scheck mit dem Vermerk „NUR ZUR VERRECHNUNG" wird

 a) auch ohne Deckung eingelöst
 b) auf dem Konto des Scheckinhabers gutgeschrieben
 c) bar ausgezahlt
 d) nicht weitergegeben
 e) nur mit Indossament weitergegeben
 f) vom Kreditinstitut bargeldlos abgerechnet

Aufgabe 24

Ein Scheck ist im Inland nach der Ausstellung dem bezogenen Kreditinstitut vorzulegen innerhalb von

 a) 3 Tagen
 b) 8 Tagen
 c) 20 Tagen
 d) 3 Monaten

Aufgabe 25

Bis zu welcher Höhe kann ein Scheck ausgestellt werden?

 a) bis zu 200,00 €
 b) bis zu 500,00 €
 c) bis zu 5 000,00 €
 d) bis zu 50 000,00 €
 e) in unbegrenzter Höhe

Aufgabe 26

Am 4. Oktober stellt eine Arzthelferin einen Scheck aus und trägt als Ausstellungsdatum den 4. November ein. Wann kann der Empfänger den Scheck frühestens einlösen?

 a) am 4. Oktober
 b) nicht vor dem 4. November
 c) innerhalb von 8 Tagen nach dem 4. November

 d) Der Scheck kann nicht eingelöst werden, da er ungültig ist.

Aufgabe 27

In welcher Weise kann die Rechnung eines Lieferers ohne Risiko bezahlt werden?

 a) Bargeld
 b) Barscheck
 c) Postanweisung
 d) Überweisungsauftrag
 e) Zahlschein

Aufgabe 28

Welche Aussage zu dem Formular auf der nächsten Seite ist richtig?

 a) Britta Schulz überweist 36,00 € für den Kochclub „Feinschmecker".
 b) Britta Schulz zahlt 36,00 € auf das Postgirokonto Nr. 3456-44671 ein.
 c) Britta Schulz zahlt 36,00 € auf das Postgirokonto Nr. 1234-55326 ein.
 d) Britta Schulz hat beim Postgiroamt Frankfurt ein Postgirokonto mit der Nr. 500 100 60.
 e) Britta Schulz bekommt auf ihrem Postgirokonto 36,00 € gutgeschrieben.

Aufgabe 29

Welche Zahlungsart ist zu wählen, wenn der Zahlungspflichtige kein Konto hat, der Zahlungsempfänger jedoch ein Postgirokonto besitzt?

 a) Barscheck
 b) Postanweisung
 c) Postzahlschein
 d) Postscheck
 e) Postüberweisung
 f) Überweisungsauftrag

Aufgabe 30

Der Durchschlag des Zahlscheins

 a) bleibt als Beleg bei der Post
 b) geht dem Empfänger mit dem Kontoauszug seines Girokontos zu
 c) wird dem Einzahler sofort ausgehändigt
 d) wird dem Empfänger vom Briefzusteller mit dem Geldbetrag ausgehändigt

Überweisungsauftrag/Zahlschein-Kassenbeleg

Postgiroamt Frankfurt 500 10060   06.10. ....   *B. Schulz*
(Name und Sitz des beauftragten Kreditinstituts)   (Bankleitzahl)   Datum   Unterschrift für nachstehenden Auftrag

Empfänger: Name, Vorname/Firma (max. 27 Stellen)
Kochclub "Feinschmecker"
Konto-Nr. des Empfängers   Bankleitzahl
3456 - 44671   50010060
bei (Kreditinstitut)
Postgiroamt Frankfurt
                                    Betrag: €, c
                                    36 , —
Verwendungszweck - z. B. Kunden-Referenznummer - (nur für Empfänger) max. 2 Zeilen à 27 Stellen
Rechnung Nr. 122 v. 15. 09. 94
noch Verwendungszweck

Auftraggeber/Einzahler: Name (max. 27 Stellen)
Britta Schulz
Konto-Nr. des Auftraggebers   Betragswiederholung DM, Pf (Ausfüllung freigestellt)
1234 - 55326   18

Mehrzweckfeld   X   Konto-Nr.   X   Betrag   X   Bankleitzahl   X Text

18H

Bitte dieses Feld nicht beschriften und nicht bestempeln

Aufgabe 31
Wer besitzt bei Zahlung mit Zahlschein ein Girokonto?
  a) Einzahler
  b) Empfänger
  c) Empfänger und Einzahler
  d) weder Einzahler noch Empfänger

Aufgabe 32
Zu welcher Zahlungsart gehört die Zahlung mit
  1) Postbarscheck (...)
  2) Postanweisung (...)
  3) Verrechnungsscheck (...)
  4) Postüberweisung (...)
  5) Zahlschein (...)
  6) Wertbrief (...)
  7) Barscheck? (...)

(Entsprechenden Buchstaben einsetzen!)
Antwortmöglichkeiten:
  A – Barzahlung
  B – halbbare Zahlung
  C – bargeldlose Zahlung

Aufgabe 33
Welche Angaben treffen für eine Banküberweisung zu?
  a) Nur der Einzahler muss ein Konto haben.
  b) Nur der Geldempfänger muss ein Konto haben.
  c) Beide Partner müssen ein Konto haben.
  d) Ich erhalte als Auftraggeber eine Durchschrift; deshalb erhalte ich keinen Kontoauszug.
  e) Ich erhalte keine Durchschrift, aber einen Kontoauszug.
  f) Mein Bankkonto muss ein Guthaben aufweisen oder mir muss ein Kredit eingeräumt sein, wenn ich Überweisungen ausstellen will.

Aufgabe 34
Nennen und begründen Sie die Vorteile des bargeldlosen Zahlungsverkehrs!

Aufgabe 35
Nennen Sie die gesetzlichen Bestandteile des Schecks!

Aufgabe 36
Nennen Sie Aufgaben der Kreditinstitute und erläutern Sie, wie sich diese Aufgaben unterscheiden lassen!

Aufgabe 37
Die Kreditinstitute bieten im Wesentlichen drei unterschiedliche Einlageformen an. Nennen Sie diese Einlagen und erläutern Sie, wie sie sich hinsichtlich des Zinsertrages und der Flüssigkeit unterscheiden!

—— **Lösungen** ——

Lösung der Aufgabe 1
b)

Lösung der Aufgabe 2
c)

Lösung der Aufgabe 3
e)

Lösung der Aufgabe 4
b)

Lösung der Aufgabe 5
e)

Lösung der Aufgabe 6
a)

Lösung der Aufgabe 7
b), e)

Lösung der Aufgabe 8
c)

Lösung der Aufgabe 9
b)

Lösung der Aufgabe 10
d). Einlösegarantie bis 31.12.2001 = 400 DM, danach keine Einlösegarantiert mehr!

Lösung der Aufgabe 11
Bis 31.12.2001 ist d) richtig. Da danach keine Garantie mehr besteht, ist im Zweifelsfall e) richtig (je nach Gepflogenheit der Praxis/Vertrauensverhältnis)

Lösung der Aufgabe 12
d)

Lösung der Aufgabe 13
d)

Lösung der Aufgabe 14
b)

Lösung der Aufgabe 15
c)

Lösung der Aufgabe 16
d)

Lösung der Aufgabe 17
b)

Lösung der Aufgabe 18
a)

Lösung der Aufgabe 19
e)

Lösung der Aufgabe 20
b)

Lösung der Aufgabe 21
a)

Lösung der Aufgabe 22
c)

Lösung der Aufgabe 23
b), f)

Lösung der Aufgabe 24
b)

Lösung der Aufgabe 25
e)

Lösung der Aufgabe 26
a)

Lösung der Aufgabe 27
d)

Lösung der Aufgabe 28
a)

Lösung der Aufgabe 29
c)

Lösung der Aufgabe 30
c)

Lösung der Aufgabe 31
b)

Lösung der Aufgabe 32
1)B, 2)A, 3)C, 4)C, 5)B, 6)A, 7)B

Lösung der Aufgabe 33
c), f)

Lösung der Aufgabe 34
– ist rationell:
  Abwicklung vom Schreibtisch aus
  einheitliche Vordrucke, die von Computern
  ausgeschrieben werden können
– ist sicher:
  Risiken durch Verlust, Diebstahl, Vernichtung entfallen
  Sicherheitsvorkehrungen für Aufbewahrung größerer Geldbeträge entfallen
– Kostenersparnisse:
  Kosten für Gebühren bei Kontoführung,

Buchungen, Vordrucke u.Ä. sind niedriger als Kosten für Schutz von Bargeldbeständen und die bei Bargeldzahlung anfallen

Lösung der Aufgabe 35
– Bezeichnung „Scheck" in Urkunde
– unbedingte Anweisung eine bestimmte Geldsumme zu zahlen
– Name dessen, der zahlen soll (Bezogener = kann nur ein Geldinstitut sein)
– Zahlungsort
– Tag und Ort der Ausstellung
– Unterschrift des Ausstellers

Lösung der Aufgabe 36
– Zahlungsverkehr,
  z.B. Überweisungen ausführen
– Passivgeschäfte,
  z.B. Einlagen von Privatpersonen u.a. verzinsen
– Aktivgeschäfte,
  z.B. Kredite gegen Zinsen vergeben
– Wertpapiergeschäfte,
  z.B. Kauf, Verkauf, Verwaltung von Wertpapieren
– Devisengeschäfte,
  z.B. An- und Verkauf von ausländischen Währungen

Lösung der Aufgabe 37
Sichteinlagen, Termineinlagen, Spareinlagen
– Je schneller auf sie zurückgegriffen werden soll (hohe Liquidität = Flüssigkeit), desto geringer ist der Zinsertrag.
– Die Verzinsung ist i.d.R. umso höher, je länger die Anlagezeit und je höher der angelegte Betrag ist.

10.3   Buchführung

Vorbemerkung:
Alle Zahlen in den Aufgaben dieses Abschnitts sind rein beibeispielhaft zu sehen: Wir verzichten auf eine Währungsangabe, die Geldbeträge können als Euro verstanden werden. Sozialbeitragssätze ändern sich schnelllebig, die Angaben sind hier nur Beispiele. Ebenso wird mit dem fikten, runden Satz von 15 % MWSt gerechnet. Der Abschnitt soll lediglich Buchungsprinzipien verdeutlichen.

Aufgabe 1
Was versteht man unter Buchführung?

Aufgabe 2
Nennen Sie drei Beispiele für die wirtschaftliche Notwendigkeit der Buchführung.

Aufgabe 3
Erläutern Sie die wichtigsten Grundsätze einer ordnungsgemäßen Buchführung.

Aufgabe 4
Erklären Sie das Prinzip der „Ist-Buchführung".

Aufgabe 5
Nennen Sie Buchführungsunterlagen, für die die folgenden Aufbewahrungsfristen zu beachten sind:
   a) 6 Jahre
   b) 10 Jahre

Aufgabe 6
Berechnen Sie für die folgenden Angaben den Abschreibungssatz bei linearer Abschreibung und bei degressiver Abschreibung:

   a)   3 Jahre Nutzungsdauer
   b)   4 Jahre Nutzungsdauer
   c)   5 Jahre Nutzungsdauer
   d)   8 Jahre Nutzungsdauer
   e) 10 Jahre Nutzungsdauer
   f) 20 Jahre Nutzungsdauer

Aufgabe 7
Berechnen Sie die Abschreibungsbeträge folgender Gegenstände (nur für das erste Abschreibungsjahr) mit
a) linearer Abschreibungsmethode
b) degressiver Abschreibungsmethode

   –   Radium-Bestrahler,
       gekauft am 15.03.96,
       Nutzungsdauer 4 Jahre: 58 000,00
   –   Operationsleuchte,
       gekauft am 25.06.96,
       Nutzungsdauer 5 Jahre: 3 200,00
   –   Schreibmaschine,
       gekauft am 31.07.96,
       Nutzungsdauer 10 Jahre: 2 300,00
   –   Wandtresor,
       gekauft am 10.10.96,
       Nutzungsdauer 20 Jahre: 1 800,00
   –   Schreibtisch,
       gekauft am 15.11.96,
       Nutzungsdauer 12 Jahre:
       780,00

Aufgabe 8
Buchen Sie die folgenden Sachverhalte im Einnahme-Ausgabe-Buch und stimmen Sie die Buchführung zum 31.07. ab!

Anfangsbestände:

Kasse:	1 520,00
Postscheck:	8 600,00
Bank:	7 500,00

04.07.
Die medizinische Fachhandlung Techno zahlt durch Banküberweisung für das 1. Halbjahr einen Bonus:
560,00

05.07.
Patient Raabe zahlt unsere Liquidation vom 14.06. durch Zahlungsanweisung:
324,00

06.07.
Die private Verrechnungsstelle überweist auf
das Bankkonto für Mai lt. Abrechnung vom
30.06.:   9 880,00

Gesamteinnahmen:	10 291,00
- Verwaltungskosten:	411,00
Überweisungsbetrag:	9 880,00

11.07.
Barkauf von Büromaterial: 167,32

Nettorechnungspreis:	150,00
+ 15 % MwSt:	22,50
Bruttorechnungspreis:	172,50
- Skonto:	5,18
Bruttobarpreis:	167,32

13.07.
Labormaterial-Rechnung der Firma Brede
vom 05.07. wird durch Banküberweisung gezahlt: 924,14

Nettorechnungspreis:	820,00
+ 15 % MwSt:	123,00
Bruttorechnungspreis:	943,00
- Skonto:	18,86
Überweisungsbetrag:	924,14

14.07.
Spende an das Rote Kreuz bar: 100,00

18.07.
Postüberweisung an das Zentrallabor für La-
bormaterial: 517,50

Nettorechnungspreis:	450,00
+ 15 % MwSt:	67,50
Bruttorechnungspreis:	517,50

20.07.
Banküberweisung für Reinigungsmaterial:
                                          405,72

Nettorechnungspreis:	360,00
+ 15 % MwSt:	54,00
Bruttorechnungspreis:	414,00
- Skonto:	8,28

Überweisungsbetrag:	405,72
davon 25 % Laboranteil:	..........,....

25.07.
Dem Patienten Bürger werden 60,00 auf unsere
Liquidation in Höhe von 460,00 nachgelassen.
Er zahlt bar: 400,00

28.07.
Postüberweisung des Patienten Rohde für unsere Liquidation vom 28.06.:   267,00

30.07.
Banküberweisung für Kfz-Wartung und Benzin an die Werkstatt Ebert: 420,90
            davon Privatanteil 30 %:   ....,....

Aufgabe 9
Zu welchem Zeitpunkt erfolgt bei der Anschaffung eines Anlagegutes die Eintragung im
   a) Bestandsverzeichnis
   b) Ausgabenbuch?

Aufgabe 10
Mit welchem Mindestwert werden im Bestandsverzeichnis Anlagegüter erfasst, die über die vor-
ausgeschätzte Nutzungsdauer hinaus in der Praxis verwandt werden?

Aufgabe 11
Welche Bedeutung kann das Anschaffungsda-
tum für den Abschreibungsbetrag im Jahr der
Anschaffung haben?

Aufgabe 12
Sabine Meyer erhält für den Monat Januar ein Bruttogehalt von 2 815,00 . Die Lohnsteuer beträgt
360,83 bei Steuerklasse IV ohne Kinderfreibetrag
(der Solidaritätszuschlag von z.Z. 7,5 % der Lohnsteuer ist noch zu berechnen); der Krankenversi-
cherungssatz beträgt 12,9 %. Sie erhält von ihrem
Arbeitgeber eine vermögenswirksame Leistung
von 52,00 ; die Sparrate beträgt 78,00 . Frau Meyer
ist evangelisch (Steuersatz von 9 % für die zu pau-
schalierende Kirchensteuer).
Lösen Sie die Aufgabe in folgenden Schritten:
   –   Stellen Sie die Gehaltsrechnung auf.
   –   Erfassen Sie in chronologischer Reihen-
       folge die Abführungsbeträge für die Sozi-

alversicherung (Rentenversicherung 20,3 %; Arbeitslosenversicherung 6,5 %; Pflegeversicherung – ab 01.07.1996 – 1,7 %), Steuern und Vermögensbildung!
- Wie hoch ist Frau Meyers Nettogehalt?
- Ermitteln Sie die Beträge, die an das Finanzamt bzw. die Krankenkasse abzuführen sind.
- Wie hoch ist der Arbeitgeberanteil am Sozialversicherungsbeitragsaufkommen für Frau Meyer?
- Ermitteln Sie die gesamten Personalkosten, die der Arztpraxis für Frau Meyer entstehen.

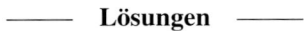

Lösungen

Lösung der Aufgabe 1
Buchführung ist die lückenlose und planmäßige Aufzeichnung aller Einnahmen und Ausgaben (bzw. aller Vermögenswerte und Schulden), die für die Besteuerung des Arztes von Bedeutung sind.

Lösung der Aufgabe 2
Informationen über die wirtschaftliche Situation, z.B. :
- wirtschaftliche Daten als Entscheidungsgrundlage für Investitionen;
- Zusammensetzung von Einnahmen und Ausgaben, z.B. Einnahmen aus Vertragsarzttätigkeit/Privatliquidationen; Höhe der Ausgaben für Miete, Personal, Praxismaterialien u.Ä.;
- Veränderungen von Einnahmen und Ausgaben feststellen;
- Entscheidungshilfen für Rationalisierung, Kostensenkung, Anschaffung von med. Geräten u.Ä.

Lösung der Aufgabe 3
a) Sämtliche Buchungen müssen der Wahrheit entsprechen.
b) Alle Buchungen müssen klar, übersichtlich und in chronologischer Reihenfolge ausgeführt werden.

c) Jeder Buchung muss ein Beleg zugrunde liegen.
d) Die Seiten der Buchführungsbücher werden fortlaufend nummeriert.
e) Keine Eintragungen mit Bleistift, sondern mit Tinte, Kugelschreiber oder Schreibmaschine.
f) Keine Radierungen.
g) Fehleintragungen werden so gestrichen, dass die ursprüngliche Eintragung noch lesbar ist.
h) Leerräume werden durch Winkelstrich (Buchhalternase) entwertet.

Lösung der Aufgabe 4
Zahlungsvorgänge (Einnahmen bzw. Ausgaben) werden nur dann buchmäßig erfasst, wenn sie tatsächlich geleistet worden sind.

Lösung der Aufgabe 5
a) z.B. Geschäftsbriefe, Belege, Kontoauszüge, Gehaltslisten, KV-Abrechnungen u.Ä.
b) Bücher der Buchhaltung, Inventare, Jahresabschlussunterlagen

Lösung der Aufgabe 6
bei linearer Abschreibung:
a) 33 1/3 %
b)   25 %
c)   20 %
d) 12 1/2 %
e)   10 %
f)   5 %

bei degressiver Abschreibung:
a) 30 %
b) 30 %
c) 30 %
d) 30 %
e) 30 %
f) 15 %

Lösung der Aufgabe 7

	a)	b)
Radium-Bestrahler:	14 500,00	17 400,00
Operations-leuchte:	640,00	960,00

Schreibmaschine: 115,00   345,00
Wandtresor: 45,00   135,00
Schreibtisch: 780,00   780,00

Lösung der Aufgabe 8
(siehe auch Formulare auf den Seiten 272 und 273)
Buchung am 04.07.:
Spalte 9 A   560,00
Spalte 13   560,00

Buchung am 05.07.:
Spalte 5   324,00
Spalte 11   324,00

Buchung am 06.07. (Nettobuchung):
Spalte 9 A   9 880,00
Spalte 11   10 291,00
Spalte 22 A   411,00

Buchung am 11.07.:
Spalte 6   167,32
Spalte 21   167,32

Buchung am 13.07.:
Spalte 10 A   924,14
Spalte 18   924,14

Buchung am 14.07.:
Spalte 6   100,00
Spalte 27   100,00

Buchung am 18.07.:
Spalte 8   517,50
Spalte 18   517,50

Buchung am 20.07.:
Spalte 10 A   405,72
Spalte 16   304,29
Spalte 18   101,43

Buchung am 25.07.:
Spalte 5   400,00
Spalte 11   400,00

Buchung am 28.07.:
Spalte 7   267,00
Spalte 11   267,00

Buchung am 30.07.:
Spalte 10 A   420,90
Spalte 20   294,63
Spalte 27   126,27

Abstimmung der Buchführung anhand der Buchungsformulare:
Summe Spalten 5, 7, 9:
(29 051,00 ./. 17 620,00)   11 431,00
(ohne Anfangsbestände)
./. Summe Spalten 6, 8, 10:
(2 535,58 ./. 0,00)   2 535,58
(ohne Anfangsbestände)
                          ─────────
                           8 895,42
                         ===========

ist gleich
Summe der Einnahmen: 11 842,00
(Spalten 11 - 13)
./. Summe der Ausgaben: 2 946,58
(Spalten 14 - 27)
                    ─────────
                           8 895,42
                         ===========

Monat **JULI** 19   " N E T T O - V E R F A H R E N "

Datum	Beleg Nr.	Text — von wem – an wen – wofür	Gesamt-Betrag	Kasse Einnahmen (5)	Kasse Ausgaben (6)	Postgiro Einnahmen (7)	Postgiro Ausgaben (8)	Bank Einnahmen (9A)	Bank Ausgaben (10A)	Einnahmen MwSt. frei (11)	Einnahmen MwSt. pfl. (12)	Sonstiges (13)
01.		Anfangsbestände		1520 –		8600 –		7500 –				
04.	1	Fa. Techno – Bonus 1. Halbj. –						560 –				560 –
05.	2	Liquid. Raabe v. 14.06.		324 –						324 –		
06.	3	Priv. Verrechnungsstelle Mai						9880 –		10291 –		
11.	4	Büromaterialeinkauf			167 32							
13.	5	Fa. Bredle – Rechng. v. 05.07.							924 14			
14.	6	Spende an Rotes Kreuz			100 –							
18.	7	Überweisg. an Zentrallabor					517 50					
20.	8	Reinigungsmaterial							405 72			
25.	9	Liquidation Pat. Bürger		400 –						400 –		
28.	10	Liquidation Pat. Rohde v. 28.06.				267 –				267 –		
30.	11	Fa. Ebert – Kfz-Wartung u. Benzin							420 90			
				2244 –	267 32	8867 –	517 50	17940 –	1750 76	11282 –	605958	560 –
					1976 68	8339 50	8867 –	17940 –	16189 24			
				2244 –	2244 –	8867 –	8867 –	17940 –	17940 –			

Best.Nr. 803   Verlag Kassel

	Sonstiges	Praxisausgaben											Privatausgaben		
	Vor-belastete Mehrwert-steuer	Personal-kosten einschl. Soz. Leistg.	Praxis-räume Miete Instandsetz. Heizung Reinigung	Sprechzim. kosten Material-kosten Medikamente Reparaturen	Technik Labor Gold Zähne Reparaturen	Betriebl. Steuern Versiche-rungen und Beiträge	Kraft-fahrzeug-kosten Reisespesen	Sonstige Kosten Fernsprecher Porto Literatur u.ä.	Verw.-gebühren -KV -Priv. V.		Geringw. Wi.-Güter	Anlagen-zugang größere Anschaffg.	Private Steuern Eink.-St. Kirch.-St. Verm.-St.	Private Versicherg. Kranken-kasse Bausparkasse	Sonstige Private Ausgaben einschl. Entnahmen
13	14	15	16	17	18	19	20	21	22 A	22 B	23	24	25	26	27
					92414										
			30429		51750										
					10143										
								16732	411 –						
							29463								
															100 –
			30429		154307		29463	16732	411 –						
															12637
															22637

Lösungen

Lösung der Aufgabe 9

   a) wenn ein Anlagegut für die Praxisnut-
       zung erworben wird

   b) wenn der Zahlungsvorgang erfolgt ist

Lösung der Aufgabe 10
mit dem „Erinnerungswert" von 1,00

Lösung der Aufgabe 11

   – Anschaffung im ersten Halbjahr des
      Kalenderjahres = „voller" Abschrei-
      bungsbetrag

   – Anschaffung im zweiten Halbjahr des
      Kalenderjahres = „halber" Abschrei-
      bungsbetrag

Lösung der Aufgabe 12

Bruttogehalt:	2 815,00
+ vermögensw. Leistung:	52,00
Steuer u. Soz.-vers.- pfl. Gehalt:	2 867,00

./. Abzüge:	
Lohnsteuer:	360,83
Solidaritätszuschlag (7,5 %)	27,06
Kirchensteuer:	32,47
Krankenvers. (6,45 %):	184,92
Rentenvers. (10,15 %):	291,00
Arbeitslosenvers. (3,25 %):	93,18
Pflegeversicherung (0,85 %)	24,37
Sparrate VWL (78,00):	78,00
Summe der Abzüge:	1 091,83

Nettogehalt	**1 775,17**

Abzuführen an Finanzamt	420,36
Abzuführen an Krankenkasse	1 186,94
Arbeitgeberanteil am Sozialver-sicherungsbeitragsaufkommen	593,47
Gesamte Personalkosten der Arztpraxis	3 460,47

Teil C: Wirtschafts- und Sozialkunde

11. Berufsausbildung, Rechte und Pflichten der Auszubildenden

Einführung

Aufgabe 1

Stellen Sie dar: das Duale System der Berufsausbildung in der Bundesrepublik Deutschland!

Aufgabe 2

Unterscheiden Sie:
- a) Ausbildungsverordnung
- b) Ausbildungsrahmenplan
- c) Ausbildungsplan

Aufgabe 3

Die 17-jährige Andrea hat die Berufsausbildung begonnen.
Sie möchte wissen,
- a) wann sie sich einer ärztlichen Nachuntersuchung zu unterziehen hat;
- b) welche Ausbildungsinhalte während der praktischen Ausbildung zu vermitteln sind;
- c) ob die Praxis sie nach dem Berufsschulunterricht freistellen muss;
- d) unter welchen Voraussetzungen das Berufsausbildungsverhältnis gekündigt werden kann;
- e) welche Angaben das Zeugnis bei Beendigung des Berufsausbildungsverhältnisses enthalten muss.

In welchen Gesetzen und Verordnungen kann sie zur Information nachschlagen? Ordnen Sie den Fragen die entsprechenden Gesetze zu.
1) Verordnung über die Berufsausbildung
2) Jugendarbeitsschutzgesetz
3) Berufsbildungsgesetz
4) Kündigungsschutzgesetz

Aufgabe 4

Welche Ausbildungsdauer schreibt die Ausbildungsverordnung für Arzthelferinnen vor?

Aufgabe 5

Unter welchen Bedingungen kann die Ausbildungszeit verkürzt werden?

Aufgabe 6

Im Rahmen des Berufsbildungsvertrages übernehmen beide Vertragsparteien Rechte und Pflichten. Erläutern Sie, was man unter den folgenden Pflichten versteht:
- a) Gehorsamspflicht
- b) Haftungs- und Sorgfaltspflicht
- c) Fürsorgepflicht

Schutzgesetze – Ausbildungsvertrag

Aufgabe 7

- a) Nennen Sie drei sogenannte Arbeitsschutzgesetze.
- b) Erläutern Sie, welche Bereiche von diesen Gesetzen geregelt werden.

Aufgabe 8

Nennen Sie vier Bereiche, die durch das Jugendarbeitsschutzgesetz geregelt werden.

Aufgabe 9

Claudia möchte mit ihrem Freund im April 14 Tage in Urlaub fahren. Beurteilen Sie die Rechtslage.

Aufgabe 10

Tina wird während des Urlaubs 5 Tage krank. Wie sollte sie sich verhalten?

Aufgabe 11

Was versteht man unter dem Begriff „Werktage"?

Aufgabe 12

Jutta hat an 20 Berufsschultagen „geschwänzt". Ihr Chef kündigt ihr fristlos. Beurteilen Sie die Rechtslage.

Aufgabe 13

Nicole hat montags 7 Berufsschulstunden, Freitagnachmittag 4 Stunden. Mit wie vielen Stunden wird

a) der Montagsunterricht

b) der Freitagsunterricht

auf die Arbeitszeit angerechnet?

Aufgabe 14

Erläutern Sie, welche Pflichten der Arbeitgeber in Bezug auf die Unfallverhütung hat.

Tarifverträge

Aufgabe 15

Welche Tarifpartner (bezogen auf den ärztlichen Bereich) sind am Abschluss von Tarifverträgen beteiligt?

Aufgabe 16

Erklären Sie: Tarifvertragsbedingungen stellen zwingendes Recht dar.

Aufgabe 17

Unterscheiden Sie:

a) Gehaltstarifvertrag

b) Manteltarifvertrag

Aufgabe 18

Was versteht man unter dem Begriff „Tarifautonomie"?

Aufgabe 19

Svenja hat ihre Abschlussprüfung als Arzthelferin bestanden. Frau Dr. Henke ist bereit sie in ein Arbeitsverhältnis zu übernehmen. Svenja möchte wissen, ob der Gehaltstarifvertrag für sie Gültigkeit hat. Erläutern Sie, unter welchen Bedingungen dies der Fall ist.

Aufgabe 20

Wer schließt auf Arbeitgeberseite die Tarifverträge für Arzthelferinnen ab?

1) die Kassenärztliche Vereinigung

2) die Landesärztekammern

3) der Verband der niedergelassenen Ärzte

4) der Berufsverband der Arzt-, Zahnarzt- und Tierarzthelferinnen

5) die Arbeitsgemeinschaft zur Regelung der Arbeitsbedingungen für Arzthelferinnen (AAA)

Aufgabe 21

Was versteht man unter Tarifautonomie? Das Recht

1) der Tarifpartner innerhalb vorgegebener staatlicher Lohnleitlinien die Tarifverträge auszuhandeln

2) der Gewerkschaften zu streiken und das Recht der Arbeitgeber auszusperren

3) einen Schlichter zu beauftragen

4) der Gewerkschaften und Arbeitgeberverbände selbstständig Tarifverträge auszuhandeln

5) die Grundsätze der Friedenspflicht, der Allgemeinverbindlichkeit zu beachten

Aufgabe 22

Welche der folgenden Aussagen ist falsch?

1) Manteltarifverträge regeln die Arbeitsbedingungen (Arbeitsvertrag, Arbeitszeit, Urlaub usw.).

2) Gehaltstarifverträge regeln u.a. die Gehälter, Ausbildungsvergütungen, Zuschläge usw.

3) Tarifautonomie bedeutet, dass die Löhne und Gehälter von den Tarifparteien mit staatlichem Einspruchsrecht ausgehandelt werden.

4) Tarifrunde ist die Bezeichnung für Tarifverhandlungen.

5) Im Rahmen von Tarifauseinandersetzungen kann es nötig werden, dass ein Schlichter eingeschaltet wird.

Ausbildung – Ärztekammer

Aufgabe 23

Die Ärztekammer übernimmt im Rahmen der Berufsausbildung wichtige Aufgaben. Stellen Sie dar!

Aufgabe 24

Entsprechend § 3 Abs. 1 des Manteltarifvertrages für die Arzthelferin gelten die ersten drei Monate als Probezeit. Die Probezeit kann einvernehmlich bis zu weiteren drei Monaten verlängert werden. Ist diese Verlängerung der Probezeit auch für Ausbildungsverträge zulässig?

Aufgabe 25
Nennen Sie vier Zuständigkeitsbereiche der Ärztekammer im Rahmen der Berufsausbildung.

────── **Lösungen** ──────

Lösung der Aufgabe 1
Die Berufsausbildung in der Bundesrepublik Deutschland erfolgt im Rahmen des Dualen Systems; d.h.:
Der theoretische Teil der Ausbildung wird in der Berufsschule vermittelt, die fachpraktische Ausbildung erfolgt überwiegend am Arbeitsplatz.

Lösung der Aufgabe 2
a) Die Verordnung über die Berufsausbildung zum Arzthelfer/zur Arzthelferin (ArztHAusbV vom 10. 12. 85) regelt in grundlegender Weise die Berufsausbildung der Arzthelferinnen (regelt u.a.: die Dauer, die Berufsfeldbreite, die Inhalte (Berufsbild), Prüfungen usw.).
b) § 5 der Verordnung bestimmt, dass die sachliche und zeitliche Gliederung der Berufsausbildung durch den sogenannten Ausbildungsrahmenplan erfolgt.
c) § 6 der Verordnung besagt, dass der Arzt auf der Basis des Ausbildungsrahmenplanes den Ausbildungsplan zu erstellen hat.

Lösung der Aufgabe 3
a) 2), b) 1), c) 2), d) 3), e) 3)

Lösung der Aufgabe 4
Die Ausbildungsdauer beträgt 3 Jahre.

Lösung der Aufgabe 5
Die Auszubildende kann nach Anhören des Arztes und der Berufsschule vor Ablauf der Ausbildungszeit zur Abschlussprüfung zugelassen werden, wenn die Leistungen es rechtfertigen.

Lösung der Aufgabe 6
a) Gehorsamspflicht: Die Helferin ist verpflichtet den Weisungen zu folgen, die ihr im Rahmen der Ausbildung vom Arzt oder anderen weisungsbefugten Personen erteilt werden. Außerdem: Die für die Praxis geltenden Vorschriften bezüglich Sauberkeit und Hygiene sind zu beachten und die festgelegte Arbeitszeit ist einzuhalten.
b) Sorgfalts- und Haftungspflicht: Sie muss Praxiseinrichtungen und Arbeitsmaterial pfleglich und sorgfältig behandeln. Dazu gehört u.a. die sachgerechte Behandlung der Geräte, Instrumente und des Rechners. Sie haftet für vorsätzlich oder grob fahrlässig angerichtete Schäden.
c) Fürsorgepflicht: Die Praxisräume und die Arbeitsbedingungen müssen so gestaltet sein, dass die Gesundheit der Helferinnen nicht gefährdet wird, die Arbeiten ihre Leistungsfähigkeit nicht übersteigen und dem Ausbildungszweck dienen.

Lösung der Aufgabe 7
a) Jugendarbeitsschutzgesetz
Mutterschutzgesetz
Kündigungsschutzgesetz
b)
– Das Jugendarbeitsschutzgesetz regelt die Ausbildung und Beschäftigung von Jugendlichen unter 18 Jahren (wesentliche Inhalte: Arbeitszeitvorschriften, Beschäftigungsverbote, Gesundheitsschutz, Berufsschule usw.).
– Das Mutterschutzgesetz gewährt der werdenden Mutter Schutz und Fürsorge durch die Gemeinschaft. Denn: Schwangerschaft, Geburt und die Umstellung durch ein Leben mit dem Kind sollen nicht durch die Belastungen, die eine Berufstätigkeit mit sich bringt, gestört werden.
– Das Kündigungsschutzgesetz schützt alle Arbeitnehmer, die in einer Praxis (Betrieb) mit mehr als fünf Arbeitnehmern arbeiten (ohne Auszubildende und sogenannte leitende Angestellte) und deren Arbeitsverhältnis mehr als sechs Monate angedauert hat.

Lösung der Aufgabe 8

Arbeitszeit
Beschäftigungsverbote
Gesundheitsschutz
Berufsschule
Prüfungen

Lösung der Aufgabe 9

Urlaub soll zusammenhängend in den Berufsschulferien erteilt und genommen werden (§ 19 (3) JArbSchG). Ob Claudia mit ihrem Freund im April in Urlaub fahren kann, hängt somit von den Randbedingungen des Einzelfalls ab.

Lösung der Aufgabe 10

Erkrankung während des Urlaubs ist unverzüglich unter Vorlage einer ärztlichen Bescheinigung mitzuteilen. Für die Dauer der Arbeitsunfähigkeit ist der Urlaub unterbrochen.

Lösung der Aufgabe 11

Werktage sind alle Kalendertage mit Ausnahme der Sonntage und gesetzlichen Feiertage.

Lösung der Aufgabe 12

Die Verletzung der Verpflichtung zum Berufsschulbesuch kann einen wichtigen Grund für eine Kündigung bilden. Dies ist insbesondere dann zu bejahen, wenn Jutta z.B. die Berufsschule und den Arbeitgeber getäuscht hat (gefälschte Entschuldigungen, unrichtige Angaben gegenüber dem Arzt - vgl. dazu 6 Ca 3723/88; Urteil: Arbeitsgericht Braunschweig v. 07.03. 89).

Lösung der Aufgabe 13

Der Montag wird mit 8 Stunden angerechnet; der Freitagnachmittag mit der Unterrichtszeit einschließlich der Pausen.

Lösung der Aufgabe 14

Jugendliche dürfen nicht mit gefährlichen Arbeiten (die ihre Leistungsfähigkeit übersteigen oder mit besonderen Unfallgefahren verbunden sind) beschäftigt werden. Dies gilt auch für Risikofaktoren wie außergewöhnliche Hitze, Kälte, Nässe und gesundheitsschädlichen Lärm. Ausnahmen sind nur zulässig (dies gilt z.B. für

Arzthelferinnen, Beispiele: Röntgen, Arbeiten mit giftigen, ätzenden oder reizenden Stoffen usw.), wenn sie für die Ausbildung unumgänglich sind. Einschlägige Informationen bieten:
- Unfallverhütungsvorschrift,
- Gesundheitsdienst.

Lösung der Aufgabe 15

- Arbeitgeberseite: Arbeitsgemeinschaft zur Regelung der Arbeitsbedingungen der Arzthelferinnen (AAA)
- Arbeitnehmerseite: Berufsverband der Arzt-, Zahnarzt- und Tierarzthelferinnen, DAG (Deutsche Angestelltengewerkschaft), ÖTV (Gewerkschaft Öffentliche Dienste, Transport und Verkehr)

Lösung der Aufgabe 16

Inhaltlich bedeutet dies, dass Arbeitnehmer (Helferinnen) durch Einzelarbeitsverträge oder durch evtl. Betriebsvereinbarungen nicht schlechter gestellt werden dürfen, als dies im Tarifvertrag vereinbart wurde. Abweichende Regelungen sind nur zulässig, wenn sie zugunsten des Arbeitnehmers getroffen werden (sogenanntes nachgiebiges Recht).

Lösung der Aufgabe 17

a) Gehaltstarifverträge stufen die Arbeitnehmer (Helferinnen) nach Berufsjahren und Tätigkeitsgruppen (I-IV) ein. Sie regeln u.a. die Höhe der Ausbildungsvergütungen und Zuschläge für Überstunden, Samstags-, Sonntags-, Feiertags- und Nachtarbeit sowie den Tag vor Weihnachten bzw. Neujahr. Die Laufzeit beträgt i.d.R. ein Jahr.

b) Der Manteltarifvertrag für Arzthelferinnen regelt die allgemeinen Arbeitsbedingungen, die in der Regel längere Zeit unverändert bleiben, z.B. Probezeit, Schweigepflicht, Arbeitszeit, Überstunden, Sachbezüge, Urlaub und anderes mehr. Er umfasst z.Z. 21 Regelungstatbestände.

Lösung der Aufgabe 18

Auf der Grundlage der Koalitionsfreiheit (Art 9

GG) regeln in der Bundesrepublik Deutschland die Gewerkschaften und die Arbeitgeberverbände die Arbeitsbedingungen selbstständig.

Lösung der Aufgabe 19
Kernfrage ist, ob Frau Dr. Henke der Arbeitsgemeinschaft zur Regelung der Arbeitsbedingungen der Arzthelferinnen (AAA) angehört und Svenja gewerkschaftlich organisiert ist. Ist beides zu bejahen, dann gilt der Gehaltstarifvertrag. Da der Organisationsgrad der Ärzteschaft im Allgemeinen jedoch gering ist und die Tarifverträge für Arzthelferinnen nicht für allgemein verbindlich erklärt worden sind, gelten die tarifvertraglichen Regelungen häufig streng genommen nicht. Andererseits: Die Bundesärztekammer und die meisten Landesärztekammern haben den Ärzten allerdings empfohlen die tarifvertraglichen Vereinbarungen zu beachten.

Lösung der Aufgabe 20
5)

Lösung der Aufgabe 21
4)

Lösung der Aufgabe 22
3)

Lösung der Aufgabe 23
Die Ärztekammer ist u.a. verantwortlich für:
- die Überprüfung der Rechtmäßigkeit des Zustandekommens von Ausbildungsverträgen und deren Registrierung (Eintragung, Änderung, Löschung),
- die Kontrolle der fachlichen und persönlichen Eignung von Ausbildern und Praxen,
- die Bildung von Prüfungsausschüssen, Aufgaben der Berufsausbildung, Fortbildung und Umschulung.

Lösung der Aufgabe 24
Nein. – Die Probezeit beträgt drei Monate. Ausnahme: Wird die Ausbildung während der Probezeit um mehr als 1/3 dieser Zeit unterbrochen, so verlängert sich die Probezeit um den Zeitraum der Unterbrechung.

Lösung der Aufgabe 25
Die Ärztekammer hat als zuständige Stelle insbesondere die Durchführung der Berufsausbildung zu überwachen und
1) diese durch Beratung der Auszubildenden zu fördern.
2) Sie ist des Weiteren in Fragen der Berufsausbildung
   - Auskunfts- und
   - Beschwerdestelle.

12. Wirtschaft und Geld

Arbeitsteilung – Wirtschaftssektoren

Aufgabe 1
In einer arbeitsteiligen Wirtschaft unterscheidet man den primären, sekundären und tertiären Sektor.
a) Welche Hauptaufgaben erfüllen die drei Sektoren jeweils?
b) Ordnen Sie jedem Bereich jeweils zwei Unterbereiche zu!
c) Welchem Sektor ist die Arztpraxis zuzuordnen?

Aufgabe 2
Erläutern Sie, warum der Dienstleistungsbereich in unserer Wirtschaft ständig an Bedeutung gewinnt.

Aufgabe 3
Nennen Sie jeweils drei Branchen bzw. Sektoren, deren Bedeutung
a) abnimmt,
b) wächst.

Aufgabe 4
Ordnen Sie den aufgeführten Unternehmungen den ihnen entsprechenden Sektor zu:
a) Maschinenfabrik
b) Brauerei
c) Rechtsanwaltspraxis

d) Geschäftsbank
e) Arztpraxis
f) Kieswerk
g) Walzwerk
h) Zeche

1) primärer Sektor
2) sekundärer Sektor
3) tertiärer Sektor

Bedürfnis – Güter

Aufgabe 5
Stellen Sie den Zusammenhang zwischen Bedürfnis, Bedarf und Nachfrage dar!

Aufgabe 6
Zwischen den Haushalten und dem Markt besteht eine bestimmte Beziehung. Wählen Sie die dieser Beziehung entsprechenden vier Begriffe aus und bringen Sie diese in die richtige Reihenfolge.
a) Unternehmen
b) Bedarf
c) Nutzenmaximierung
d) Bedürfnisse
e) Einkommen
f) Nachfrage
g) Kauffähigkeit

h) Angebot
i) Lieferfähigkeit

Aufgabe 7
Nennen Sie: Welche Größen (Merkmale) bestimmen
a) die Nachfrage,
b) das Angebot?

Aufgabe 8
Erklären Sie: Eine Infrarot-Heillampe oder ein Inhalator können ein Produktionsgut oder ein langlebiges Konsumgut sein.

Aufgabe 9
Wie lassen sich Güter einteilen? Stellen Sie dar!

Aufgabe 10
Ordnen Sie die Begriffe in das unten abgebildete Schema ein.
a) Produktionsgüter
b) Konsumgüter
c) Fleisch
d) Rechte
e) Sachgüter
f) Verbrauchsgüter
g) Gebrauchsgüter
h) ärztliche Leistung

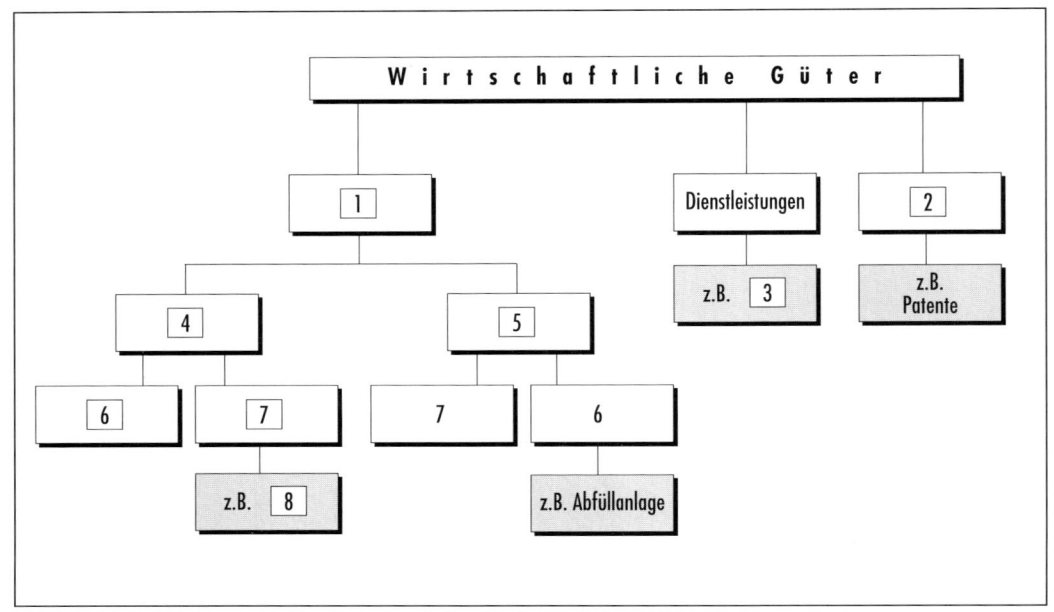

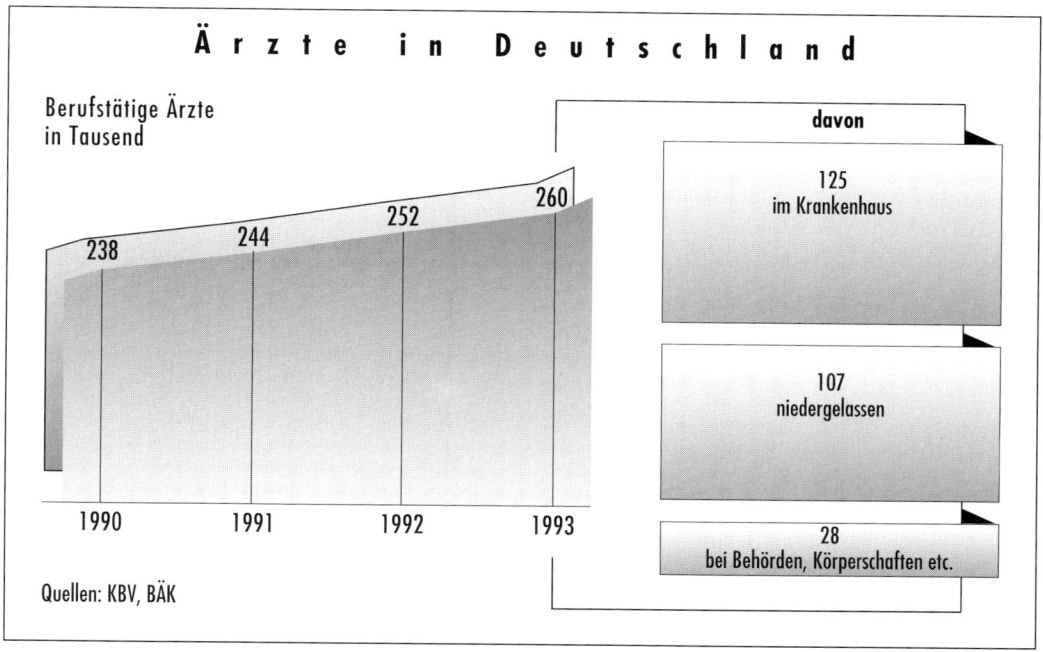

Ä r z t e   i n   D e u t s c h l a n d

Berufstätige Ärzte
in Tausend

238   244   252   260

1990   1991   1992   1993

Quellen: KBV, BÄK

davon

125
im Krankenhaus

107
niedergelassen

28
bei Behörden, Körperschaften etc.

Wirtschaften – Märkte

Aufgabe 11
Erläutern Sie die Aussage: Wirtschaftliches Handeln richtet sich nach dem ökonomischen Prinzip.

Aufgabe 12
Markt im volkswirtschaftlichen Sinne ist der ...., wo die Produzenten ihre Güter .... und die .... diese ....

Aufgabe 13
Märkte kann man nach unterschiedlichen Merkmalen einteilen. Stellen Sie dar (evtl. mittels Schaubild)!

Aufgabe 14
Erläutern Sie: Mit welchen Märkten steht die Arztpraxis hauptsächlich in Beziehung?

Aufgabe 15
Inwieweit unterscheidet sich der „Gesundheitsmarkt" von anderen Märkten?

Die Arztpraxis im Wirtschaftsgefüge

Aufgabe 16
Erklären Sie: Wodurch wird die Freiheit des ärztlichen Berufs bestimmt?

Aufgabe 17
Stellen Sie dar: Was versteht man unter dem Wirtschaftlichkeitsgebot (RVO § 368)?

Aufgabe 18
Welche Bedeutung kommt dem sogenannten Sicherstellungsvertrag zu?

Aufgabe 19 (siehe obenstehende Grafik)
a) Geben Sie zwei Gründe für die Entwicklung der Ärztezahlen in der BRD an!
b) Welche Bedeutung hat die Entwicklung der Ärztezahlen für die Berufschancen der Arzthelferinnen?

Aufgabe 20
Die Ärztekammer ist ein(e)
1) Berufsvertretung der Ärzte und eine Körperschaft öffentlichen Rechts
2) freier ärztlicher Verband

3) Abrechnungsstelle für ärztliche Leistungen
4) Körperschaft des öffentlichen Rechts; der Sitz der Kammer wird durch das Heilberufsgesetz bestimmt.

Aufgabe 21
Welche Aufgaben übernehmen die Ärztekammern als berufsständische Organisation?

Aufgabe 22
Nennen Sie fünf Aufgaben der Kassenärztlichen Vereinigungen.

Aufgabe 23
Welche Aussagen sind zutreffend?
Die Kassenärztliche Vereinigung hat die Aufgabe
  a) die Quartalsabrechnung mit den entsprechenden Krankenkassen durchzuführen und den Ärzten die Honorare der abgerechneten Krankenscheine zu überweisen
  b) Ärzten die Approbation zu erteilen
  c) ihren Mitgliedern zu helfen, Honorare zahlungsunfähiger Privatpatienten „einzutreiben"
  d) Verträge und Vereinbarungen mit den Krankenkassen im Auftrag ihrer Mitglieder abzuschließen
  e) tarifliche Absprachen für die Arzthelferinnen mit den Gewerkschaften zu treffen

Aufgabe 24
Dem Bundesmantelvertrag - Ärzte kommt hinsichtlich des Umfanges der kassenärztlichen Versorgung grundlegende Bedeutung zu. Stellen Sie dar!

Aufgabe 25
Das Gesundheitsstrukturgesetz regelt u.a. die Zulassung für Vertragsärzte (Kassenärzte) neu. Welches sind die wichtigsten Bestimmungen?

Außenbeziehungen – Arztpraxis

Aufgabe 26
Die Arztpraxis ist in eine Vielzahl von Außenbeziehungen eingebunden. Ein wichtiger Bereich ist die wissenschaftlich-technische Umwelt. Welche Grundfragen werden in diesem Bereich immer häufiger gestellt?

Aufgabe 27
Wie wirkt sich der wissenschaftlich-technische Fortschritt aus?
  a) auf den Diagnose- und Therapiebereich
  b) auf die Praxisverwaltung

Aufgabe 28
Welche Umwelten sind für die Arztpraxis wichtig?
  a) Nennen Sie vier Umwelten.
  b) Begründen Sie die Bedeutung jeweils anhand eines Beispiels.

———— **Lösungen** ————

Lösung der Aufgabe 1
  a) Beispiel: Der Naturholzschreibtisch für die Arztpraxis. Zunächst müssen die notwendigen Rohstoffe gewonnen werden. Im Rahmen der Urproduktion des primären Sektors liefert die Forstverwaltung das Holz. Die Weiterverarbeitung des Holzes erfolgt entweder im Handwerksbetrieb oder in der Holz verarbeitenden Industrie (Weiterverarbeitung = sekundärer Sektor). Der Vertrieb erfolgt durch den Handel, der dem tertiären Bereich (Handel und Dienstleistungen) zuzuordnen ist.
  b) Primärer Bereich: Landwirtschaft und Fischerei, Forstwirtschaft, Bergbau; sekundärer Bereich: Industrie und Handwerk; tertiärer Bereich: Handel, Banken, Versicherungen, Freie Berufe.
  c) Die Arztpraxis ist den „Freien Berufen" zuzuordnen, die wiederum zum Dienstleistungsbereich gehören.

Lösung der Aufgabe 2
Urerzeugung und Industrie verlieren immer mehr an Bedeutung. Dafür gibt es viele Gründe, z.B. den zunehmenden Einsatz von Maschinen in der Industrie, wobei bei gleichem Einsatz von Beschäftigten höhere Produktionsmengen erzielt werden. Steigende Löhne und Gehälter so-

wie die zunehmende Freizeit erhöhen die Nachfrage auf Dienstleistungsmärkten.

Lösung der Aufgabe 3

a) Bergbau, Land- und Forstwirtschaft nehmen ab.

b) Es wachsen: Bildung, Wissenschaft und Kultur, Versicherungen, Banken.

Lösung der Aufgabe 4

a) 2), b) 2), c) 3), d) 3), e) 3), f) 1), g) 2), h) 1)

Lösung der Aufgabe 5

Bedürfnisse sind alle körperlichen, seelischen, sozialen oder sonstigen Wünsche, die ein Mensch generell haben kann.

Bedarf ist der Teil dieser Bedürfnisse, der mit den zur Verfügung stehenden Mitteln (Geldmitteln) befriedigt werden kann. Nachfrage ist der marktwirksam werdende Bedarf, d.h. der Bedarf, der am Markt konkrete Kaufhandlungen auslöst.

Lösung der Aufgabe 6

d) Bedürfnisse, b) Bedarf, f) Nachfrage, i) Angebot

Lösung der Aufgabe 7

siehe untenstehende Grafik

Lösung der Aufgabe 8

Werden die beiden Geräte in einer Arztpraxis genutzt, so handelt es sich um Produktionsgüter; im privaten Haushalt gelten sie jedoch als langlebige Konsumgüter.

Lösung der Aufgabe 9

siehe Grafik auf Seite 284

Lösung der Aufgabe 10

a) 5), b) 4, c) 8), d) 2), e) 1), f) 7), g) 6), h) 3)

Wirtschaften – Märkte

Lösung der Aufgabe 11

Wirtschaftliches Handeln ist immer verbunden mit der Notwendigkeit sich für die Erfüllung bestimmter Wünsche zu entscheiden, denn das verfügbare Einkommen reicht zur Befriedigung aller Bedürfnisse nicht aus.

Des Weiteren gilt: Wirtschaftliche Entscheidungen müssen planvoll und vernünftig (rational) getroffen werden, wenn der angestrebte Erfolg erreicht werden soll. Wird versucht mit gegebenen Mitteln einen größtmöglichen Erfolg (Nutzen) zu erzielen, so handelt man nach dem Maximalprinzip (Beispiel: Eine Arzthelferin versucht zum Preis von € 200 eine möglichst große und schöne Wohnung zu mieten).

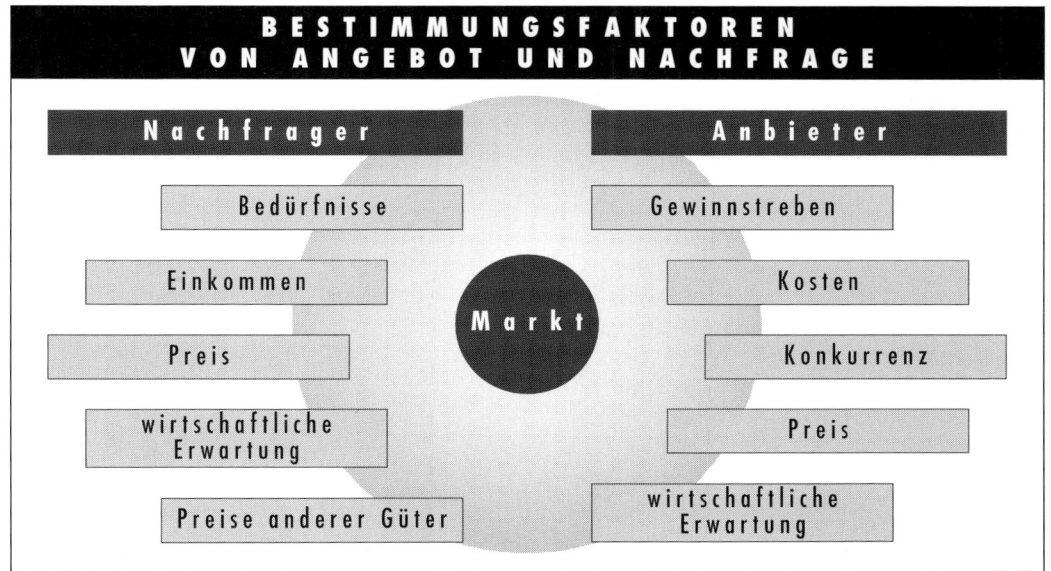

BESTIMMUNGSFAKTOREN VON ANGEBOT UND NACHFRAGE

Nachfrager	Anbieter
Bedürfnisse	Gewinnstreben
Einkommen	Kosten
Preis	Konkurrenz
wirtschaftliche Erwartung	Preis
Preise anderer Güter	wirtschaftliche Erwartung

Markt

ten). Wird dagegen versucht einen bestimmten Erfolg mit dem geringstmöglichen Mitteleinsatz zu erzielen, dann legt man das Minimalprinzip zugrunde. (Beispiel: Claudia möchte in der Abschlussprüfung mit möglichst geringem Aufwand die Note „gut" erreichen.) Werden beide Prinzipien in Entscheidungssituationen angewandt (das geht natürlich nicht gleichzeitig), so handelt man nach dem ökonomischen Prinzip.

Lösung der Aufgabe 12
Markt im volkswirtschaftlichen Sinne ist der Ort, wo die Produzenten ihre Güter anbieten und die Nachfrager diese nachfragen.

Lösung der Aufgabe 13
siehe Grafik auf Seite 285

Lösung der Aufgabe 14
– Arztpraxis und Faktormärkte:
Einstellung von Arzthelferinnen (Arbeitsmarkt), Kauf eines Grundstücks (Immobilienmarkt), Aufnahme eines Darlehns (Kapitalmarkt)

– Arztpraxis und Gütermärkte:
Kauf von Lebensmitteln (Konsumgütermarkt), Kauf eines Sonographiegerätes (Investitionsgütermarkt)
– Arztpraxis und Dienstleistungsmärkte:
Behandlung eines Patienten (Markt für persönliche Dienstleistungen), Feuerversicherung für die Praxis (Markt für sachliche Dienstleistungen)

Lösung der Aufgabe 15
Der Gesundheitsmarkt besteht aus einer Vielzahl von Teilmärkten. Greift man z.B. den Bereich der ambulanten medizinischen Versorgung heraus (Markt für persönliche Dienstleistungen, dazu gehört die Arztpraxis), kann festgestellt werden, dass der Arzt „seine Preise" nicht entsprechend der Nachfrage frei bestimmen kann. Auch kann er die marktwirtschaftlichen Bestimmungsfaktoren des Angebots (Gewinnstreben, Kosten, Konkurrenz, wirtschaftliche Erwartungen) nicht wie ein „freier Unternehmer" beeinflussen. Für die Nachfragerseite (Patienten) gilt, dass z.B. das verfügbare Einkommen nicht bedarfsregulierend wirkt, die Dienstleistung faktisch zum Nulltarif nachgefragt werden kann.

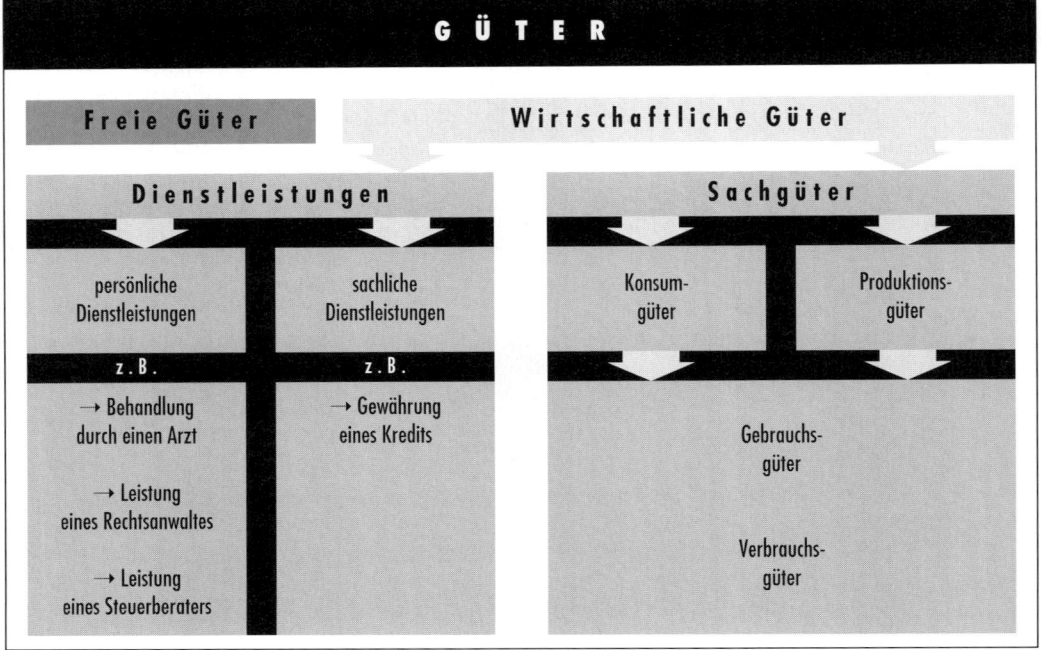

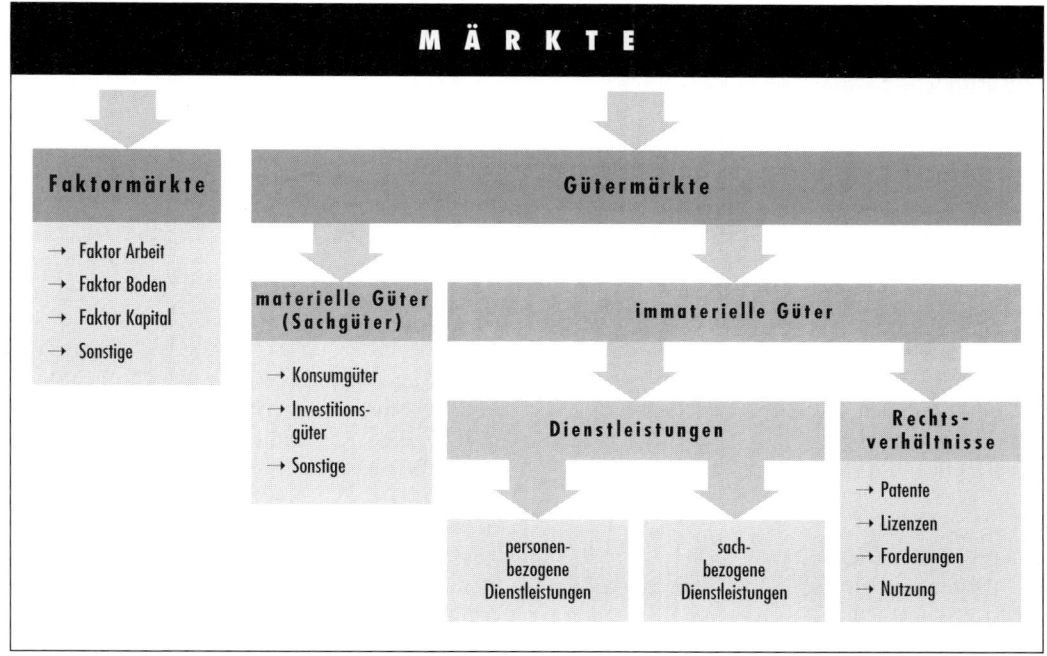

Lösung der Aufgabe 16

Die Freiheit des ärztlichen Berufs wird u.a. dadurch bestimmt, dass der Arzt allein nach den sachlichen Erfordernissen und nach seinem ärztlichen Gewissen seine Arbeit in eigener Regie durchführt. Wichtig ist außerdem: Freie Berufe sind an Standesregeln gebunden. Der Arzt kann seine Arbeitsleistung nur unter Beachtung eines besonderen Berufsethos (Eid des Hippokrates) und gesetzlicher und standesmäßiger Regelungen in persönlicher und wirtschaftlicher Selbstständigkeit erbringen.

Lösung der Aufgabe 17

RVO § 368 - Das Wirtschaftlichkeitsgebot erfordert vom Arzt ein Abwägen, welche Therapie bzw. Medikation zweckmäßig und ausreichend ist (Frage nach dem therapeutischen Nutzen). Sie darf das Maß des Notwendigen nicht überschreiten. Diese Kosten-Nutzen-Abwägung kann im Einzelfall schwierig sein, insbesondere bei neuen und u.U. teuren Therapien, deren Wirkungen – bezogen auf den Einzelfall – noch nicht ausreichend prognostizierbar sind.

Lösung der Aufgabe 18

Der Sicherstellungsvertrag beinhaltet die Sicherstellung, Gewährleistung und Durchführung der ambulanten medizinischen Versorgung (vgl. §§ 72 ff SGB V). Danach hat die kassenärztliche Vereinigung für ein ausreichendes Angebot an Ärzten und Fachärzten zu sorgen und die Gebührenregelung und -verrechnung der frei praktizierenden Ärzte gegenüber den Sozialleistungsträgern zu übernehmen. Hinzu kommt die Überwachung der Vertragsärzte bei Ausübung ihrer Tätigkeit (Wirtschaftlichkeit der Behandlungsweise und des Verordnungsverhaltens (§ 106 SBG V)) und die Verteilung der Gesamtvergütung auf der Grundlage des beschlossenen Honorarverteilungsmaßstabes (vgl. § 87 SGB V).

Lösung der Aufgabe 19

a) Steigende Studentenzahlen (u.a. bedingt durch die Einkommenssituation der Ärzte, insbesondere in der Vergangenheit) bewirkten steigende Ärztezahlen. Zudem waren ein immer differenzierteres Angebot und ein immer stärkeres Gesundheitsbewusstsein eine Gewähr dafür, dass die Berufschancen auf hohem Niveau stabil blieben. Durch das Gesundheitsstruktur-Gesetz hat sich die Situation seit 1993 jedoch grundlegend gewandelt.

b) Da insbesondere die Zahl der niedergelassenen Ärzte stark gestiegen ist (Auswirkung des Gesundheitsstruktur-Gesetzes: Einschränkung der Niederlassungsfreiheit), sind kurz-, u.U. auch noch mittelfristig die Berufschancen – relativ betrachtet – als gut zu bezeichnen (neu gegründete Praxen suchen Personal).

Lösung der Aufgabe 20
1)

Lösung der Aufgabe 21
Die Ärztekammern haben u.a. folgende Aufgaben:
- Interessenvertretung ihrer Mitglieder,
- Fortbildungsangebote zu organisieren und damit die Qualitätssicherung zu fördern,
- Beratung ihrer Mitglieder bei ärztlichen und persönlichen Problemen,
- Information und Hilfe ihren Mitgliedern anzubieten,
- den ärztlichen Notfalldienst in den sprechstundenfreien Zeiten sicherzustellen.

Lösung der Aufgabe 22
Die Kassenärztlichen Vereinigungen haben u.a. folgende Aufgaben:
- für ein ausreichendes Angebot an Ärzten und Fachärzten zu sorgen,
- die Gebührenregelung und -verrechnung für sämtliche Leistungen der frei praktizierenden Ärzte gegenüber den Sozialleistungsträgern zu übernehmen,
- die Überwachung der Vertragsärzte bei Ausübung der vertragsärztlichen Tätigkeit (Überprüfung der Wirtschaftlichkeit der Behandlungsweise und des Verordnungsverhaltens),
- Verteilung der Gesamtvergütung auf der Grundlage des beschlossenen Honorarverteilungsmaßstabes.

Lösung der Aufgabe 23
a), d)

Lösung der Aufgabe 24
Der Bundesmantelvertrag - Ärzte (BMV-Ä) definiert den Umfang der kassenärztlichen Versorgung (vgl. im Einzelnen dazu § 2 (1) 1.–5. u. (2) 1.–12. BMV-Ä).

Lösung der Aufgabe 25
Mit Inkrafttreten der neuen Zulassungsverordnung für Ärzte (Ärzte-ZV) können Vertragsärzte nur noch für solche Zulassungsbezirke zugelassen werden, in denen keine Überversorgung besteht. Die Kassenärztlichen Vereinigungen arbeiten zur Feststellung des Versorgungsgrades der Bevölkerung mit Ärzten im Einvernehmen mit den Landesverbänden der Krankenkassen einen nach Arztgruppen aufgeteilten Bedarfsplan aus. Überversorgung ist dann anzunehmen, „wenn der allgemeine Versorgungsgrad um 10 vom Hundert überschritten ist." (§ 16 b Ärzte-ZV vom 1.1.93)

Lösung der Aufgabe 26
Die technische Entwicklung in der Medizin macht rasante Fortschritte. Die Klärung der mit den neuen Technologien verbundenen ethisch-moralischen Grundfragen kann mit diesem Tempo kaum Schritt halten. Die Frage, was ist technisch möglich, moralisch vertretbar, aber auch wirtschaftlich noch machbar (in der Medizin bedeutet neu fast immer auch teurer), stellt sich deshalb immer häufiger.

Lösung der Aufgabe 27
a) Die Diagnose- und Therapiemöglichkeiten werden immer umfassender. Der Tod wird immer weiter hinausgeschoben, rund um den Menschen entsteht ein umfangreiches „Ersatzteillager". Kritiker fügen hinzu: Die Heilkunst entwickele sich, als spiele Geld keine Rolle. Wirtschaftlich betrachtet: Die Medizin steckt in der Fortschrittsfalle, da neu in der Medizin i.d.R. fast immer auch teurer bedeutet.

b) Durch den Einzug des PC, von Netzwerken usw. ändert sich die Verwaltungsarbeit grundlegend, da die klassische Informationsverwaltung (Kartei- und Registraturwesen) auf ein Minimum schrumpft. Die neuen Technologien bedeuten für die Arzthelferin eine Herausforderung, die durch systematischer Schulung jedoch zu bewältigen ist. Gleichzeitig erhöht sich dadurch das Qualifikationsniveau der Helferin, ihr Arbeitsplatz wird „sicherer".

Lösung der Aufgabe 28

a) Wissenschaftlich-technische, soziale, ökonomische und ökologische Umwelt.

b) Wissenschaftlich-technische Umwelt:
   – vgl. Aufgabe 26.

   Soziale Umwelt: Physiosozialer Stress
   – Wie lang andauernder Stress auf den Körper wirken kann, ist seit langem bekannt. Es sind insbesondere die Stresskrankheiten, die einen Großteil unserer Krankheiten ausmachen und auch wesentlich zur „Kostenexplosion" in unserem Gesundheitswesen geführt haben. Denn etwa 40 % aller Patienten, die einen Allgemeinmediziner oder einen Facharzt für Innere Medizin aufsuchen, konsultieren ihn wegen vegetativer Störungen.

Ökonomische Umwelt:
– Das am 1. Januar 1993 in Kraft getretene Gesundheits-Strukturgesetz (GSG) brachte tiefe Einschnitte in das System der sozialen Krankenversicherung und veränderte die ökonomische Umwelt der Ärzte auf drastische Weise. Dazu ein Beispiel: Seit 1993 gilt die Arzneimittelbudgetierung; d.h. für den einzelnen Arzt, dass er im Durchschnitt ca. 10 % weniger „verschreiben durfte"; ansonsten wird er in Regress genommen. (Schlagwort: Wer zu viel verschreibt, der muss selbst zahlen!) Dies führte – praxisintern – dazu, dass das Verschreibungsverhalten zunehmend mittels so genannter Medikamentenstatistik kontrolliert wird. Zum anderen war festzustellen, dass die Umsätze der Apotheken durch das veränderte Verschreibungsverhalten beträchtlich zurückgegangen sind.

Ökologische Umwelt:
– In den Arztpraxen klagen immer mehr Patienten über Beschwerden, die durch Umweltbelastungen ausgelöst werden (z.B. pulmonale Erkrankungen durch Luftschadstoffbelastung, die Allergieproblematik usw.). Trotzdem bleibt entsprechendes Handeln sowohl auf der politischen als auch auf der Ebene des Einzelnen (Individualebene) häufig aus.

13. Soziale Sicherung

Rentenversicherung

Aufgabe 1
Erläutern Sie das Solidaritätsprinzip als Grundlage der gesetzlichen Rentenversicherung.

Aufgabe 2
Welche Personen und welche Institutionen finanzieren die gesetzliche Rentenversicherung?

Aufgabe 3
Ordnen Sie die hinter den Ziffern genannten Leistungen den jeweils hinter den Buchstaben beschriebenen Leistungsmerkmalen zu.
   1) Krankengeld
   2) Mutterschaftshilfe
   3) Sozialhilfe
   4) Erwerbsunfähigkeitsrente
   5) Berufsunfähigkeitsrente
   6) Krankenhaustagegeld
   7) Arbeitslosengeld
   8) Arbeitslosenhilfe
   9) Lohnfortzahlung

a) Wird vom Arbeitgeber allein bezahlt.
b) Finanziert der Staat aus Steuermitteln.
c) Wird gezahlt, wenn der Umfang der Erwerbstätigkeit eines Versicherten infolge Krankheit unter 50 % der Erwerbsfähigkeit eines Gesunden mit ähnlichen beruflichen Merkmalen liegt.
d) Beträgt bei einem Versicherten mit mindestens einem Kind 68 % des letzten Nettoverdienstes.
e) Wenn die gesetzlich vorgesehene Lohn- und Gehaltsfortzahlung beendet ist, besteht ein Anspruch auf diese Leistung.

Aufgabe 4
Stellen Sie dar, was unter dem Begriff „Generationenvertrag" in der gesetzlichen Rentenversicherung verstanden wird.

Aufgabe 5
Nennen Sie die Personenkreise, die zu den Pflichtversicherten in der gesetzlichen Rentenversicherung gehören.

Aufgabe 6
Erläutern Sie den Begriff der „dynamischen Rente".

Aufgabe 7
Nennen Sie fünf Leistungen der gesetzlichen Rentenversicherung.

Aufgabe 8
Unterscheiden Sie die Voraussetzungen für die Zahlung von Erwerbsunfähigkeitsrente und Berufsunfähigkeitsrente.

Aufgabe 9
Unterscheiden Sie die verschiedenen Arten der Rentenzahlungen der gesetzlichen Sozialversicherung nach dem Grund ihrer Zahlung.

Aufgabe 10
Erläutern Sie die Bedeutung der Beitragsbemessungsgrenze für die gesetzliche Rentenversicherung.

Aufgabe 11
Nennen Sie die Einflussfaktoren, die die Höhe des Altersruhegeldes bestimmen.

Arbeitslosenversicherung

Aufgabe 12
Nennen Sie die Personenkreise und Institutionen, die die gesetzliche Arbeitslosenversicherung finanzieren.

Aufgabe 13
Erläutern Sie die Bedeutung der Beitragsbemessungsgrenze für die Arbeitslosenversicherung.

Aufgabe 14
Nennen Sie die Personenkreise, die Mitglied in der Arbeitslosenversicherung sind.

Aufgabe 15
Nennen Sie Personenkreise, die nicht Mitglied der Arbeitslosenversicherung sind.

Aufgabe 16
Nennen Sie die Leistungen der Arbeitslosenversicherung.

Aufgabe 17
Erläutern Sie Maßnahmen der Bundesanstalt für Arbeit zur Sicherung von Arbeitsplätzen.

Aufgabe 18
Begründen Sie für zwei Arbeitnehmergruppen, warum diese in der Bundesrepublik einen besonderen Kündigungsschutz genießen.

Aufgabe 19
Nennen Sie die Voraussetzungen, die für die Zahlung von Arbeitslosengeld erfüllt sein müssen.

Aufgabe 20
Nennen Sie die Voraussetzungen, die für die Zahlung von Arbeitslosenhilfe erfüllt sein müssen.

Aufgabe 21
Nennen Sie die Voraussetzungen, die für die Zahlung von Kurzarbeitergeld erfüllt sein müssen.

Aufgabe 22
Unterscheiden Sie Arbeitslosengeld und Arbeitslosenhilfe.

Aufgabe 23
Stellen Sie die Kosten dar, die dem Staat durch Arbeitslosigkeit entstehen.

Krankenversicherung und Unfallversicherung

Aufgabe 24
Welche Personenkreise sind in der Krankenversicherung pflichtversichert?

Aufgabe 25
Nennen Sie die Ihnen bekannten Träger der gesetzlichen Krankenversicherung.

Aufgabe 26
Welche Leistungen kann eine Arzthelferin, die in einer Krankenkasse versichert ist, verlangen?

Aufgabe 27
Wer trägt die Beiträge zur Krankenversicherung?

Aufgabe 28
Nennen Sie die Personenkreise, die in einer gesetzlichen Unfallversicherung versichert sind.

Aufgabe 29
Welcher Träger ist zuständig für die Unfallversicherung der Mitarbeiterinnen im Helferinnenbereich einer Arztpraxis?

Aufgabe 30
Wer trägt die Beiträge zur Unfallversicherung?

Aufgabe 31
Jan Vollmer, kaufmännischer Angestellter, wird krank. Er ist er Meinung, dass er nun sechs Wochen lang sein volles Gehalt und Krankengeld bekommt. Trifft dies tatsächlich zu?

Aufgabe 32
Frau Schussel, Arzthelferin, fällt in der Praxis von einer Stehleiter, verletzt sich schwer und muss daraufhin im Krankenhaus behandelt werden. Welche Leistungen nimmt sie in Anspruch und wer bezahlt diese?

Aufgabe 33
Die Mitgliedschaft in einer gesetzlichen Krankenkasse kann in einer Pflichtkrankenkasse oder in einer Ersatzkasse erfolgen. Erläutern Sie diese Aussage.

Aufgabe 34
Welche der nachfolgenden Leistungen werden nicht von der Krankenversicherung übernommen?
  a) Durchführung von Früherkennungsuntersuchungen
  b) häusliche Krankenpflege
  c) Zahlung von Verletztenrente
  d) Zahlung von Heil- und Hilfsmitteln
  e) Rente aufgrund einer Berufskrankheit

Aufgabe 35
Für welche der nachfolgenden Versicherungen trägt der Arbeitgeber allein die Beiträge?
  a) Krankenversicherung
  b) Unfallversicherung
  c) Arbeitslosenversicherung
  d) Rentenversicherung

Aufgabe 36
Welche der untengenannten Versicherungsträger sind nicht den Krankenversicherungen zuzuordnen?
  a) Innungskrankenkasse
  b) Barmer Ersatzkasse
  c) Berufsgenossenschaft
  d) Bundesversicherungsanstalt für Angestellte
  e) Deutsche Angestellten Krankenkasse
  f) Landesversicherungsanstalt

Aufgabe 37
Welcher der nachfolgenden Personenkreise ist nicht in einer Unfallversicherung pflichtversichert?
  a) Arbeiter
  b) Auszubildende
  c) Lebensretter
  d) Hausfrauen
  e) Arzthelferinnen

Aufgabe 38
Für welche der nachfolgenden Versicherungen zahlen Arbeitgeber und Arbeitnehmer die Beiträge je zur Hälfte?

a) Unfallversicherung
b) Rentenversicherung
c) Lebensversicherung
d) Haftpflichtversicherung
e) Arbeislosenversicherung

Aufgabe 39
Für welche der folgenden Fälle wird keine Leistung aus der gesetzlichen Unfallversicherung erbracht?
a) Eine Tierarzthelferin stolpert beim Geländelauf über einen Ast, fällt hin und bricht sich das Wadenbein.
b) Maria Vollmer verletzt sich beim Rosenschneiden außerhalb der Dienstzeit im Garten ihres Chefs.
c) Die Auszubildende Eva Albrecht stürzt mit dem Fahrrad auf dem direkten Weg zur Praxis.
d) Die Arzthelferin Mechthild Kalhoff erkrankt nach einer Infektion mit infektiösem Blut einer Patientin an einer Hepatitis.

Aufgabe 40
Welcher der nachfolgenden Versicherungsträger ist nicht Träger einer Unfallversicherung?
a) See-Berufsgenossenschaft
b) Feuerwehrunfallkrankenkasse
c) Gewerbliche Berufsgenossenschaften
d) Bundesanstalt für Arbeit

Versorgung – Fürsorge des Staates

Aufgabe 41
Erläutern Sie die folgenden Prinzipien:
a) Versicherungsprinzip
b) Versorgungsprinzip
c) Fürsorgeprinzip

Aufgabe 42
Für welche Kinder wird Kindergeld gezahlt?

Aufgabe 43
Erläutern Sie: Die Sozialhilfe besteht aus vier Komponenten.

Aufgabe 44
In welchen Angelegenheiten entscheiden die Sozialgerichte?

Aufgabe 45
Beschreiben Sie den Aufbau der Sozialgerichte

———— **Lösungen** ————

Lösung der Aufgabe 1
Die Versicherten tragen die Risiken gemeinsam, die durch die Leistungen der gesetzlichen Rentenversicherung abgedeckt werden.

Lösung der Aufgabe 2
Versicherte
Arbeitgeber
Bundesrepublik Deutschland (Bundeszuschuss)

Lösung der Aufgabe 3
a) 9), b) 3), 8), c) 5), d) 7), e) 1)

Lösung der Aufgabe 4
Der „Generationenvertrag" besteht zwischen den verschiedenen Generationen: Die jeweils arbeitende versorgt die jeweils aus Altersgründen nicht mehr arbeitende Generation.

Lösung der Aufgabe 5
Arbeiter
Angestellte
einige Selbstständige

Lösung der Aufgabe 6
Die Rentenhöhe wird den Nettoeinkünften der Erwerbstätigen angepasst.

Lösung der Aufgabe 7
Altersruhegeld
Kindererziehungsrente
Berufsunfähigkeitsrente
Erwerbsunfähigkeitsrente
Hinterbliebenenrente
Geschiedenenrente
Waisenrente
Rehabilitationsmaßnahmen

Lösung der Aufgabe 8
– Erwerbsunfähigkeit liegt vor, wenn aufgrund von Krankheit auf Dauer keine

Erwerbstätigkeit mehr ausgeübt werden kann oder nur noch geringfügige Einkünfte erzielt werden können.
- Berufsunfähigkeit liegt vor, wenn der Versicherte infolge von Krankheit zu mehr als 50 % in seiner Erwerbsfähigkeit eingeschränkt ist.

Lösung der Aufgabe 9
Grund für die Zahlung ist:
- beim Altersruhegeld das Erreichen der jeweiligen Altersgrenze;
- bei der Rente wegen Kindererziehung die Erziehung mindestens eines Kindes, das Waisenrente bezieht, sofern diese keine berufliche Tätigkeit ermöglicht;
- bei der Rente wegen Berufsunfähigkeit die Einschränkung der Erwerbsfähigkeit um mehr als 50 % aus Krankheitsgründen;
- bei der Erwerbsunfähigkeitsrente die dauerhafte Erwerbsunfähigkeit aus Krankheitsgründen;
- bei der Hinterbliebenenrente der Tod des Ehegatten bzw. Elternteiles;
- bei der Waisenrente der Tod des versicherten Elternteiles;
- bei der Geschiedenenrente die Scheidung vom früheren Ehepartner des Versicherten.

Lösung der Aufgabe 10
Die Beitragsbemessungsgrenze bestimmt die maximale Höhe der Versicherungsbeiträge.

Lösung der Aufgabe 11
persönliche Bemessungsgrundlage
allgemeine Bemessungsgrundlage
Anzahl der Versicherungsjahre
Steigerungssatz für jedes Versicherungsjahr

Lösung der Aufgabe 12
- Arbeitnehmer
- Arbeitgeber
- Bundesrepublik Deutschland
- Unternehmen der Bauwirtschaft (Umlage zur Winterbauhilfe)
- Berufsgenossenschaften (Konkursausfallgeld)

Lösung der Aufgabe 13
Die Beitragsbemessungsgrenze bestimmt die Höchstgrenze für die zu zahlenden Beiträge und ist die Grundlage für die Berechnung der Höchstgrenze des im Versicherungsfall zu zahlenden Arbeitslosengeldes.

Lösung der Aufgabe 14
alle Arbeitnehmer

Lösung der Aufgabe 15
Selbstständige, Unternehmer, Beamte

Lösung der Aufgabe 16
- Arbeitslosengeld
- Arbeitslosenhilfe
- Kurzarbeitergeld
- Förderung der ganzjährigen Beschäftigung in der Bauwirtschaft
- Maßnahmen der Arbeitsbeschaffung
- Konkursausfallgeld

Lösung der Aufgabe 17
- Arbeitsmarkt- und Berufsforschung: Erforschung des Arbeitsmarktes zur Absicherung einer entsprechenden Arbeitsmarktpolitik.
- Arbeitsvermittlung: Vermittlung geeigneter Bewerber für die freien Stellen.
- Berufliche Bildung: Maßnahmen zur Ausbildung, Fortbildung und Umschulung von Arbeitskräften um deren Leistungsfähigkeit den sich verändernden Anforderungen des Arbeitsmarktes anzupassen.
- Berufliche Rehabilitation körperlich, seelisch und geistig Behinderter zur Eingliederung bzw. Wiedereingliederung in den Arbeitsprozess.

Lösung der Aufgabe 18
- Auszubildende bis zum Ende der Ausbildungszeit zur Sicherung der Ausbildung;
- Schwangere bis zum Ende des Mutterschutzes zur Existenzsicherung;
- Betriebsratsmitglieder während der Amtszeit zur Sicherung ihrer Unabhängigkeit;
- Behinderte zur Existenzsicherung.

Lösung der Aufgabe 19
- Der Arbeitslose steht der Arbeitsvermittlung zur Verfügung,
- die Anwartschaft ist erfüllt,
- er ist beim Arbeitsamt als arbeitslos gemeldet,
- er hat das Arbeitslosengeld beantragt.

Lösung der Aufgabe 20
- Meldung als arbeitslos beim Arbeitsamt,
- steht der Arbeitsvermittlung zur Verfügung,
- die Arbeitslosenhilfe ist beantragt,
- Bedürftigkeit liegt vor.

Lösung der Aufgabe 21
- Arbeitsausfall hat wirtschaftliche Ursachen und ist unvermeidbar,
- die Arbeitszeit ist für mehr als ein Drittel der Arbeitnehmer zu mehr als 10 % gekürzt,
- der Arbeitsausfall ist dem Arbeitsamt gemeldet.

Lösung der Aufgabe 22
- Arbeitslosengeld ist eine Versicherungsleistung und wird bei Vorliegen des Versicherungsfalles unabhängig von den sonstigen persönlichen Verhältnissen gezahlt.
- Arbeitslosenhilfe ist eine Sozialleistung und wird in den entsprechenden Fällen nur unter Berücksichtigung der sonstigen Einnahmequellen gezahlt.

Lösung der Aufgabe 23
- Zahlungen an die Arbeitslosen
- Steuerausfälle
- Ausfälle der Zahlung von Sozialversicherungsbeiträgen

Lösung der Aufgabe 24
- Arbeiter und Angestellte, deren Jahresarbeitsentgelt 75 % der jährlich neu festzusetzenden Beitragsbemessungsgrenze nicht überschreitet, und deren Ehegatten und Kinder
- Auszubildende
- Studenten
- Landwirte und ihre mitarbeitenden Familienangehörigen
- Empfänger von Arbeitslosengeld und Arbeitslosenhilfe
- Behinderte, die in Werkstätten, Heimen, Anstalten oder gleichartigen Einrichtungen tätig sind
- Rentner und Altenteiler in der Landwirtschaft

Lösung der Aufgabe 25
- Ortskrankenkassen
- Betriebskrankenkassen
- Innungskrankenkassen
- Landwirtschaftliche Krankenkassen
- Seekrankenkassen
- Bundesknappschaft
- Angestellten- und Arbeiterersatzkrankenkassen

Lösung der Aufgabe 26
In der Krankenversicherung versicherte Personen haben folgende Ansprüche auf Leistungen:
- zur Förderung der Gesundheit
- zur Verhütung von Krankheiten
- zur Früherkennung von Krankheiten
- zur Behandlung von Krankheiten
- bei Schwerpflegebedürftigkeit
- bei Schwangerschaft und Mutterschutz
- für medizinische Rehabilitationsmaßnahmen
- im Sterbefall

Lösung der Aufgabe 27
- Arbeitnehmer und Arbeitgeber tragen die vom monatlichen Arbeitsverdienst errechneten Beiträge je zur Hälfte.
- Für Arbeitnehmer mit geringem Arbeitsverdienst trägt allein der Arbeitgeber den Beitrag.
- Für Arbeitslose zahlt die Bundesanstalt für Arbeit die Beiträge.
- Die Beiträge der Renter überweisen die Rentenversicherungen an die Krankenkasse.

Lösung der Aufgabe 28
- alle Arbeitnehmer aufgrund eines Arbeits-, Dienst- oder Ausbildungsverhältnisses

- landwirtschaftliche Unternehmer und deren im Unternehmen tätige Ehegatten
- Personen, die im Interesse des Gemeinwohls tätig werden (z.B. Lebensretter, Helfer bei Katastrophen und Unglücksfällen)
- Blutspender und Spender körpereigenen Gewebes
- Kinder während des Besuchs des Kindergartens sowie auf dem Weg dorthin und zurück
- Schüler während des Besuchs allgemein bildender Schulen sowie auf dem Weg dorthin und zurück
- Studierende während der Aus- und Fortbildung an Hochschulen
- Personen während der Durchführung von Rehabilitationsmaßnahmen

Lösung der Aufgabe 29
die Berufsgenossenschaft für Gesundheitsdienst und Wohlfahrtspflege in Hamburg

Lösung der Aufgabe 30
Für Arbeitnehmer zahlt generell der Arbeitgeber die Beiträge allein. Für Kinder, Schüler und Studenten werden die Beiträge von den Gemeinden oder dem Land übernommen. Bei Rehabilitationsmaßnahmen werden die Beiträge von den Rehabilitationsträgern, z.B. Krankenkasse oder Rentenversicherung, übernommen.

Lösung der Aufgabe 31
Nein. Krankengeld wird von den gesetzlichen Krankenkassen erst 6 Wochen nach der gesetzlichen Lohnfortzahlung gezahlt. Es beträgt 80 % des zuvor regelmäßig erzielten Einkommens, soweit es der Beitragsbemessungsgrenze unterliegt. Wer innerhalb von drei Jahren durch dieselbe Krankheit arbeitsunfähig wird, bekommt Krankengeld längstens jedoch nur für 78 Wochen.

Lösung der Aufgabe 32
Frau Schussel nimmt Heilbehandlung in Anspruch. Diese umfasst, wenn nötig, ärztliche und zahnärztliche Behandlung, Arznei- und Verbandmittel, Heilmittel, Zahnersatz, orthopädische und andere Hilfsmittel sowie stationäre Behandlung im Krankenhaus. Die Leistungen werden von der zuständigen Unfallversicherung bezahlt.

Lösung der Aufgabe 33
Bei den Pflichtkassen (AOK, BKK, IKK, LKK, Berufsknappschaft, Seekasse) kommt die Mitgliedschaft mit Aufnahme einer krankenversicherungspflichtigen Beschäftigung zustande. Die Mitgliedschaft in einer Ersatzkasse für Angestellte oder einer Ersatzkasse für Arbeiter ist freiwillig und kommt durch Beitrittserklärung zustande. Die Zuhörigkeit zu einer Ersatzkasse ersetzt die Krankenversicherung bei einer Pflichtkasse.

Lösung der Aufgabe 34
c), e)

Lösung der Aufgabe 35
b)

Lösung der Aufgabe 36
c), d), f)

Lösung der Aufgabe 37
d)

Lösung der Aufgabe 38
b), e)

Lösung der Aufgabe 39
a), b)

Lösung der Aufgabe 40
d)

Lösung der Aufgabe 41
a) Versicherungsprinzip: Bezüglich dieses Prinzips muss unterschieden werden, ob der Fall der Sozialversicherung (der Pflichtversicherung) oder der der Individualversicherung (freiwilligen Versicherung) vorliegt. Für die Sozialversicherung gilt der Solidargrundsatz: Wer wenig verdient, zahlt weniger – wer ein höheres Einkommen bezieht, zahlt mehr. Bei der Individualversicherung entscheidet ausschließlich das versicherte Risiko über die Beitragshöhe.

b) Versorgungsprinzip: Der Grundsatz der Versorgung berührt alle Fälle, in denen der Einzelne, der nun der Unterstützung bedarf, für die Gemeinschaft etwas geleistet hat (Kriegsopfer, Vertriebene usw.).

c) Der Grundsatz der Fürsorge greift in all den Fällen ein, wo ein Mitglied unserer Gemeinschaft unversorgt ist und nicht mehr in ausreichendem Maße sich selbst versorgen kann.

Lösung der Aufgabe 42

Kindergeld wird gezahlt für:
– eheliche und für ehelich erklärte Kinder,
– nichteheliche Kinder,
– angenommene (adoptierte) Kinder,
– Stiefkinder, die zum Haushalt des Stiefelternteils gehören,
– Pflegekinder,
– Enkelkinder, die zum Haushalt der Großeltern gehören oder für deren Unterhalt die Großeltern aufkommen.

Lösung der Aufgabe 43

Streng genommen besteht die Sozialhilfe aus vier Grundbestandteilen:
– Regelsätze: Sie dienen zur Deckung des Bedarfs, werden monatlich gezahlt und richten sich nach der Größe und Altersstruktur der Familie.
– Mehrbedarfszuschläge: Für Personen oder Familien in besonderen Lebenslagen, z.B. Alleinerziehende, Alte usw.
– Einmalige Leistungen: Hiermit wird ein Beitrag geleistet, damit notwendige größere Anschaffungen finanziert werden können.
– Miete und Heizung: Hier übernimmt die Sozialhilfe die anfallenden Kosten (Ausgaben) in voller Höhe.

Lösung der Aufgabe 44

Die Sozialgerichte entscheiden u.a. in folgenden Angelegenheiten: Arbeiterrenten-, Angestellten-, allgemeine und landwirtschaftliche Unfallversicherung, Kriegsopferversorgung, Bergbau-Knappschaftsversicherung, Bundesbahnsachen, Kassenarztrecht, Zivilblindenversicherung, Bundeskindergeldgesetz, Altershilfe in der Landwirtschaft.

Lösung der Aufgabe 45

Die folgende Grafik verdeutlicht den Aufbau der Sozialgerichte

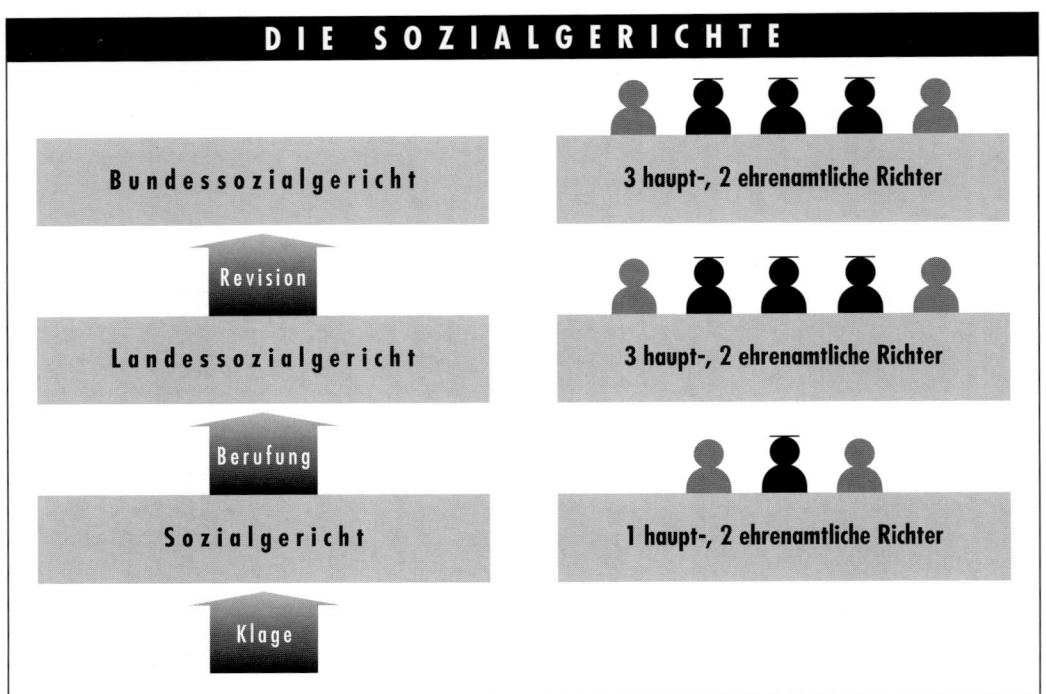

14. Vertragswesen, Kaufvertrag, Mahnwesen

Rechtliche Grundlagen des Vertragswesens

Aufgabe 1
Unterscheiden und erläutern Sie die verschiedenen Gebiete des Rechts.

Aufgabe 2
Stellen Sie die Vorteile des geschriebenen Rechts gegenüber dem Gewohnheitsrecht dar.

Aufgabe 3
Erläutern Sie den Begriff der Rechtsfähigkeit einer natürlichen Person.

Aufgabe 4
Kennzeichnen Sie richtige Aussagen mit einer 1 und falsche Aussagen mit einer 9.
   a) Wer rechtsfähig ist, ist immer Träger von Rechten und Pflichten.
   b) Wer rechtsfähig ist, darf jede Art von Vertrag abschließen.
   c) Die Rechtsfähigkeit beginnt mit der Vollendung des 18. Lebensjahres.
   d) Die Rechts- und Geschäftsfähigkeit beginnt mit der Vollendung der Geburt.

Aufgabe 5
Unterscheiden Sie: natürliche Person – juristische Person.

Aufgabe 6
Zu welchem Zeitpunkt beginnt bzw. endet die Rechtsfähigkeit?

Aufgabe 7
Unterscheiden Sie die Wirkung der Geschäftsfähigkeit in den verschiedenen Altersgruppen.

Aufgabe 8
Erläutern Sie den Begriff „konkludentes Verhalten".

Aufgabe 9
Nennen Sie mögliche Willensäußerungen, die zum Abschluss von Rechtsgeschäften führen.

Aufgabe 10
Erläutern Sie die Begriffe „Willenserklärung", „einseitiges Rechtsgeschäft" und „zweiseitiges Rechtsgeschäft".

Aufgabe 11
Nennen Sie Beispiele für einseitige Rechtsgeschäfte.

Aufgabe 12
Bei welchen Rechtsgeschäften ist die Schriftform vorgeschrieben, bei welchen die öffentliche Beurkundung?
   a) Ehevertrag
   b) Mietvertrag über mehr als ein Jahr
   c) Abzahlungsvertrag
   d) Grundstückskauf
   e) Bürgschaftserklärung

Aufgabe 13
Erläutern Sie den Grundsatz der Vertragsfreiheit.

Aufgabe 14
Unterscheiden Sie Nichtigkeit und Anfechtbarkeit von Rechtsgeschäften hinsichtlich der Gründe und der Wirkung und geben Sie jeweils ein Beispiel.

Aufgabe 15
Entscheiden Sie, ob folgende Rechtsgeschäfte rechtswirksam, nichtig oder anfechtbar sind, und begründen Sie Ihre Entscheidungen:
   a) Der fünfjährige Jakob kauft sich von einem gefundenen Geldstück ein Spielzeugauto.
   b) Die Arzthelferin Anna, 20 Jahre, kauft sich eine Stereoanlage für 1.500,- € und vereinbart mündlich Ratenzahlung.
   c) Von einer Arztpraxis werden irrtümlich statt 1.000 Einwegspritzen 10.000 Einwegspritzen bestellt.

Aufgabe 16
Waltraud, 17 Jahre alt, schließt einen Kaufvertrag über ein Mofa zum Preis von 1270,- € ab. Ihre Eltern sind, als sie vom Kauf erfahren, da-

mit nicht einverstanden. Der Händler weigert sich jedoch das Mofa zurückzunehmen. Ist er im Recht? Begründen Sie Ihre Ansicht.

Aufgabe 17
Unterscheiden Sie die folgenden Vertragsarten:

Mietvertrag	– Leihvertrag
Werkvertrag	– Dienstvertrag
Kaufvertrag	– Mietvertrag

Der Behandlungsvertrag

Aufgabe 18
Erläutern Sie die Formen, in denen ein Behandlungsvertrag abgeschlossen werden kann.

Aufgabe 19
Erklären Sie an einem Beispiel das konkludente Handeln als Grundlage für einen Behandlungsvertrag.

Aufgabe 20
Nennen Sie die Pflichten des Arztes und des Patienten aus dem Behandlungsvertrag.

Aufgabe 21
Stellen Sie dar, welche Regelungen üblicherweise Grundlage des Behandlungsvertrages sind.

Aufgabe 22
Um welche Vertragsart und um welche Art von Rechtsgeschäft handelt es sich bei einem Behandlungsvertrag?

Aufgabe 23
Erläutern Sie die Grundlage des Behandlungsvertrages mit einem Patienten, der bewusstlos in die Praxis gebracht wird.

Aufgabe 24
Erläutern Sie die Bedingungen, unter denen der Arzt einen Behandlungsvertrag kündigen kann.

Aufgabe 25
Erläutern Sie die Bedingungen, unter denen der Patient einen Behandlungsvertrag kündigen kann.

Aufgabe 26
Entscheiden Sie sich, welche Vertragspflicht des Arztes Sie für die bedeutendste halten, und begründen Sie Ihre Entscheidung.

Aufgabe 27
Entscheiden Sie sich, welche Vertragspflicht des Patienten Sie für die bedeutendste halten, und begründen Sie Ihre Entscheidung.

Abschluss, Inhalt und Erfüllung des Kaufvertrages

Aufgabe 28
Erläutern Sie den Grundsatz der Vertragsfreiheit am Beispiel des Kaufvertrages.

Aufgabe 29
Stellen Sie an einem Beispiel Grenzen der Vertragsfreiheit für den Kaufvertrag dar.

Aufgabe 30
Unterscheiden Sie Anfrage und Angebot.

Aufgabe 31
In welchen Situationen ist ein Kaufvertrag zustande gekommen, in welchen nicht?
a) Sie erhalten einen Katalog zugesandt und haben den Bestellschein ausgefüllt.
b) Ihr Arzt erhält ein telefonisches Angebot, das er zwei Tage später schriftlich annimmt.
c) Ihr Arzt hat ein schriftliches Angebot erhalten und antwortet darauf, indem er einzelne Positionen ändert.
d) Sie erhalten unbestellte Ware zugesandt und nehmen diese in Gebrauch.
e) Sie erhalten unbestellte Ware zugesandt und stellen sie in Ihren Schrank.

Aufgabe 32
Gundula, 19 Jahre, wohnt in Detmold und schließt mit dem Computerfachgeschäft REGULA in Bielefeld einen Kaufvertrag über die Lieferung eines PC für 1.150,- € ab. Gundula zahlt 500,- € an und sie will den Rest in monatlichen Raten begleichen. Das Gerät soll durch einen Spediteur nach Detmold gebracht werden.

Prüfen und begründen Sie, ob

    a) Gundula die Lieferung sofort verlangen kann, wenn REGULA zwei Tage später mit Hinweis auf die vereinbarte Ratenzahlung einwenden würde, den Computer noch in einer Ausstellung vorführen zu wollen.

    b) REGULA die Kosten für Transport und Verpackung in Höhe von 40,- € in Rechnung stellen darf.

    c) Gundula die ihr entstehenden Kosten für die Überweisungen der Raten abziehen darf.

    d) Gundula den Kaufpreis voll entrichten muss, wenn der Computer auf dem Transport durch den Spediteur beschädigt worden ist.

Aufgabe 33

Begründen Sie die Vorteile der Schriftform für Kaufverträge.

Aufgabe 34

Die Büromöbel-Handelsgesellschaft mbH hat Ihrer Praxis vor zwei Tagen ein schriftliches Angebot unterbreitet. Erläutern Sie an zwei Beispielen das Erlöschen der Bindung an dieses Angebot.

Aufgabe 35

Prüfen Sie, ob in den folgenden Fällen ein Angebot im rechtlichen Sinne vorliegt:

    a) Zeitungsanzeige mit dem Hinweis „Sonderangebot"

    b) Schaufensterauslage

    c) Der Arzt erhält unbestellte Ware.

    d) Die Verkäuferin legt Ihnen einen Pullover vor.

    e) Preisliste „An alle Haushalte"

Aufgabe 36

Stellen Sie die Motive eines Kaufmanns dar, der in sein Angebot die Formulierung „Preise freibleibend" einsetzt.

Aufgabe 37

Stellen Sie die Bedingungen dar, unter denen die „Allgemeinen Geschäftsbedingungen" zum Inhalt des Kaufvertrages werden.

Aufgabe 38

Begründen Sie, warum die Vorschriften des „Gesetzes zur Regelung der Allgemeinen Geschäftsbedingungen" erforderlich sind.

Aufgabe 39

Erläutern Sie zwei AGB-Regelungen, die nicht zulässig sind.

Aufgabe 40

Begründen Sie, in welchen Fällen es sinnvoll sein kann, ein Angebot mit den Worten „Dieses Angebot ist unverbindlich" zu versehen.

Aufgabe 41

Nennen Sie fünf Gesichtspunkte, die sinnvollerweise Inhalt eines Angebotes sein sollten.

Aufgabe 42

Erläutern Sie die Pflichten des Käufers und des Verkäufers.

Aufgabe 43

Stellen Sie drei Möglichkeiten dar die Güte einer Ware auszuweisen.

Aufgabe 44

Erläutern Sie die Wirkungen der Formulierungen „unfrei, frachtfrei, ab Werk, frei Haus, frei dort, frei hier" zu den Lieferungsbedingungen in einem Kaufvertrag.

Aufgabe 45

Angenommen, Ihr Arzt hat eine Wartezimmereinrichtung bestellt, für deren Lieferung die folgenden Kosten anfallen:

    Rollgeld des Verkäufers: 20,- €

    Fracht der Bundesbahn: 110,- €

    Rollgeld am Ort der Praxis: 35,- €

Wie hoch sind die Transportkosten in €, die der Arzt bei Vorliegen folgender Formulierungen im Kaufvertrag zu tragen hat?

    a) frei hier

    b) frachtfrei

    c) unfrei

    d) frei Haus

    e) ab Fabrik

Aufgabe 46
Erläutern Sie die Begriffe „Erfüllungsort" und „Gerichtsstand" im Kaufvertrag.

Aufgabe 47
Kennzeichnen Sie richtige Aussagen mit einer 1 und falsche Aussagen mit einer 9.
   a) Der Erfüllungsort ist der Ort, an dem der Schuldner von seiner Leistung frei wird.
   b) Die Gefahr des zufälligen Untergangs der Ware geht mit Abschluss des Vertrages auf den Käufer über.
   c) Nach der gesetzlichen Regelung teilen sich Käufer und Verkäufer die Transportkosten zu gleichen Teilen.
   d) Der Verkäufer ist nach dem Gesetz nur zur Bereitstellung der Ware verpflichtet.
   e) Durch Einigung und Übergabe der Ware wird der Käufer Eigentümer.
   f) Der Käufer ist nur verpflichtet den Kaufpreis zur Abholung bereitzuhalten.

Aufgabe 48
Unterscheiden Sie: Skonto, Rabatt, Bonus.

Aufgabe 49
Der Postbote bringt Ihnen ein Päckchen mit einem Inhalt, den Sie nicht bestellt haben. Im Begleitschreiben werden Sie aufgefordert entweder die beigefügte Rechnung innerhalb von 10 Tagen zu bezahlen oder die Ware an den Absender zurückzuschicken. Wie ist die Rechtslage?

Aufgabe 50
Stellen Sie die Besonderheiten des Ratenkaufs dar.

Aufgabe 51
Unterscheiden Sie folgende Vertragsarten: Miete, Kauf, Leihe.

Aufgabe 52
Unterscheiden Sie folgende Kaufvertragsarten: Kauf auf Probe, Kauf zur Probe, Kauf nach Probe.

Störungen bei der Erfüllung des Kaufvertrages

Aufgabe 53
Erläutern Sie anhand der Pflichten von Käufer und Verkäufer die Störungen, die bei der Abwicklung eines Kaufvertrages auftreten können.

Aufgabe 54
Stellen Sie die Voraussetzungen des Lieferungsverzuges dar.

Aufgabe 55
Erläutern Sie die Rechte des Käufers beim Lieferungsverzug.

Aufgabe 56
Stellen Sie die Besonderheiten beim Fixkauf dar.

Aufgabe 57
Welches Recht nimmt der Käufer sinnvollerweise bei Vorliegen von Lieferungsverzug wahr, wenn er
   a) auf die Lieferung verzichten will, weil ein anderer Anbieter sie inzwischen zu einem niedrigeren Preis anbietet?
   b) die Ware unbedingt benötigt?
Begründen Sie Ihre Wahl.

Aufgabe 58
Entscheiden Sie, welches der Rechte aus dem Lieferungsverzug Sie in den folgenden Situationen in Anspruch nehmen würden, und begründen Sie Ihre Entscheidung.
   a) Das bestellte Gerät wird von keinem anderen Verkäufer angeboten.
   b) Das bestellte Gerät könnte von einem anderen Lieferanten sofort beschafft werden, allerdings zu einem höheren Preis.
   c) Sie können das Gerät sofort bei einem anderen Händler erhalten, der auch noch zu einem niedrigeren Preis liefert.

Aufgabe 59
Stellen Sie die Voraussetzungen des Annahmeverzuges dar.

Aufgabe 60
Erläutern Sie die Rechte des Verkäufers beim Annahmeverzug.

Aufgabe 61
Unterscheiden Sie offene und versteckte Mängel hinsichtlich der Rügefristen und bilden Sie jeweils ein Beispiel.

Aufgabe 62
Erläutern Sie die Mängelarten Mangel in der Art, Mangel in der Menge, Mangel in der Güte und bilden Sie jeweils ein Beispiel.

Aufgabe 63
Stellen Sie die Pflichten des Käufers bei mangelhafter Lieferung dar.

Aufgabe 64
Erläutern Sie die Rechte des Käufers bei mangelhafter Lieferung und berücksichtigen Sie die jeweiligen Besonderheiten.

Aufgabe 65
Für Ihren Campingurlaub kaufen Sie sich einen Wasserkanister. Zwei Wochen nach dem Kauf stellen Sie bei einer Probefüllung fest, dass er undicht ist.
a) Kennzeichnen Sie die Mängelarten.
b) Wie viel Zeit haben Sie noch um den Mangel zu rügen?
c) Welche Rechte haben Sie nach der gesetzlichen Regelung?
d) Welches Recht nehmen Sie in dieser Situation wahr? Begründen Sie Ihre Wahl.
e) In welcher Weise wäre die Rechtslage verändert, wenn es sich bei dem Kanister um ein Sonderangebot handelte, dessen Preis herabgesetzt worden war?

Aufgabe 66
Unter welchen Voraussetzungen kann das Recht auf Umtausch der Ware geltend gemacht werden?

Aufgabe 67
Erläutern Sie die Voraussetzungen dafür, dass das Recht auf Schadenersatz wegen Nichterfüllung des Kaufvertrages geltend gemacht werden kann.

Mahn- und Klageverfahren

Aufgabe 68
Bis zu welchem Termin muss ein Patient den Betrag einer Liquidation überweisen, die er am 31.5.1999 erhalten hat, ohne dass eine Zahlungsfrist vereinbart ist?

Aufgabe 69
Erläutern Sie die rechtlichen Möglichkeiten des Arztes, wenn ein Patient seine Liquidation nicht bezahlt.

Aufgabe 70
Stellen Sie den Gang des außergerichtlichen Mahnverfahrens dar.

Aufgabe 71
Begründen Sie, warum im Regelfall als erste Reaktion auf das Ausbleiben des Liquidationsbetrages keine „Mahnung", sondern eine „Erinnerung" folgt.

Aufgabe 72
Der Patient Ferdinand Erlenbruch hat am 15.6.1997 eine Liquidation erhalten. Am 14.7.1997 bekommt er ein Erinnerungsschreiben. Am 30.7.1997 folgt die 1. Mahnung mit Fristsetzung bis zum 10.8.1997, auf die er auch nicht reagiert. An welchem Tage ist Ferdinand Erlenbruch im Zahlungsverzug? Begründen Sie Ihre Ansicht.

Aufgabe 73
Üblicherweise werden nicht mehr als zwei oder drei Mahnungen an säumige Patienten verschickt. Begründen Sie, warum eine größere Zahl von Mahnungen nicht sinnvoll ist.

Aufgabe 74
Erläutern Sie die Aufgabe des Gerichtes nach dem Antrag auf Zustellung eines Mahnbescheides.

Aufgabe 75
Unterscheiden Sie die Wirkung des außergerichtlichen und des gerichtlichen Mahnverfahrens.

Aufgabe 76
Erläutern Sie den Gang des gerichtlichen Mahnverfahrens.

Aufgabe 77
Unterscheiden Sie den Mahnbescheid und den Vollstreckungsbescheid.

Aufgabe 78
Stellen Sie dar, welche Kostenarten bei Einleiten des gerichtlichen Mahnverfahrens entstehen, und entscheiden Sie, wer diese Kosten zu tragen hat.

Aufgabe 79
Beschreiben Sie eine Situation, in der der Schuldner gegen einen Mahnbescheid sinnvollerweise Widerspruch einlegt.

Aufgabe 80
Stellen Sie die Handlungsalternativen und ihre Folgen für den Schuldner bei Erhalt eines Mahnbescheides dar.

Aufgabe 81
Stellen Sie die Handlungsalternativen und ihre Folgen für den Schuldner bei Erhalt eines Vollstreckungsbescheides dar.

Aufgabe 82
Nennen Sie die beteiligten Personen an einem Zivilprozess.

Verjährung von Forderungen

Aufgabe 83
Unterscheiden Sie die 30-jährige, die 2-jährige und die 4-jährige Verjährungsfrist hinsichtlich ihres Ablaufs und ihres Geltungsbereiches innerhalb der Arztpraxis.

Aufgabe 84
Unterscheiden Sie die Verjährungsfristen, die für die Arzthelferin in ihrem Privatbereich von Bedeutung sind.

Aufgabe 85
Sabine, 20 Jahre, kauft aufgrund einer Kleinanzeige in der Tageszeitung am 19.7.1997 von Monika S. ein gebrauchtes Fahrrad mit dem Versprechen den Kaufpreis in den nächsten Tagen zu überweisen. Sie vergisst dies. An welchem Tage ist die Forderung auf Zahlung des Kaufpreises verjährt?

Aufgabe 86
Der Patient Schulze hat eine Liquidation mit dem Datum 24. April 1995 erhalten. Am 2. Mai 1997 bezahlt er einen Teil dieser Schuld.
    a) An welchem Tag ist die Restschuld verjährt? Begründen Sie Ihre Entscheidung.
    b) Welche Wirkung hat ein Mahnbescheid am 30.4.1997?

Aufgabe 87
Welche Tatbestände führen zu einer Hemmung der Verjährung?
    a) Stillstand der Rechtspflege
    b) Teilzahlung
    c) Stundung der Forderung durch den Gläubiger
    d) Anerkennung der Schuld

Aufgabe 88
Welche Tatbestände führen zu einer Unterbrechung der Verjährung?
    a) Schuldschein
    b) Mahnbescheid
    c) Teilzahlung
    d) Stundung der Forderung durch den Gläubiger

Aufgabe 89
Stellen Sie die rechtliche Wirkung der Hemmung der Verjährung dar.

Aufgabe 90
Stellen Sie die rechtliche Wirkung der Unterbrechung der Verjährung dar.

Aufgabe 91
Otto Wissig hat seine Liquidation von Dr. Hornig vom 12.1.1994 auch am 31.12.1996 noch nicht bezahlt. Am 2.1.1997 fällt ihm dies auf, und er überweist den Betrag. Zwei Tage später weist ihn ein Bekannter darauf hin, dass das gar nicht nötig gewesen sei, denn die Forderung sei verjährt.

a) Hat dieser Bekannte Recht? Begründen Sie Ihre Ansicht.

b) Otto Wissig möchte nun, im Januar 1997, aufgrund der Verjährung den Betrag von Dr. Hornig zurückhaben. Hat er einen Anspruch darauf? Begründen Sie Ihre Ansicht.

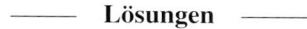

Lösungen

Lösung der Aufgabe 1
– Öffentliches Recht gilt immer dann, wenn der Staat an einem rechtlichen Vorgang beteiligt ist (z.B. Verfassungsrecht, Steuerrecht, Verkehrsrecht, Verwaltungsrecht).
– Privatrecht regelt die Beziehungen der Bürger untereinander (z.B. Bürgerliches Recht, Handelsrecht, Gesellschaftsrecht).

Lösung der Aufgabe 2
Es ist eindeutig formuliert und beweisbar.

Lösung der Aufgabe 3
Sie ist Träger von Rechten (z.B. Eigentumsrecht) und Pflichten (z.B. Steuerpflicht).

Lösung der Aufgabe 4
a) 1
b) 9
c) 9
d) 9

Lösung der Aufgabe 5
– Natürliche Person ist jeder Mensch.
– Juristische Personen sind Personenvereinigungen des privaten Rechts (z.B. Unternehmen mit eigener Rechtspersönlichkeit wie GmbH, AG etc. oder eingetragene Vereine) oder des öffentlichen Rechts (z.B. Gebietskörperschaften, Bundesanstalt für Arbeit, Rundfunkanstalten).

Lösung der Aufgabe 6
Sie beginnt mit der Vollendung der Geburt und endet mit dem Tod.

Lösung der Aufgabe 7
– Kinder bis zur Vollendung des 7. Lebensjahres sind geschäftsunfähig und dürfen keine Verträge selbstständig abschließen.
– Kinder und Jugendliche nach Vollendung des 7. Lebensjahres sind bis zur Vollendung des 18. Lebensjahres beschränkt geschäftsfähig und dürfen Verträge im Rahmen der ihnen zur selbstständigen Verfügung überlassenen Mittel („Taschengeld") selbstständig Verträge abschließen (Ausnahme z.B. der Ratenvertrag).
– Mit Vollendung des 18. Lebensjahres ist der Heranwachsende voll geschäftsfähig und darf jeden Vertrag selbstständig abschließen.

Lösung der Aufgabe 8
Ohne dass eine mündliche oder schriftliche Erklärung vorliegt, ist aus dem Verhalten des Handelnden sein Wille (Handlungsabsicht) zu erkennen.

Lösung der Aufgabe 9
konkludentes Handeln
mündliche oder schriftliche Erklärung
öffentliche Beurkundung
öffentliche Beglaubigung

Lösung der Aufgabe 10
– Willenserklärung: Äußerung eines Vertragspartners über die rechtsverbindlichen Aspekte seiner Handlungsabsicht (seines Willens).
– Ein einseitiges Rechtsgeschäft bedarf nur der Willenserklärung eines Partners (z.B. Testament, Kündigung).
– Ein zweiseitiges Rechtsgeschäft bedarf zum Zustandekommen der übereinstimmenden Willenserklärungen beider Vertragspartner.

Lösung der Aufgabe 11
Testament
Kündigung
Mahnung

Lösung der Aufgabe 12
  a) Schriftform
  b) Schriftform
  c) Schriftform
  d) öffentliche Beurkundung
  e) Schriftform

Lösung der Aufgabe 13
Beim Abschluss von Verträgen hat grundsätzlich vor den gesetzlichen Regelungen der im Vertrag erklärte Wille der Parteien den Vorrang.

Lösung der Aufgabe 14
– Ein nichtiges Rechtsgeschäft ist von Anfang an unwirksam; Grund: Mangel in der Geschäftsfähigkeit, Scheingeschäft, Scherzgeschäft, Verstoß gegen die guten Sitten oder gegen ein Gesetz, Mangel in der Vertragsform, Unmöglichkeit der Leistungserbringung.
– Die Anfechtung eines Vertrages wird erst wirksam, wenn die Erklärung der Anfechtung dem Vertragspartner zugegangen ist, dann wird der Vertrag rückwirkend unwirksam; Gründe: Erklärungsirrtum, arglistige Täuschung, widerrechtliche Drohung.

Lösung der Aufgabe 15
  a) nichtig, fehlende Geschäftsfähigkeit
  b) nichtig, Formfehler
  c) anfechtbar, Erklärungsirrtum

Lösung der Aufgabe 16
Nein, fehlende Geschäftsfähigkeit, der Betrag übersteigt das Taschengeld und damit den Eigenentscheidungsbereich von Waltraud.

Lösung der Aufgabe 17
Miete:	Nutzungsüberlassung gegen Entgelt
Leihe:	Nutzungsüberlassung ohne Entgelt
Werkvertrag:	Erstellung eines Werkes gegen Entgelt, erfolgsabhängig
Dienstvertrag:	Leistung von Diensten gegen Entgelt ohne Erfolgsgarantie
Kaufvertrag:	Eigentumsübertragung gegen Entgelt
Mietvertrag:	Nutzungsüberlassung gegen Entgelt ohne Eigentumsübergang.

Lösung der Aufgabe 18
konkludentes Handeln
mündlich
schriftlich

Lösung der Aufgabe 19
Ein Patient lässt sich einen Behandlungstermin geben.

Lösung der Aufgabe 20
– Der Patient hat die Pflicht sich den Anweisungen des Arztes entsprechend zu verhalten und die Versichertenkarte rechtzeitig vorzulegen bzw. die Liquidation termingerecht zu bezahlen.
– Der Arzt hat die Pflicht den Patienten entsprechend den Regeln der ärztlichen Wissenschaft zu behandeln, ihn über jede der hierzu erforderlichen Maßnahmen zu informieren und seine Zustimmung dazu einzuholen.

Lösung der Aufgabe 21
Vereinbarungen zwischen Arzt und Patient
BGB
ärztliche Berufsordnung

Lösung der Aufgabe 22
Dienstvertrag
zweiseitiges Rechtsgeschäft

Lösung der Aufgabe 23
Geschäftsführung ohne Auftrag (§ 677 ff. BGB)

Lösung der Aufgabe 24
Nachhaltige Störungen des Vertrauensverhältnisses durch den Patienten.

Lösung der Aufgabe 25
In der Regel ohne Einhaltung von Fristen durch Erklärung gegenüber dem Arzt bzw. durch konkludentes Handeln.

Lösung der Aufgabe 26
Besondere Pflichten:
  Sorgfaltspflicht
  Schweigepflicht
  Aufklärungspflicht
  Dokumentationspflicht
  Haftpflicht

Lösung der Aufgabe 27
- Pflicht zur Mitwirkung bei der Behandlung
- Pflicht zur Zahlung der Liquidation bzw. zur Vorlage der Versichertenkarte

Lösung der Aufgabe 28
Käufer und Verkäufer können selbst bestimmen, was zu welchem Preis und zu welchen Konditionen gekauft oder verkauft werden soll, die gesetzlichen Regelungen greifen nur dann, wenn entweder ein Verstoß gegen ein Gesetz vorliegt oder eine Lücke in der Vertragsformulierung besteht.

Lösung der Aufgabe 29
- Drogenhandel: gesetzliches Verbot
- Ratenkauf oder AGB: zwingende gesetzliche Vorschriften

Lösung der Aufgabe 30
- Die Anfrage ist allgemein an viele gerichtet und rechtlich unverbindlich.
- Das Angebot ist an eine bestimmte Person gerichtet und grundsätzlich rechtlich verbindlich.

Lösung der Aufgabe 31
  a) ja
  b) nein
  c) nein
  d) ja
  e) nein

Lösung der Aufgabe 32
  a) Ja, auch der auf Raten zahlende Käufer kann vereinbarungsgemäß sofort über die Ware verfügen; weitere Vorführung war nicht vereinbart.
  b) Ja, wenn hierüber nichts vereinbart ist, denn Warenschulden sind Holschulden.

  c) Nein, denn Geldschulden sind Schickschulden.
  d) Ja, das Risiko des Transports hat sie zu tragen; ggfs. Entschädigung durch den Spediteur.

Lösung der Aufgabe 33
Der Wille der Vertragspartner zum Zeitpunkt des Vertragsabschlusses wird deutlich artikuliert und beweisbar festgehalten.

Lösung der Aufgabe 34
Rechtzeitige Annahme wäre nur per Fax oder Telefon möglich, Erlöschen also z.B. durch Fristablauf oder ausdrückliche Ablehnung.

Lösung der Aufgabe 35
  a) nein
  b) nein
  c) nein
  d) ja
  e) nein

Lösung der Aufgabe 36
Das tut er z.B. dann, wenn seine Rohstoffe so starken Preisschwankungen unterliegen, dass er selbst keine sichere Kalkulationsbasis hat.

Lösung der Aufgabe 37
Zustimmung des Käufers zu den AGB und unter der Voraussetzung, dass der Käufer sie auf zumutbare Weise hat zur Kenntnis nehmen können.

Lösung der Aufgabe 38
Weil in der Vergangenheit häufiger die Unkenntnis der Verbraucher und ihre schwache Marktposition von Kaufleuten zu sehr einseitigen und den Verbraucher benachteiligenden AGB ausgenutzt worden ist.

Lösung der Aufgabe 39
Verboten sind z.B.:
- Regelungen zu Preiserhöhungen innerhalb von 4 Monaten;
- Einschränkungen des Rechts auf Verweigerung von Zahlungen, solange noch Leistungen des Verkäufers ausstehen;
- Bestimmungen, die die Möglichkeit ei-

ner berechtigten Aufrechnung einer Forderung einschränken;

– eine Regelung, die den Anwender der AGB von einer gesetzlichen Pflicht zur Mahnung oder Nachfrist freistellt;
– die Pauschalierung von Schadenersatzansprüchen, sofern die Pauschale die normale Wertminderung übersteigt; auf jeden Fall muss das Recht auf Anfechtung einer Pauschale erhalten bleiben;
– eine Regelung zu einer Vertragsstrafe des Verbrauchers;
– Regelungen, die die Haftung für Schäden, die der Verwender der AGB vorsätzlich oder grob fahrlässig verursacht, ausschließen oder begrenzen;
– eine Bestimmung, die den Rücktritt vom Vertrag oder die Forderung von Schadenersatz ausschließt, wenn der Lieferer in Verzug gerät oder die Unmöglichkeit der Lieferung zu vertreten hat;
– Regelungen, die es dem Kunden unmöglich machen, dann vom Vertrag zurückzutreten, wenn nur eine Teillieferung erfolgen kann und die teilweise Vertragserfüllung für ihn nicht von Interesse ist;
– Bestimmungen, die bei neuen Gegenständen die Gewährleistung ausschließen oder auf das Recht der Nachbesserung beschränken. Sämtliche Kosten einer Nachbesserung hat der Verkäufer zu tragen. Ebenso wenig dürfen gesetzlichen Gewährleistungsfristen verkürzt werden;
– Einschränkungen der Rechte des Käufers bei Fehlen einer zugesicherten Eigenschaft;
– Regelungen, die bei Dauerschuldverhältnissen (z.B. Zeitschriftenabonnements) unangemessene Vertragsfristen, innerhalb derer nicht gekündigt werden darf, oder unangemessen lange Kündigungsfristen vorsehen;
– alle Bestimmungen, die die Beweislast zu Lasten des Verbrauchers ändern, insbesondere wenn dieser Vorgänge beweisen soll, die im Verantwortungsbereich des Verwenders der AGB liegen;

– alle Vorschriften, die dem Verbraucher für Erklärungen eine strengere Form als die Schriftform auferlegen.

Lösung der Aufgabe 40
Beispielsweise wenn der Verkäufer nur über wenige Exemplare des Gutes verfügt, diese aber einem größeren Kreis anbieten muss.

Lösung der Aufgabe 41
Beschreibung der Ware
Preis
Lieferungsbedingungen
Zahlungsbedingungen
Erfüllungsort
Gerichtsstand

Lösung der Aufgabe 42
Käufer: Abnahme der Ware, Zahlung des Kaufpreises
Verkäufer: Lieferung der Ware, Verschaffung des Eigentums, Annahme des Kaufpreises

Lösung der Aufgabe 43
Beispielsweise
– die Verwendung von geschützten Gütezeichen wie das Internationale Wollsiegel,
– bei Lebensmitteln die Angabe einer Handelsklasse,
– die Vorlage einer Probe.

Lösung der Aufgabe 44
unfrei: Der Verkäufer (Vk) trägt nur sein Rollgeld, der Käufer (K) den Rest der Transportkosten.
frachtfrei: Vk: sein Rollgeld, Fracht; K: sein Rollgeld.
ab Werk: Alle Transportkosten trägt K.
frei Haus: Alle Transportkosten trägt Vk.
frei dort: siehe frachtfrei
frei hier: siehe unfrei

Lösung der Aufgabe 45
a) 145,- €
b) 35,- €
c) 145,- €
d) 0,- €
e) 165,- €

Lösung der Aufgabe 46

- Am Erfüllungsort wird der Verkäufer von der Leistung frei,
- der Gerichtsstand kennzeichnet das für eine evtl. aus dem Kaufvertrag erwachsende Klage vereinbarte Gericht.

Lösung der Aufgabe 47

a) 1
b) 9
c) 9
d) 1
e) 1
f) 9

Lösung der Aufgabe 48

Skonto: Preisnachlass für frühe Zahlung (z.B. bei Zahlung innerhalb von acht Tagen)
Rabatt: Preisnachlass aus jeweils bestimmtem Grunde (z.B. Mengenrabatt)
Bonus: umsatzabhängige Vergütung am Ende eines Zeitraumes (z.B. Jahresbonus bei Erreichen eines bestimmten Umsatzes)

Lösung der Aufgabe 49

- Sie sind verpflichtet die Ware mit der gleichen Sorgfalt wie Ihre eigene aufzubewahren,
- Sie dürfen sie nicht in Gebrauch nehmen, wenn Sie sie nicht bezahlen wollen,
- Sie sind weder zur Bezahlung noch zur Rücksendung verpflichtet.

Lösung der Aufgabe 50

- Vorgeschriebene Schriftform,
- Rücktrittsrecht innerhalb einer Woche,
- bei beschränkt geschäftsfähigen Käufern Zustimmungs- bzw. Genehmigungspflicht durch die Erziehungsberechtigten auch bei hinreichendem Taschengeld,
- vorgeschriebene Angaben im Kaufvertrag:
  Barzahlungspreis,
  Teilzahlungspreis,
  Betrag, Zahl und Fälligkeit der einzelnen Raten,
  effektiver Jahreszins.

Lösung der Aufgabe 51

Miete: Nutzungsüberlassung gegen Entgelt
Leihe: Nutzungsüberlassung ohne Entgelt
Kauf: Eigentumsübertragung gegen Entgelt

Lösung der Aufgabe 52

- Kauf auf Probe: Kauf mit Rücktrittsrecht („bei Nichtgefallen Geld zurück")
- Kauf zur Probe: Kauf einer kleinen Menge mit der Absicht später eine größere Menge zu kaufen
- Kauf nach Probe: Dem Vertrag liegt eine Warenprobe zugrunde, gleichgültig ob diese gratis oder gekauft war; die gelieferte Ware muss dann der Probe entsprechen.

Lösung der Aufgabe 53

- Pflichten des Käufers: Annahme der Ware (Störung ((St)): Annahmeverzug), Zahlung des Kaufpreises (St: Zahlungsverzug)
- Pflichten des Verkäufers: Lieferung der Ware (St: Lieferungsverzug, mangelhafte Lieferung), Annahme des Kaufpreises (St: Annahmeverzug)

Lösung der Aufgabe 54

- Die Lieferung muss fällig sein.
- Der Verkäufer muss den Lieferungsverzug verschuldet haben.
- Mahnung bei einem nicht kalendermäßig bestimmbaren Liefertermin.

Lösung der Aufgabe 55

Ohne Nachfrist und ohne Mahnung bei nicht kalendermäßig bestimmbarem Liefertermin:
Bestehen auf Lieferung und Erfüllung des Verzugsschadens durch die verspätete Lieferung.
Nach Ablauf der Nachfrist bzw. beim Fixkauf mit Fristablauf:
Rücktritt vom Vertrag oder Ablehnung der Lieferung und Schadenersatz wegen Nichterfüllung.

Lösung der Aufgabe 56

- Kalendermäßige Bestimmung des Liefertermins mit einem Zusatz, der auf seine Bedeutung hinweist (z. B. „fix", „fest").

– Eintritt aller Rechte des Käufers aus Lieferungsverzug nach Ablauf des Liefertermins ohne Mahnung oder Nachfrist.

Lösung der Aufgabe 57

a) Rücktritt, weil der Kaufgegenstand zu vertretbarem Liefertermin anderwärts billiger zu bekommen ist.

b) Bestehen auf Lieferung und Ersatz des Verzugsschadens, weil keine Lieferalternative besteht, aber auf diese Weise der eingetretene Schaden ersetzt wird.

Lösung der Aufgabe 58

a) Bestehen auf Lieferung, weil keine Alternative existiert.

b) Rücktritt und Schadenersatz, weil das Gerät bei dem anderen Lieferanten zu haben ist und die Preisdifferenz durch den Lieferanten ersetzt wird, der nicht rechtzeitig geliefert hat.

c) Rücktritt, weil mit dem neuen Lieferanten ein Vertrag abgeschlossen werden kann, der auch noch mit einem günstigeren Preis verbunden ist; ein Schaden ist nicht entstanden.

Lösung der Aufgabe 59

Die Ware wird am vereinbarten Ort zum vereinbarten Zeitpunkt nicht abgenommen.

Lösung der Aufgabe 60

– Rücknahme der Ware;
– Klage auf Abnahme der Ware bei Übernahme der entstandenen Kosten;
– Notverkauf bei verderblicher Ware;
– öffentliche Versteigerung im Wege des Selbsthilfeverkaufs.

Lösung der Aufgabe 61

Offene Mängel:
– Für Kaufleute unverzüglich nach Lieferung (ein Lieferant für Praxisbedarf erhält vom Hersteller eine Lieferung verbogener Pinzetten);
– für Nichtkaufleute unverzüglich nach Entdeckung, spätestens 6 Monate nach Erhalt der Ware.

(Der Arzthelfer Jakob hat sich ein Hemd gekauft, bei dem er einen Webfehler feststellt, nachdem das Hemd drei Wochen verpackt im Schrank gelegen hat, nach Entdeckung ist unverzüglich zu rügen.)
Versteckte Mängel:
– Für Kaufleute und Nichtkaufleute unverzüglich nach Entdeckung, spätestens 6 Monate nach Erhalt der Ware. (Der Arzt hat sich einen Kittel gekauft und stellt nach der ersten Wäsche fest, dass er eingelaufen ist.)

Lösung der Aufgabe 62

– Mangel in der Art: Ein falscher Gegenstand ist geliefert worden (statt der gewünschten Kittel mit langem Arm sind solche mit kurzem Arm geliefert worden).
– Mangel in der Menge: Der richtige Gegenstand ist in der falschen Stückzahl geliefert worden (statt der bestellten 10 Kittel sind nur 8 geliefert worden).
– Mangel in der Güte: Der richtige Gegenstand ist in der vereinbarten Menge geliefert worden, aber nicht in der richtigen Qualität (die Haltbarkeitsdaten der gelieferten Medikamente sind abgelaufen).

Lösung der Aufgabe 63

Aufbewahrung der Ware
Mitteilung der Mängel an den Lieferanten (Mängelrüge)

Lösung der Aufgabe 64

– Wandlung: Der Kaufvertrag wird rückgängig gemacht (Geld zurück, Ware zurück).
– Umtausch (Ersatzlieferung): Der beanstandete Gegenstand wird gegen einen gleichartigen, einwandfreien umgetauscht; dies ist nur möglich bei einer vertretbaren Sache (Gattungskauf).
– Minderung: Der Kaufpreis der Ware wird herabgesetzt.
– Schadenersatz: Ersatz des Schadens, der durch die Lieferung der beanstandete Ware entstanden ist; dies ist nur mög-

lich bei Fehlen einer zugesicherten Eigenschaft oder arglistiger Täuschung über den Mangel.

Lösung der Aufgabe 65

a) Versteckter Mangel: Bei oberflächlicher Prüfung war die Undichtigkeit nicht festzustellen;
Mangel in der Güte: Der richtigen Sache haftete ein qualitativer Fehler an.

b) Keine, der Mangel ist nach Entdeckung unverzüglich zu rügen.

c) Wandlung, Umtausch, Minderung, Schadenersatz, sofern ein Schaden entstanden ist.

d) Umtausch, sofern damit zu rechnen ist, dass ein anderes Exemplar dicht ist, es handelt sich um einen Gattungskauf.

e) Gar nicht, denn auch im Preis herabgesetzte Ware muss einwandfrei sein, es sei denn, es wird auf den Mangel hingewiesen.

Lösung der Aufgabe 66

Wenn es sich um einen Gattungskauf handelt, der Verkäufer also in der Lage ist, den defekten Gegenstand in einen einwandfreien umzutauschen.

Lösung der Aufgabe 67

– Fehlen einer zugesicherten Eigenschaft: Dem gekauften Gegenstand fehlt ein als wesentlich vorauszusetzendes Merkmal oder eine Eigenschaft, die laut Vertrag vorhanden sein soll (z.B. die Dichtigkeit eines Wasserkanisters; s. Aufgabe 65).

– Arglistige Täuschung: Der Verkäufer verschweigt einen Mangel, von dem er Kenntnis hat.

Lösung der Aufgabe 68

Unverzüglich, d.h. in den ersten Tagen des Juni.

Lösung der Aufgabe 69

– Außergerichtliches Mahnverfahren: Angefangen mit dem Erinnerungsschreiben (2. Liquidation) bis hin zu der vielleicht vierten Mahnung; rechtliche Konsequenz einer Mahnung mit Frist-

setzung ist die Möglichkeit nach Ablauf der Frist Verzugszinsen zu beanspruchen.

– Gerichtliches Mahnverfahren: Erster Schritt ist der Mahnbescheid, hiermit wird die Verjährungsfrist unterbrochen, nach zwei Wochen bis sechs Monaten kann der zweite Schritt, der Vollstreckungsbescheid, erfolgen, der ggf. die unmittelbare Zwangsvollstreckung ermöglicht.

– Klage: Auch ohne gerichtliches Mahnverfahren ist die sofortige Klage mit mündlicher Verhandlung möglich.

Lösung der Aufgabe 70

– Erinnerungsschreiben bzw. 2. Liquidation: Für den Fall, dass der Patient die Liquidation verlegt hat, wird er auf diese Weise freundlich daran erinnert.

– Mahnung mit Fristsetzung: Die Fristsetzung ist erforderlich zur Erhebung von Verzugszinsen; wie viele Mahnungen verschickt werden, ist von den Gepflogenheiten der Praxis abhängig, häufig werden nicht mehr als zwei, in einigen Fällen bis zu vier Mahnungen verschickt.

Lösung der Aufgabe 71

Die Erinnerung soll die Möglichkeit bieten, ein Versehen auszugleichen, ohne dass das Vertrauensverhältnis Arzt – Patient getrübt wird.

Lösung der Aufgabe 72

10.08.1997, mit Ablauf der Nachfrist, eine Nachfrist war erforderlich, weil der Vertrag keinen dem Kalender nach bestimmbaren Zahlungstermin vorsah.

Lösung der Aufgabe 73

Wer auf das fünfte Schreiben nach Liquidation, Erinnerung und drei Mahnungen nicht reagiert hat, wird voraussichtlich auch nicht auf das sechste Schreiben reagieren, zudem ist daran zu denken, dass durch das außergerichtliche Mahnverfahren die Verjährungsfrist nicht unterbrochen wird, bis dahin aber viel Zeit verstrichen ist, sodass sinnvollerweise gerichtliche Schritte einzuleiten sind.

Lösung der Aufgabe 74
Zustellung des Mahnbescheides per Postzustellurkunde

Lösung der Aufgabe 75
Das gerichtliche Mahnverfahren unterbricht die Verjährungsfrist im Unterschied zum außergerichtlichen Mahnverfahren und kann relativ schnell zu einer Zwangsvollstreckung führen.

Lösung der Aufgabe 76
Antrag des Mahnbescheides auf dem vorgesehenen Formularsatz (erhältlich im Schreibwarenhandel); Zustellung desselben durch das Amtsgericht;
der Schuldner kann zahlen (dann ist das Verfahren beendet), Widerspruch einlegen (dann kommt es zu einer mündlichen Verhandlung) oder nichts tun – schweigen. Dann kann zwei Wochen nach Zustellung des Mahnbescheides der Gläubiger den Vollstreckungsbescheid beantragen; auf diesen hin kann der Schuldner zahlen (dann ist das Verfahren beendet), Einspruch einlegen (dann kommt es zur mündlichen Verhandlung) oder nichts tun – schweigen –, dann kann der Gläubiger wiederum nach zwei Wochen die Zwangsvollstreckung betreiben.

Lösung der Aufgabe 77
Der Mahnbescheid ist die erste Stufe des gerichtlichen Mahnverfahrens, dem zunächst nur der Vollstreckungsbescheid folgen kann. Dieser ist die letzte Stufe, auf die ohne Gerichtsverhandlung die Zwangsvollstreckung in das Vermögen des Schuldners folgen kann.

Lösung der Aufgabe 78
Kosten für das Formular und die Gerichtsgebühren für den Mahnbescheid, ggf. Rechtsanwaltsgebühren, wenn einer eingeschaltet ist. Der Gläubiger hat diese Kosten vorzustrecken und kann sie dem Schuldner in Rechnung stellen.

Lösung der Aufgabe 79
Widerspruch gegen einen Mahnbescheid ist dann sinnvoll, wenn der Schuldner eine Gegenforderung stellen kann, mit der er aufrechnen möchte: Z.B. könnte ein Arzt, dem eine beschädigte Wartezimmereinrichtung geliefert worden ist, gegen die volle Bezahlung der Rechnung Widerspruch einlegen, weil seine Vertragsrechte (einwandfreie Lieferung) nicht erfüllt sind.

Lösung der Aufgabe 80
Der Schuldner kann
   – zahlen (Forderungsbetrag plus aufgelaufene Gebühren), dann ist das Verfahren beendet;
   – Widerspruch einlegen, dann kommt es zu einer mündlichen Gerichtsverhandlung;
   – nichts tun, schweigen, dann kann der Gläubiger einen Vollstreckungsbescheid beantragen.

Lösung der Aufgabe 81
Der Schuldner kann
   – zahlen (Forderungsbetrag plus aufgelaufene Gebühren), dann ist das Verfahren beendet;
   – Einspruch einlegen, dann kommt es zu einer mündlichen Gerichtsverhandlung;
   – nichts tun, schweigen, dann kann der Gläubiger die Zwangsvollstreckung betreiben.

Lösung der Aufgabe 82
die beiden streitenden Parteien
ihre Rechtsanwälte
der oder die Richter
der Protokollführer

Lösung der Aufgabe 83
   – Die dreißigjährige Verjährungsfrist beginnt mit dem Tag der Fälligkeit der Forderung, sie gilt für alle gerichtlich festgestellten Forderungen (z.B. aus Urteilen, Prozessvergleichen) und für die Forderungen von Privatleuten untereinander. In der Arztpraxis gilt diese Frist für alle Forderungen, die gerichtlich untermauert sind.
   – Die zweijährige Verjährungsfrist beginnt mit dem Ablauf des Jahres, in dem die Forderung fällig geworden ist, und endet dementsprechend mit dem 31.12. des übernächsten Jahres, sie gilt für die Forderungen von Handwerkern und

Kaufleuten untereinander und gegenüber Privatpersonen, für Lohnforderungen gegenüber dem Arbeitgeber. In der Arztpraxis gilt sie für die Forderung des Arztes auf Zahlung der Liquidation, für die Forderung des Arzthelfers/der Arzthelferin auf Zahlung des Gehalts.

– Die vierjährige Verjährungsfrist beginnt mit dem Ablauf des Jahres, in dem die Forderung fällig geworden ist, und endet dementsprechend mit dem 31.12. des vierten darauf folgenden Jahres, sie gilt für die Zahlung von Zinsen und Mieten und andere wiederkehrende Ansprüche. In der Arztpraxis gilt sie z.B. für die Forderung auf Zinszahlung aus Bankguthaben und die Mietzahlung für die Praxisräume.

Lösung der Aufgabe 84
– 30 Jahre für alle ihre Forderungen gegenüber Privatleuten oder von Privatleuten gegen sie;
– 4 Jahre für ihre Zinsforderungen gegen die Bank;
– 2 Jahre für ihre Gehaltsforderung oder für die Forderungen von Kaufleuten gegen sie.

Lösung der Aufgabe 85
19.7.2027

Lösung der Aufgabe 86
a) 2.5.1999; es gilt die zweijährige Verjährungsfrist, die normalerweise am 31.12.1997 abgelaufen wäre und durch die Teilzahlung unterbrochen wurde.
b) Unterbrechung der Verjährung mit neuem Fristablauf 30.4.1999

Lösung der Aufgabe 87
Hemmung: a), c)

Lösung der Aufgabe 88
Unterbrechung: a), b), c)

Lösung der Aufgabe 89
Die Hemmung der Verjährung bewirkt, dass der Zeitraum der Hemmung an den normalen Fristablauf angehängt wird.

Lösung der Aufgabe 90
Die Unterbrechung der Verjährung bewirkt, dass nach der Unterbrechung die Verjährungsfrist neu zu laufen beginnt.

Lösung der Aufgabe 91
a) Ja, denn die Verjährungsfrist war am 31.12.1996 abgelaufen.
b) Nein, der Rechtsanspruch auf den gezahlten Betrag hatte bestanden bis zur Einrede der Verjährung.

15. Privatversicherung, Sparen, Kredit

Grundzüge –Privatversicherung

Aufgabe 1
Stellen Sie die wesentlichen Unterschiede zwischen der Sozial- und der Individualversicherung dar.

Aufgabe 2
Ordnen Sie den genannten Versicherungen die entsprechende Versicherungsform zu:
1) Sozialversicherung
2) Privatversicherung

a) gesetzliche Krankenversicherung
b) Gebäudeversicherung
c) Arbeiterrentenversicherung
d) Haftpflichtversicherung (Gewässerschaden)
e) Berufsunfallversicherung der Berufsgenossenschaften
f) Lebensversicherung

Aufgabe 3
Der Vater ist privat krankenversichert und die Mutter arbeitet „Teilzeit". Sie möchte ihre beiden Kinder in der gesetzlichen Krankenversicherung mitversichern. Ist das möglich?

Aufgabe 4

Welcher Tatbestand wird durch den § 257, Abs. 2a Sozialgesetzbuch 5 neu geregelt?

Aufgabe 5

Welche Leistungen deckt der Basistarif der privaten Krankenversicherungen ab?

Versicherungsarten

Aufgabe 6

Den Haftpflichtversicherungen kommt eine große Bedeutung zu, da die Verpflichtung zum Schadenersatz grundlegend ist.
   a) Welche gesetzliche Grundlage regelt den Schadenersatztatbestand grundlegend?
   b) Nennen Sie zwei verschiedene Haftpflichtversicherungen!

Aufgabe 7

Nennen Sie die wichtigsten Zweige der Kraftfahrzeugversicherung.

Aufgabe 8

Ordnen Sie den Versicherungen die entsprechenden Versicherungsformen zu:
   1) Personenschadenversicherung
   2) Sachschadenversicherung
   3) Vermögensschadenversicherung
   4) Personensummenversicherung

   a) Feuerversicherung
   b) Haftpflichtversicherung
   c) private Unfallversicherung
   d) Lebensversicherung
   e) Einbruch/Diebstahl

Aufgabe 9

Welche Leistungen werden von neutralen Versicherungsberatern erbracht?

Aufgabe 10

Nennen Sie drei freiwillige und drei gesetzlich vorgeschriebene Haftpflichtversicherungen.

Aufgabe 11

Welche Voraussetzung muss eine Sachversicherung erfüllen, damit voller Versicherungsschutz besteht?

Sparen und Kredit

Aufgabe 12

Nennen Sie fünf Tatbestände, die beim Abschluss eines Kreditvertrages bedeutsam sind.

Aufgabe 13

Was versteht man unter einem Dispositionskredit?

Aufgabe 14

Erläutern Sie den Unterschied zwischen Nominal- und Effektivzins.

Aufgabe 15

Was versteht man unter „Überziehungsprovision"?

Aufgabe 16

Unterscheiden Sie: Grundschuld und Hypothek.

Aufgabe 17

Frau Dr. Szirmays Kreditwürdigkeit wird als zweifelhaft beurteilt. Die Bank besteht auf einer Sicherungsübereignung.
   a) Was versteht man darunter?
   b) Welche Vorteile hat es für Frau Dr. Szirmay, wenn ihre Computeranlage „nur" sicherungsübereignet wird?

Aufgabe 18

Banken verlangen für die Vergabe von Krediten Sicherheiten. Worin besteht (bestehen) die Sicherheit(en) bei
   a) einem Blanko-Kredit,
   b) Realkrediten?

Aufgabe 19

Welche Neuregelungen gelten für „Sparbücher" ab dem 1. Juli 1993?

Aufgabe 20

Erläutern Sie die Anlageform: festverzinsliche Wertpapiere (Renten).

Aufgabe 21

Es gibt unterschiedliche Anlageformen. Unterscheiden Sie
   a) Aktien,
   b) Fondsanteile.

Sozialversicherung		Individualversicherung
Pflichtversicherung	**Grundsatz**	Freiwillige Versicherung
Arbeitnehmer	**Versicherte Personen**	Natürliche und juristische Personen
Krankheit (Krankenversicherung)	**Versicherte Risiken**	Alle versicherbaren Risiken des Alltags, z.B.
Arbeitsunfall (Unfallversicherung)		➡ Krankheiten
		➡ Unfall
Arbeitslosigkeit (Arbeitslosenversicherung)		➡ Tod
		➡ Feuer
		➡ Einbruch / Diebstahl
Altersversorgung (Rentenversicherung)		➡ Hagel
		➡ Haftpflicht usw.
Richtet sich nach dem Einkommen des Versicherten	**Beitragshöhe**	Richtet sich nach Art und Höhe des versicherten Risikos
Sind gesetzlich festgelegt	**Leistungen**	Werden vertraglich vereinbart
Staatliche Einrichtungen	**Träger**	Private und öffentlich-rechtliche Versicherungsunternehmen

Überschrift der Tabelle: **VERGLEICH SOZIALVERSICHERUNG – INDIVIDUALVERSICHERUNG**

Lösung der Aufgabe 1

siehe obenstehende Grafik

Lösung der Aufgabe 2

a) 1), b) 2), c) 1), d) 1), e) 1), f) 2)

Lösung der Aufgabe 3

Grundsätzlich gilt: Haben beide Eheleute eigenes Einkommen, so sind die Kinder nicht in der gesetzlichen Krankenversicherung mitversichert, wenn der privat versicherte Elternteil ein durchschnittliches Einkommen von mehr als 6525 DM (Angabe 2001) monatlich bezieht und auch regelmäßig ein höheres Einkommen hat als der gesetzlich versicherte Partner.

Lösung der Aufgabe 4

Hier handelt es sich um den sogenannten „Standard-Tarif" (vornehmlich) für Rentner, der aber für privat versicherte Arbeitnehmer von Bedeutung ist, die einen hälftigen Zuschuss vom Arbeitgeber erhalten. Der Standardtarif, der verbindlich sein soll für alle Mitgliedsunternehmen des Verbandes der Privaten Krankensicherungen, entspricht von den Leistungen her dem der gesetzlichen Krankenversicherung. Für die monatliche Prämie gibt es einen Richtwert, den Sie aktuell bei den Versicherungsunternehmen erfragen können.

Lösung der Aufgabe 5

Der Basistarif deckt i.d.R. die folgenden Risiken ab:

- ambulante Krankenhilfe,
- stationäre Krankenhausbehandlung,
- Geburtskosten,

- Zahnbehandlung und Zahnersatz,
- Hilfsmittel,
- Kur- und Sanatoriumsaufenthalte.

Lösung der Aufgabe 6

a) Haftpflicht ist die Verpflichtung Schadenersatz zu zahlen. Die Verpflichtung, Schadenersatz zu zahlen ist grundlegend im BGB (§ 823 (1) geregelt:
„Wer vorsätzlich oder fahrlässig das Leben, den Körper, die Gesundheit, die Freiheit, das Eigentum oder ein sonstiges Recht eines anderen widerrechtlich verletzt, ist dem anderen zum Ersatz des daraus entstehenden Schadens verpflichtet ..." –
In vielen anderen Gesetzen findet man spezielle Regelungen der Haftpflicht.

b) – freiwillige: Privat-(Familien-)Haftpflichtversicherung, Hausbesitzer-Haftpflichtversicherung, Gewässerschaden-Haftpflichtversicherung usw.
– gesetzlich vorgeschriebene: Kfz-Haftpflicht, für bestimmte Berufe (Wirtschaftsprüfer, Notare usw.), Kernkraftwerkehaftpflicht usw.

Lösung der Aufgabe 7

Kraftverkehrshaftpflichtversicherung, Kraftfahrzeugschadenversicherung („Teilkasko", „Kasko" usw.), Kraftverkehrgepäckversicherung usw.

Lösung der Aufgabe 8

a) 2), b) 3), c) 1), d) 4), e) 2)

Lösung der Aufgabe 9

(Neutraler) Versicherungsberater ist ein Beruf wie Anwalt und Notar, der einer gerichtlichen Zulassung bedarf. Aufgabe: objektive und unabhängige Beratung in allen Versicherungsfragen (Auswahl, Abschluss und Kündigung von Policen, außergerichtliche Vertretung) der Kunden. Für seine Dienste erhält der Berater – wie ein Anwalt – ein Honorar nach einer Gebührenordnung.

Lösung der Aufgabe 10

freiwillige:
Privat- (Familien-)Haftpflichtversicherung,
Hausbesitzer-Haftpflichtversicherung,
Gewässerschaden-Haftpflichtversicherung usw.

gesetzlich vorgeschriebene:
KFZ-Haftpflicht,
für bestimmte Berufe (Jäger, Wirtschaftsprüfer, Notare usw.),
Kernkraftwerkehaftpflicht usw.

Lösung der Aufgabe 11

In der Regel muss die Versicherungssumme dem Versicherungswert der Sache entsprechen, sonst erfolgt die Anrechnung einer Unterversicherung. Beispiele: Feuerversicherung, Einbruch-/Diebstahl-, Verbundene Hausratversicherung usw.

Lösung der Aufgabe 12

Merkmale des Kreditnehmers (Kreditwürdigkeit, Verhandlungsmacht), Merkmale des Kredits (Laufzeit, Kredithöhe, Sicherheiten), Merkmale des Instituts (Bank usw.), die Notenbankpolitik

Lösung der Aufgabe 13

Die Bank (Sparkasse) bietet Personen mit regelmäßigem Einkommen an, das Girokonto bis zu einem bestimmten Betrag ohne Ankündigung und weitere Formalitäten überziehen zu können. Es werden die Zinsen für den tatsächlich in Anspruch genommenen Kredit berechnet.

Lösung der Aufgabe 14

Der effektive Zins (nach dem VerbrKrG bzw. der Preisangabenverordnung) gibt an, wie viel der Kreditnehmer wirklich zu zahlen hat. D.h., er berücksichtigt neben dem nominalen Zins (dem laufend zu zahlenden Zinsbetrag – z.B. jeden Monat, jedes Vierteljahr) die sogenannten Kreditnebenkosten (Kosten/Gebühren; z.B. Abschlussgebühr, Kontoführungsgebühr), Versicherungszuschläge, Verrechnungsmodus der Raten, Laufzeit usw.). Er liegt in der Regel um wenigstens 0,2–0,3 % über dem Nominalzins, der häufig von den Anbietern in den Vordergrund gerückt wird.

Lösung der Aufgabe 15
Überziehungsprovision: Wird der Kreditspielraum (ein vereinbarter Betrag) überzogen, erhebt die Bank für den Betrag, der über der zugesagten Kreditsumme liegt, zusätzlich eine Überziehungsprovision.

Lösung der Aufgabe 16
Die Hypothek dient als Kreditsicherung und wird in das Grundbuch eingetragen. Das Grundstück dient als Pfand für den Fall, dass das Darlehn nicht zurückgezahlt werden sollte. Zudem haftet der Schuldner auch persönlich.
Die Grundschuld kann ohne Kreditaufnahme in das Grundbuch eingetragen werden; auf sie kann zurückgegriffen werden, falls ein Kredit benötigt wird. Das Grundstück dient als Pfand für den Fall, dass die Grundschuld als Sicherheit akzeptiert wird. Der Schuldner haftet im Gegensatz zur Hypothek nicht persönlich.

Lösung der Aufgabe 17
a) Der Sicherungsübereignungskredit ist ein Realkredit, bei dem der Kreditgeber (hier: die Bank) das bedingte Eigentum an einer beweglichen Sache (hier: die Computeranlage) zur Sicherung erwirbt, die Schuldnerin (hier: Frau Dr. Szirmay) aber Besitzerin bleibt. Das Eigentum an der Computeranlage geht von selbst mit der Rückzahlung des Kredits wieder auf Frau Dr. Szirmay über.
b) Frau Dr. Szirmay kann mit der Computeranlage in ihrer Praxis arbeiten und hat trotzdem die Möglichkeit, dass sie der Bank Sicherheiten bieten kann. Nach außen ist die Übereignung nicht sichtbar.

Lösung der Aufgabe 18
a) Beim Personal- oder Blankokredit liegt die Sicherheit in der Kreditwürdigkeit (Bonität) des Schuldners. Die Bank weiß – z.B. aufgrund der Geschäftsbeziehungen –, dass der Schuldner ausreichend kreditwürdig ist.

b) Realkredite beruhen auf
1) Sicherung durch bewegliche Gegenstände (Verpfändung, Sicherungsübereignung) und
2) Sicherung durch unbewegliche Gegenstände (Hypothek, Grundschuld).

Lösung der Aufgabe 19
Der Sparer kann Geld in Höhe von DM 3000,- pro Monat von seinem Sparkonto abheben, ohne dass er Vorschusszinsen zahlen muss.

Lösung der Aufgabe 20
Festverzinsliche Wertpapiere (Renten) sind mittel- und langfristige Schuldverschreibungen von Bund, Ländern, Gemeinden, aber auch von Industrieunternehmen und Kreditinstituten. Das heißt, man leiht dem Schuldner Geld (durch den Kauf dieser Papiere) und erhält dafür Zinsen nach einem festen Zinssatz über eine vereinbarte Laufzeit. Die Renten werden an der Börse gehandelt.

Lösung der Aufgabe 21
a) Aktien sind Wertpapiere (Urkunden), die von Aktiengesellschaften zur Eigenkapitalbeschaffung ausgegeben werden. Mit dem Kauf von Aktien erwirbt man anteilig Eigentum am Unternehmen. Es gibt keine feste Verzinsung wie bei Rentenpapieren, sondern die Dividende („Zinsen", Gewinnanteil) ist abhängig von der Ertragslage der Aktiengesellschaft.
b) Investmentsparer kaufen Anteile einer Investmentgesellschaft. Diese hält so genannte Fonds, Sammlungen von Aktien oder sonstigen Wertpapieren oder Grundstücksanteilen (Immobilienfonds). Der Hauptvorteil liegt in der Risikostreuung, da man Anteile an verschiedenen Aktien und/oder Wertpapieren erwirbt. Häufig kommt eine nationale und/oder internationale Risikostreuung bzw. ein Ausnutzen der Marktchancen unterschiedlicher Börsen hinzu.

16.   Steuern

Aufgabe 1

Eine Arzthelferin beantragt nach der Geburt ihres Kindes Erziehungsurlaub; der Ehemann ist nun alleiniger Verdiener der Familie. In welche Lohnsteuerklasse wird der Ehemann eingestuft?

1) Lohnsteuerklasse I
2) Lohnsteuerklasse II
3) Lohnsteuerklasse III
4) Lohnsteuerklasse IV
5) Lohnsteuerklasse V
6) Lohnsteuerklasse VI

Aufgabe 2

Bei welchen Ausgaben einer Arzthelferin handelt es sich um Werbungskosten nach dem Einkommensteuerrecht?

1) Fahrten zwischen Wohnung und Arbeitsstätte
2) Zeitungsanzeige „Babysitter gesucht !"
3) Prämie für die Risikolebensversicherung
4) Fachliteratur
5) Kirchensteuer
6) DV-Kurs (Einführung in ein Arztsoftwarepaket)
7) Spende an das Rote Kreuz

Aufgabe 3

Steuern kann man folgendermaßen einteilen:

1) Besitzsteuern
2) Verkehrsteuern
3) Zölle
4) Verbrauchsteuern

Ordnen Sie die Steuerformen den Steuern entsprechend zu:

a) Grundsteuer
b) Einkommensteuer
c) Vermögensteuer
d) Einfuhrzoll
e) Mineralölsteuer

Aufgabe 4

Sonderausgaben können sein:

1) unbeschränkt abzugsfähig
2) Vorsorgeaufwendungen (beschränkt abzugsfähig)
3) andere beschränkt abzugsfähige Sonderausgaben

In welcher Form sind folgende Posten in Abzug zu bringen?
Ordnen Sie zu:

a) Ertragsanteile von Renten
b) Spenden
c) 50% der Bausparkassenbeiträge
d) Steuerberatungskosten
e) Schulgeld

Aufgabe 5

Eltern erhalten einen Kinderfreibetrag unter bestimmten Voraussetzungen.
Ordnen Sie zu:

1) bei Kindern unter 18 Jahren
2) bei Kindern von 18 bis 26 Jahren
3) bei Kindern ab 27 Jahren

a) bei Kindern, die den Grundwehrdienst ableisten
b) keine besonderen Voraussetzungen (immer)
c) geistige, körperliche oder seelische Behinderung
d) bei Kindern, die den Zivildienst ableisten
e) keine Berufsausbildung wg. Arbeitsplatzmangels

Aufgabe 6

Bei welcher Steuer werden die persönlichen Verhältnisse des Steuerpflichtigen berücksichtigt (z.B. Alter, Familienstand, Anzahl der Kinder usw.)?

1) Körperschaftsteuer
2) Einkommensteuer
3) Grundsteuer
4) Tabaksteuer
5) Grunderwerbsteuer

Aufgabe 7

Eine Arzthelferin wohnt in Detmold und arbeitet in einer Praxis in Herford. Welche Behörde stellt die Steuerkarte aus?

1) Finanzamt Detmold
2) Finanzamt Herford
3) Stadtverwaltung Detmold
4) Stadtverwaltung Herford
5) Regierungspräsident Detmold (Herford und Detmold gehören zum RP- Bezirk)
6) Arbeitsamt Detmold

Aufgabe 8
In welchem Fall liegt eine indirekte Steuer vor?
1) Biersteuer
2) Umsatzsteuer
3) Einkommensteuer
4) Gewerbesteuer
5) Vermögensteuer
6) Grundsteuer

Aufgabe 9
Welche der folgenden Punkte sind bezüglich der Einteilung in Steuerklassen unerheblich?
1) Familienstand
2) Anzahl der Arbeitsverhältnisse
3) Konfession
4) Alter der Arbeitnehmerin
5) Anzahl der Kinder im eigenen Haushalt

—— **Lösungen** ——

Lösung der Aufgabe 1
3)

Lösung der Aufgabe 2
1), 4), 6)

Lösung der Aufgabe 3
a) 1), b) 1), c) 1), d) 3), e) 4)

Lösung der Aufgabe 4
a) 1), b) 3), c) 2), d) 1), e) 3)

Lösung der Aufgabe 5
a) 2), b) 1), c) 2) u. 3), d) 2), e) 2)

Lösung der Aufgabe 6
2)

Lösung der Aufgabe 7
3)

Lösung der Aufgabe 8
1), 2)

Lösung der Aufgabe 9
3), 4)

Bildquellennachweis

Illustrationen

W. Niehoff - S.Tenberge; Hilden
    Seiten 18; 82; 131
Holger Stoldt; Düsseldorf
    Seite 123

Buchquellen

Bauer, W.: Humanbiologie, 2. Aufl., Cornelsen-
    Velhagen & Clasing GmbH & Co Verlag
    für Lehrmedien KG, Berlin 1986
    Seite 19 (Gelenk)
Fachkunde für Zahnarzthelferinnen, 1. Aufl.,
    Cornelsen Verlag, Berlin 1993
    Seiten 11; 12; 24 (Längsschnitt durch
    Röhrenknochen); 79
Gehendges, Friedrich: Kopieratlas Biologie,
    Aulis Verlag, Köln 1987
    Seiten 24 (Atlas); 83
Kahle/Leonhardt/Platzer: Taschenatlas der
    Anatomie, 5. Aufl., Georg Thieme Verlag,
    Stuttgart/New York 1986
    Seite 78

Kaiser, Franz-Josef/Friedrichsmeier, Manfred:
    Wirtschaft und Betrieb für Arzt- und
    Zahnarzthelferinnen, Cornelsen Verlag,
    Berlin 1994
    Seiten 283 bis 285; 294; 311
Linder/Hübler: Biologie des Menschen,
    Schroedel Schulbuchverlag, Hannover 1969
    Seiten 19 (Schädel); 24 (Skelett); 25

Übrige Quellen

Aesculap AG, Tuttlingen
    Seiten 147 bis 149
Güri Verlag, Kassel
    Seiten 272 bis 273
Lieder, Ludwigsburg
    Seite 26
Nordmark Arzneimittel GmbH, Uetersen
    Seite 138